『十四五』时期国家重点出版物出版专项规划项目

『儿科疾病诊疗规范』丛书

儿童罕见病诊疗规范

中华医学会儿科学分会 组织编写

人民卫生出版社
·北京·

图书在版编目（CIP）数据

儿童罕见病诊疗规范 / 王艺主编 . —北京：人民卫生出版社，2023.12

ISBN 978-7-117-35739-5

Ⅰ. ①儿…　Ⅱ. ①王…　Ⅲ. ①小儿疾病－疑难病－诊疗　Ⅳ. ①R72

中国国家版本馆 CIP 数据核字（2024）第 001667 号

人卫智网	www.ipmph.com	医学教育、学术、考试、健康，购书智慧智能综合服务平台
人卫官网	www.pmph.com	人卫官方资讯发布平台

儿童罕见病诊疗规范
Ertong Hanjianbing Zhenliao Guifan

主　　编：王　艺
组织编写：中华医学会儿科学分会
出版发行：人民卫生出版社（中继线 010-59780011）
地　　址：北京市朝阳区潘家园南里 19 号
邮　　编：100021
E - mail：pmph @ pmph.com
购书热线：010-59787592　010-59787584　010-65264830
印　　刷：北京瑞禾彩色印刷有限公司
经　　销：新华书店
开　　本：889 × 1194　1/32　　印张：12.5
字　　数：348 千字
版　　次：2023 年 12 月第 1 版
印　　次：2024 年 2 月第 1 次印刷
标准书号：ISBN 978-7-117-35739-5
定　　价：99.00 元
打击盗版举报电话：010-59787491　E-mail：WQ @ pmph.com
质量问题联系电话：010-59787234　E-mail：zhiliang @ pmph.com
数字融合服务电话：4001118166　E-mail：zengzhi @ pmph.com

编写委员会

总 主 编　桂永浩　王天有

副总主编　孙　锟　黄国英　罗小平　母得志　姜玉武

主　　编　王　艺

副 主 编　邹朝春　蒋　莉　张月华　金润铭

编　　者（按姓氏笔画排序）

于永慧　山东第一医科大学附属省立医院

王　艺　复旦大学附属儿科医院

王　华　中国医科大学附属盛京医院

王　剑　中国福利会国际和平妇幼保健院

方　昕　福建医科大学附属协和医院

田执梁　哈尔滨医科大学附属第二医院

刘　丽　广州市妇女儿童医疗中心

刘小红　西安交通大学第一附属医院

刘艳明　广西医科大学第一附属医院

刘晓军　天津市儿童医院

刘晓梅　昆明市儿童医院

汤继宏　苏州大学附属儿童医院

杜晓南　复旦大学附属儿科医院

李晓华　内蒙古医科大学附属医院

李联侨　厦门市儿童医院

吴　迪　首都医科大学附属北京儿童医院
吴　瑾　四川大学华西第二医院
吴冰冰　复旦大学附属儿科医院
邱正庆　北京协和医院
余永国　上海交通大学医学院附属新华医院
邹丽萍　中国人民解放军总医院
邹朝春　浙江大学医学院附属儿童医院
应艳琴　华中科技大学同济医学院附属同济医院
张　静　郑州大学第一附属医院
张一宁　吉林大学第一医院
张月华　北京大学第一医院
张改秀　山西省儿童医院
陈　倩　首都儿科研究所附属儿童医院
陈　颖　南京医科大学附属南京儿童医院
陈淑丽　深圳市儿童医院
陈竞芳　厦门市儿童医院
金润铭　华中科技大学同济医学院附属协和医院
单小鸥　温州医科大学附属第二医院
胡宇慧　深圳市儿童医院
胡瑞梅　山东大学齐鲁医院
侯　佳　复旦大学附属儿科医院
姜丽红　天津医科大学总医院
姚宝珍　武汉大学人民医院
徐迎军　青岛妇女儿童医院
徐家丽　蚌埠医科大学第一附属医院
黄艳智　长春市儿童医院
蒋　莉　重庆医科大学附属儿童医院
程亚颖　河北省人民医院
虞雄鹰　江西省儿童医院

编写秘书　吴冰冰　杜晓南

序　言

第 2 版“儿科疾病诊疗规范”丛书是在深受欢迎的 2016 年版的基础上，本着高质量、高水平、同质化服务儿科人群的宗旨，由中华医学会儿科学分会率领全国儿科资深专家共同编写。

儿童保健和儿科医疗技术的发展日新月异，新理念、新技术、新方法不断涌现，尖端技术和设备不断更新。与此同时，我国有待进一步完善的儿科医疗资源和同质化的医疗质量需要与时俱进、相对统一的行业诊疗规范，并由此规范诊疗行为，缩小和消除不同地域、不同机构和不同医师之间存在的儿科医疗水平和服务效率的差距，提升临床诊治效果和降低诊疗费用。该诊疗规范同时可以作为卫生和健康管理机构培训和评价儿科医师岗位胜任力的宝贵资源。

在第 1 版所涉及的儿科临床领域基础上，该版的修订新增了儿童消化系统疾病、神经系统疾病、皮肤病、眼科疾病、罕见病、康复和儿科临床营养支持治疗这 7 个领域的诊疗规范，以及分别扩充了儿童保健和发育行为这两个领域。旨在有利于儿科医师跟踪和应对儿科世界的变化发展、疾病谱的变迁与医疗模式的调整、多维度医疗保健服务模式的建立以及慢性病与慢性病管理等。充分体现了儿科服务对象在行为习惯、社会条件以及环境状况等方面的因素将通过多维度复杂的相互作用对疾病产生影响。该版的修订突出了专业核心能力，并使之与主要实践环节相结合，加入相对成熟的新技术、新方法。在内容丰富的基础上，努力提升系统性、实用性和可读性。为了体现诊治思路且便于快速领会，特别更新突出了诊疗流程图。

使用该套丛书的儿科专业人员，在规范儿科临床服务的同时，可以借此学习儿科以及相关学科国内外新理念、新理论和新技术等新进展。可在一定程度上有助于儿科医疗工作者确定符合客观条件、符合社会需要的日常服务标准及研究方向，有助于选定具有学术意义、学术创新的研究课题，且与国家对儿科临床医学人才的专业素质要求相一致。期待本套丛书成为各级儿科从业人员日常学习和参考的案头工具书，为儿科学科发展起到积极的促进作用！

桂永浩　王天有

2023 年 12 月

前 言

罕见病的诊治是现代医学亟需攻克的难题之一，近年来，在罕见病政策、诊断与治疗方面都取得了快速发展，为罕见病诊断和治疗提供了新希望。为此，中华医学会儿科学分会罕见病学组积极响应中华医学会儿科学分会号召，由来自全国各大医学院校附属综合医院儿科或者专科医院的领域资深专家共同讨论，结合本学科领域的最新进展，国际临床指南、共识以及国内临床实践现状，以循证医学研究为依据，最终编写了这本《儿童罕见病诊疗规范》。

本书是“儿科疾病诊疗规范”丛书之一，由于篇幅所限，仅收录40余种儿童罕见病。全书共八章，包括总论、染色体病、单基因遗传性罕见病、X染色体伴性遗传性罕见病、线粒体病、印记基因病、基因动态突变遗传性罕见病以及嵌合体相关罕见病，结合儿童罕见的不同遗传模式，并推荐最新、最经典的诊断和治疗流程，方案具体，可操作性强；每个章节后附有诊疗流程图，以便于临床医师学习、理解和快速掌握相关疾病的诊治思路，旨在为从事儿科专业的各级临床医师提供专业性指导。

本书作为疾病的诊疗规范，是具备先进性、科学性和实用性的专业工具书。本书出版之际，恳切希望广大读者在阅读过程中不吝赐教，欢迎扫描封底二维码，关注“人卫儿科学”，对我们的工作予以批评指正，以期再版修订时进一步完善，更好地为大家服务。

王 艺

2023年12月

目录

第一章　总　　论

第一节　儿科罕见病概论

一、定义

罕见病(rare diseases)又称“孤儿病(orphan diseases)”,是相对常见病而提出的一大类发病率极低、患者总数极少的疾病统称。目前罕见病具体定义尚未统一,世界各国对罕见病的定义存在一定的差异,美国将罕见病定义为患病率低于0.75‰,患病人数低于20万人的疾病;日本对罕见病的定义为患病率低于0.4‰,患病人数低于5万人的疾病;欧盟对罕见病的定义为患病率低于0.5‰,危及生命或慢性渐进性疾病,需要特殊手段干预的疾病;而韩国为患病人口低于2万人的疾病。我国罕见病学术团体主委联席会议发布《中国罕见病定义研究报告2021》,对中国罕见病定义达成共识:新生儿发病率<1/10 000、患病率<1/10 000或患病人数<14万的疾病。

二、特点

罕见病作为一大类疾病,具有以下特点:①种类多样:单一病种发病率和患病率低,但总体基数大。据统计,目前已知的罕见病有7 000~8 000种,每年新增250~280种。全球约有4亿人受到罕见病的影响,中国有2 000多万罕见病患者,每年新增患者超20万。②病因多为遗传因素:约80%由遗传因素引起,20%为感染、过敏、退行性。③起病年龄早:50%~75%于儿童期起病。④临床表现复杂,致残致死率高:多为严重多系统疾病,以神经系统疾病、遗传代谢病、先天性畸形为主，病程往往呈慢性、进行性发展，存活的罕见病患者均有不同程度的功能残障。⑤诊断困难，误诊率高：根据临床症状往往难以诊断，多种疾病需要鉴别。临床检测评估复杂或有困难，误诊、漏诊率高，确诊周期可长达 5~30 年。⑥缺乏有效治疗手段：6%~7% 罕见病有治疗手段，仅 340 余种罕见病有药可治，但费用高昂。遗传咨询和生殖医学干预可减少该类疾病患儿出生。

三、挑战与机遇

罕见病的诊断需要大量的时间、精力和资源。在我国，罕见病患者平均需要 1~3 年，平均辗转 3~5 家医疗机构，需看 3~5 位医生，才能被准确诊断。由于罕见病致病机制复杂，其临床表型评估和遗传基因分析面临挑战，误诊对患者的身心健康和经济造成巨大影响。人类已发现 7 000~8 000 多种罕见病，然而其中只有 5% 的罕见病有治疗手段。罕见病药物的研发过程非常复杂，而且需要克服各种特殊的挑战。目前，罕见病的诊治是现代医学亟需攻克的难题之一，针对罕见病的研究将有利于重大科学问题的发现和诊治创新。

近年来，罕见病面临的困境已引起全球的重视，遗传学诊断技术日新月异，在罕见病政策、诊断与治疗方面都取得快速发展，包括制定罕见病目录、组建诊疗协作网；不断激励药物研发，加快审评审批；以及发展多层次、多元化医疗保障体系，为罕见病诊断和治疗提供新希望。

四、政策保障

美国于 1983 年颁布了《孤儿药法案》，首次定义了“孤儿药”这一概念，并成立罕见疾病组织以促进孤儿药的开发。1983—2020 年美国食品药品监督管理局（Food and Drug Administration，FDA）共认定 5 757 个孤儿药资格，批准孤儿药适应证 943 个，呈现明显的逐年增长趋势。国际罕见病研究联盟提出在 2027 年前使所有罕见疾病患者在就诊后一年内得到准确诊断、护理和可用治疗的愿景。

近年来，我国罕见病事业发展迅速，逐步探索“中国模式”罕见病诊治保障政策和措施。2016 年中华医学会儿科学分会罕见病学组成立。2018 年国家卫生健康委员会公布《第一批罕见病名录》，共收录 121 种罕见病，并在 2023 年的罕见病目录中再增加 86 种。2019 年发布《罕见病诊疗指南(2019 年版)》，并于同年宣布建立全国罕见病诊疗协作网，联合 324 家医院建立协作机制，实施规范诊疗，加强疾病管理，完善患者转诊和分级医疗体系，保障药品供应，开展病例登记和临床研究。2021 年全国罕见病学术团体主委联席会议发布中国罕见病研究报告，提出我国罕见病新的定义。2022 年国家药品监督管理局药品审评中心颁布《罕见疾病药物临床研发技术指导原则》，大力推动在全国范围内罕见病注册研究，建设国家罕见病注册登记平台、罕见病多组学整合的临床数据库以及多中心临床生物样本库，形成罕见病研究协作网络，提升罕见病临床诊疗能力。针对“看病难、看病贵”的问题，完善罕见病医疗保障体系，引入“基本医疗保险+多层次保障”“国家制定目录准入标准+地方探索落地保障”“国家罕见病专项基金”等模式。截至 2023 年最新版国家医保目录，我国已有 59 种罕见病用药纳入国家医保目录，涉及 28 种疾病。

五、诊断

罕见病常涉及多器官、系统，临床表型异质性强，诊断难度大，利用当前的技术和知识进行精准诊断仍然是一个挑战。先进的生物科学技术，尤其遗传学诊断技术飞速发展，可助力罕见病诊断，整合多学科方法应用到研究和临床工作中，可提高致病基因的发现率，深入了解罕见病的遗传基础，并转化为更准确的疾病预后、管理、监测和遗传咨询，为新疗法研究提供有力支持。

1. 利用表型标准用语注释和评估罕见病临床表型　采取标准化方式对罕见病进行全病程多维度表型数据采集并使用统一的标准术语进行描述和记录，实现罕见病数据信息共享和整合，对于疾病的诊治具有重要的指导作用。人类表型标准用语(human phenotype ontology，HPO)及中文人类表型标准用语联盟(Chinese human phenotype ontology consortium，CHPO)提供罕见病异常表型的规范化词汇表，以帮助临床医生使用标准的医学名词和术语进行表型描述。利用标准术语可对罕见病患者长期自然病史进行注释,绘制疾病表型谱,针对特征性表型进行定量描述,可准确评估疾病的严重程度。

2. **利用遗传学检测技术优化罕见疾病诊断流程** 随着高通量测序技术的快速发展,遗传学检测已常规用于罕见遗传病的临床诊断。常用的罕见病遗传学检测方法包括:①染色体异常:染色体核型分析、拷贝数变异(缺失/重复);② 核基因组分析:单基因测序、基因包测序、全外显子测序和全基因组测序;③线粒体基因组分析;④其他:动态突变、甲基化等。与其他技术相比,二代测序技术在儿科领域的影响更大,不仅可以检测点突变,还可通过数据挖掘发现一些拷贝数异常,可减少罕见儿科疾病患者的诊断过程,避免进行侵入性和昂贵的检查。基于全外显子组测序的疾病诊断率不断提升,25%~35% 的未确诊罕见病患者得以进行诊断。截至 2023 年 5 月,已有约 110 种基于致病基因的发育性癫痫性脑病分型,70% 发育性癫痫性脑病可进行基因诊断。未来,基于特定基因诊断的罕见儿科疾病分型将成为可能。准确的基因诊断有助于更好地了解儿童的预后、更个性化的治疗以及管理和监测,还可以为先证者及其亲属提供准确的遗传咨询。

3. **利用人工智能(artificial intelligence,AI)辅助诊断罕见病** 人工智能技术基于先进的自然语言与深度学习融合,将临床罕见病专家长年累积的诊断经验与诊断路径从海量的病历中提取出来,形成临床诊断模型,实现人工智能技术在临床医疗方面的场景应用。借助可视化图像处理、神经网络、知识图谱等先进技术进行罕见病患者表型特征识别和分析,突出显示与罕见病综合征具有最大相关性的区域。建立基因型与表型关联模型、疾病之间的鉴别模型,从而可更准确、有效地识别患者的罕见综合征。辅助临床医生提高决策的效率和准确率,为罕见病的诊疗带来了全新的发展方向。

4. **利用罕见病生物标志物辅助临床罕见病诊断** 寻求罕见病的早期筛查和预警标志物、客观量化的智能化诊断标志物、精准干预靶标和疗效判断标志物以及预后预测标志物是罕见病诊治的关键。罕见病的生物标志物研究包括基于体表特征、认知行为、步态与运动、影像、电生理等的深度表型及基因、蛋白、转录、表观遗传、代谢等的分子表型，可将疾病表型扩展到更为复杂精细的水平。生物标志物在罕见病诊治过程中的疾病筛查、疾病的特征描述、疾病的鉴别/诊断/分期和监测、预后预测、药物靶点筛选、疗效预测、药物不良反应预测及治疗指导等方面均发挥着重要作用。

目前临床上常见的生化代谢相关罕见病生物标志物包括氨基酸、有机酸、尿素、脂肪酸、碳水化合物、蛋白、金属、线粒体、溶酶体、过氧化物酶体、激素、嘌呤、色素等，这些生物标志物可为疾病的诊断及早期精准干预提供明确指导。例如，脑肌酸缺乏症是一组由肌酸合成和转运障碍导致脑肌酸缺乏引起的先天性遗传代谢病，患儿表现出明显精神发育迟滞、运动语言发育迟缓和癫痫，可通过检测脑磁共振波谱肌酸峰和血尿脑脊液中肌酸水平确诊，早期肌酸补充治疗可预防或逆转疾病表型，改善患者预后。通过生化和酶学检测筛查生物标志物，可为罕见病诊断与治疗提供指引。

5. **其他分子诊断的新方法**　对于全外显子测序未明确诊断的罕见病，结合转录组学、代谢组学、蛋白质组学、甲基化分析等新方法可以进一步提高诊断率并阐明罕见病的分子机制，在破译未确诊患者的致病突变方面发挥重要作用。这些新技术的选择应该以患者的临床表现和通过测序确定的现有候选基因为指导。在确定致病基因后，基于体外和体内模型系统的功能研究可以用来验证强候选变异或阐明疾病的潜在分子机制，探索新的治疗途径。

六、治疗

多数罕见病为遗传病，主要是针对临床症状采用常规药物干预、对症支持治疗、手术纠正等方法，但无法得到根治。分子生物学的进步推动了罕见病治疗方法和药物的研发，包括基于蛋白质的治疗（蛋白质、肽和抗体）、反义寡核苷酸（ASOs）、小干扰 RNA（siRNA）以及基因和细胞疗法。这些治疗模式在靶向分子疾病机制和有效到达某些细胞区域的能力有所不同。基于蛋白质的治疗使功能失调的循环蛋白质替代成为可能，而 ASOs、siRNA 以及基因和细胞疗法拓宽了可用于药物治疗的靶点空间。随着精准医学的发展,靶向精准治疗为罕见病提供了理想的诊疗模式。

1. **小分子药物** 小分子药物具有给药途径多、剂量可控、稳定性强、合成规模大和总体成本低等优势。新的筛选技术和合成化学、计算筛选和结构生物学的进步使新的生物活性分子的发现和设计成为可能。小分子药物具有靶向所有组织的优势,可直接靶向到关键病理部位发挥作用。例如,抑制缺陷酶底物生物合成的小分子药物(如治疗戈谢病的 miglustat 和 eliglustat)、作为分子伴侣稳定和恢复突变酶功能的小分子药物(如治疗法布里病的 migalastat),可穿透血脑屏障进入中枢神经系统,改善神经系统症状。利司扑兰是第一个批准治疗 SMA 的口服药物,是一种高效的 SMN2 小分子剪接修饰剂,可以广泛分布到中枢神经系统和外周组织,纠正 *SMN2* 基因 7 号外显子的剪接缺陷从而增加 SMN 蛋白表达。

2. **抗体疗法** 单克隆抗体广泛用于癌症和免疫障碍等多种疾病的治疗,通过调节信号通路、招募细胞或蛋白质到特定的位置,递送细胞毒素,中和或调节循环因子来发挥作用,具有高特异性的优势,降低了脱靶的风险。目前单克隆抗体的开发主要基于小鼠/人嵌合单克隆抗体、人源化小鼠单克隆抗体或人单克隆抗体。通过噬菌体表面展示、转基因动物、B 细胞永生化和单个 B 细胞分选进行单克隆抗体的识别和生产。目前除肿瘤领域以外,基于单克隆抗体的罕见病疗法数量有限。依库珠单抗(eculizumab)是一种靶向终末补体蛋白 C5 的单克隆抗体,首次被批准用于治疗阵发性睡眠性血红蛋白尿症,后被批准重新用于非典型溶血性尿毒症综合征和重症肌无力等罕见病治疗。相比单特异性抗体,双特异性抗体可同时靶向两个不同的靶点,在罕见病领域更具优势。在血友病治疗中 emicizumab 可通过与因子Ⅸ和因子Ⅹ结合发挥作用,使这些因子彼此靠近,并启动凝血级联反应。

3. **替代治疗** 在特定蛋白质/酶功能丧失相关的罕见疾病中蛋白质/酶替代是常见的治疗方法。针对酶缺失、不足或功能障碍导致其底物积累的遗传疾病,酶替代治疗可在疾病早期将适量外源替代酶输送到缺陷组织和细胞中,从而达到最佳治疗效果。20 世纪 80 年代研究发现从胎盘中提纯的葡糖脑苷脂酶可用于治疗戈谢病,从而为酶替代治疗溶酶体病提供依据。目前大多数酶替代疗法主要聚焦于溶酶体病,重组酶替代药物已批准用于治疗 11 种不同的溶酶体病,包括戈谢病、法布里病、庞贝病(Pompe 病)、黏多糖贮积症Ⅰ型(Hurler-Scheie 病)、黏多糖贮积症Ⅱ型(Hunter 病)、黏多糖贮积症ⅣA 型(Morquio A 综合征)、黏多糖贮积症Ⅵ型(Maroteaux-Lamy 病)、黏多糖贮积症Ⅶ型(Sly 病)、溶酶体酸性脂肪酶缺乏症(Wolman 病)、Batten 病(神经蜡样脂褐质沉积症 2 型)和 α-甘露糖苷病。除溶酶体病外,酶替代治疗也被批准用于腺苷脱氨酶缺陷相关的重度联合免疫缺陷病、低磷酸酯酶症和苯丙酮尿症等罕见病。

4. **寡核苷酸治疗** 基于 RNA 水平进行致病基因靶向干预是罕见病领域常用的治疗策略,其中研究最广泛的是反义寡核苷酸(ASOs)和小干扰 RNA(siRNA),可与靶基因编码的 RNA 结合,从而通过催化这些 RNA 的降解来抑制表达,或通过纠正错误的 RNA 剪接来提高表达。对于遗传基因明确的罕见病,ASOs 和 siRNA 可以靶向任何基因产物,具有高度特异性的优势。寡核苷酸疗法已被批准用于罕见神经系统疾病的治疗。诺西那生钠是美国 FDA 批准上市的第一个治疗脊髓性肌萎缩症(spinal muscular atrophy,SMA)的 ASOs 药物,该药可通过抑制 hnRNPs 与 *SMN2* 基因 7 号外显子下游剪接沉默器的结合,使 SMN2 基因 7 号外显子表达从而增加 SMN 蛋白表达。Exondys 51(eteplirsen)为首个治疗杜氏肌营养不良(Duchenne muscular dystrophy,DMD)的外显子跳跃药物,通过人工合成反义寡核苷酸,抑制剪切增强子位点,以阻止特定外显子参与剪接,通过跳跃异常外显子,恢复 DMD 基因阅读框,从而产生截短但功能稳定的肌营养不良蛋白。寡核苷酸疗法的开发是一个漫长而具有挑战性的过程,由于寡核苷酸不能轻易穿过血脑屏障,需要鞘内或脑室内注射等有创的递送方法,药物递送途径仍然是寡核苷酸在 CNS 疾病临床应用的最大障碍之一。

5. **基因和细胞疗法** 利用病毒载体的基因疗法可通过不同机制

治疗罕见病，对于以补偿特定蛋白质功能丧失为治疗目标的疾病，载体可在适当启动子的控制下表达编码所需蛋白质的转基因；对于以抑制致病基因影响为目的的疾病，可引入编码RNA（如短发夹RNA）的转基因，可利用RNA干扰机制抑制基因表达。含有治疗基因的病毒载体可在载体注射后到达所需的细胞，通常直接进入组织或器官，可以促进摄取并最大限度地减少脱靶效应。另一种治疗策略为离体基因疗法，也被认为是细胞疗法，可以从患者身上采集造血干细胞，在体外经过基因修饰后产生治疗因子，然后再移植回患者体内。

腺相关病毒（adeno-associated virus，AAV）载体和反转录病毒/慢病毒载体是基因治疗常用的病毒载体。基于AAV的基因疗法已被证明对包括SMA在内的多种罕见病具有临床疗效。OAV101注射液（Zolgensma）是首个获批用于治疗SMA的AAV基因治疗药物，用于治疗2个月以下SMA患者，只需接受一次静脉注射给药，可将人类*SMN1*基因的完整功能拷贝导入中枢神经系统中的运动神经元细胞中，并在细胞中长期表达SMN蛋白。基于反转录病毒/慢病毒载体的基因治疗在X连锁肾上腺脑白质营养不良、异染性脑白质营养不良和神经系统罕见病等方面显示出临床疗效。

嵌合抗原受体T细胞免疫疗法（chimeric antigen receptor-engineered T cells，CAR-T）是指通过基因编辑技术，将T细胞激活并装上定位导航装置——肿瘤嵌合抗原受体（chimeric antigen receptor，CAR），特异性识别体内肿瘤细胞，并通过免疫作用释放多种效应因子，高效地杀灭肿瘤细胞，从而达到治疗恶性肿瘤的目的。目前该细胞疗法已被美国食品药品监督管理局（Food and Drug Administration，FDA）批准用于治疗急性淋巴细胞白血病以及大B细胞淋巴瘤等罕见癌症，临床试验数据证明了细胞治疗可提升疾病缓解率，并为其他罕见病细胞疗法的建立奠定了基础。

与小分子药物、抗体和蛋白质替代疗法相比，基因和细胞疗法尚处于早期阶段，技术复杂性和研发成本高。尽管如此，基因和细胞疗法具有一次性治疗甚至治愈疾病的潜能，对罕见病治疗方法的开发具有重要的意义。

6. **家庭管理**　罕见病不仅对患儿日常生活产生影响，还包括他们的家庭成员或照顾者。家庭成员需要作为共同治疗师参与孩子的治疗，某些罕见病需要特别的照顾和护理，如苯丙酮尿症患儿需要在日常生活中保持低苯丙氨酸饮食，这需要家庭成员对罕见病有较为清楚全面的认知。此外，为了让患儿更好的生存，患者的照顾者常承受巨大的生活和精神压力，他们需要专业和个人的支持来帮助他们处理内疚和沮丧，以及缓慢或看似缺乏进展的问题，还需要国家和社会为他们提供包括经济在内的多方位支持。他们需要临时护理，使他们能够照顾其他家庭成员。

七、展望

罕见病的诊治面临诸多困难和挑战，未来罕见病的发展需要进行多方面的推动：①制定诊治规范，分级协作诊疗：开展罕见病的队列研究，进行自然病史登记和药物临床试验；制定专家共识和诊疗指南，实施规范化诊疗，加强疾病管理，提升临床诊断治疗水平。②提升科研能力，促进创新转化：深入研究疾病分子和病理生理机制，设计靶向治疗策略；鼓励医药企业技术创新，推动孤儿药的研发；加强国际合作与交流，注重罕见病的研究及科研人才培养。③完善医疗和社会保障机制：加强罕见病协作诊疗网络，完善患者转诊和分级医疗体系；完善罕见病患者救助体系，扩大孤儿药的医保覆盖率。

参考文献

[1] MARWAHA S, KNOWLES JW, ASHLEY EA. A guide for the diagnosis of rare and undiagnosed disease: beyond the exome [J]. Genome Med, 2022, 14 (1): 23.

[2] TAMBUYZER E, VANDENDRIESSCHE B, AUSTIN CP, et al. Therapies for rare diseases: therapeutic modalities, progress and challenges ahead [J]. Nat Rev Drug Discov, 2020, 19 (2): 93-111.

[3] SCHMIDT D, THOMPSON C. Case studies in rare disease small molecule

discovery and development [J]. Bioorg Med Chem Lett,2020,30(21):127462.

[4] BENNETT CF,KORDASIEWICZ HB,CLEVELAND DW. Antisense drugs make sense for neurological diseases [J]. Annu Rev Pharmacol Toxicol,2021,61:831-852.

[5] KERR K,MCANENEY H,SMYTH LJ,et al. A scoping review and proposed workflow for multi-omic rare disease research. [J]. Orphanet Journal of Rare Diseases,2020,15(1):107.

（王 艺）

第二节 儿科罕见病体格检查

儿科罕见病要重视全面的体格检查，部分罕见病可有特异性体征，规范细致的体格检查可为罕见病诊断提供重要线索。除常规体格检查内容外，还需要重点关注外貌特点、皮肤、毛发、骨骼等容易忽略的细节。

一、体格发育注意事项

包括身高、体重、头围、前囟、皮下脂肪厚度、体型等。

1. **外观** 注意观察头的外形及大小、外貌是否有畸形、鼻外形、鼻梁高低、人中长短、牙齿数目及形态、高腭弓、耳位低、耳畸形、眼位不正、白内障、虹膜缺损、巩膜颜色、球结膜毛细血管扩张、角膜浑浊、多指/趾畸形、通贯掌、脊柱侧弯或后弯、毛发分布、隐睾、疝气等。

2. **皮肤** 注意肤色（黄白、苍黄或色素沉着等）、皮肤改变（色素脱失斑、咖啡牛奶斑、血管瘤、鲨鱼皮样斑、黑色素痣等）、皮疹、出血点、水肿、毛细血管扩张。

3. **其他** 特殊体味（如鼠尿味、烂苹果味等）。

二、特异性体征与罕见病

有一定提示作用，确诊需要结合临床表现及相关辅助检查：

1. 色素脱失斑、面部血管纤维瘤、鲨鱼皮样斑——结节性硬化。

2. 咖啡牛奶斑、皮肤纤维瘤——神经纤维瘤病。

3. 三叉神经分布区不规则血管斑痣——斯德奇-韦伯综合征(Sturge-Weber syndrome)。

4. 反复难治性皮肤黏膜损害、发育落后——生物素缺乏症。

5. 湿疹、出血点、感染倾向——免疫缺陷综合征。

6. 皮肤毛发银白或黄白——白化病。

7. 皮肤白、毛发黄、有鼠尿味——苯丙酮尿症。

8. 皮肤白、头发枯黄且卷曲——门克斯病(Menkes disease)。

9. 皮肤白、小头、频繁大笑或微笑——天使综合征(Angelman syndrome)。

10. 皮肤色素沉着、生殖器畸形——21-羟化酶缺乏症(先天性肾上腺皮质增生症)。

11. 皮肤色素沉着、消化道症状——黑斑息肉综合征。

12. 皮肤眼睛黄色瘤——家族性高胆固醇血症。

13. 皮肤多毛、消瘦、身材矮小——线粒体病。

14. 耳郭、巩膜、鼻、颊为褐色或蓝黑色——黑酸尿症。

15. 肥胖、智力障碍、肌张力低下、性腺发育滞后——普拉德-威利综合征(Prader-Willi syndrome)。

16. 大头、面部或全身皮肤毛细血管异常呈红色斑片或红色网状图案——巨头毛细血管畸形综合征。

17. 小头、全面发育迟缓——神经性遗传病。

18. 小头、前额窄小、眼裂下斜、耳位低、指尖粗大、指甲短宽、鼻梁宽高、鹰嘴鼻——$16p13^-$综合征[鲁宾斯坦-泰比综合征(Rubinstein-Taybi syndrome, RSTS)]。

19. 小头、前囟早闭、发声似猫叫——$5p^-$综合征(猫叫综合征)

20. 前囟早闭或晚闭——注意染色体病。

21. 面容畸形——注意染色体病。

22. 眼距宽、短鼻、上唇薄、V形口、长人中、耳位低、发育迟缓——11q末端缺失综合征。

23. 眼窝深、一字眉、鼻梁平坦、耳位低且后旋、发育迟缓——1p36 缺失综合征。

24. 面圆扁平、眼角外上斜、眼距宽、内眦赘皮、鼻梁低平、鼻孔上翘、口半开、腭弓高、唇厚、伸舌、耳位低——21-三体综合征。

25. 面容粗陋、身材矮小、骨骼畸形——黏多糖病。

26. 歌舞伎面容——Kabuki 综合征。

27. 长脸、大耳、巨睾——脆性 X 染色体综合征。

28. 身材矮小、颈短、颈璞、后发际低、青春期无第二性征出现——特纳 综合征(先天性卵巢发育不全症)。

29. 体型瘦长、手长脚长、心血管疾病——马方综合征(Marfan syndrome)。

30. 肝脾大——贮积性代谢病(尼曼-皮克病、戈谢病等)。

31. 痛觉消失、无汗——外胚层发育不良。

32. 发作性面臂肌张力障碍——抗 LGI1 抗体相关脑炎。

33. 结膜毛细血管扩张——毛细血管扩张性共济失调。

34. 叩击性肌强直——强直性肌营养不良。

35. 垂直型核上性眼肌麻痹——尼曼-皮克病。

36. 腓肠肌肥大——进行性肌营养不良。

37. 蓝巩膜、反复骨折、骨骼畸形——成骨不全病。

38. 肢体无力、下肢重、腱反射减退或消失、感觉正常、智力发育正常——脊髓性肌萎缩症。

39. 下肢无力、肌容积少、深感觉减退、“鹤腿”高足弓——腓骨肌萎缩症。

40. 身材矮小、早衰面容——早老症。

41. 肢体疼痛、皮肤血管角质瘤(会阴区,臀部,大腿内侧)——法布里病。

42. 身材矮小、三角脸、躯体偏身不对称、小指弯曲——Silver-Russell 综合征。

(张月华)

第三节 儿科罕见病常见遗传模式

根据罕见病数据库2020年的统计，目前定义的6 172种罕见病中，约71.9%由遗传因素引起。与传染性及营养性疾病不同，遗传性罕见病的传递一般仅限于有亲缘关系的个体。了解罕见病的遗传学病因，是治疗及医学干预的基础。对于罕见病遗传方式的探究，可以帮助患者家庭了解疾病的再发风险，指导家庭的再生育计划和健康管理，并在必要时寻求遗传咨询及产前诊断等医学帮助。

一、遗传物质及性状传递的基本规律

遗传病的发生源于承载遗传信息的物质改变。人类基因组是所有遗传信息的总和，其化学本质是DNA，包括两个相对独立但又关联的基因组，即核基因组和线粒体基因组。核基因组由23对染色体组成，包含约3×10^9bp碱基对，其中蛋白基因编码数约21 000个，另有逾8 000个RNA编码基因；线粒体基因组全长16 569bp，包含13个蛋白编码基因及24个RNA基因。遗传病的发生源自各个水平上的遗传物质改变，即遗传变异，包括染色体数目、组成及结构异常（染色体畸变），也包括发生在碱基序列水平上的改变，如点突变及片段突变等（小片段的缺失、重复或重排）。遗传物质如何承载及传递生物体的性状信息是长久以来探究的命题，目前认知的人类性状遗传模式大多遵循孟德尔提出的基本规律及概念。按照孟德尔的理论，基因(gene)是DNA的基本功能单位和遗传特征的决定因素。基因在染色体上所占的特定位置称为基因座（locus），如ABO血型基因座、Rh血型基因座等。在一对同源染色体的相同位置即同一基因座上，可能存在多种基因形式，从而控制一个性状的不同呈现方式，这些同一位置上“不同版本”的基因称为等位基因(allele)，如在ABO血型基因座上有A、B、O型3种等位基因。位于特定基因座上的一对等位基因的组合称为基因型（genotype），如ABO血型基因座上可能存在的基因型包括AA、AO、BB、BO、AB以及OO，该基因型在相应生物体上所呈现出来的性

状及特点称为表型(phenotype),如A型、B型、AB型及O型血。纯合子(homozygote)是指个体在同源染色体同一个基因座上的两个等位基因相同,而杂合子(heterozygote)则指两个等位基因彼此不同;当基因座上仅有一个等位基因时,称为半合子(hemizygote),例如男性X/Y染色体以及常染色体上丢失一个拷贝后的基因座。在杂合子中即可呈现的性状称为显性(dominant trait);反之,在纯合状态下呈现的性状称为隐性性状(recessive trait)。

这些性状在代际间的传递规律最早于1865年由孟德尔提出,他通过豌豆杂交实验发现了分离律(law of segregation)和自由组合律(law of independent assortment)—— 生殖细胞在减数分裂形成配子时,位于同源染色体上的一对等位基因随之分离,伴随而来的是亲代的遗传性状在子代中的分离现象,此为分离律;但同时在配子形成过程中,亲代非同源的染色体之间是完全独立、可随机组合的,位于非同源染色体上的等位基因可自由组合,此为自由组合律。1910年,摩尔根利用果蝇的杂交实验发现了连锁和交换律(law of linkage and crossing-over)—— 同一染色体上的基因是"成串"的,即彼此连锁在一起,但这种连锁并非固定不变,在配子形成过程中,同源染色体在配对联会时会发生交换,重新组合形成新的基因连锁关系,基因间隔得越远,这种重新组合的概率越高。

二、研究遗传方式的基本方法——系谱分析

探究一个疾病的遗传方式,主要通过观察疾病或特定性状在家系内分离和传递的规律来判断,也就是常说的系谱分析法(pedigree analysis)。准确采集到家系成员之间的关系及其表型信息,并绘制成家系图是系谱分析的第一步,也是极重要的一步,是遗传咨询的基础。

先证者(proband)是指该家系中第一个前来寻求医学帮助的疾病患者或者带有某种表型的成员,通过标一个箭头的符号来表示(图1-3-1)。系谱是从先证者入手,调研其家族成员的亲属关系以及疾病或性状的情况,并用系谱符号绘制和记录下来(见图1-3-1)。通常需

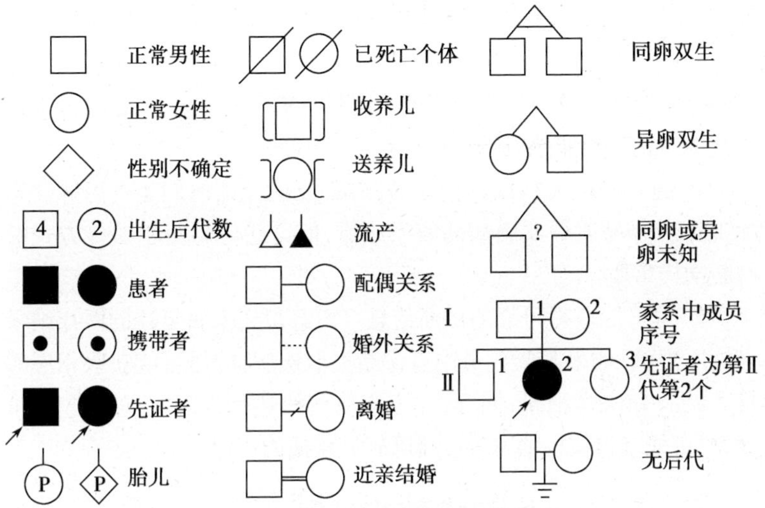

图 1-3-1 常用系谱符号

要多个具有相同遗传病或性状的家系系谱放在一起分析，才能确定某个疾病或性状可能的遗传方式。

绘制家系图虽然是非常基础的工作，但获取到完整和准确的信息在实际工作中往往不容易，需要一定的训练。在儿童罕见病诊治过程中，绘制家系图需要特别关注：

1. 婴儿死亡、死胎和流产的情况　家系中发生的这些情况可能是高度相关的，但在不主动问询时可能会遗漏这些信息。例如一位母亲曾经两次因胎儿重度脑积水和脊柱裂而引产，这种多次不良妊娠史中相似的胎儿结构异常信息可能很关键。

2. 亲子关系及夫妻双方的血缘关系　需要意识到亲子关系有可能是不确定的，夫妻双方亦可能存在近亲婚配等，这些信息往往不会被主动提供。在咨询过程中应让家庭成员认识到遗传背景在检测分析以及后续风险评估中的重要性，从而争取到家属的支持去弄清楚这些事实。

3. 夫妻双方亲属的信息都需要收集，即使疾病是从父母中哪方遗传来看似乎比较明显，但仍然要收集另外一方的信息，因为可能出现意外的结果。需要知悉咨询过程中可能会因一方坚持“我们这边没有问题”的态度而影响信息无倾向性地采集，在最终结果确认之前有必要对这些信息持怀疑的态度。同时收集双方的信息，也有助于避免其中一方有负罪感或受责难。

4. 通常涵盖三代以内的所有家系成员，无论他们是否患病。实际工作中容易遗漏非患病的家系成员，但这些信息对于遗传方式的判断同样重要。

5. 尽可能获得可靠的诊断信息　需意识到家属复述的医疗结果可能不准确，如果家族成员中有诊断类似疾病，应尽可能获取相应的检查结果和医学记录；同样，对于家属所描述的“正常”应持谨慎态度，尽可能获得体检信息等以排除轻度疾病的可能。

三、单基因遗传病（孟德尔遗传病）

单基因遗传病（monogenic disease）是由一对等位基因控制发生的遗传性疾病。单基因遗传病的代际传递遵循孟德尔定律，即对于特定基因型的配偶，其子代呈现表型的比例可预测，因此也称为孟德尔遗传病。根据等位基因所在的染色体，以及基因导致疾病的“显性”或“隐性”性质，将单基因遗传病的遗传模式分为 5 种：①常染色体显性（autosomal dominant，AD）；②常染色体隐性（autosomal recessive，AD）；③X 连锁显性（X-linked dominant，XLD）；④X 连锁隐性（X-linked recessive，XLR）；⑤Y 连锁遗传（Y-linked inheritance）。

（一）常染色体显性遗传病

如果一种遗传病的致病基因位于 1~22 号染色体上，杂合子（heterozygote）个体即可发病，这种遗传方式称为常染色体显性遗传。超过 1/2 已知孟德尔疾病的遗传模式是常染色体显性遗传，如软骨发育不全、成骨不全、家族性高胆固醇血症、成人多囊肾病、神经纤维瘤、马方综合征等。

1. **常染色体显性遗传的特征**　典型的常染色体显性遗传方式有如下特点：①致病基因位于常染色体上，其子代的遗传特点与性别无关，子、女患病概率相等；②对于适应度较高的疾病，患者的双亲中通常有一个是患者,致病等位基因由亲代遗传下来,系谱中连续几代都可见到患者;③若双亲不患病,子代一般发生了新发变异。常染色体显性遗传的典型系谱见图 1-3-2。

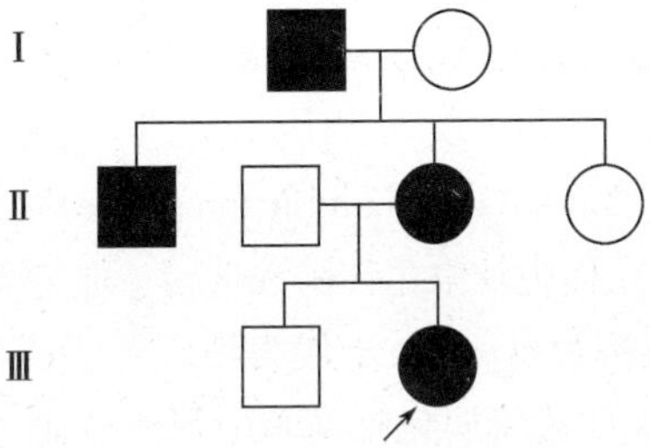

图 1-3-2 常染色体显性遗传的典型系谱

2. 婚配类型与子代发病风险 若用 A 代表显性疾病的致病等位基因,用 a 代表正常等位基因。患者的基因型为 AA 或 Aa,正常个体的基因型为 aa。

临床上常染色体显性遗传病家系中最常见的婚配类型是杂合子患者(Aa)与正常个体(aa)之间的婚配,其子代有 1/2 的发病风险。如果夫妇双方都是杂合子患者(Aa),则子代有 3/4 的发病风险。

3. 常染色体显性遗传疾病中适应度与新发突变的关系 常染色体显性遗传疾病是否表现出明显的家族遗传模式取决于患者是否可以生育。适应度(fitness)是衡量某种条件对生育影响的指标,定义是存活至生育年龄的患者后代数量与不携带该基因突变的正常个体后代数量之比。适应度范围为 0(患者未生育成长至生育年龄的子代)~1(患者与正常对照的子代数量相同)之间。适应度越低的疾病,患者越有可能是致病基因的新发变异导致的疾病。

适应度为 0 的疾病可称为遗传致死性疾病。比如 *FGFR3* 基因突变的杂合子可罹患致死性骨发育不全,新生儿期即致命,突变不能传递给下一代,故而所有患此类疾病的先证者都是由于新发突变导致的。

适应度接近1的疾病是由于发病年龄晚或不影响生育的表型较轻的疾病。比如迟发性进行性听力损失疾病的适应度约为1,系谱中可显示呈常染色体显性遗传的多例患者,此类疾病很少与新发突变有关,患者的致病基因很可能遗传自父母。

(二)常染色体隐性遗传病

如果一种遗传病的致病基因位于1~22号染色体上,纯合(homozygote)或复合杂合(compound heterozygote)个体发病,杂合子不发病,这种遗传方式称为常染色体隐性遗传。通常双亲都是该等位基因的杂合子,也被称为携带者,子代为纯合子或复合杂合子则发病。常见的常染色体隐性遗传病包括高苯丙氨酸血症、白化病、长岛型掌跖角化症、糖原贮积症Ⅰa型、甲基丙二酸尿症、先天性肾上腺皮质增生症等。

1. **常染色体隐性遗传的特征** 典型的常染色体隐性遗传方式有如下特点:①致病基因位于常染色体上,其子代的遗传特点与性别无关,子、女患病的机会均等;②患者的双亲往往表型正常,但都是致病等位基因的携带者;③系谱中患者的分布往往是散发的,通常看不到连续传递的现象,但患者的同胞可有多位患病;④患者的后代一般是不发病的携带者;⑤近亲婚配后代的发病风险比非近亲婚配后代的发病风险高,由于他们有共同的祖先,双亲可能会遗传到隐性致病基因的同一个变异,患者一般为纯合子。常染色体隐性遗传的典型系谱见图1-3-3。

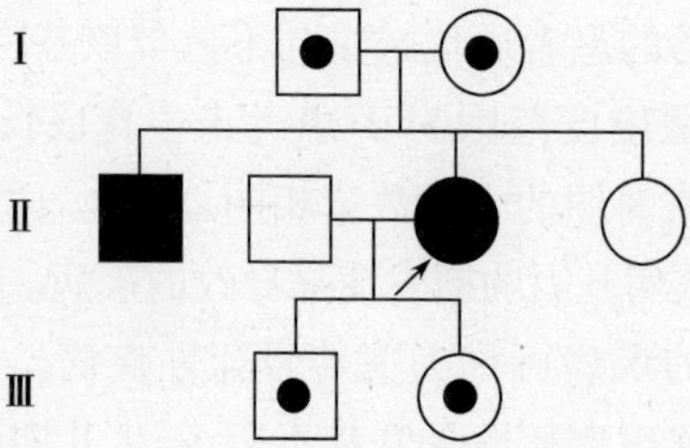

图1-3-3 常染色体隐性遗传的典型系谱

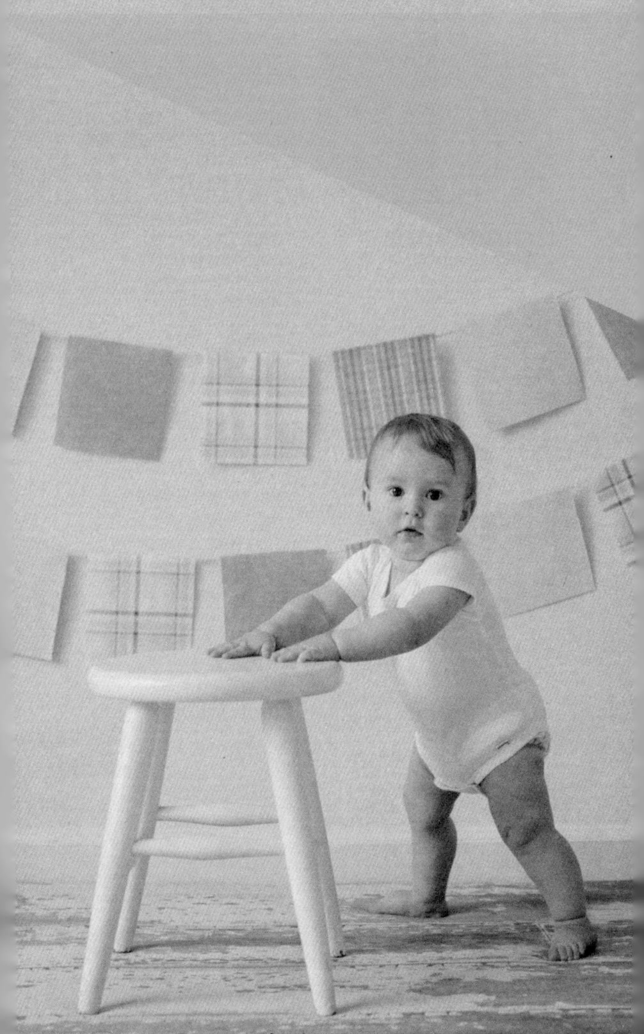

01 指南规范

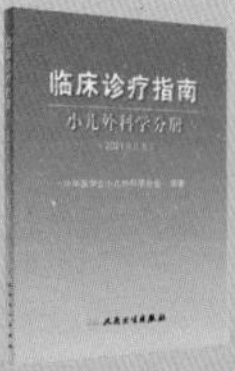

临床诊疗指南 小儿外科学分册（2021修订版）
中华医学会小儿外科学分会
定价：89.00元

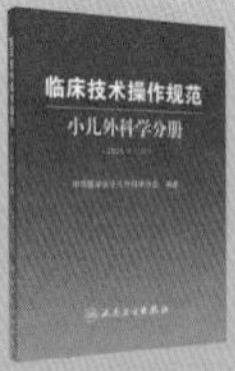

临床技术操作规范 小儿外科学分册（2021修订版）
中华医学会小儿外科学分会
定价：69.00元

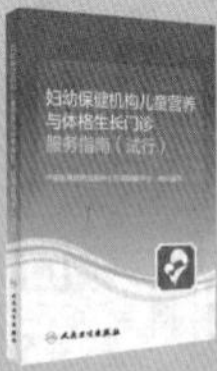

妇幼保健机构儿童营养与体格生长门诊 服务指南（试行）
中国疾病预防控制中心妇幼保健中心
定价：56.00元

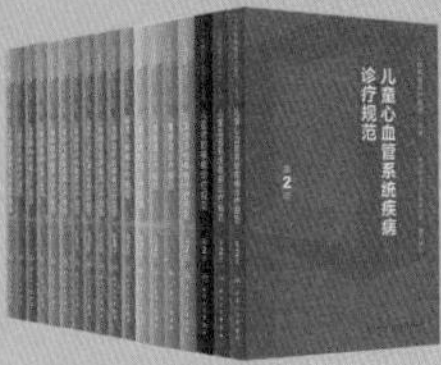

儿科疾病诊疗规范
中华医学会儿科学分会

- 儿童保健诊疗规范（第2版）
- 儿童发育行为诊疗规范（第2版）
- 新生儿疾病诊疗规范（第2版）
- 儿童感染性疾病诊疗规范（第2版）
- 儿童呼吸系统疾病诊疗规范（第2版）
- 儿童心血管系统疾病诊疗规范（第2版）
- 儿童肾脏系统疾病诊疗规范（第2版）
- 儿童血液系统疾病诊疗规范（第2版）
- 儿童免疫系统疾病诊疗规范（第2版）
- 儿童内分泌与代谢性疾病诊疗规范（第2版）
- 儿童急诊与危重症诊疗规范（第2版）
- 儿童消化系统疾病诊疗规范
- 儿童神经系统疾病诊疗规范
- 儿童康复诊疗规范
- 儿童皮肤病诊疗规范
- 儿童眼科疾病诊疗规范
- 儿童罕见病诊疗规范
- 儿科临床营养支持治疗规范

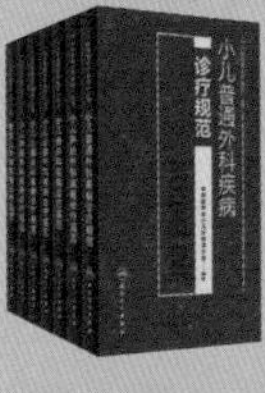

儿外科诊疗规范
中华医学会小儿外科学分会

- 新生儿外科疾病诊疗规范
- 小儿肿瘤外科疾病诊疗规范
- 小儿心胸外科疾病诊疗规范
- 小儿普通外科疾病诊疗规范
- 小儿泌尿外科疾病诊疗规范
- 小儿骨外科疾病诊疗规范
- 小儿肝胆外科疾病诊疗规范

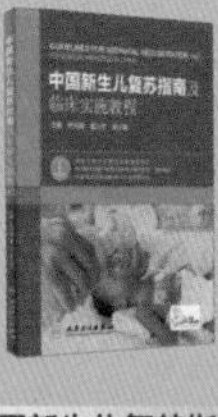

中国新生儿复苏指南及临床实施教程
叶鸿瑁　虞人杰　朱小瑜
定价：85.00元

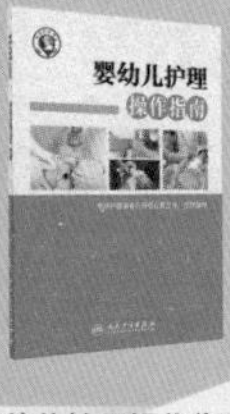

婴幼儿护理操作指南
中华护理学会儿科专业委员会
定价：39.00元

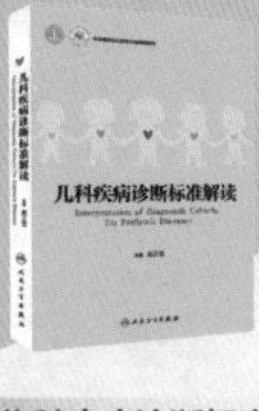

儿科疾病诊断标准解读
赵正言
定价：129.00元

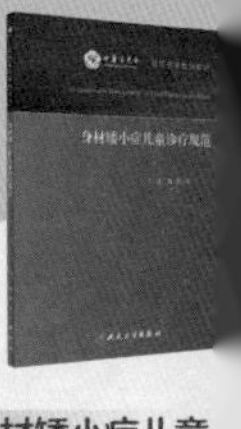

身材矮小症儿童诊疗规范
罗小平
定价：59.00元

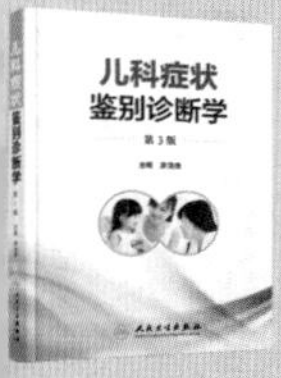

科症状鉴别诊断学
第3版）
清奎
价：98.00元

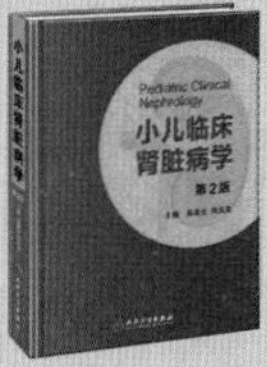

小儿临床肾脏病学（第2版）
易著文 何庆南
定价：108.00元

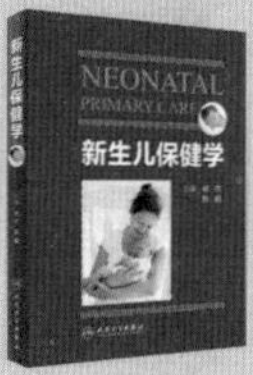

新生儿保健学
杨杰 陈超
定价：158.00元

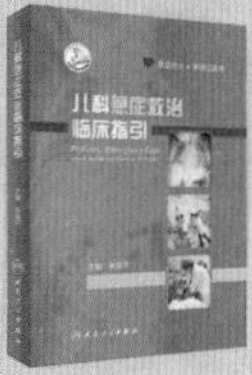

儿科急症救治临床指引
朱翠平
定价：199.00元

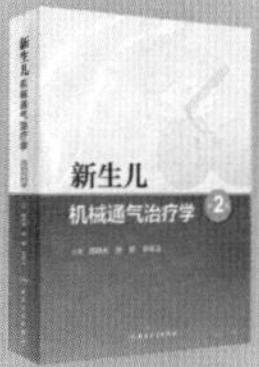

新生儿机械通气治疗学（第2版）
周晓光 肖昕 农绍汉
定价：198.00元

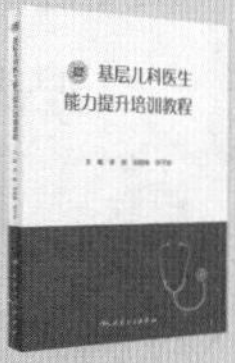

基层儿科医生能力提升培训教程
李秋 刘恩梅 华子瑜
定价：68.00元

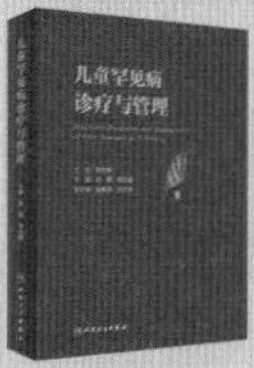

儿童罕见病诊疗与管理
刘薇 李定国
定价：189.00元

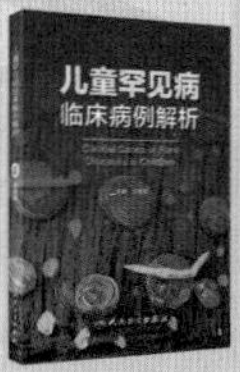

儿童罕见病临床病例解析
张艳敏
定价：79.00元

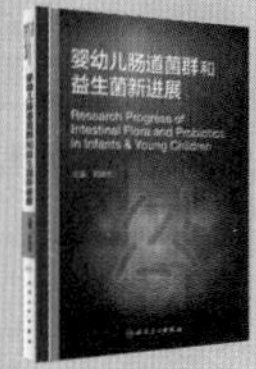

婴幼儿肠道菌群和益生菌新进展
跃杰
价：99.00元

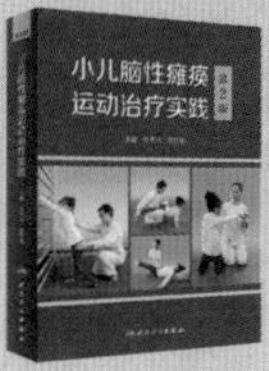

小儿脑性瘫痪运动治疗实践（第2版）
陈秀洁 姜志梅
定价：139.00元

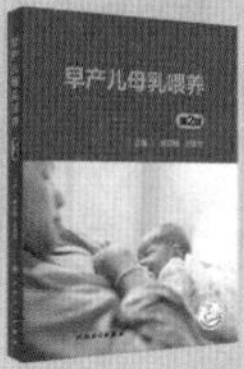

早产儿母乳喂养（第2版）
童笑梅 封志纯
定价：69.00元

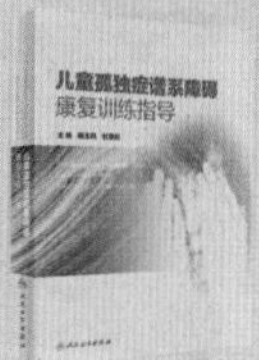

儿童孤独症谱系障碍康复训练指导
杨玉凤 杜亚松
定价：199.00元

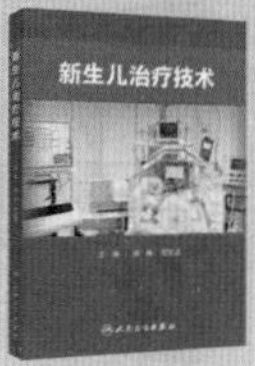

新生儿治疗技术
周伟 周文浩
定价：198.00元

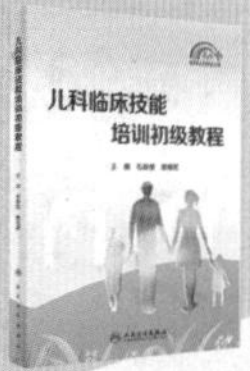

儿科临床技能培训初级教程
石应珊 黎海芪
定价：89.00元

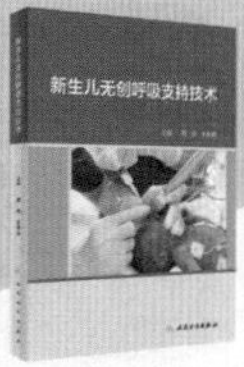

新生儿无创呼吸支持技术
周伟 吴本清
定价：128.00元

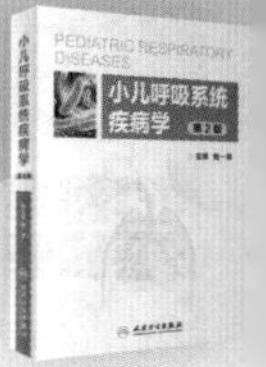

小儿呼吸系统疾病学（第2版）
鲍一笑
定价：198.00元

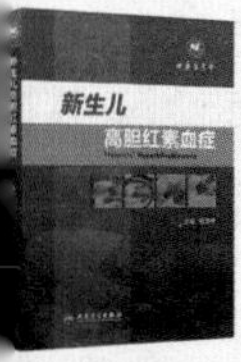

新生儿
高胆红素血症
立中
价：56.00元

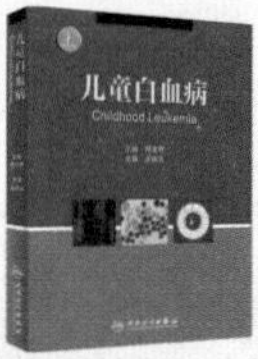

儿童白血病
顾龙君
定价：238.00元

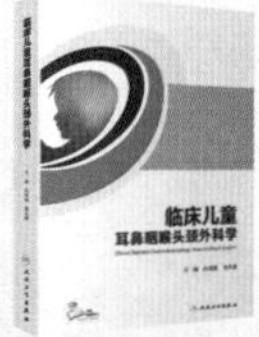

临床儿童耳鼻咽喉头颈外科学
许政敏 刘大波
定价：248.00元

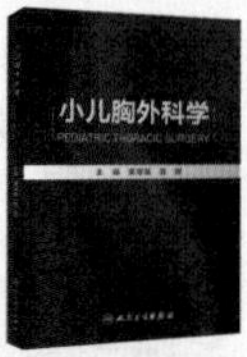

小儿胸外科学
莫绪明 曾骐
定价：239.00元

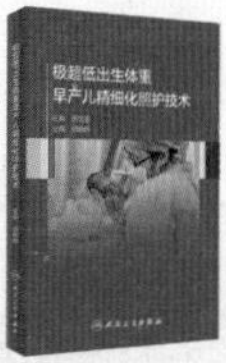

极超低出生体重早产儿精细化照护技术
胡晓静
定价：99.00元

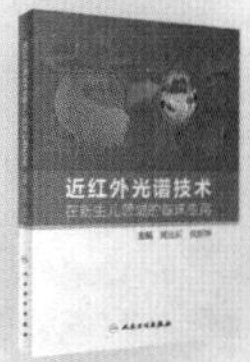

近红外光谱技术在新生儿领域的临床应用
周丛乐 侯新琳
定价：98.00元

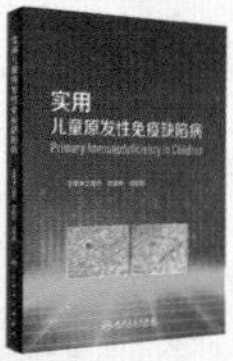

实用儿童原发性免疫缺陷病
江载芳 贺建新 桂晋刚
定价：159.00元

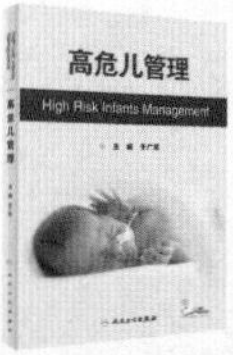

高危儿管理
于广军
定价：128.00元

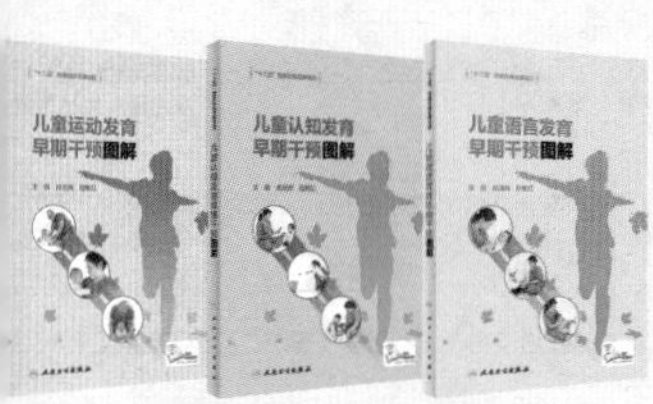

儿童运动发育早期干预图解 定价：129.00元
儿童认知发育早期干预图解 定价：85.00元
儿童语言发育早期干预图解 定价：129.00元

儿童发育早期干预图解
肖政辉 胡继红

03 实用手册

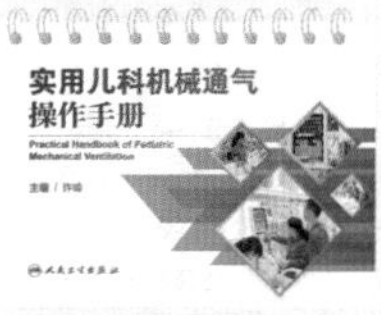

实用儿科机械通气操作手册
许峰
定价：98.00元

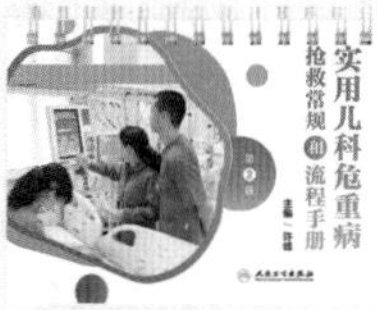

实用儿科危重病抢救常规和流程手册（第2版）
许峰
定价：108.00元

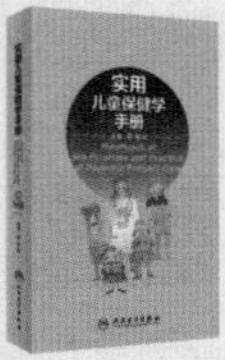

实用儿童保健学手册
海茜
定价：148.00元

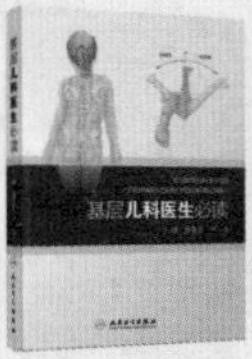

基层儿科医生必读
易著文　尹飞
定价：168.00元

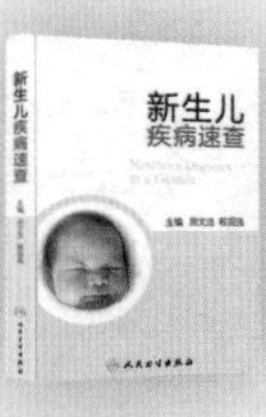

新生儿疾病速查
周文浩　程国强
定价：59.00元

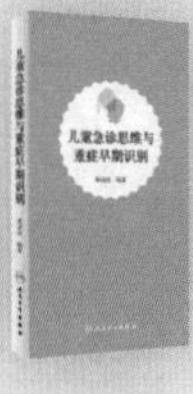

儿童急诊思维与重症早期识别
祝益民
定价：49.00元

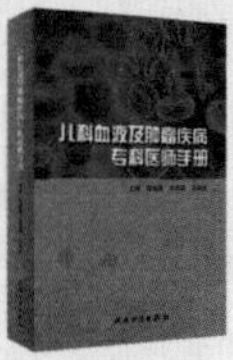

儿科血液及肿瘤疾病专科医师手册
郑胡镛　吴润晖　马晓莉
定价：69.00元

协和儿科医嘱手册
宋红梅
定价：49.00元

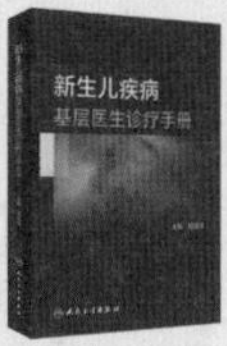

新生儿疾病基层医生诊疗手册
程国强
定价：79.00元

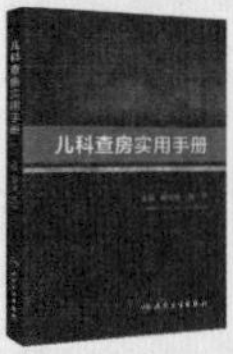

儿科查房实用手册
尚云晓 陈宁
定价：98.00元

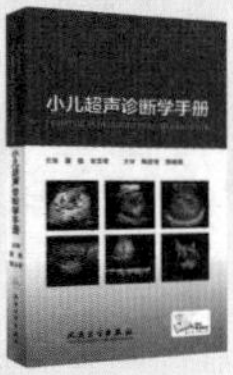

小儿超声诊断学手册
焙　张玉奇
定价：128.00元

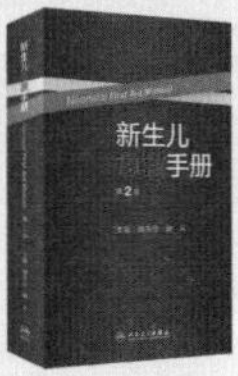

新生儿急救手册（第2版）
魏克伦　魏兵
定价：69.00元

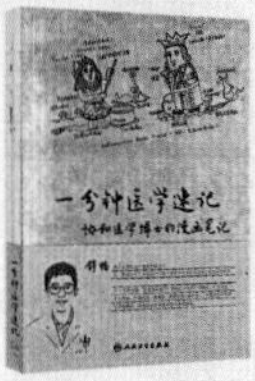

一分钟医学速记 协和医学博士的漫画笔记
舒畅
定价：39.00元

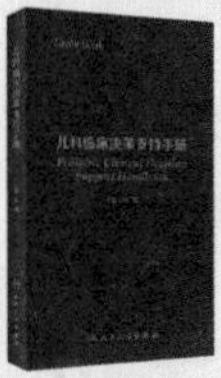

儿科临床决策支持手册
孙锟
定价：56.00元

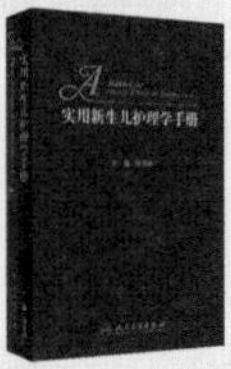

实用新生儿护理学手册
张玉侠
定价：99.00元

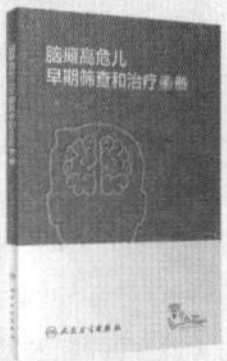

脑瘫高危儿早期筛查和治疗手册
孙新刚　吕智海
定价：59.00元

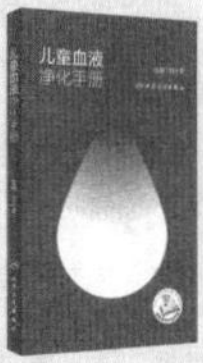

儿童血液净化手册
刘小荣
定价：45.00元

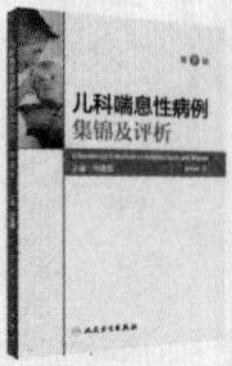

儿科喘息性病例集锦及评析（第2辑
洪建国
定价：49.00元

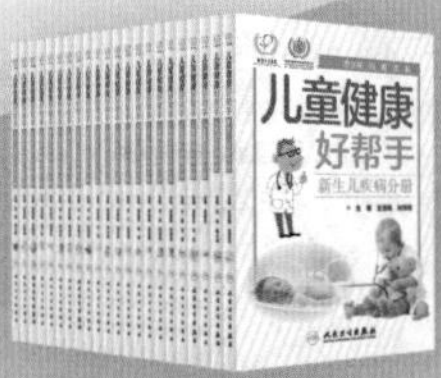

儿童健康好帮手系列丛书
总主编：倪鑫　沈颖

- 新生儿疾病分册
- 皮肤病分册
- 重症监护分册
- 康复训练分册
- 眼科疾病分册
- 呼吸系统疾病分册
- 神经系统疾病分册
- 心胸外科疾病分册
- 内分泌系统疾病分册
- 泌尿外科疾病分册
- 消化系统疾病分册
- 风湿免疫性疾病分册
- 骨科矫形与创伤外科疾病分册
- 保健与营养性疾病分册
- 口腔科疾病分册
- 泌尿系统疾病分册
- 感染性疾病分册
- 新生儿外科疾病分册
- 普外科疾病分册
- 血液系统疾病分册
- 耳鼻咽喉头颈外科疾病分册
- 心血管系统疾病分册

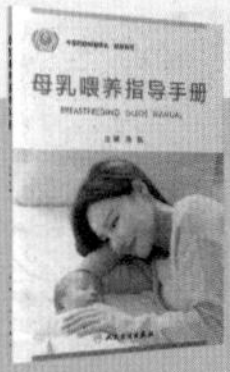

母乳喂养指导手册
冯琪
定价：25.00元

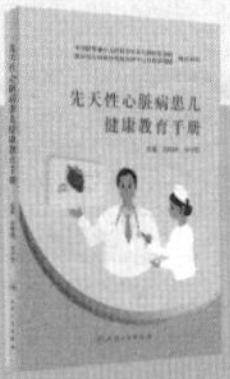

先天性心脏病患儿健康教育手册
莫绪明　李守军
定价：49.00元

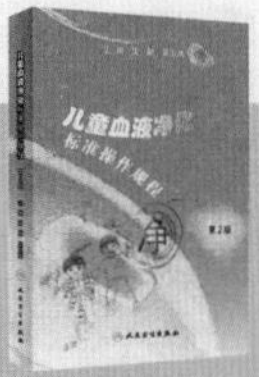

儿童血液净化标准操作规程（第2版）
沈颖　吴玉斌
定价：46.00元

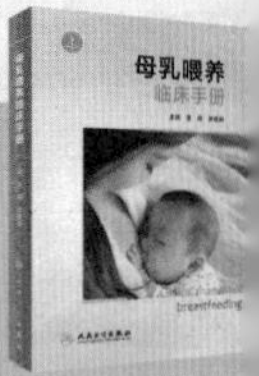

母乳喂养临床手
姜梅　罗碧如
定价：98.00元

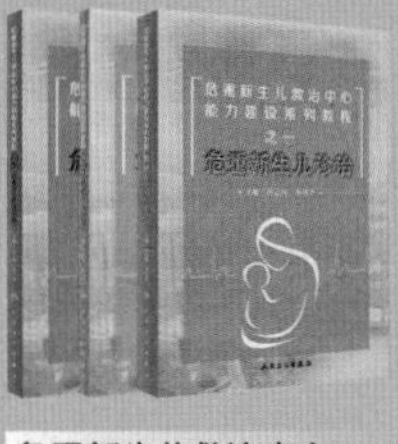

危重新生儿救治中心能力建设系列教程

危重新生儿救治中心能力建设系列教程之一危重新生儿诊治
封志纯　李秋平　定价：90.00元

危重新生儿救治中心能力建设系列教程之二危重新生儿转运
封志纯　孔祥永　定价：56.00元

危重新生儿救治中心能力建设系列教程之三危重新生儿护理
封志纯　王自珍　定价：89.00元

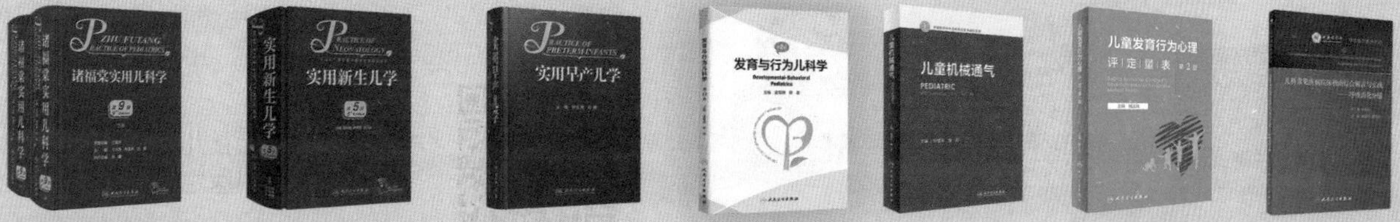

诸福棠实用儿科学（第9版）
王天有　申昆玲　沈颖
定价：558.00元

实用新生儿学（第5版）
邵肖梅　叶鸿瑁　丘小汕
定价：248.00元

实用早产儿学
封志纯　毛健
定价：159.00元

发育与行为儿科学（第2版）
金星明　静进
定价：198.00元

儿童机械通气
陆国平　陈超
定价：338.00元

儿童发育行为心理评定量表（第2版）
杨玉凤
定价：189.00元

儿科常见疾病临床指南综合解读与实践——呼吸消化分册
申昆玲　龚四堂
定价：46.00元

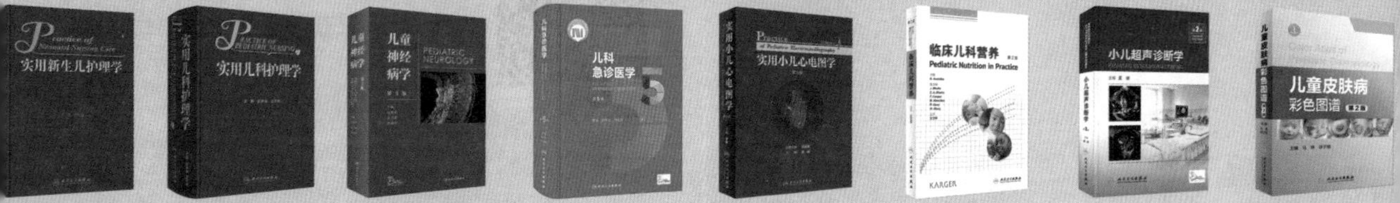

用新生儿护理学
侠
：258.00元

实用儿科护理学
张琳琪　王天有
定价：299.00元

儿童神经病学（第3版）
包新华　姜玉武　张月华
定价：246.00元

儿科急诊医学（第5版）
赵祥文　肖政辉
定价：198.00元

实用小儿心电图学（第3版）
袁越
定价：198.00元

临床儿科营养（第2版）
主译：王卫平
定价：128.00元

小儿超声诊断学（第2版）
夏焙
定价：338.00元

儿童皮肤病彩色图谱（第2版）
马琳　徐子刚
定价：276.00元

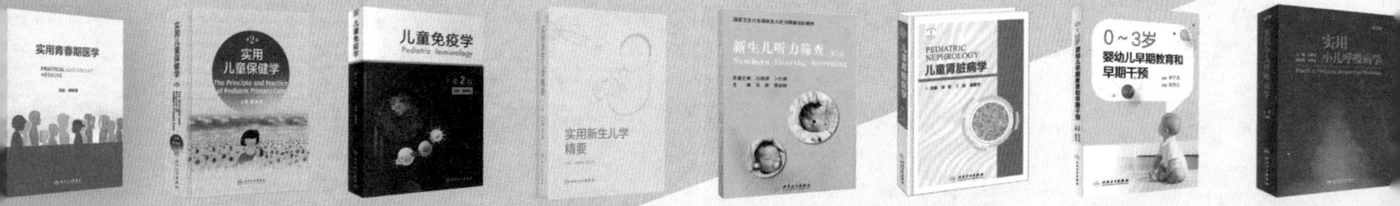

用青春期医学
芬
：198.00元

实用儿童保健学（第2版）
黎海芪
定价：348.00元

儿童免疫学（第2版）
赵晓东
定价：298.00元

实用新生儿学精要
邵肖梅　周文浩
定价：79.00元

新生儿听力筛查（第2版）
吴皓　黄治物
定价：69.00元

儿童肾脏病学
徐虹　丁洁　易著文
定价：249.00元

0~3岁婴幼儿早期教育和早期干预
鲍秀兰
定价：98.00元

实用小儿呼吸病学（第2版）
江载芳
定价：238.00元

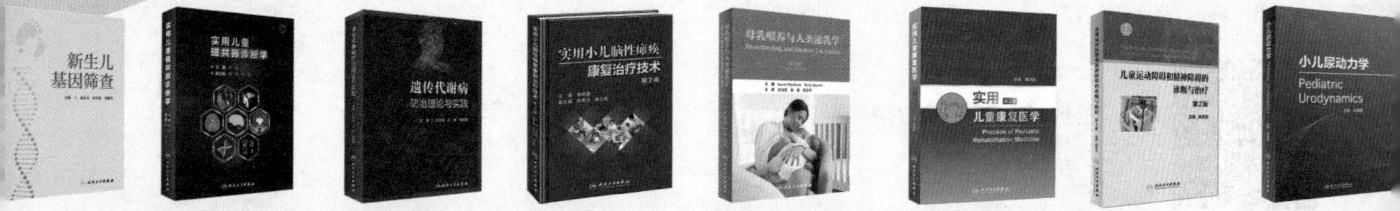

儿基因筛查
言　周文浩　梁德生
：128.00元

实用儿童磁共振诊断学
彭芸
定价：248.00元

遗传代谢病防治理论与实践
封志纯　王艳　杨茹莱
定价：199.00元

实用小儿脑性瘫痪康复治疗技术（第2版）
李晓捷
定价：88.00元

母乳喂养与人类泌乳学（第6版）
高雪莲　孙瑜　张美华
定价：239.00元

实用儿童康复医学（第2版）
李晓捷
定价：139.00元

儿童运动障碍和精神障碍的诊断与治疗（第2版）
陈秀诘
定价：158.00元

小儿尿动力学
文建国
定价：178.00元

2. 婚配类型与子代发病风险 若用a代表隐性疾病的致病等位基因，用A代表正常等位基因。患者的基因型为aa，杂合携带者为Aa，正常表型个体为AA。

群体中常见的婚配类型是杂合携带者（Aa）与正常人（AA）之间的婚配，子代全部表型正常，其中有1/2的概率为携带者。

常染色体隐性遗传病家系中最常见的婚配类型是两个杂合携带者（Aa与Aa）之间的婚配，每次生育子代有1/4的发病风险和有1/2的概率为杂合携带者。

对于某些高发的常染色体隐性遗传病中，可看到杂合子（Aa）与患者（aa）之间的婚配，子代有1/2的概率为患者，1/2的概率为杂合携带者。若是患者之间的婚配（aa与aa），子代将全部为患者。

（三）X连锁显性遗传病

性染色体上的基因所决定的遗传疾病在家系世代传递时与性别明显相关，患者在群体中的分布存在着性别差异，这种遗传方式称为性连锁遗传。人类性染色体包括X染色体和Y染色体，性连锁遗传分为X连锁遗传和Y连锁遗传。如果疾病的控制基因位于X染色体且以显性的方式遗传，则此类疾病称为X连锁显性遗传病。较常见的X连锁显性遗传病有低磷酸盐血症性佝偻病、雷特综合征（Rett syndrome）、AlportⅠ型等。

正常女性有两条X染色体，女性纯合子和杂合子都可发病。由于群体中致病等位基因的频率很低，临床上患病的女性一般都是杂合子。男性只有一条X染色体，X染色体上的基因不成对，称为半合子（hemizygote）。女性杂合子由于还存在一个正常的等位基因，在不完全显性的情况下，女性杂合子一般比男性半合子表型轻。如对于*MECP2*基因变异导致的雷特综合征，男性患者表现为重度新生儿脑病、严重癫痫发作等症状，一般在2岁之前夭折，女性患者表现为智力发育落后、刻板动作等。

1. X连锁显性遗传的特征 典型的X连锁显性遗传方式有如下特点：①致病基因位于X染色体上，群体中女性患者比男性患者数量多，但病情通常比男性轻；②对于某些表型较轻的疾病，患者的双亲通常有一个是患者，致病等位基因由亲代遗传下来，系谱中可见连续传递，但无父子传递；③若双亲不患病，子代一般发生了新发变异。X连锁显性遗传的典型系谱见图1-3-4。

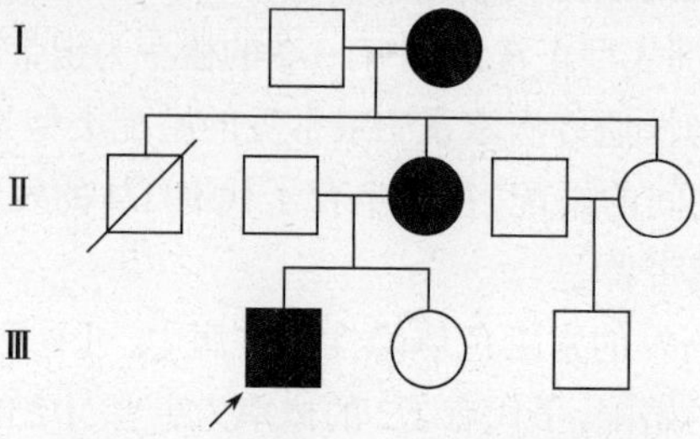

图1-3-4 X连锁显性遗传的典型系谱

2. **婚配类型与子代发病风险** 若用X^A代表X染色体上的显性致病基因，用X^a代表正常等位基因。女性患者的基因型为X^AX^A或X^AX^a。男性患者的基因型为X^AY。

X连锁显性遗传病家系中，临床上最常见的婚配类型是杂合女性患者（X^AX^a）与正常男性（X^aY）之间的婚配，其子女均有1/2的概率发病风险。男性患者（X^AY）与正常女性之间的婚配（X^aX^a），其子代中女性全部为患者，男性则全部正常。

（四）X连锁隐性遗传病

如果疾病的控制基因位于X染色体且以隐性的方式遗传，则此类疾病称为X连锁隐性遗传病。常见的X连锁隐性遗传病有假肥大性肌营养不良、甲型血友病、黏多糖贮积症Ⅱ型、肾上腺脑白质营养不良、X连锁鱼鳞病等。

1. **X连锁隐性遗传的特征** 典型的X连锁隐性遗传方式有如下特点：①致病基因位于X染色体上，群体中的患者主要为男性，很少见女性患者；②男性患者的致病基因遗传自母亲，如果母亲未检测到相关变异，则致病基因可能是由于新发突变导致的，也可能是源于母亲的生殖腺嵌合；③男性患者的兄弟、外祖父、舅舅、外甥、外孙也有患病风险。X连锁隐性遗传的典型系谱见图1-3-5。

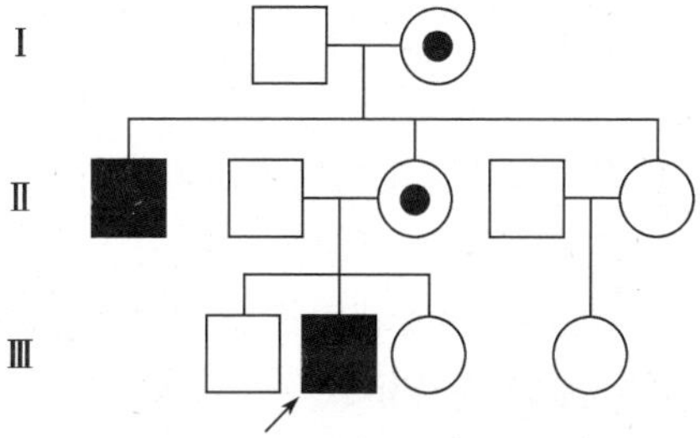

图 1-3-5 X 连锁隐性遗传的典型系谱

2. **婚配类型与子代发病风险** 若用 X^a 代表 X 染色体上的隐性致病基因，用 X^A 代表正常等位基因。女性杂合携带者的基因型为 X^AX^a，男性患者的基因型为 X^aY。临床上常见的婚配类型是女性携带者（X^AX^a）与正常男性（X^AY）之间的婚配，子代中女性有 1/2 的概率为携带者，男性则有 1/2 的发病风险。

（五）Y 连锁遗传病

如果一种遗传病的致病基因位于 Y 染色体上，则其遗传方式称为 Y 连锁遗传。Y 染色体只存在于男性，致病基因由父亲传递给儿子、儿子传递给孙子。人类 Y 连锁遗传病较少，主要的有睾丸决定因子（SRY）缺陷相关的性发育异常等。Y 连锁遗传的典型系谱见图 1-3-6。

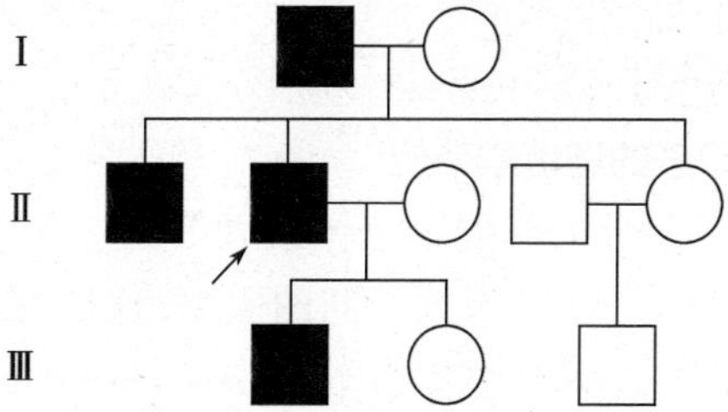

图 1-3-6 Y 连锁遗传的典型系谱

四、影响单基因遗传病分析的因素

经典孟德尔遗传模式认为来自父母双方的等位基因在生物性状的控制方面具有同等的遗传性,并可以预测遗传性状在后代的分离。但在实际工作中发现某些突变基因性状的遗传在多种因素的影响下,并不遵守经典的孟德尔遗传模式。

(一) 拟常染色体遗传

X 连锁基因位点在减数分裂时发生的重组仅限于女性的两条同源的 X 染色体之间,在男性则不参与重组。但是人类 X 和 Y 染色体的长臂和短臂末端存在部分高度同源的 DNA 序列,这一区域内的染色体片段在减数分裂时可发生类似常染色体的联会和染色体互换,该区域称之为拟常染色体区域。在男性精子发生的减数分裂过程中,位于 X 和 Y 染色体拟常染色体区的基因可以发生重组,导致位于该区域的 X 染色体的突变的等位基因交换到 Y 染色体的同源区段上,并可能传递给男性后代,出现类似于常染色体显性的男-男传递现象,由于这些特殊位点并未在常染色体上但却呈现出常染色体的遗传方式,因此这种遗传方式就称为拟常染色体遗传(pseudoautosomal inheritance)。

例如,Leri-Weill 软骨生成障碍(Leri-Weill dyschondrosteosis)是一种显性遗传的骨骼发育异常,其特征是身材矮小、前臂畸形。该疾病是由位于拟常染色体区 Xp 的 *SHOX* 和 Yp 的 *SHOY* 基因突变导致,出现类似于常染色体遗传的男-男传递形式。

(二) 亲代印迹的遗传学效应

某些来源于父母的同源染色体或者等位基因存在功能差异,当它们发生改变时,可以导致不同的表型,这种现象称亲代印迹(parental imprinting),也称为基因组印迹(genomic imprinting)。

印迹的机制是同源染色体可因父母源性的不同而影响染色质结构,进而决定转录静止和激活。当通常表达的母源或父源基因发生突变或者缺失时,会引起功能型拷贝缺乏(另一条同源染色体转录沉默);或者对于父源或母源表达基因,由于发生单亲二体(一对同源染色体均来自于父母一方)，表现为双份的父系或母系同源基因均为转录沉默状态。人类基因组有多个已知的父源表达或者母源表达的印迹区域，包括 6q、7q、11p、14q、15q、20q 等，这些区域发生缺陷将导致不同的印迹相关疾病。印迹通常发生在配子形成时，在个体中终身存在。个体中建立的印迹一般在生殖细胞早期形成过程中被清除，并重新设定，以配子的形式传递给后代。

例如，15q11-13 区域的异常将导致普拉德-威利综合征(Prader-Willi syndrome，PWS)和天使综合征(Angelman syndrome，AS)，两者就属于印迹疾病。当 15q11-13 区域发生父源缺失或母源性单亲二体时，表现为 PWS，当母源缺失或者父源单亲二体时则表现为 AS。

(三) 嵌合

嵌合是指一个个体或者组织存在两种或两种以上遗传物质差异的细胞系，尽管该两种细胞系起源于同一个合子。嵌合可以发生在发育中胚胎的任何细胞或者任何组织，或者从受孕开始到成人的任何时间点，因此很难评估嵌合发生的具体阶段以及分布范围。在胚胎发育过程中，携带突变的细胞群可以仅存在于胚外组织(胎盘嵌合)，可以仅存在于体细胞而不影响生殖腺细胞(体细胞嵌合)，也可以仅存在于生殖腺细胞(生殖腺嵌合)，也可以同时发生在体细胞和生殖腺细胞，取决于突变发生的时间。

1. **生殖腺嵌合**(gonadal/germline mosaicism) 生殖腺嵌合个体通常没有明显表型(在不合并体细胞突变的情况下)，然而其后代遗传突变的风险依然存在，携带突变的生殖腺细胞比例越高，后代风险将越高。因此，即使当患病个体基因检测显示是新发突变的情况下，父母之一仍有可能存在生殖腺突变嵌合，其后代患病风险仍然存在。一些 X 连锁疾病有明显的生殖腺嵌合体风险，比如 Duchenne/Becker 进行性肌营养不良(DMD/BMD)。

2. **体细胞嵌合**(somatic mosaicism) 在胚胎发育阶段发生的突变可能会表现为受累组织局部或者散在异常。比如部分性神经纤维瘤，是由合子后 *NF1* 基因突变导致体细胞嵌合，携带个体会表现为部分区域存在病损，病损可单侧可双侧，对称或者不对称都可存在。后代患病风险依然存在，但无法准确评估，依赖于性腺嵌合体程度。

(四) X 染色体失活

X 染色体失活是指在女性胚胎发育早期，两条 X 染色体中的一条发生转录沉默。

X 染色体失活属于正常生理过程，并且这种失活是随机的，正常女性个体其中一条 X 染色体在体细胞被随机失活，使得男性和女性的大多数 X 连锁基因表达达到平衡。随机失活将导致女性有两种细胞群体，50% 细胞含有失活的母源 X 染色体，50% 细胞含有失活的父源 X 染色体。当失活出现偏离 50∶50，这个现象称为偏移性 X 染色体失活，偏移性失活（通常 >80∶20）是一些 X 连锁隐性遗传病的特征表现。不同组织中存在不同程度的偏移现象，将会决定 X 连锁隐性遗传基因杂合子是否会有疾病相关表型，并将会导致 X 连锁基因携带者呈现不同的临床表现，因为在活性 X 上有突变等位基因的细胞比例在相关组织不同。

比如 X 连锁隐性遗传的 DMD/BMD，通常女性携带者没有明显表型，但有部分女性携带者会表现出疾病症状，机制之一即为 X 染色体偏移性失活。

(五) 基因型-表型相关性

1. **遗传异质性** 遗传异质性（genetic heterogeneity）是指一种遗传性状可由多种不同的遗传改变所引起，又可分为基因座异质性和等位基因异质性。基因座异质性是指同一遗传病是由不同基因座的基因突变引起的。等位基因异质性是指同一遗传疾病可由同一基因的不同突变导致。

例如，视网膜色素变性、耳聋、成骨不全、颅缝早闭、遗传性痉挛性截瘫、高脂血症等可以由不同基因上的突变导致，遗传方式也各不相同，体现了基因座异质性。Duchenne/Becker 进行性肌营养不良可以由 *DMD* 基因的外显子缺失或者重复导致，也可以由 SNV 和 indel 导致，体现了等位基因异质性。

2. **基因多效性** 基因多效（pleiotropy）是指一个基因可以决定或影响多个性状或表型。

例如，结节性硬化是一种累及多系统的疾病，可以有皮肤病变，也可以累及多个器官发生错构瘤，并可以累及中枢神经系统出现癫痫发作和智力障碍。

3. **外显率和表现度** 有些遗传疾病，携带致病基因型个体在出生时即表现出所有异常的表型。然而某些遗传病，携带致病基因型个体之间在表型有无、表型轻重以及发病年龄存在很大变异，即使在同一家庭内部的患病个体之间。

外显率（penetrance）是在一定环境条件下，群体中某一基因型个体表现出相应表型的百分率，包括在任何年龄最轻至最重表型的程度。外显率为 100% 时称为完全外显（complete penetrance）。有些疾病并非所有携带突变的个体在生命期内都有疾病表现，称为不完全外显（incomplete penetrance）或不全外显。例如，一些遗传疾病会表现为年龄依赖外显率的特点，疾病表现可以出现在任何时间，从产前到出生后，从儿童到成人。一些显性遗传的神经系统疾病也有年龄依赖外显率的特点，比如亨廷顿病（Huntington disease，HD）、遗传性共济失调等在出生时并无明显表现，但随着年龄增长，症状逐渐明显。

表现度（expressivity）是在不同遗传背景和环境因素的影响下，携带相同致病等位基因的不同患者在性状或疾病的表现程度上产生的差异。许多 AD 疾病在不同家族间及携带相同突变的同一家族内部均有很大程度的变异现象。例如仅有轻微皮肤表现的结节性硬化患者，其子女可发生婴儿痉挛症和严重的发育迟缓。

4. **遗传早现** 遗传早现（anticipation）是遗传病在连续世代传递过程中，发病年龄提前且程度加重的现象。多见于一些 AD 疾病，如特征性发生 3 个或多个核苷酸重复序列扩增所致的疾病，三核苷酸或多个核苷酸重复在减数分裂时处于不稳定状态（动态突变），会发生异常扩增从而导致遗传早现。

通常，致病性的变异会稳定遗传给后代，受累个体具有相同的变异。然而，动态突变导致的一类遗传病则完全不同，在亲代向子代传递过程中会发生改变。这类疾病的共同特点是由位于基因内部一段 3 个或以上核苷酸的串联重复序列的不稳定扩增导致。疾病相关基因的野生型在正常人群中呈现多态性，个体间重复序列的数量不同，但在一个正常范围区间。然而，重复序列数量在传递过程中会发生扩增，超过正常范围，从而导致基因表达和功能异常。该类疾病主要是神经系统疾病，比如亨廷顿病（HD），HD是由于HTT基因三联核苷酸$(CAG)_n$重复序列数量增加引起。正常人群中，$(CAG)_n$的重复序列数量<27为正常；27~35为中间型，不会发病，但是在向后代传递过程中重复序列数量有发生扩增的风险；>36属于致病性，有发病的风险。在患病家系的世代传递过程中，$(CAG)_n$重复序列数量常出现增加，流行病学调查显示，$(CAG)_n$重复序列数量增加会导致发病年龄提前，许多青少年患者往往重复序列数量超过60。另外，其他神经系统疾病如强直性肌营养不良、脆性X综合征、脊髓小脑性共济失调等，都有因动态突变导致的遗传早现。

5. **延迟显性**（delayed dominance） 某些带有显性致病基因的个体在生命的早期，因致病基因并不表达或表达不足没有引起明显的临床表现，只有达到一定的年龄后才表现出相应的疾病临床症状，称为延迟显性。

例如，HD是一种进行性神经系统疾病，临床表现为不自主运动、精神异常和痴呆。患者在出生时并无明显表现，但随着年龄增长症状逐渐明显，通常在30~40岁之间发病，属于延迟显性的疾病。其他疾病比如常染色体显性遗传的多囊肾、脊髓小脑共济失调也都是延迟显性遗传病。

6. **从性遗传和限性遗传** 从性遗传（sex-influenced inheritance）是指位于常染色体上的基因，由于受到性别的影响而显示出男女表型分布比例的差异或基因表达程度的差异。通常情况下，常染色体疾病的频率和严重程度在男性和女性间相同，然而一些疾病会显示出从性遗传的特征，疾病频率和表现程度在男性和女性间显示差异。

例如，雄激素性秃发1型属于常染色体显性遗传群体中男性患者明显多于女性。男性杂合子即会出现秃顶，表现为从头顶中心向周围扩展的进行性、弥漫性、对称性脱发，仅枕部及两侧部保留头发；而女性杂合子表现为头发稀疏而不会表现秃顶症状。出现这种情况是因为雄激素性秃发(AGA)基因的表达会受到体内雄性激素的影响。但携带有AGA基因的女性杂合子,由于某种原因导致体内雄性激素水平升高也可出现秃顶的症状。

限性遗传(sex-limited inheritance)则指位于常染色体上的基因,由于基因表达的性别限制,只在一种性别中表现,而在另一种性别则完全不能表现。

比如女性的子宫阴道积水,男性的尿道下裂和*LCGR*基因突变导致的性早熟。限性遗传可能主要是由于男女性在解剖学结构上的差异所致,也可能受性激素分泌方面的性别差异限制,故只在某一性别中发病。

7. **拟表型** 由于环境因素或营养因素的作用使个体产生的表型恰好与某一特定基因所产生的表型相同或相似,这种由环境因素引起的表型称为拟表型(phenocopy),或称表型模拟。

例如,维生素D缺乏将导致佝偻病,其与常染色体显性遗传的抗维生素D佝偻病有相似的表型,这种由维生素D缺乏导致的佝偻病是一种拟表型。

五、线粒体遗传

线粒体是细胞中非常重要的细胞器,从外到内分为线粒体外膜、内膜及基质。线粒体又被称作"能量工厂",其最主要的功能就是通过氧化磷酸化合成ATP,为细胞内的各种活动供能。同时线粒体也是很多生化过程的中枢,比如三羧酸循环、脂肪酸氧化等都发生在这里。线粒体包含约1 500种蛋白质以维持其结构及实现这些复杂的功能。

线粒体是人体细胞中唯一有自主DNA的细胞器,线粒体DNA可以翻译并在线粒体内合成一些蛋白质,这些蛋白质不足以保证线粒体的所有功能,绝大部分线粒体蛋白(99%以上)是由细胞核内基因编码,在细胞质的核糖体中翻译合成的,再通过线粒体外膜上的转运体转运进线粒体,与线粒体自身合成的蛋白质一起实现线粒体的功能。

线粒体病就是线粒体功能缺陷所导致的疾病，按照受损的线粒体组成的来源，线粒体病可以是由线粒体自身 DNA 突变导致的，也可以是由核基因突变导致的。如果是核基因突变导致的线粒体病，其遗传方式遵循孟德尔遗传规律，可以是常染色体显性、常染色体隐性或者 X 连锁遗传。

而线粒体自身 DNA 突变导致的线粒体病，其遗传方式则与孟德尔遗传方式不同。本部分专门介绍线粒体遗传相关的内容，而非线粒体病的遗传方式，需要予以区分。

（一）线粒体基因组 DNA

人类的线粒体基因组是一个闭环的双链 DNA（图 1-3-7），称为线粒体 DNA。每个细胞中通常有上百个线粒体，而每个线粒体中都存

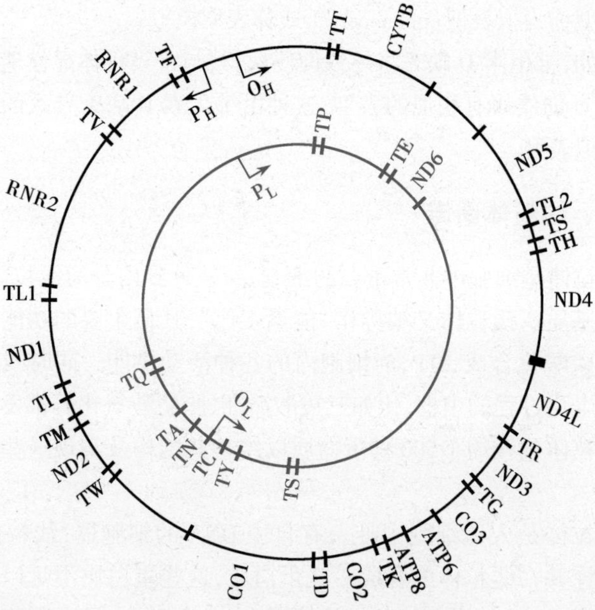

图 1-3-7 线粒体 DNA 的示意图

线粒体 DNA 全长 16 569bp，为双链、闭环分子。外环为重（H）链，内环为轻（L）链。共编码 37 个基因：13 个蛋白编码基因、22 个 tRNA 基因、2 个 rRNA 基因。O_H、O_L：复制起始点；P_L、P_H：转录启动子。

在多个这样的环状双链 DNA，因此每个细胞中都含有几百到几千个线粒体 DNA 分子。不同于细胞核基因组，线粒体 DNA 不与组蛋白结合，是裸露的 DNA 分子，全长为 16 569bp，共编码 37 个基因。其中 13 个编码氧化磷酸化复合物的亚基，2 个为线粒体核糖体 rRNA 基因，还有 22 个为线粒体 tRNA 的基因。这些基因紧密地分布在线粒体 DNA 上。与核基因不同，其中没有内含子，也不含重复序列。

线粒体 DNA 可以独立进行复制，遵循半保留复制原则。但是仅仅从线粒体自身 DNA 合成的基因不足以维持线粒体的结构和功能，还需要来源于核基因编码蛋白的补充，因此线粒体 DNA 的复制具有半自主性。在转录翻译中，除了少数差异外，线粒体所使用的密码子和核基因组的密码子大致相同，并且 tRNA 的兼容性较强。

（二）线粒体遗传规律

1. 线粒体遗传遵循母系遗传规律 在受精过程中，精子的细胞核进入卵细胞，形成合子。精子的线粒体被泛素标记，并在受精后被清除。因此，合子中的线粒体绝大部分来自母亲的卵细胞。虽然有极为罕见的病例存在父亲的线粒体 DNA 传给下一代的现象，但是目前我们可以认为线粒体遗传规律为母系遗传，即子代的线粒体 DNA 与母亲的相同，只有母亲线粒体中的变异会传递给子代，并且也只有下一代的女性，而非男性，可以将线粒体变异继续传递。如图 1-3-8，在

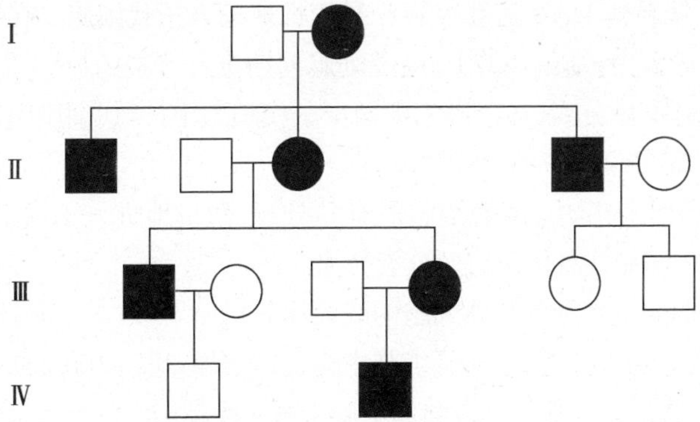

图 1-3-8 一个典型的由线粒体 DNA 致病变异导致疾病的家系图

同一个家系中，虽然每一代的患者，男女皆有，但只有女性患者的后代有可能发病。

2. 线粒体 DNA 变异的类型　与核基因相似，线粒体 DNA 的变异类型按照变异涉及的碱基数目也可以分为单碱基变异、插入缺失变异和线粒体 DNA 拷贝数变异。

(1) 单碱基变异：顾名思义为单个碱基的改变。这种改变按照变异所在位置以及碱基的变化可以分为错义变异、无义变异、同义变异、tRNA 变异、rRNA 变异、基因间变异等，与核基因组的单碱基变异类似。

(2) 插入缺失变异：在原有的序列中插入或缺失一个或多个碱基。如果插入和缺失的碱基在编码蛋白质的基因中，与核基因组插入缺失变异类似，可以导致阅读框的移码或者不移码变化。也有可能会影响 tRNA 和 rRNA 的序列导致不良后果。这些插入和缺失的碱基数目可以是几个 bp，甚至多达几千 bp，造成不同的影响。

(3) 线粒体拷贝数变异：即线粒体 DNA 的整体数目的变化，可以有线粒体拷贝数的增加或减少。一般线粒体拷贝数在每个细胞中相对稳定，当线粒体 DNA 的复制功能或调节能力受损时，可以发生的显著减少，称为线粒体 DNA 耗竭(depletion)，这种改变常常是病理性的。一般来说这种突变不是由母亲线粒体遗传来的，而是发生在体细胞中，可能与核基因的缺陷有关。

3. 线粒体 DNA 随着细胞分裂随机地进入子代细胞　在细胞有丝分裂过程中，细胞核 DNA 随着细胞周期进行严格的 DNA 复制，随姐妹染色单体分离，从而进入到两个子代细胞中，子代细胞间的细胞核 DNA 是完全一致的。线粒体 DNA 的分离与核 DNA 完全不同。线粒体位于细胞质中，随着细胞的有丝分裂，随机地进入子代细胞中，这个过程叫做线粒体的有丝分裂分离。

早期的生殖细胞与体细胞的线粒体数目差不多，在 1 000 这个数量级，随着发育的进行，卵母细胞中线粒体扩增，达到 100 000 个线粒体，这个数目一直保持到成熟卵细胞阶段。受精卵中的绝大部分线粒体来自卵细胞，在早期的几次细胞分裂中，线粒体无复制，受精卵细胞中线粒体随着细胞分裂，进入到子代细胞中，最终子代体细胞中的线粒体数目锐减到 1 000 个左右，这种卵细胞形成期 mtDNA 的数量锐减的过程，可以导致在不同细胞间的线粒体携带不同的变异，并使这些早期细胞分化来的组织间线粒体变异率不同。

4. **同质性与异质性** 按照上文，细胞中的线粒体是随着有丝分裂分离的。如果一个组织或者细胞中所有的线粒体都携带同样的DNA 序列，这种情况叫作同质性（homoplasmy）。同质性的细胞中的线粒体分离到两个子代细胞中的线粒体序列应该完全相同。

相对的，异质性（heteroplasmy）则是一个组织或者细胞中含有不同的线粒体 DNA。当一个细胞中，只有部分线粒体 DNA 带有某个变异。在其进行有丝分裂之后，细胞中含有这个变异的线粒体 DNA 也会随着线粒体随机地进入两个子代细胞中，导致子代细胞中所含有的携带该变异的比例不同。异质性的程度以变异的线粒体 DNA 所占的比例为指标。异质性可以出现在同一个细胞，也可以在同一个组织、器官，使得个体内出现差异性，甚至有可能变异的线粒体只存在于特定组织中。因此，单从外周血中不能准确地检测出个体的其他组织，比如神经组织、肌肉组织中线粒体是否含有变异；也不能计算出在其他组织中的线粒体的异质性。当变异的线粒体 DNA 有致病性时，会导致疾病的组织特异性，因此线粒体 DNA 缺陷导致的线粒体病表型复杂性很高。

5. **阈值效应** 阈值效应是与异质性相关的概念。当一个细胞中同时存在正常的线粒体 DNA 和含有致病性变异的线粒体 DNA 时，含有致病性变异的线粒体 DNA 需要超过一定的比例才会导致线粒体功能的改变，而这个比例就是线粒体病发病的阈值（threshold），也称作瓶颈效应（bottleneck）。值得注意的是，不同致病性变异的阈值不同，而即使是相同的致病性变异在不同组织中阈值也是不一样的。有些组织的阈值很高，需要达到 80%~90% 才会导致线粒体功能异常；而有些组织在 30% 左右即可引起氧化磷酸化的异常，导致功能不足。通常在编码蛋白质的基因上的致病性变异的阈值较高，而 tRNA 基因上的致病性变异的阈值较低，有些甚至在 <20% 的情况下也可以表现出

明显的症状。

6. 线粒体 DNA 的变异率高于核基因组 DNA 线粒体 DNA 的变异率比核 DNA 高约 10~20 倍。主要有三个方面的原因:其一,线粒体是细胞进行氧化磷酸化的场所,这个过程会持续地产生活性氧。线粒体 DNA 处于这种环境中,容易受到氧化损伤,从而形成变异。其二,不同于核 DNA,线粒体 DNA 没有组蛋白和染色质结构的保护,也相对较易受损。其三,在线粒体中缺乏细胞核中的 DNA 损伤修复机制,因此产生的变异无法进行修复。因此,总体的变异率较核基因组高。

高变异率在宏观上,使得群体内的序列差异较大,多态性也较多;在个体中,也会存在组织间和细胞间的差异。这些变异会随着细胞的增殖和死亡,从而传递和消减。

另外,线粒体 DNA 的变异,甚至是一些致病变异会在体细胞中累积。目前已发现一种 5kb 大小的线粒体 DNA 缺失会累积在体细胞中,并且随着年龄增大,这种变异的比例也会增高,导致呼吸链的功能下降,使得高耗能的组织(比如肌肉组织)的能量供给不足,这种累积也可能跟衰老有关。

(三) 再发风险评估

如上文所述,线粒体病可以是由线粒体 DNA 的缺陷导致的,也可以是由核基因缺陷导致的,这里我们仅讨论第一种情况,即线粒体 DNA 缺陷导致的疾病的再发风险评估。对于核基因缺陷导致的线粒体病,应该遵循孟德尔遗传规律进行评估,这里不再赘述。如上文所述,线粒体 DNA 拷贝数显著降低,即线粒体 DNA 耗竭通常可能与核基因的缺陷有关,所以这种变异不遵循线粒体遗传规律。

线粒体遗传是一种母系遗传,所以理论上只可能由母亲传给孩子。即使父亲的线粒体 DNA 全部为变异 DNA,也不会传给孩子。一种简单的情况是母亲携带的线粒体 DNA 致病性变异的比例为 100%,即同质性的线粒体,如果不考虑线粒体 DNA 在体细胞中发生变异,则患病母亲的后代都会发病,患病女孩的孩子也会发病,而患病男孩的后代都是健康的。

但由于异质性的存在，结合线粒体遗传的特征，还需要综合考虑线粒体 DNA 变异在不同组织间的比例对疾病表型的影响、致病性变异的阈值，性别间的外显度的差异，母代传给子代的线粒体 DNA 变异比例的差异等。这些因素导致在同一家系中，携带同样致病性变异的个体表型会有很大差异，有的个体可能由于变异 DNA 的比例未达到发病阈值，表现完全正常；发病的个体可能会表现在不同的组织中，造成临床症状上的差异。因此对线粒体 DNA 缺陷造成的线粒体病的再发风险评估往往非常困难。

（余永国）

参考文献

[1] WAKAP SN, LAMBERT DM, OLRY A, et al. Estimating cumulative point prevalence of rare diseases: analysis of the Orphanet database. European Journal of Human Genetics, 2020, 28: 165-173.

[2] HARPER PS. Harper's practical genetic counselling. 8th edition. Karabas City: CRC Press, 2019.

[3] NUSSBAUM RL, MCINNES RR, WILLARD HF. THOMPSON&THOMPSON Genetics in Medicine. 8th edition. London: ELSEVIER, 2016.

[4] 邬玲仟，张学. 医学遗传学. 北京：人民卫生出版社，2016.

[5] TURNBULL DM, RUSTIN P. Genetic and biochemical intricacy shapes mitochondrial cytopathies. Neurobiology of Disease, 2016, 92: 55-63.

[6] 左伋. 医学遗传学. 北京：人民卫生出版社，2018.

第四节 遗传报告解读

一、染色体核型分析的报告解读

染色体核型分析是指将待测细胞的染色体依照该生物固有的染色体形态结构特征，按照一定的规定，人为地对其进行配对、编号和分组，并进行形态分析的过程。其基本原理是不同物种的染色体都有各自特定且相对稳定的形态结构（包括染色体的数目、长度、着丝点位置、臂比、随体大小等）。染色体经染色或荧光标记后，通过一定的光学或电化学显色设备就可以清晰而直观地观察其具体形态结构，与正常核型进行对比寻找差异，进而确定染色体的数目以及判断是否出现缺失、重复和倒置等现象。传统的染色体核型分析技术主要为染色体显带技术，是利用吉姆萨染料通过特殊的染色方法使染色体的不同区域着色，使染色体在光镜下呈现出深浅交替的带纹，即为染色体带型。每条染色体都有特定的带型。根据染色体的不同带型，可以细致而可靠地识别每条染色体。如果染色体带型发生变化，则表示该染色体的结构发生了改变。

人类有 23 对 46 条染色体，其中决定男女性别的一对染色体称之为“性染色体”，其余 22 对均为“常染色体”。正常人类染色体核型为 46，XY 或 46，XX。染色体数目和结构上的异常被称为染色体异常，由染色体异常引起的疾病称为染色体病。目前发现的染色体病已有 100 多种，如 21-三体综合征、18-三体综合征、13-三体综合征、特纳综合征、克氏综合征、猫叫综合征、脆性 X 染色体综合征等。

（一）染色体数目异常

染色体数目异常是指以体细胞二倍体（以 2n 表示，在人类体细胞中即为 46）数目为标准，染色体数目呈整组或整条地增加或减少，包括整倍体、非整倍体和嵌合体三种类型。染色体整倍体畸变的定义为染色体数目以 n 为基数呈整倍地增加或减少。其中，以 2n 为基础增加一组染色体，则染色体数为 3n，即为三倍体。非整倍体畸变是指体细胞中一条或数条染色体数目增加或减少。当某对染色体数目减少一条或数条时称为亚二倍体，染色体数为 2n−X。在人类中常见的是染色体数目减少一条（2n−1），即构成单体型。当染色体数目增加一条或数条时称为超二倍体，染色体数为 2n+X。若某对染色体数目增加一条（2n+1）则称为三体型，是临床上最常见的染色体数目异常类型之一。假二倍体是指某对染色体数量减少的同时，另一对染色体数量又增加，但染色体总数（2n−X+Y，X=Y）维持不变。嵌合体是指同时存在两种或两种以上核型或细胞系的个体，包括数目异常、结构异常或数目和结构异常之间的嵌合。常见染色体数目变化的核型标准命名举例见表 1-4-1。

表 1-4-1 染色体数目变化的核型标准命名举例

异常类型	核型	意义
三倍体	69,XXY	总数 69，性染色体 2 条 X，1 条 Y，男性核型
单体型	45,X	总数 45，性染色体为 1 条 X
	45,XY,-C	总数 45，性染色体为 XY，少一条 C 组染色体
三体型	47,XY,+21	总数 47，性染色体 XY，第 21 号染色体增加 1 条
	47,XXY	总数 47，性染色体 2 条 X，1 条 Y，男性核型
假二倍体	46,XX,+18,-21	总数 46，性染色体 XX，多一条 18 号染色体，少一条 21 号染色体
嵌合体	mos 46,XY [20]/47,XXY [10]	一个个体中具有两种细胞系；其中一个细胞系性染色体为 XY，计数 30 个细胞有 20 个细胞为 46,XY；另一个细胞系性染色体多了一条，为 XXY，计数 30 个细胞有 10 个细胞为 47,XXY

（二）染色体结构异常

物理、化学、生物和遗传等因素的作用下，染色体可能会发生断裂。若断裂后的片段未在原本所处的位置重新接合，即断裂片段丢失或改变位置与其他片段相接，则引起染色体结构异常。

临床上常见的染色体结构异常有缺失、重复、易位、倒位、环状染色体、等臂染色体等。缺失根据染色体断点的数量和位置可分为末端缺失和中间缺失。当染色体的臂发生断裂后，未发生重接，无着丝粒的片段丢失，即为末端缺失；当一条染色体的同一臂上发生两次断裂，两断点间的片段丢失，即为中间缺失。重复是指一个染色体的某一片段增加了一份或一份以上的现象。倒位是指某一染色体发生两次断裂后，两断点之间的片段旋转 180°后重接，导致染色体上基因顺序发生重排。其中,染色体的倒位发生在同一臂(短臂或长臂)内称为臂内倒位;发生于两臂之间则称为臂间倒位。易位是指一条染色体的片段移接到另一条非同源染色体的臂上。常见的易位方式有相互易位、插入易位和罗伯逊易位等。当两条染色体同时发生断裂,断裂片段交换位置重接,形成两条衍生染色体,即为相互易位。环状染色体是指一条染色体的长、短臂同时发生断裂,含着丝粒的片段两断端发生重接,从而形成环状。等臂染色体是指一条染色体的两个臂在遗传结构和形态上完全相同。

对于结构异常的染色体,显带核型分析的描述方法有简式和详式两种,以G带为主,核型标准命名举例见表1-4-2。在简式中,染色体的结构异常仅用其断点来表示。在详式中,不仅包括简式应提供的信息,还需描述重排染色体带的组成。

表1-4-2　显带染色体结构异常的核型标准命名举例

异常类型	核型	意义
中间缺失	简式:46,XY,del(1)(q21q31) 详式:46,XY,del(1)(pter→q21::q31→qter)	总数46,性染色体XY,第1号染色体长臂2区1带和3区1带处断裂,中间部分缺失,其余部分又再重新相接,因此保留了从短臂末端到长臂2区1带,再与3区1带相接到长臂末端止
末端缺失	简式:46,XX,del(1)(q21) 详式:46,XX,del(1)(pter→q21:)	总数46,性染色体XX,第1号染色体长臂2区1带处断裂,其远端部分缺失,保留了从短臂末端到长臂2区1带处止
臂内到位	简式:46,XY,inv(2)(p13p24) 详式:46,XY,inv(2)(pter→p24::p13→p24::p13→qter)	总数46,性染色体XY,第2号染色体短臂1区3带和2区4带发生断裂,这部分片段倒位后重接,使2区4带与1区3带连接,而1区3带与2区4带连接,但该染色体着丝粒类型未改变

续表

异常类型	核型	意义
臂间倒位	简式:46,XX,inv(2)(p21q31) 详式:46,XX,inv(2)(pter→p21::q31→p21::q31→qter)	总数46,性染色体XX,第2号染色体短臂2区1带和长臂3区1带发生断裂,这部分片段倒位后重接,使长臂3区1带连接于短臂2区1带,而短臂2区1带与长臂3区1带连接,重接后染色体着丝粒类型发生改变
相互易位	简式:46,XX,t(2;5)(q21;q31) 详式:46,XX,t(2;5)(2pter→2q21::5q31→5qter;5pter→5q31::2q21→2pter)	总数46,性染色体XX,第2号染色体长臂2区1带断裂,其远端部分易位到第5号染色体,而第5号染色体3区1带发生断裂,其远端部分易位到第2号染色体,重组形成2条新的染色体
环形	简式:46,XX,r(2)(p21q31) 详式:46,XX,r(2)(::p21→q31::)	总数46,性染色体XX,第2号染色体短臂2区1带和长臂3区1带断裂点相接形成环形
等臂	简式:46,X,i(X)(q10) 详式:46,X,i(X)(qter→q10::q10→qter)	总数46,一条正常X染色体和一条X为长臂等臂染色体,后者是从X长臂末端到着丝粒再到长臂末端止

(三)染色体多态性

不同个体之间的染色体结构和染色的着色强度存在恒定但非病理性的微小差异,主要体现为同源染色体大小形态、带纹宽窄等方面的变异,该现象称之为染色体多态性(chromosome polymorphism)。常见的染色体多态主要包括:

1. 染色体长臂靠近着丝粒附近含结构性易染色质的区域,可通过G显带等染色技术显示出来。该区域的长度在不同个体之间存在差异,常见于1、9、16号染色体和Y染色体,临床上一般以qh+和qh-分别表示某一染色体长臂易染色质区长度的增加或减少。

2. D/G 组染色体(端着丝粒染色体)的随体和随体带长度的变异,如 stk+ 表示随体带长度增加,s+ 表示随体增大。此外,部分染色体可能出现双随体或双随体带的情况,也属于染色体多态的现象。

3. 着丝粒长度变异,也称之为着丝粒异染色质区域长度变异,例如 21cenh+。

4. 结构性异染色质的改变可表现为相关区域的倒位,如 9 号染色体着丝粒倒位 inv(9)(p12q13)。

二、基因组拷贝数变异的报告解读

基因组拷贝数变异(copy number variant,CNV)是指由于基因组发生重排导致的显微或亚显微水平的基因组片段的缺失、重复等,也称为微缺失、微重复。缺失或重复的 CNV 区域内可能会包含一个或多个剂量敏感的基因或重要的功能调控元件,如增强子、启动子,这些基因或重要的功能调控元件由于发生了缺失或重复,导致基因剂量表达的不足或过多或影响下游基因的表达,一旦超过机体所能承受的域值就可能表现出疾病表型。近年来,随着基因芯片与高通量测序等高分辨率检测技术的应用,临床工作中检测到越来越多的罕见 CNV。对这些罕见 CNV 的临床意义进行正确的判读和分类,可以为临床医生和受检者提供更精准的遗传咨询意见。

2019 年美国医学遗传学与基因组学学会(The American College of Medical Genetics and Genomics,ACMG)和临床基因组资源(Clinical Genome Resource,ClinGen)发布了关于 CNV 数据解读和报告的共同共识建议,给实验数及数据分析人员规范化定量分析 CNV 结果提供了专业技术参考标准。

无论是缺失还是重复 CNV,对 CNV 分类的判断主要依据包括分析 CNV 区域内是否涵盖蛋白编码基因或重要调控元件,蛋白编码基因的数量及所含基因或区域的剂量敏感性、已发表的文献报道情况、ClinVar、Database of Genomic Variants and Phenotype in Humans Using Ensembl Resources、Online Mendelian Inheritance in Man(OMIM)等数据库报道情况、实验室内部数据库收录情况、普通人群频率(database of genomic variants，DGV）以及 gnomAD 数据库、家系共分离情况、变异的来源（新发或遗传自父母）情况等。

根据以上 CNV 分类中关键的证据类别并在这些证据类别加上了权重系数，ACMG 和 ClinGen 技术标准推出了关于 CNV 分析的半定量评分系统。依据此评分系统对 CNV 的致病情况细分为五类（致病性 CNV、可能致病 CNV、临床意义不明确 CNV、可能良性 CNV 和良性 CNV）。

ACMG 和 ClinGen 技术标准中的评分系统逐一对各项证据进行评分：0.90 分或更高分数的证据被认为“非常有力的证据”；0.45 分被认为“强证据”；0.30 分被认为“中等强度证据”；0.15 分或更低的分数被认为“支持性证据”。通过对所有证据项的分值进行汇总，包括支持致病性证据（正分）和否定致病性证据（负分），以最后的得分来进行 CNV 的分类。最后的得分≥0.99 分的 CNV 判定为致病性 CNV，0.90~0.98 分之间的则认为是可能致病 CNV，–0.89~0.89 分之间判定为临床意义不确定的 CNV（VUS）。对否定致病性的证据得分则是–0.90~–0.98 或≤–0.99，分别判断为可能良性或良性 CNV。

1. **致病性** CNV（pathogenic，P）　根据 ClinGen 和 ACMG 技术标准，致病性 CNV 是指一段待分析的缺失或重复 CNV 与在多篇文献中已报道的微缺失/微重复综合征致病区域在位置和大小上匹配；或缺失区域包含单倍剂量不足敏感基因，重复区域包含三倍剂量敏感基因；或按 ACMG 和 ClinGen 的技术标准中的综合评分体系得分≥0.99 分。在某些待评估个体中，可能因为该 CNV 存在不全外显和表现度差异而导致表型的不完全显现，但对这个 CNV 仍应判定为致病性 CNV。

2. **可能致病性** CNV（likely pathogenic，LP）　可能致病性 CNV 是指有较强的证据表明，该 CNV 可能导致致病的概率非常大（超过 90%），但目前的证据仍尚不能完全确定其致病性。可能致病性 CNV 主要包括以下类型：在已知不存在其他转录起始位点的情况下，缺失 CNV 涉及明确已知单倍剂量不足（haploinsufficiency，HI）敏感基因的 5′端及其他编码序列；缺失 CNV 涉及已知 HI 敏感基因包括 3′端在内的多个外显子的缺失；与多篇病例报道的缺失或重复 CNV 中的某些关键基因重叠，表型一致且高度特异；或按 ACMG 和 ClinGen 的技术标准中的综合评分介于 0.90~0.98 分。

3. **良性** CNV（benign，B） 良性 CNV 是指按 ACMG 和 ClinGen 的技术标准综合评分≤-0.99 分的 CNV。这一类 CNV 通常已在多篇同行评审过的文献中有报道，或被权威数据库标注为良性变异，尤其是那类良性性质已非常明确的 CNV 和/或本身就是一个在普通人群中常见的多态 CNV，如在人群中此 CNV 的频率 >1%。需要强调的是，对良性 CNV 是否完全没有剂量效应要仔细分析，例如，某些片段的重复可能是良性的，而相同区段的缺失则可能具有临床相关性。

4. **可能良性** CNV（likely benign，LB） 可能良性 CNV 是指有较强证据表明该 CNV 很可能与孟德尔遗传疾病不相关，但目前还没有达到“良性”分类的充分证据。按 ACMG 和 ClinGen 的技术标准综合评分介于-0.98~-0.90 分之间。该类 CNV 可在普通人群中多次被观察到，但频率 <1%。可能良性 CNV 在病例组和对照组中无显著的统计学差异。

5. **临床意义不明确** CNV（variants of uncertain significance，VUS） 临床意义不明确 CNV 是指按 ACMG 和 ClinGen 的技术标准综合评分介于-0.89~0.89 分之间的一类范围广泛的 CNV，其中一些 CNV 可能随着临床数据的积累或医学知识的不断进步，通过一些新发现的证据表明其与疾病有一定的关联。通过查询更多新发表的文献找寻其他额外证据后，这类 CNV 中的一部分在日后可以被重新归类为致病性 CNV 或良性 CNV。然而，基于目前的证据，仍不能提供足够强有力的证据明确其临床意义，同时这个 CNV 又达到了实验室制定的报告标准，将其描述为临床意义不明确 CNV。

临床意义不明确 CNV 还包括以下情况：CNV 片段大小超过实验室制定的报告阈值，但 CNV 内不包含任何基因；CNV 在普通人群中可检出，但频率不高，<1%，不足以被认为是多态性；CNV 区域内包含少量基因，但尚不清楚这些基因是否对剂量敏感；文献或数据库对 CNV 的分类存在争议，对此 CNV 的分类尚无明确的结论；基因内的

CNV,其是否对转录阅读框有影响尚不清楚。

三、单基因变异(SNV)的报告解读

全外显子组基因测序与全基因组测序可以对人类基因组所有 2 万多个基因进行测序,但并不是每一个基因都可以应用于临床诊疗。有些基因与疾病关系较明确,属于"因果关系",一般为单基因病;有些可能是易感基因,属于"相关联关系",可能为寡基因病或多基因病;更多的基因与疾病关系尚不明确,需要进一步医学研究。

美国 ClinGen 组织专家制定了系统开展基因校勘的标准流程,其内容主要是从公共数据库(包括普通人群的变异数据库、患者基因组变异数据库等)和信息库(包括发表的病例、文章等)中收集遗传学及功能研究两大方面的证据,同时了解是否有不支持或矛盾的证据存在。不同程度的遗传性证据,比如已经报道的携带有不同致病变异的病例数、变异的种类、家系中变异和疾病的共分离(减数分裂)次数或富集的统计差异的程度[考虑 *P* 值、比值比(*OR*)及置信区间]等,给予不同的分值。功能的证据可以源自体内(*in vivo*)或体外(*in vitro*)的研究体系,就功能研究的具体证据水平给予不同的分值,比如动物模型的证据水平高于细胞水平,有功能挽救实验的证据高于单纯的基因敲除实验的证据,用患者来源的细胞做体外功能研究的证据高于用非患者细胞的实验证据。

整合所有证据的分值再考虑证据的重复性、非矛盾性等事实,将基因与疾病的关系分成以下几个级别:

1. **肯定级**(definitive) 该基因在这种特定疾病中的作用已经在研究和临床诊断环境中多次得到证明,并且已经持续至少 3 年以上并且没有出现该基因与指定疾病关系相矛盾的可信证据。ClinGen 标准流程的分值在 12~18 分,并被重复支持。

2. **强支持级**(strong) 该基因在疾病中的作用已经在至少两项独立研究中得到强有力的支持证据,其中包括已有多个独立的先证者携带有明确致病性的变异,以及在基因水平有不同的功能实验证据的支持。此外,也没有出现可信的不支持及矛盾证据。ClinGen 标

准流程的分值在 12~18 分,但不必有重复支持的证据。

3. **中等级(moderate)** 此类基因有中等强度(ClinGen 标准流程的分值在 7~11 分之间)的证据支持该基因在疾病中的因果作用,包括至少有 3 个独立的先证者携带有充分证据支持致病性的变异,以及支持基因疾病相关性的中等实验证据;该基因在疾病中的作用可能未经独立报道,但也没有出现可信的不支持及矛盾证据。

4. **有限级(limited)** 只有有限的证据(ClinGen 标准流程的分值在 1~6 分之间)表明支持该基因在这种疾病中的因果作用,如只有少于 3 个支持基因疾病因果关系的变异,尽管在先证者中观察到变异,但没有足够的证据证明它的致病性,同时只有有限的实验证据支持基因疾病的相关性。该基因在疾病中的作用可能未经独立报道,但也没有出现可信的不支持及矛盾证据。

5. **无证据级** 此类基因还没有报道与疾病存在因果关系。这些基因可能位于连锁间隔,在动物模型或信号通路中"暗示"与疾病的相关性,但没有直接支持该基因与疾病的相关性。

6. **矛盾级** 尽管曾经有过基因和疾病相关的报道,但是自初次报道后出现了与原初结论矛盾的证据。这样的情况可以归成两类:一是有争议,即自从初步报告确定基因与疾病之间的关系以来,出现了引起争议的可信证据。反对的证据不必超过原有的支持证据。二是驳回了原有的结论,反对的证据明显超过了原先支持的任何证据。将一个基因归属此类需要经过临床领域专家的酌情应用,需要对现有证据进行全面审阅。

四、单基因变异等级分类

目前高通量测序技术(next generation sequencing,NGS)正被越来越广泛地应用于遗传性疾病的临床分子诊断,但 NGS 会产生海量的数据,如何在庞大的数据中分析出可靠、有意义的结果,如何正确、合理解读基因变异,使之在临床诊疗中能够有效应用已成为目前最为棘手的问题。美国医学遗传学与基因组学学会(American College of Medical Genetics and Genomics,ACMG)制定了基因变异解读指南,建议使用特定标准术语来描述孟德尔疾病(单基因)相关的基因变异,即将变异的临床意义分为五级分类:致病性(pathogenic)、可能致病性(likely pathogenic)、临床意义不明(variant of undetermined significance,VUS)、可能良性(likely benign)和良性(benign)。

该指南提供了两套标准:一是用于对致病或可能致病的证据进行分类(表 1-4-3),另一是用于对良性或可能良性的证据进行分类(表 1-4-4)。这些变异的证据包括人群数据库频率、基因变异的类型、基因的功能学研究、以往病例报道、家系成员分离度以及计算机功能预测等。致病变异证据可分为非常强(very strong,PVS1)、强(strong,PS1~4);中等(moderate,PM1~6)或辅助证据(supporting,PP1~5)。良性变异证据可分为独立(stand-alone,BA1)、强(strong,BS1~4)或辅助证据(BP1~6)。其中,数字只是作为有助于参考的分类标注,不具有任何意义。每个类别中的数字不表示分类的任何差异,仅用来标记以帮助指代不同的规则。对于一个给定的变异,分析人员基于观察到的证据来选择标准。根据表 1-4-5 的评分规则把标准组合起来进而从 5 级系统中选择一个分类。

表 1-4-3 致病证据分级标准

致病性证据	分类
非常强	PVS1:当一个疾病的致病机制为功能丧失(LOF)时,无功能变异(无义突变、移码突变、经典 ±1 或 2 的剪接突变、起始密码子变异、单个或多个外显子缺失)[注:①该基因的 LOF 是否是导致该疾病的明确致病机制(如 GFAP、MYH7);②3′端末端的功能缺失变异需谨慎解读;③需注意外显子选择性缺失是否影响到蛋白质的完整性;④考虑一个基因存在多种转录本的情况] 2018 年,ClinGen 序列变异解释(sequence variant interpretation)工作组发布了 PVS1 解读指南,对 PVS1 的使用规则进行了补充说明。该指南将 PVS1 细分为 PVS1、PVS1_Strong、PVS1_Moderate 和 PVS1_Supporting,并针对 5 种不同的无功能变异类型分别提供了 PVS1 强度的决策流程。分析过程

续表

致病性证据	分类
非常强	需考虑变异位置是否引起无义介导的 mRNA 降解(nonsense-mediated mRNA decay,NMD),变异是否影响与生物学相关的转录本、截短区域对于蛋白功能的重要性等多个方面。同时,该指南也制定了 LOF 机制的判定标准,提出在判定 PVS1 强度时,同时应评估基因以 LOF 为机制导致疾病的证据强度。可根据 ClinGen 提供的基因与疾病的关联程度,无功能变异导致的表型相关的病例报道,动物疾病模型的表型,EXAC 提供的 pLI 值等,明确 PVS1 是否适用,并对 PVS1 强度的决策结果进行相应的调整
强	PS1:与先前已确定为致病性的变异有相同的氨基酸改变。例如:同一密码子,G>C 或 G>T 改变均可导致缬氨酸→亮氨酸的改变。注意剪切影响的改变 PS2:患者的新发变异,且无家族史(经双亲验证)(注:仅仅确认父母还不够,还需注意捐卵、代孕、胚胎移植的差错等情况) ClinGen 建议在使用新发变异的证据时可根据表型与基因型的符合程度及特异性、是否验证过亲缘关系(明确的新发变异还是假定的新发变异)和观察到的新发变异的病例数量将 PS2 证据强度调整为 PS2_supporting、PS2_moderate、PS2 和 PS2_very strong。可于 ClinGen 官网查看具体打分建议 PS3:体内、体外功能实验已明确会导致基因功能受损的变异(注:功能实验需要验证是有效的,且具有重复性与稳定性) 对于功能实验的临床有效性的评估,ClinGen SVI 工作组进一步制定了四步决策流程,具体步骤如下:①确定疾病的发病机制。②评估检测方法在该研究领域的适用性。③评估特定检测实例的有效性,例如有无阴性或阳性对照实验,结果是否得到广泛认可等。④将证据应用于个体变异解读;应首先统计分析实验结果是否足以计算致病概率(odds of pathogenicity,OddsPath),根据 OddsPath 评估 PS3 证据强度;若缺乏严格的统计分析,需计数致病性或良性变异对照的数量。根据上述分析流程,以明确 PS3 证据是否适用,如适用则评估 PS3 证据强度(PS3_supporting、PS3_moderate、PS3 和 PS3_very strong)

续表

致病性证据	分类
强	PS4:变异出现在患病群体中的频率显著高于对照群体(注:①可选择使用相对风险值或者 OR 值来评估,建议位点 OR>5.0 且置信区间不包括 1.0 的可列入此项;②极罕见的变异在病例对照研究可能无统计学意义,原先在多个具有相同表型的患者中观察到该变异且在对照中未观察到可作为中等水平证据) ClinGen 于近几年对极罕见变异的评估进行了更新,对部分疾病和基因建立了 PS4_Supporting、PS4_Moderate、PS4 和 PS4_Very Strong 所需的先证者计数阈值。每个强度所需的先证者数量取决于疾病的发病率,疾病发病率越高,相应证据级别所需的先证者数量越多。但目前认为 PS4 证据强度的调整仅适用于常染色体显性或 X 连锁遗传病,对于常染色体隐性疾病建议使用 PM3
中等	PM1:位于热点突变区域,和/或位于已知无良性变异的关键功能域(如酶的活性位点) PM2:ESP 数据库、千人数据库、EXAC 数据库中正常对照人群中未发现的变异(或隐性遗传病中极低频位点)(注:高通量测序得到的插入/缺失人群数据质量较差) PM3:在隐性遗传病中,在反式位置上检测到致病变异(注:这种情况必须通过患者父母或后代验证) ClinGen SVI 工作组基于等位基因频率、是否明确顺式或反式、另一位点的变异分类、是否为纯合子建立了评估 PM3 证据强度的打分系统,建议根据最终分值,将 PM3 调整为 PM3_Supporting、PM3、PM3_strong 或 PM3_Very Strong。具体打分细则可于 ClinGen 网站查看 PM4:非重复区框内插入/缺失或终止密码子丧失导致的蛋白质长度变化 PM5:新的错义突变导致氨基酸变化,此变异之前未曾报道,但是在同一位点,导致另外一种氨基酸的变异已经确认是致病性的,如:现在观察到的是 Arg156Cys,而 Arg156His 是已知致病的,注意剪切影响的改变

续表

致病性证据	分类
中等	PM6:未经父母样本验证的新发变异 GlinGen 对该证据的更新及使用建议与 PS2 证据类似,根据其提供的打分建议调整 PM6 强度(PM6_supporting、PM6、PM6_strong 和 PM6_very strong)。详见 ClinGen 官网
支持证据	PP1:突变与疾病在家系中共分离(在家系多个患者中检测到此变异)(注:如有更多的证据,可作为更强的证据) 但 PP1 证据的强度判断目前仍缺乏统一的标准,ClinGen 对此也提供了一个较为明确且简单的统计方法,建议通过计算 LOD(logarithm of the odds)值以评估共分离程度。该方法针对显性或 X 染色体遗传病和隐性遗传病制定了不同的 LOD 值计算公式,且均不将先证者纳入共分离计算。最终根据 LOD 值的计算结果判断 PP1 的证据强度,当 LOD 值≥0.6 时,为 PP1_supporting;当 LOD 值≥1.2 时,可升级为 PP1_moderate;当 LOD 值≥1.5 时,可升级为 PP1_strong PP2:对某个基因来说,如果这个基因的错义变异是造成某种疾病的原因,并且这个基因中良性变异所占的比例很小,在这样的基因中所发现的新的错义变异 PP3:多种统计方法预测出该变异会对基因或基因产物造成有害的影响,包括保守性预测、进化预测、剪接位点影响等(注:由于做预测时许多生物信息学算法使用相同或非常相似的输入,每个算法不应该算作一个独立的标准。PP3 在一个任何变异的评估中只能使用一次) PP4:变异携带者的表型或家族史高度符合某种单基因遗传疾病 PP5:有可靠信誉来源的报告认为该变异为致病的,但证据尚不足以支持进行实验室独立评估 但需注意,2018 年 ClinGen SVI 工作组提议剔除 ACMG 指南中的 PP5 证据,并且 ClinGen 官网的 Variant Curation 界面也删除了 PP5。因此,在进行变异分类时不建议使用该证据

表 1-4-4　良性证据分类标准

良性影响的证据	分类
独立证据	BA1：最初 BA1 标准定义为 ESP 数据库、千人数据库、EXAC 数据库中等位基因频率 >5% 的变异 随后，ClinGen 将此标准的定义更新为：在任何一个包含 > 2 000 个等位基因观察值的人群数据集中，等位基因频率 > 0.05 的变异。建议使用 ExAC 数据库的 6 个子数据库，包括非洲、东亚、欧洲（非芬兰）、拉丁裔和南亚。但仍存在一些变异，虽然等位基因频率 >0.05，但仍可能是遗传性疾病的致病因素。针对这类情况，ClinGen 发布了不适用 BA1 证据的变异列表，目前共涵盖 9 个变异，包括 *GJB2* c.109G>A（Val37ILE）、*BTD* c.1330G > C（p.Asp444His）等，可于 ClinGen 网站查询
强	BS1：等位基因频率大于疾病发病率 BS2：对于早期完全外显的疾病，在健康成年人中发现该变异（隐性遗传病发现纯合、显性遗传病发现杂合，或者 X 连锁半合子） BS3：在体内外实验中确认对蛋白质功能和剪接没有影响的变异 ClinGen 最新制定的 BS3 证据的使用规则与 PS3 类似，对于良性变异的功能实验的临床有效性评估建议采用同样的四步决策流程，以判断 BS3 证据适用性和证据强度（BS3、BS3_moderate、BS3_supporting 和 Indeterminate） BS4：在一个家系成员中缺乏共分离（注：这部分需要考虑复杂疾病和外显率问题）
支持证据	BP1：已知一个疾病的致病原因是由于某基因的截短变异，在此基因中所发现的错义变异 BP2：在显性遗传病中又发现了另一条染色体上同一基因的一个已知致病变异，或者是任意遗传模式遗传病中又发现了同一条染色体上同一基因的一个已知致病变异 BP3：功能未知重复区域内的缺失/插入，同时没有导致基因编码框改变

续表

良性影响的证据	分类
支持证据	BP4:多种统计方法预测出该变异会对基因或基因产物无影响,包括保守性预测、进化预测、剪接位点影响等(注:由于做预测时许多生物信息算法使用相同或非常相似的输入,每个算法不应该算作一个独立的标准。BP4在任何一个变异的评估中只能使用一次) BP5:在已经有另一分子致病原因的病例中发现的变异 BP6:有可靠信誉来源的报告认为该变异为良性的,但证据尚不足以支持进行实验室独立评估。需注意,ClinGen SVI工作组已提议删除ACMG指南中的BP6证据,建议避免使用该证据 BP7:同义变异且预测不影响剪接

表 1-4-5 遗传变异分类联合标准规则

变异分类	证据条件
致病性	(1) 1个非常强(PVS1)和 ① ≥1个强(PS1~PS4)或② ≥2个中等(PM1~PM6)或③1个中等(PM1~PM6)和1个支持(PP1~PP5)或④ ≥2个支持(PP1~PP5) (2) ≥2个强(PS1~PS4)或 (3) 1个强(PS1)和 ① ≥3个中等(PM1~PM6)或② 2个中等(PM1~PM6)和≥2个支持(PP1~PP5)或③1个中等(PM1~PM6)和≥4个支持(PP1~PP5)
可能致病性	(1) 1个非常强(PVS1)和1个中等(PM1~PM6)或 (2) 1个强(PS1~PS4)和1~2个中等(PM1~PM6)或 (3) 1个强(PS1~PS4)和≥2个支持(PP1~PP5)或 (4) ≥3个中等(PM1~PM6)或 (5) 2个中等(PM1~PM6)和≥2个支持(PP1~PP5)或 (6) 1个中等(PM1~PM6)和≥4个支持(PP1~PP5)
良性	(1) 1个独立(BA1)或 (2) ≥2个强(BS1~BS4)

续表

变异分类	证据条件
可能良性	(1) 1 个强(BS1~BS4)和 1 个支持(BP1~BP7)或 (2) ≥2 个支持(BP1~BP7)
临床意义不明	(1) 不满足上述标准或 (2) 良性和致病标准相互矛盾

这些规则适用于目前所有的单基因变异,无论是基于调查现有案例获得的数据,还是来源于先前公布的数据。分析单基因序列变异的临床意义不是一个简单或直接的过程,以前报告的致病变异可能不一定是真的致病性变异,因此变异的临床意义应基于最新的证据进行分析。一些以前分析过的变异在一段时间后或有新的证据出现后需要重新分析,所以这是一项持续性的工作。

(王 剑)

参考文献

[1] RIGGS ER, ANDERSEN EF, CHERRY AM, et al. Technical standards for the interpretation and reporting of constitutional copy-number variants: a joint consensus recommendation of the American College of Medical Genetics and Genomics (ACMG) and the Clinical Genome Resource (ClinGen). Genet Med, 2020, 22(2): 245-257.

[2] STRANDE NT, RIGGS ER, BUCHANAN AH, et al. Evaluating the Clinical Validity of Gene-Disease Associations: An Evidence-Based Framework Developed by the Clinical Genome Resource. Am J Hum Genet, 2017, 100(6): 895-906.

[3] ADAM MP, ARDINGER HH, PAGON RA, et al. GeneReviews® [Internet]. Seattle (WA): University of Washington, 1993-2023.

[4] HARRISON SM, BIESECKER LG, REHM HL. Overview of Specifications to the ACMG/AMP Variant Interpretation Guidelines. Curr Protoc Hum Genet,

2019,103(1):e93.

[5] BIESECKER LG,HARRISON SM,Clingen Sequence Variant Interpretation Working Group. The ACMG/AMP reputable source criteria for the interpretation of sequence variants. Genet Med,2018,20(12):1687-1688.

第五节 遗传咨询

近年来,随着分子诊断技术的快速发展,以二代测序技术为代表的基因检测技术在遗传性疾病的诊断中发挥越来越重要的作用,进一步推进了个体化医疗和精准医学的发展。随着对遗传病分子诊断需求的增多,如何选择适宜的检测技术、怎样解读基因检测报告、评估家族成员遗传病的再发风险、应用现有技术制定策略进行产前诊断,避免再次生育具有同样基因缺陷的孩子,这些问题都离不开专业的遗传咨询师,因此,整个社会对于遗传咨询的需求与日俱增。

2015 年 2 月 9 日,中国遗传学会遗传咨询分会(Chinese Board of Genetic Counseling,CBGC)在上海成立,我国遗传咨询实现了"零"的突破。中国遗传学会遗传咨询分会通过借鉴和参考国外遗传咨询师培训体系和模式,在国内开办不同层次的遗传咨询培训班,面向不同需求人群,系统地培训和提升了学员的遗传咨询知识,有效促进了遗传咨询在国内的进步和发展。

一、遗传咨询的定义

2006 年美国国家遗传咨询协会(National Society of Genetic Counselors,NSGC)对遗传咨询作了如下定义:遗传咨询是帮助人们理解遗传因素对疾病的作用及其对医学、心理和家庭的影响的过程。这一过程包括:①对家族史和疾病史进行解释,评估疾病发生的概率及其再发生的风险;②进行有关疾病的遗传模式、实验室检测手段、临床治疗管理以及预防措施等方面的教育;③促进患者的知情选择和对所患疾病及其再发风险的认知和适应性。

遗传咨询是一个交流和沟通的过程,遗传咨询师不仅要解答咨询者提出的一系列疾病相关的问题，包括疾病的病因、发病机制、遗传方式、诊断方法、治疗手段、预后转归、再发风险等，同时也要对咨询者提供心理和情感上的支持，为其提供病友组织或社会支持团体的信息，耐心倾听解答，缓解疾病带给咨询者的紧张、焦虑、恐惧、负罪感等负面情绪。

二、遗传咨询的对象

1. 疑似罹患遗传性疾病的个体。
2. 遗传病筛查检测阳性的个体。
3. 有遗传病或肿瘤疾病家族史的个体。
4. 夫妻一方或双方携带遗传病致病变异。
5. 高龄孕产妇，年龄达到或超过 35 周岁。
6. 有反复流产、死胎、死产，生育出生缺陷儿等不良妊娠史的个体。
7. 有不孕不育史的夫妇。
8. 近亲婚配。
9. 有毒、有害致畸物物质接触史。
10. 其他希望进行遗传咨询的个体。

三、遗传咨询的内容

1. 检测前遗传咨询

(1) 信息采集：绘制家系图谱是开展遗传咨询的首要步骤。遗传咨询师通过和咨询者的交谈和沟通，了解其个人史和家族史，并绘制家系图谱。其次需采集个人病史，包括：起病的时间，主要症状、体征，辅助检测结果。询问家庭中各世代成员的人数、各成员之间的关系以及某种性状或疾病在家庭成员中的分布情况，记录家庭成员的性别、年龄、健康状况、发病年龄、有无进行基因检测及结果（一般询问三代以内的家系成员），特殊情况下可以对家系世代成员作进一步扩展。用约定的符号绘制家系图（pedigree chart）。家系图是分析疾病遗传模式和高危因素的有用工具，根据病史、症状、体征、已有检查结果结合家系图判断是否为遗传性疾病及疾病的遗传方式。

(2) 选择适宜的检测技术:遗传咨询师需要根据咨询者就诊的目的,例如遗传病诊断与鉴别诊断、家族遗传病高风险人群发病风险预测、优生优育、药物疗效等,为咨询者推荐合适的检测项目,包括诊断性检测、预测性检测、携带者筛查、新生儿筛查、药物基因组检测等不同的检测项目。

适宜技术的选择对于疾病的诊断有着重要的意义。根据前期病史和家系信息的分析结果,判断可能的病因,为咨询者推荐合适的检测方案,与咨询者沟通检测的意义和目的,采集样本的类型,采用何种检测技术,技术的原理,适用范围,优势和局限性,检测的周期及费用,可能存在的风险,是否有其他替代性的检测方法,比较几种检测方法的优缺点,预期可能获得的结果(阳性结果、阴性结果、临床意义未明结果),告知存在次要发现的可能性,根据咨询者的意愿决定是否需要获得次要发现结果。

在进行遗传病诊断性实验时,如果经过综合分析咨询者的症状、体征及已有的实验室检测结果高度提示某一单基因遗传病,可以优先选择性价比更高的单基因检测或靶向性基因包检测;如果临床表型不典型,或疾病存在高度遗传异质性,则可以选择检测范围更广的临床外显子组测序或全外显子组测序;如果高度怀疑某些特殊的遗传病,如 *CYP21A2* 基因突变所致的先天性肾上腺皮质增生症(存在假基因干扰)、脆性 X 综合征(三碱基动态突变)、普拉德-威利综合征(Prader-Willi syndrome)(基因印记疾病),则可以选择疾病特异性的检测技术,如一代测序,多重连接探针扩增技术(multiplex ligation-dependent probe amplification,MLPA),三核苷酸重复引物 PCR(triplet repeat primed PCR,TP PCR)等。

(3) 解答疑问,做好知情同意:对咨询者存在的问题和疑虑进行解答,所有检测需要在受检者充分知情同意的前提下才能进行,并且签署知情同意书。

2. **检测结果的解释** 得到检测结果后,遗传咨询师要根据检测报告对咨询者进行结果的解释。根据 ACMG 序列变异解读标准和指南,可将基因检测的变异的临床意义分为 5 级:致病性(pathogenic,P)、可能致病性(likely pathogenic,LP)、临床意义不明(variant of uncertain significance,VUS)、可能良性(likely benign,LB)和良性(benign,B)。如果找到符合疾病遗传规律的P或LP变异,一般认为是阳性检测结果,可以作为临床诊断或下一胎产前诊断的依据。LB和B变异认为是阴性检测结果,VUS变异是不确定结果,该结果不能直接作为临床诊断或下一胎产前诊断的依据,需要结合临床表型,必要时进行相应的家系成员验证、完善其他相关辅助检查、结合临床随访以及功能实验研究等进一步明确变异的性质。基因检测结果的解读,是遗传咨询活动中非常重要的一个环节。对于结果的解读,不仅是简单地告知一个阳性或阴性的结论,而是要向咨询者提供详细全面的信息,协助咨询者作出合适的决策。

(1) 阳性检测结果:如果结果阳性,遗传咨询师需要结合受检者的症状体征、实验室和影像学检测结果以及家系图谱等信息评估阳性检测结果是否能解释受检者的临床表型,对报告结果进行复核和确认。在明确诊断的基础上,向咨询者解释疾病的详细情况,有无针对性的干预措施,疾病的进程和转归,可能存在的并发症,临床随访的项目和间隔周期。需考虑检测结果对家庭成员的影响,是否需要对家系其他成员进行基因检测,基于疾病的遗传模式评估再生育时的发病风险、制订家族再生育计划包括产前诊断的策略或者植入前诊断的策略等。如果检测结果不能解释受检者的表型,需要和实验室进行沟通,进一步采集表型,评估是否需要完善其他实验室检测或对数据进行再分析。

(2) 阴性检测结果:对于阴性检测结果,告知咨询者鉴于目前遗传检测方法的局限性和现阶段对于遗传病认识的有限性。阴性结果并不能完全排除遗传病,因此需要和咨询者进一步分析阴性结果的可能原因。①结合先证者病史、家族史考虑遗传病的可能性小,检测阴性结果提示现有症状和遗传因素关联性小;②检测技术的局限性,例如基于外显子捕获的二代测序技术,对内含子区、调控区的致病变异无法检测,对一些特殊结构变异也不能检测;③检测实验的误差;④低频嵌合变异;⑤致病基因不在检测范围内,或未知的新基因等。

为咨询者制订随访计划，如果是外显子组检测数据，告知随着对基因疾病认识的不断更新和深入，可以对数据进行重新解读和再分析。

(3) 临床意义不明结果：找到与临床表现相关但意义不明确的变异，在遗传咨询过程中，需要告知咨询者这是一个不确定的结果，该结果不能直接作为临床诊断或下一胎产前诊断的依据，要结合临床表型，完善父母样本及相应家系成员候选位点验证或进行其他相关辅助检查，临床随访以及功能实验研究结果等，提供新的变异评级证据，便于针对变异位点致病性进行重新评级。

3. 检测后遗传咨询

(1) 疾病再发风险评估：诊断明确的单基因疾病，遵循经典的孟德尔遗传规律，例如常染色体隐性遗传疾病，父母各携带一个致病变异，则子代的再发风险为 25%；X 连锁隐性遗传病，如果母亲为携带者，再次生育时，男孩的再发风险为 50%，女孩为携带者的风险是 50%，如果父亲为患者，再次生育时，男孩均正常，女孩均为携带者。对于常染色体显性遗传疾病，如果父母一方为患者，子代的再发风险为 50%；如果父母未携带致病变异，通常情况下再发风险与疾病的发病率一致，但需注意存在生殖嵌合体的可能性，在咨询时需要进行解释说明。对有再生育需求的夫妇，可以建议再次妊娠时进行产前诊断。如果夫妻双方或一方基因型未知，可以根据家系资料应用贝叶斯定律（Bayes 定律）对再发风险进行推算。对于多基因遗传病，涉及遗传、环境等多方面因素，不像单基因遗传病能够根据遗传模式准确推算再发风险，在估计再发风险时需要根据群体发病率和遗传率进行推算。一般来说，家系中患者人数越多，症状越重，再发风险越高。此外，如果某一多基因疾病发病率在人群中存在性别差异，那么人群中发病率低的性别，一旦发病，子代罹患疾病的风险要高于发病率高的性别。例如孤独症谱系障碍，男性患病率通常高于女性。这意味着男性患病的阈值比女性低，即男性需要更少的易感基因变异就能表现出病症。然而，对于患有孤独症的男性，他们的子代患病风险却较女性患者的子代相对较低。这是因为女性相较于男性需要更多的易感基因变异才能表现出病症，因此女性患者的子代遗传到这些易感基因变异的概率相对较高,因而发病风险更高。这也称之为卡特效应(Carter effect)。需要注意遗传风险只是患病的一个方面,其他非遗传因素(如生活方式、饮食和环境因素)也可能对疾病的发展和预后产生影响。

(2) 次要发现的报告:由于高通量检测技术在遗传性疾病的分子诊断过程中发挥越来越大的作用,尤其是实施外显子组测序和基因组测序时,检测的范围不仅包含与临床表现相关的基因,也覆盖了受检者基因组其他大量的遗传信息。在对高通量测序结果分析时,不可避免地会发现一些和临床关注表型无关的其他致病变异,如遗传性肿瘤相关或一些迟发性遗传病相关的致病变异。美国 ACMG 指南中推荐了需要报告的 78 个次要发现基因,这些基因存在突变会导致严重的疾病,报告这些基因的致病变异信息有助于及时采取监测或干预措施,对患者的健康管理有积极的影响。对于 ACMG 次要发现列表中的基因可以结合各实验室情况,经伦理委员会充分讨论后,制订相应的报告原则。在检测前进行知情告知时,也可与受检者充分沟通对于这些意外发现的处理,以决定最终报告中是否体现这些结果。对于未成年人基因检测数据中肿瘤、成年期起病、无有效干预措施的症状前致病变异,不建议进行报告。

(3) 制订随访计划:对于明确诊断的阳性病例,可以定期随访疾病的发展进程,对可能出现的并发症进行监测,评估现有治疗方案的临床疗效和疾病转归,对病例信息做好总结和归档。对于检测到临床意义不明变异的病例,通过临床随访进一步收集新表型,完善相关辅助检查,对家系成员进行候选位点验证,评估变异在家系成员中共分离的情况,必要时对候选位点进行功能性研究,并根据收集到的新证据,对变异的致病性再进行评级。对于检测结果阴性的病例,如果结合病史体征和家族史仍考虑存在遗传病因,一方面在随访过程中继续收集相关新表型;另一方面,如果已行外显子组测序,可以 6 个月或 1 年后对测序数据进行再分析,必要时可完善其他检测项目,如基因组测序、转录组测序等,进一步寻找病因。

(4) 提供心理情感支持:遗传病不仅会给患者带来各种躯体上的

痛苦和不适,还会对患者及其家庭成员带来各种心理上的负担。包括:①恐惧和焦虑感:由于大部分遗传病目前没有针对性的治疗措施,使咨询者对自身所患遗传病产生一种恐惧和焦虑的心情;对于患病情况可能被宣扬出去,担心受到他人歧视也会产生恐惧心理。此外,一些家族性迟发性遗传病,携带致病变异的家族成员,不确定何时会出现临床的症状,从而产生焦虑和不安的心情;②羞耻感:有些家庭对出现了遗传病会想方设法隐瞒,甚至造成家庭成员尤其是配偶间为此相互指责;③负罪感:有些生育了遗传病或先天性畸形患儿的父母,认为是自己把疾病传给了子女,为此而深深自责。遗传咨询师需要针对咨询者产生的心理负担予以疏导、开解,帮助咨询者正确认识遗传病发生的原因,减轻负面情绪给个人和家庭带来的影响。

四、遗传咨询必须遵循的伦理原则

在整个遗传咨询过程中需要遵循相应的伦理规范和道德准则,主要包括以下几方面:

1. **尊重和自愿原则** 尊重咨询者的自主选择权和知情同意权,遗传咨询的整个过程应是自愿的,不能强制进行。在实施遗传检测前也应与受检者进行充分沟通,告知检测的必要性、实施检测的目的和益处、预期的检测结果等,需得到受检者的理解和认可,并签署知情同意书。对于未成年人进行检测前,需要得到法定监护人的知情同意。

2. **有利原则** 明确检测的实施能给咨询者带来相应的益处,在利弊共存的情况下,应该利大于弊。检测结果的分析应侧重针对可以解释咨询者临床表型的致病变异,对于其他与临床指征无关、无明确干预手段、晚发疾病的变异不建议纳入分析流程。不建议对未成年人开展没有有效治疗手段的迟发型遗传病的检测,避免给家庭和个体带来不必要的精神心理负担,也防止因为疾病对未成年人造成歧视。对于有行为能力的成年人,在进行充分遗传咨询的前提下,可以自行选择在症状出现前进行迟发性遗传病的基因检测。如果通过检测排除了致病变异携带,可以使受检者消除精神压力,但是如果确实是致病变异携带者，也可以提供该疾病相关的预后、干预等咨询，并可在生育前进行产前诊断，避免把致病变异传递给下一代。但是在症状前提前知道致病变异携带情况，可能会给受检者带来紧张、焦虑、悲观等负面情绪，在进行遗传咨询时，咨询师要把各种可能性告知咨询者，由其自主作出是否进行检测的决定。

3. **非指导性的咨询原则** 在遗传咨询过程中，遗传咨询师应该向咨询者提供客观准确的医学遗传学知识，将疾病表现、遗传模式、发病风险等信息以通俗易懂的语言告知咨询者，让其在充分了解相关信息的情况下，行使选择的权利。咨询师应避免从自身认为的最佳决策角度，对咨询者进行指令性建议或诱导性建议。在咨询者出现抉择困难时可以协助分析不同选择可能带来的风险和结局，要让咨询者知道并不存在绝对“正确”或“错误”的选择，让咨询者权衡利弊作出最适合自身社会生活、文化背景的选择。

4. **保护隐私的原则** 遗传咨询过程中要注意对于咨询者隐私的保护，包括咨询环境的私密性，避免无关人员在场对咨询过程的干扰。对于遗传检测结果要予以保密，在没有得到咨询者允许的前提下，不得向其他人员、机构（保险公司、任职单位、学校等）透露遗传检测的结果，防止咨询者由于罹患某些遗传病，或有某些疾病如肿瘤、阿尔茨海默病等的易感性，受到歧视和不公正对待。因此在实施遗传基因检测的同时，要注重对样本和数据的妥善保存，对样本及数据的调取分析需要建立相应的规范，并遵循《中华人民共和国人类遗传资源管理条例》的各项规定，防止信息泄漏或数据使用不当，对咨询者及其家庭带来伤害。遗传病在家系中可以传递，对于家系中其他具有遗传病风险或可能存在致病变异携带情况的家庭成员也应进行遗传咨询或相关检测，但是否将遗传检测结果和可能患病风险告知家人，应由咨询者自行决定。

五、遗传咨询人员需要具备的素质

1. 熟练掌握常见遗传病的发病机制、遗传模式、临床表现，能对家系遗传病再发风险进行计算和评估，并给出临床指导意见。

2. 具备心理学知识，能够针对咨询者由于遗传问题而产生的焦虑、自责、恐惧等负面情绪予以疏导，拥有同理心，能够站在患者的角度考虑问题，协助患者作出有利的抉择。

3. 具有不断学习的热情。遗传领域的知识和技术更新迭代迅速，作为一名遗传咨询师要能够不断学习新知识，掌握该领域的研究新动态和治疗新方案等，及时为咨询者提供有价值的参考信息。

4. 高通量测序技术的发展使大众对遗传病有了更深入的认识，随着个人健康意识的不断提升，对个体化、精准化医疗服务的需求也在不断增加，这些都推进了遗传咨询这门新兴的学科的发展。我国遗传咨询事业尚处于起步阶段，构建我国规范的遗传咨询师培训体系，培养一支合格专业的遗传咨询师队伍，做好临床、实验室、患者之间联系沟通的桥梁和纽带，任重而道远。

（吴冰冰）

参考文献

[1] 贺林. 今日遗传咨询. 北京：人民卫生出版社，2020.

[2] 陆国辉，张学. 产前遗传病诊断. 广州：广东科技出版社，2020.

[3] 陆国辉，徐湘民. 临床遗传咨询. 北京：北京大学医学出版社，2007.

[4] SUE RICHARDS, NAZNEEN AZIZ, SHERRI BALE, et al. Standards and guidelines for the interpretation of sequence variants: a joint consensus recommendation of the American College of Medical Genetics and Genomics and the Association for Molecular Pathology.Genet Med, 2015, 17(5): 405-424.

[5] DAVID TM, KRISTY L, NOURA SAH, et al. ACMG SF v3.1 list for reporting of secondary findings in clinical exome and genome sequencing: A policy statement of the American College of Medical Genetics and Genomics (ACMG). Genet Med, 2022, 24(7): 1407-1414.

第二章 染色体病

第一节 18-三体综合征

【概述】

18-三体综合征(18-trisomy syndrome)也称 Edwards syndrome，是次于先天愚型的第二种常见染色体三体征。1960 年 Edwards 等首先报道，当时指出本症多一条染色体，Yunis 于 1964 年证实为 18 号染色体。活婴发病率为 1/4 000，男女之比 1∶3。患儿存活时间短，平均约 70 天，超过 1 岁者不到 10%。18-三体综合征病因是多了一条第 18 号染色体，80% 为单纯型 18-三体型。源于新发生的染色体畸变，主要为亲代的生殖细胞形成时，减数分裂过程中 18 号染色体发生了染色体不分离。根据统计资料分析，多数患胎流产。出生时母亲年龄偏大，多 34 岁以上。遗传学分类：80% 为单纯型 18-三体，即 47，XX(XY)，+18。约 10% 为嵌合型，如 45，X/47，XY，+18；46，XX(XY)/47，XX(XY)，+18。约 10% 为多重三体及双重三体，如 48，XXY，+18 等。易位型少见。

【诊断】

1. 临床表现

(1) 胎儿生长受限：宫内即胎儿生长受限，部分出生时患有极低出生体重。胎动少，羊水多，胎盘小，常为过期产。生后生长发育迟缓，吮吸能力差，喂养困难、生活能力低。婴儿期肌张力低下，继之为肌张力亢进。

(2) 严重智力低下：因存活时间很短，多数难以计量。

(3) 特殊面容：头小而长，枕部隆凸。眼距宽，眼裂小，眼睑下垂，内眦赘皮，小眼球，角膜浑浊。鼻梁狭长，鼻孔上翘，小嘴、腭弓狭窄。

低耳位，耳轮发育不全，上端尖，形似“动物耳”(图 2-1-1)。有的伴唇裂、腭裂。下颌小而后缩，颈短、皮肤松弛。

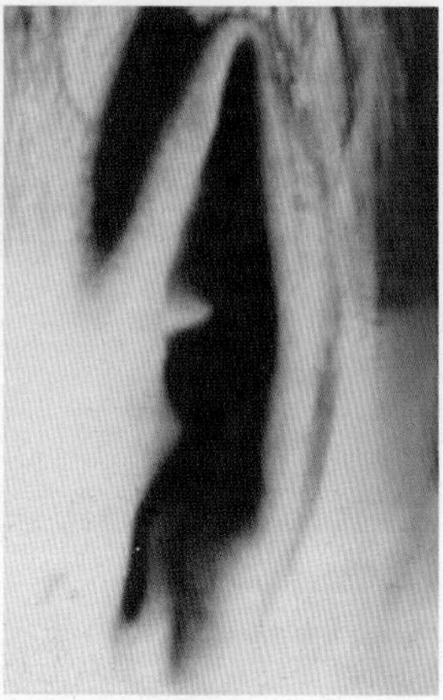

图 2-1-1　“动物耳”样耳郭

(4) 胸腹部：胸骨短，乳头小，乳距远。95% 有心脏发育畸形，常见室间隔缺损和动脉导管未闭，房间隔缺损少见。还可见主动脉瓣、肺动脉瓣异常及胸腔大血管异常。亦见气管食管瘘，右肺异常分节或缺如。腹肌缺陷导致脐疝、腹股沟疝、腹直肌分离。消化系统异常包括幽门狭窄、膈疝、梅克尔憩室、肠旋转异常、肛门闭锁等。还可见胰腺或脾异位、肠旋转不良、胆囊发育不良、胆石症等。肾畸形、肾积水。骨盆狭窄，男性隐睾，女性阴蒂或大阴唇发育不良、双角子宫。也有发生肾母细胞瘤的报道，多为女性。

(5) 四肢及肌肉发育异常：特异性握拳姿势(握拳时中指和无名指紧贴掌心，示指压在中指上，小指压在无名指上，图 2-1-2)。如被动伸直手指，中指、小指斜向尺侧，拇指、示指斜向桡侧，示指与中指分开，形成“V”字形。指甲发育不良，示指、中指常有并指、多指，第 5 掌骨短。指纹中弓形纹多(6 个以上)，30% 为通贯手。可出现胸骨短、摇椅形足底(图 2-1-3)、短肢畸形等。先天性髋关节脱位、先天性马

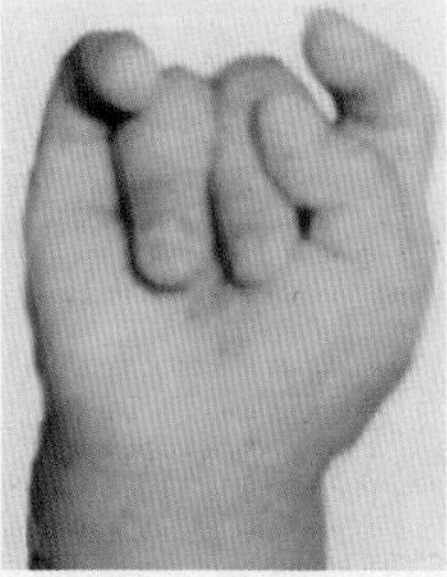

图 2-1-2　特异性握拳姿势

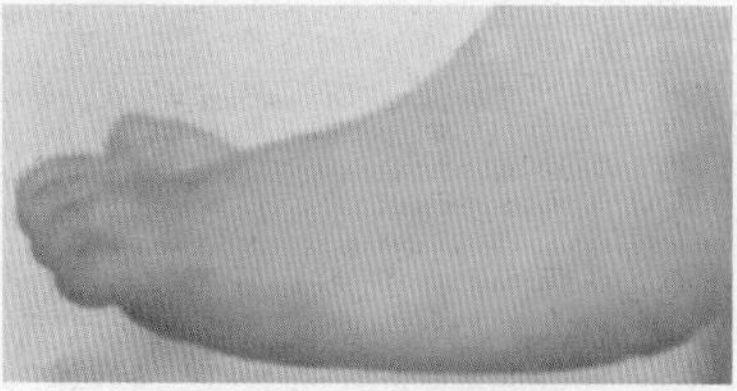

图 2-1-3　摇椅形足底

蹄内翻足，脊柱裂、脑膜膨出，肌张力减低或亢进。上肢的肌肉和神经发育存在大量异常，包括长掌肌和短掌肌、锁骨下肌和五趾伸肌缺失等。

2. **诊断**　18-三体综合征的畸形种类100余种，临床异常需仔细观察方能发现，如骨骼比例异常、枕骨突出、胸骨短、骨盆小。上述特殊握拳姿势具特征性，指纹弓形纹6个以上，要高度怀疑。该病的特殊面容、手的特点和智力低下虽然能为临床诊断提供重要线索，但是诊断有赖于遗传学检测，染色体核型分析和FISH技术是主要实验室检查技术。这两项检查还对嵌合型的预后估计有积极意义，预后主要取决于患儿体细胞中正常细胞株所占的百分比率。

【鉴别诊断】

1. **21-三体综合征**　染色体多了一条21号染色体而导致，有标准型、易位及嵌合三种类型染色体异常。高龄孕妇、卵子老化是重要原因。存活者有明显的智能落后、特殊面容、生长发育障碍和多发畸形。特殊面容体征包括眼距宽、鼻根低平、眼裂小、眼外侧上斜、内眦赘皮、外耳小、舌胖常伸出口外、流涎多。身材矮小，头围小于正常，头前、后径短，枕部平呈扁头。颈短、皮肤宽松。骨龄常落后于年龄，出牙延迟且常错位。患儿常伴有先天性心脏病等其他畸形，免疫功能低下，易患感染，白血病的发生率较健康儿增高。染色体检查可帮助鉴别。

2. **18q综合征**　亦称Grouchy-Roye-Salmon-Lamy综合征，是第18对染色体长臂缺如导致的严重精神发育不全及生殖系统等畸形。临床表现为严重精神发育不全、小头畸形，马蹄内翻足、鼻褶皱处皮肤结节、手指尖细、两乳头间距较宽、男性阴茎小及隐睾，女性小阴唇发育不良。先天性心脏缺损，血免疫球蛋白缺乏。染色体微阵列CMA检测帮助鉴别。

【治疗】

目前尚无有效治疗方法。预后不良，多在2~3个月死亡。如伴有先天性心脏病、胃肠道或其他畸形，可考虑手术对症治疗。接受积极干预的婴儿，随着医疗手段的提高，其生存期较之前有所延长。

【遗传咨询】

1. **遗传咨询**　孕妇年龄愈大,风险率愈高。

2. **产前诊断**　防止患儿出生的有效措施。开展胎儿染色体核型分析,取样包括孕中期羊膜腔穿刺做羊水细胞、孕中期胚胎绒毛细胞和孕中期脐带血淋巴细胞等分析。

3. **羊水细胞染色体检查**　羊水细胞染色体检查是产前诊断的一种有效方法。目前产前诊断最常用的技术是羊膜腔穿刺技术,即在B超引导下,将针通过孕妇腹部刺入羊水中,抽取羊水,对胎儿细胞进行染色体分析。适宜孕16~20周的孕妇。除羊膜腔穿刺术外,进行产前诊断的技术还有绒毛活检、胎儿脐静脉穿刺、胎儿镜检查等。常见核型与外周血细胞染色体核型相同。

4. **荧光原位杂交**　应用18号染色体着丝粒探针D1821与绒毛细胞或未培养的羊水细胞进行荧光原位杂交后,可进行产前诊断。

5. **产前筛查血清标志物**　妊娠相关血浆蛋白A(pregnancy-associated alpha plasma protein A,PAPP-A)是18-三体筛查的最佳选择。中期妊娠的母亲血甲胎蛋白(α-fetoprotein,APF)、非结合雌三醇(uE_3)和低hCG提示18-三体的风险增加。应用母亲年龄、PAPP-A和游离β-hCG的组合筛查18-三体型实现较高检出率。

6. **常规孕期检查**　部分患儿可发现先天性心脏病等改变。妊娠中期胎儿生长特征表明,18-三体胎儿的肾上腺和肺重量低于正常。

7. **新生儿筛查**　临床需仔细观察异常如骨骼比例异常、枕骨突出、胸骨短、骨盆小、特征性握拳姿势,指纹弓形纹增多,要高度怀疑并完善染色体检测。

(孙　妍　于永慧)

参考文献

[1] INOUE H,MATSUNAGA Y,SAWANO T,et al. Survival outcomes of very low birth weight infants with trisomy 18 [J]. Am J Med Genet A,2021,185(11) 3459-3465.

[2] ANDERSON CE, PUNNETT HH, HUFF V, et al.Characterization of a Wilms tumor in a 9-year-old girl with trisomy 18 [J]. American Journal of Medical Genetics, Part A, 2003, 121A(1): 52-55.
[3] FICK TA, SEXSON TSK.Trisomy 18 Trends Over the Last 20 years [J]. J Pediatr, 2021, : S0022-3476(21)00754-X.
[4] BIAGIOTTI R, CARIATI E, BRIZZI L, et al. Maternal serum screening for trisomy 18 in the first trimester of pregnancy [J]. Prenat Diagn, 1998, 18(9): 907-913.
[5] BARR M. Growth profiles of human autosomal trisomies at midgestation [J]. Teratology, 1994, 50(6): 395-398.

第二节　16p11.2 微缺失综合征

【概述】

16p11.2 微缺失综合征(16p11.2 microdeletion syndrome)首次于 2008 年被 Kumar 等在孤独症谱系障碍(autism spectrum disorder, ASD)疾病研究中命名。经典的 16p11.2 微缺失综合征为 16 号染色体短臂 1 区 1 带 2 亚带上 29.5~30.1Mb(横跨约 600kb, 包含 29 个基因)基因缺失导致的一种先天性染色体组疾病。人群发病率约(1~5)/10 000, ASD 患者中更常见, 高达 0.5%~1%, 并且为导致智力障碍常见的染色体缺失之一。该病临床表型异质性较高, 存在不全外显现象, 且外显率与年龄有关, 主要表现为 ASD 及语言障碍、智力落后、癫痫、头围大、肥胖、骨骼病变、轻度非特异的面部异常、胰岛素抵抗等, 亦有无症状携带者报道。约 75%~80% 患者为新生突变, 20% 患者常染色体显性遗传自父母一方携带者, 少部分为父母生殖细胞嵌合, 亦有研究报道 90% 病例为新生突变或生殖细胞嵌合。通过染色体微阵列分析(chromosomal microarray, CMA)技术或超高通量 DNA 拷贝数变异测序(copy number variant sequencing, CNVseq)技术可对该病在分子水平上进行确诊。

人类基因组参考序列 19 中 16 号染色体短臂 1 区 1 亚带第 4 和

第5断裂点两侧(基因组序列29.5和30.1Mb处)约147kb低拷贝重复序列存在99.5%序列相似性,经典16p11.2微缺失综合征为非等位基因同源重组导致。此外还报道16号染色体19.3~39.9Mb区域约20.6Mb包含断裂点4和5的缺失,临床表型比经典的16p11.2微缺失综合征更严重,相对少见。在29个缺失基因中*TBX6*、*PRRT2*、*KCTD13*、*SH2B1*功能较明确。*TBX6*基因与16p11.2微缺失综合征脊柱畸形密切相关。*TBX6*突变导致常染色体显性遗传脊柱肋骨发育不良5型。*PRRT2*致病性变异可导致常染色体显性遗传的发作性运动诱发性运动障碍、良性家族性婴幼儿癫痫和家族性遗传性新生儿抽搐伴阵发性手足舞蹈徐动症。在16p11.2缺失综合征患者中近1/2的癫痫患者可被归类为良性婴儿癫痫,考虑与*PRRT2*基因缺失有关。在对ASD和其他神经发育异常患者中发现16p11.2中一个较小的约118kb缺失,该缺失中*KCTD13*基因被鉴定为16p11.2微缺失综合征神经解剖学表型的主要因素;此外,抑制*KCTD13*基因可诱发巨头畸形。*SH2B1*基因缺失亦被报道为16p11.2微缺失综合征的致病基因,并与发育迟缓和肥胖有关,*SH2B1*基因参与瘦素和胰岛素信号转导,*SH2B1*缺失与由于过度进食和胰岛素抵抗导致的肥胖风险增加有关。

【诊断】

临床诊断可对患者临床表型进行识别,由于存在不全外显现象,分子诊断为确诊的重要依据。大多数16p11.2微缺失综合征患者是在评估发育迟缓、智力残疾或孤独症时,通过基因检测确诊。

1. 临床表现及机制

(1) 孤独症谱系障碍:19%~27%的16p11.2微缺失携带者符合孤独症诊断标准,超过80%的个体表现出包括泛孤独症障碍在内的精神障碍。前额叶皮层是大脑高级执行功能的关键区域,在调节社会认知中起着重要作用。前额叶皮质中N-甲基-D-天冬氨酸受体功能异常被认为与16p11.2微缺失综合征认知和社交障碍表现密切相关。

(2) 语言障碍:是16p11.2微缺失综合征研究最多的方面,3岁以上的 16p11.2 微缺失患者中,约 71% 的人被诊断为语言和沟通障碍,包括语音处理障碍以及表达和接受语言障碍。无论 ASD 是否诊断,16p11.2 微缺失患者都有较高的语言习得延迟和非典型语言发生率。随着年龄的增长,16p11.2 微缺失综合征患者的语言能力会提高。但在生后前 5 年常有严重的语言交流问题,包括儿童言语失用症(childhood apraxia of speech,CAS)。语音(发音)问题是最常见的诊断。表达性语言似乎比接受性语言更容易受到影响。发生 CAS 是因大脑在言语符号进行规划和编程过程中产生困难所致,影响语言精确度和一致性,已被确定为典型 16p11.2 微缺失综合征儿童的核心沟通缺陷,甚至可持续到成年。有研究表明高达 77% 典型 16p11.2 微缺失个体表现有 CAS。基于头颅磁共振成像(magnetic resonance imaging,MRI)研究显示,16p11.2 微缺失患者与语言功能相关的皮质体积和厚度异常。与无影像学异常的缺失携带者相比,有结构性脑异常的缺失携带者的沟通和社交技能明显要差。其他神经行为疾病(如癫痫和/或癫痫发作、ASD)与 CAS 诊断无关。

(3) 智力落后:16p11.2 微缺失综合征患者智力可表现为正常到轻微的智力残疾,平均智商为 82.7 分。智商在平均分数范围内患者也常合并语言延迟或 ASD 等。患者智商倾向于从父母的智商向下偏移 1.7 个标准差,比没有携带缺失的其他家庭成员低 2 个标准差。语言智商低于非语言智商。对缺失患者进行头颅 MRI 扫描,发现大脑皮质厚度明显异常,存在广泛的皮质增厚,皮质厚度与智商呈负相关。

(4) 癫痫:22% 的缺失携带者有无诱因的癫痫发作。一项对 129 名 16p11.2 缺失患者研究显示,24% 患者至少有一次癫痫发作,其中 16% 存在复发性癫痫发作。近 1/2 的癫痫患者可被归类为良性婴儿癫痫。大多数癫痫患者可得到良好控制,只有少数人患有难治性癫痫。

(5) 头围增大:17% 的携带者出现头围增大。头围增大存在年龄依赖外显,通常携带者出生时头围较小,亦有出生时头围较大的报道,2 岁时头围增大变得明显。

(6) 肥胖:携带者同普拉德-威利综合征患者一样缺乏饱腹感。出生时体重常低于平均水平,体重指数(body mass index,BMI)在 3.5 岁时突然显著升高。到 7 岁时,肥胖成为 50% 以上携带者的主要共病。成年期,75% 患者存在肥胖现象,45% 为病态肥胖,BMI 值可因治疗行为和精神问题药物加剧,肥胖和肥胖相关并发症为 16p11.2 微缺失综合征患者成人期最大的医学挑战。

(7) 骨骼病变:最常见的异常是椎体异常。20% 的携带者出现半椎体或脊柱侧弯。在大多数情况下,可能不需要治疗。图 2-2-1 为笔者医院一例诊断患者的脊柱 X 线片表现。

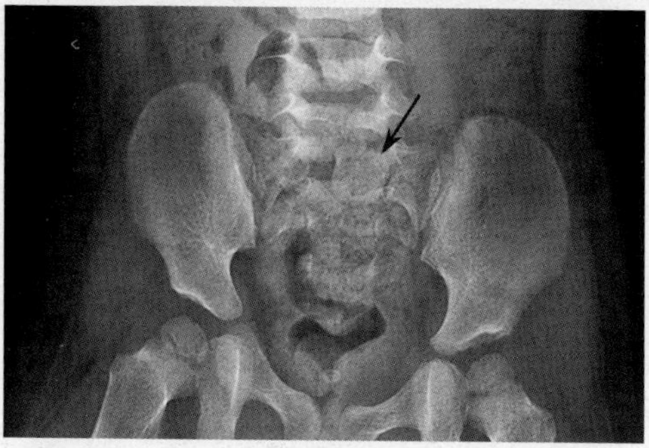

图 2-2-1　箭头所指椎体增大,呈半椎体;伴有隐性脊柱裂、椎体多发畸形

(8) 面部异常:1/2 的携带者存在面部畸形,但面部特征不明显,也不容易识别。表现为睑裂下斜、眼窝深陷、上睑下垂、远视、小眼、耳朵突出和鼻根宽阔等。

(9) 其他表现:高胰岛素血症低血糖;精神分裂症、焦虑症;颅缝早闭、缺损、Chiari 畸形/小脑异位;尿道下裂、隐睾;膀胱输尿管反流;幽门狭窄;先天性心脏病;腭裂/腭咽功能不全;皮肤病变。高胰岛素血症低血糖在新生儿和婴儿期明显,这种低血糖似乎对二氮嗪治疗有反应和持续时间短暂。Chiari 畸形/小脑异位是最常见的脑结构异常,在 41 例患者 MRI 回顾性分析中发现 19 例合并。皮肤病变表现有咖啡牛奶斑和骶骨酒窝。

2. **辅助检查** 16p11.2 微缺失综合征临床表现涉及多系统、多器官损害，针对其临床表现、并发症及鉴别诊断进行辅助检查。

(1) 生化：血常规、肝肾功能、血糖、血氨、乳酸、血脂、血尿质谱等测定。

(2) 超声：心脏超声、肝胆脾 B 超、肾膀胱输尿管 B 超等。

(3) 影像：颅脑 MRI、脊柱及椎体 X 线片。

(4) 动态脑电图。

(5) 神经发育评估、视力检测。

3. **临床诊断和分子诊断** 根据孤独症谱系障碍及语言障碍、智力落后、癫痫、头围增大等临床表现，可拟诊，但临床表现非特异性，需遗传学检测确诊。因 G 显带染色体核型分析分辨率在 5Mb 以上，因此 16p11.2 微缺失不能通过 G 显带染色体核型分析或其他常规的细胞遗传学技术来识别。CMA 和 CNVseq 均可在全基因组水平上检测 100kb 以上拷贝数变异，因此对 16p11.2 微缺失综合征可在分子水平上确诊。部分临床表型较严重患者，可同时行全外显子基因检测排除另一条染色体隐性基因突变暴露可能。

【鉴别诊断】

鉴别诊断范围广泛，包括任何原因导致的语言障碍、ASD 和智力低下。

1. **雷特综合征** 可表现为 ASD、智力落后、癫痫发作、脊柱侧弯等，需与 16p11.2 微缺失综合征鉴别。该病为 X 连锁显性遗传，致病基因为 *MECP2*，为女性重度智力低下最常见的原因之一，通常生后 6 个月内发育正常，6~18 个月出现发育停滞，随后出现倒退、智力和交往能力减弱，伴有头围增长减慢。16p11.2 微缺失综合征无智力倒退表现、智力残疾较轻、头围增大，染色体 16p11.2 存在缺失和 *MECP2* 基因检测可鉴别。

2. 15q11-13 **重复综合征** 为 ASD 患者检出率最高的拷贝数变异，除 ASD 外也可表现发育迟缓、智力障碍、肌张力低下、轻微特殊面容、癫痫等，CMA 或 CNVseq 检测可鉴别。

3. 16p11.2 **重复综合征**　少部分 16p11.2 微缺失综合征可表现为精神分裂症，精神分裂症在 16p11.2 重复综合征患者中更常见，16p11.2 重复综合征常表现为小头畸形及体重不足等表现，CMA 或 CNVseq 检测可在分子水平上鉴别。

【治疗】

无特效治疗，需包括语言、遗传、神经、内分泌、骨科及心血管科专家协助干预。16p11.2 微缺失综合征患者均应接受神经发育详细评估，包括评估认知、适应力、语言和精神/行为问题。临床评估应始终包括孤独症诊断访谈和孤独症诊断观察计划评估，以发现与 ASD 相关的行为和可能的 ASD 诊断。大多数携带者需要语言治疗，由于表达性语言延迟的发生率较高，言语治疗和增强辅助交流手段应尽早考虑。对于合并癫痫发作患者，无特定最有效抗癫痫药物，但多数癫痫患者可较好控制。成年 16p11.2 缺失患者较儿童患者有更高的肥胖、糖尿病、骨关节炎、高血压、哮喘、贫血和肾脏问题的发生率，需定期医疗监测。

【遗传咨询】

16p11.2 微缺失综合征临床异质性较大，部分遗传病例父母携带者可无任何 16p11.2 微缺失综合征的临床症状。因此，尽管 75%~80% 患者为新生突变，16p11.2 微缺失综合征患者父母及兄弟姐妹均应行 CMA 或 CNVseq 检测。如父母一方检测存在缺失，下一胎及先证者兄弟姐妹理论上遗传风险为 50%。如亲本检测无缺失，因存在生殖细胞嵌合，下一胎再发风险约 1%，故建议下一胎进行产前诊断。而产前诊断阳性者，不可能可靠地预测个体表型。有研究表明，新生突变或遗传突变均有强烈的母源性遗传偏向，有必要对母亲兄弟姐妹进行检测。

➢ 附:16p11.2 微缺失综合征的诊治流程图

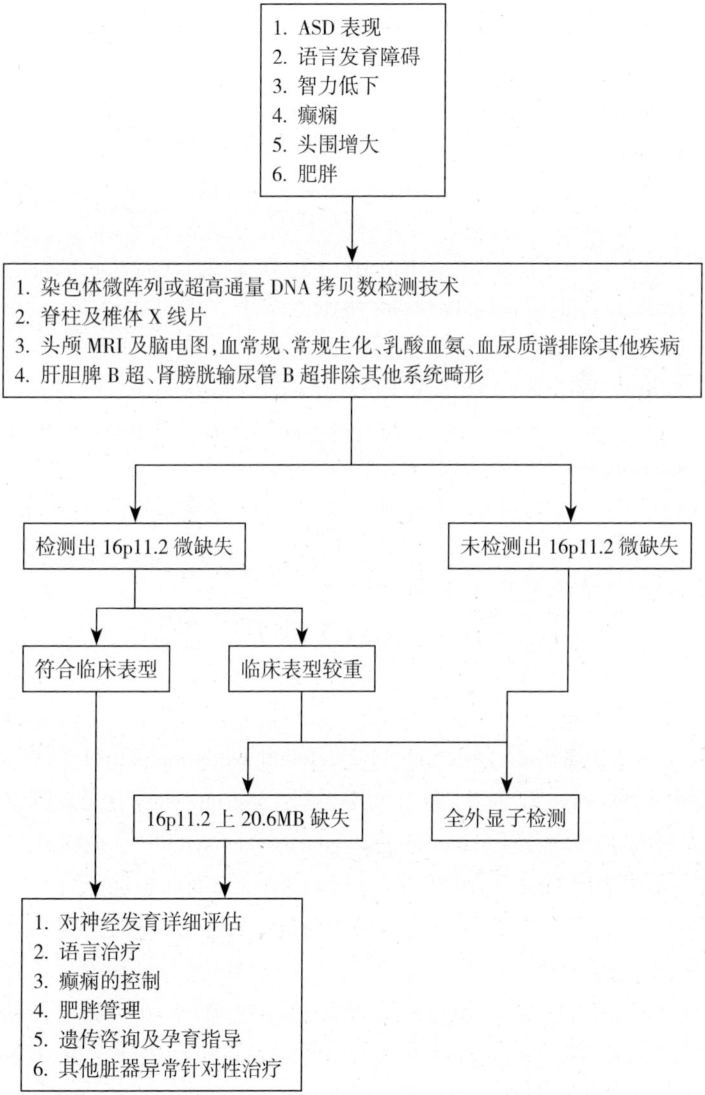

（胡宇慧　陈淑丽）

参考文献

[1] ZUFFEREY F, SHERR EH, BECKMANN ND, et al. 600kb deletion syndrome at 16p11.2 leads to energy imbalance and neuropsychiatric disorders. J Med Genet, 2012, 49(10): 660-668.

[2] HANSON E, NASIR RH, FONG A, et al. Cognitive and Behavioral Characterization of 16p11.2 Deletion Syndrome. J Dev Behav Pediatr, 2010, 31(8): 649-657.

[3] MEI C, FEDORENKO E, AMOR DJ, et al. Deep phenotyping of speech and language skills in individuals with 16p11.2 deletion. Eur J Hum Genet, 2018, 26(5): 676-686.

[4] SZELEST M, STEFANIAK M, REKA G, et al. Three case reports of patients indicating the diversity of molecular and clinical features of 16p11.2 microdeletion anomaly. BMC Med Genomics, 2021, 14(1): 76.

[5] CHUNG WK, ROBERTS TP, SHERR EH, er al. 16p11.2 deletion syndrome. Curr Opin Genet Dev, 2021, 68: 49-55.

第三节　22q11.2 缺失综合征

【概述】

22q11.2 缺失综合征(22q11.2 deletion syndrome, 22q11.2 DS)，也被称为 DiGeorge 综合征、腭心面综合征(Sphrintzen 综合征)、圆锥动脉干异常面容综合征(conotruncal anomaly face syndrome, CAFS)、常染色体显性遗传 Opitz G/BBB 综合征和 Cayler 心面综合征，是由 22 号染色体长臂区域 11.2 的杂合微缺失引起。22q11.2DS 具有复杂多变的表型，包括躯体、认知和精神表现。其典型临床特征包括先天性心脏病、特殊面容、腭裂、免疫功能异常、低钙血症、认知障碍以及精神障碍等。国外报道的发病率约为 1/6 000~1/3 000，国内尚无相关数据，是人类最常见的染色体微缺失综合征。

目前研究发现约 90% 的 22q11.2 DS 病例来自 de novo 突变，约 10% 是常染色体显性遗传。22q11.2 的缺失通常是由染色体

22q11.2 上的低拷贝重复系列(LCR22)之间在减数分裂时发生非等位基因同源重组(NAHR)而引起,缺失片段的大小多数为 1.5~3Mb。跨越 22q11.2 区域的 LCR22 共有 8 个,称为 LCRA~H。最常见的 LCR22A-D 缺失类型是由 LCRA、LCRD 两个最大的 LCR 之间非等位基因同源重组导致 3Mb 缺失导致的,约占 86%;而 LCRA 和 LCRB 之间重组是第二种常见的缺失类型,导致 1.5Mb 缺失;LCRA 和 LCRC 之间的重组最少见。现阶段已有 45 个已知的蛋白质编码基因、7 个 miRNA、10 个非编码基因以及其他预测的编码和非编码基因映射到 3Mb22q11.2 区域。在 LCR22A~B 区域是 TBX1,它编码 T-box 类型的转录因子,TBX1 的杂合突变会导致出现 22q11.2 DS 样临床症状。

【诊断】

由于遗传物质缺失的不同,22q11.2 DS 患儿的临床表现差异很大,常涉及多器官及多系统。

1. 临床表现和特征

(1) 特殊面容:小颌畸形、不对称哭泪相、扁平颧骨、上斜睑裂、眼距过宽、蒙眼眼睑、上睑下垂、球根状鼻尖、鼻翼发育不全、耳郭厚且过度折叠、耳垂和耳前凹坑。

(2) 先天性心脏病(CHD):大多数异常为心脏圆锥动脉干畸形,包括法洛四联症(伴或不伴肺动脉闭锁)、动脉干、B 型主动脉弓中断和室间隔缺损。CHD 是 22q11.2DS 儿童死亡的主要原因。

(3) 免疫缺陷:胸腺发育不全致 T 细胞生成受损,表现包括慢性感染;IgA 缺乏、过敏和哮喘、自身免疫性疾病如幼年型类风湿性关节炎、特发性血小板减少症、溶血性贫血和甲状腺疾病等。

(4) 腭畸形:腭裂或唇裂、隐匿性黏膜下腭裂、悬雍垂裂和腭咽功能障碍。

(5) 内分泌功能异常:表现有甲状旁腺功能减退导致的低钙血症、生长激素缺乏、胎儿生长受限和身材矮小。

(6) 胃肠道异常:可能导致严重的进食和吞咽问题。

(7) 泌尿生殖系统异常:双侧或单侧肾发育不全或发育不良、囊性肾脏、肾积水、肾功能减退、腹股沟疝、无子宫。

(8) 发育迟缓：在婴幼儿中，表现为粗大运动和精细运动发展缓慢、言语障碍，随年龄增加，智力障碍和学习困难常见。

(9) 精神障碍：儿童时期出现的相关精神疾病有焦虑、注意缺陷多动障碍（attention deficit and hyperactive disorder，ADHD）和孤独症谱系障碍（autism spectrum disorder，ASD），青春期后以精神分裂症、焦虑症和情绪障碍为主。

(10) 其他：其他重大畸形如多指并指、脚趾重叠、锤状趾、球杆足、脊柱畸形；先天性膈疝、眼部异常（视网膜缺损、视网膜血管弯曲、小眼球等）、感音神经性和传导性听力损失或耳蜗异常等；以及罕见的恶性肿瘤，包括肝母细胞瘤、肾母细胞瘤、肾细胞癌、甲状腺癌、白血病、神经母细胞瘤和黑色素瘤。

2. 辅助检查

(1) 遗传学诊断方法：包括细胞遗传学和分子遗传学，细胞遗传学即核型分析，是 22q11.2DS 的一种筛查手段。检测 22q11.2 缺失更依赖于分子遗传学方法，常用方法如下：

1) 荧光原位杂交（FISH）：包括 N25 或 TUPLE 探针检测经典缺失的常用方法，也是诊断 22q11.2 DS 金标准。

2) 多重连接依赖性探针扩增（MLPA）：可识别典型和非典型缺失。

3) 临床全基因组微阵列检测：在无法根据临床表型作出明确诊断或当 MLPA 在临床上不可用时使用，是目前检测 22q11.2 缺失的一线研究方法，对非典型缺失敏感性更高。

(2) 针对 22q11.2 DS 多系统和多脏器损害，进行相应的辅助检查：包括心脏彩超、内分泌检查（甲状旁腺功能、生长激素等）、免疫系统（细胞免疫、体液免疫等相关指标评估）、五官功能检查、骨骼系统及体格和生长发育检查、恶性肿瘤的筛查等。

3. 诊断标准 本病在新生儿和婴儿期表现有典型临床特征，包括特殊面容、先天性心脏病、腭裂、免疫功能异常、低钙血症、年长儿表现认知障碍以及精神障碍等症状。结合荧光原位杂交（FISH）包括 N25 或 TUPLE 探针可检测经典缺失、多重连接依赖性探针扩增（MLPA）可识别典型和非典型缺失、临床全基因组微阵列检测对非典型缺失敏感性更高，分子遗传学方法是诊断 22q11.2 DS 的金标准。

【鉴别诊断】

1. **CHARGE 综合征** 是一种常染色体显性遗传病，约 65%~70% 患者中发现了 *CHD7* 基因的致病突变，表现先天性心脏病、腭部异常、眼组织缺损、后鼻孔闭锁、肾脏异常、生长缺陷、耳异常/听力丧失、发育异常、面瘫、泌尿生殖系统异常、免疫缺陷等。

2. **VATER 联合征** 主要表现组合畸形，包括椎体和心血管畸形、肛门直肠闭锁、气管食管闭锁、肢体桡侧畸形，VATER 即为上述畸形的首字母连写；也有表现为以下畸形：先天性心脏畸形 50%，肾脏畸形 53%，单脐动脉 35%，肢体其他畸形。因此也有学者将 VATER 联合征称为 VACTERL 联合征。VATER 联合征是一种目前尚未确定的病因的排除性诊断。

3. **Alagille 综合征** 是一种常染色体显性遗传病，主要表现有黄疸、特殊面容（前额突出，眼与鼻的距离大，下颏小而尖）、先天性心脏病（肺动脉瓣可闻及收缩期杂音）、脊椎前弓裂开不融合、无脊柱侧弯、有程度不等的智力发育迟缓等，约 88% 的符合临床诊断标准的个体中可检测到 *JAG1* 基因致病性突变。约 7% 个体中 FISH 可检测到包含了整个 *JAG1* 基因的 20p12 微缺失。有不到 1% 的人 *NOTCH2* 基因存在致病突变。

4. **Smith-Lemli-Opitz 综合征** 是一种常染色体隐性遗传的先天性新陈代谢疾病，是一种罕见的由酶缺乏引起的疾病，导致体内缺乏天然的胆固醇。临床症状包括出生时头围偏小、特殊面容、轻度的认知问题和身材矮小到严重的智力迟钝和身体畸形（包括心脏和肺发育畸形、多趾、并趾和腭裂），主要由 *DHCR7* 基因的突变导致。

5. **眼-耳-脊椎综合征（OAVS）** 又称 Goldenhar 综合征，病因尚未明确，是一种以眼、耳及颜面、脊柱畸形为主要临床症状的先天性综合征。特征性症状包括面部畸形如小颌畸形、唇裂、面横裂、颧骨发育不全、牙齿排列不齐等。耳部畸形可出现副耳、耳前瘘管和外耳道缺如等。眼部异常患儿可见有眼角膜皮样瘤、眼睑缺损、上睑下垂、小角膜及小眼球、眼裂歪斜、白内障等。脊柱畸形临床表现形式不一，病变主要影响脊柱的侧弯及骨质愈合，也可有肋骨异常、头颅骨畸形、肢体和足畸形。60%~70% 的病例发生于男孩，其临床表现较复杂，约 10% 的病例有智力落后，而大多数病例只显示部分体征。

【治疗】

至今尚无治愈 22q11.2DS 的方法，也缺乏特异性治疗方法。主要还是针对不同临床表现进行对症治疗和康复治疗，以维持合理营养摄入、改善生长发育、矫正发育行为、提高生存质量、延长寿命。22q11.2DS 的管理需要考虑到患者相关特征的个性化、多学科和协调的护理计划。对症治疗和管理包括：

1. **家庭宣教**　在确诊之际，需要对父母进行心理指导，尽早接受事实、及时调整心态；然后仔细与父母宣教疾病知识，作为一种遗传病，需要终身随访和干预管理，尤其对于一种发育迟缓、精神障碍和行为异常的疾病，家庭参与非常重要，需要家长和社会多方参与管理，养成良好的生活方式和性格。

2. 根据不同年龄段患儿临床表现差异，关注不同重点：新生儿和婴儿期（1 岁内）主要解决喂养困难问题，可采用大孔眼的奶瓶以少量多次的方式喂养以解决营养摄入不足的问题，必要时采用短期鼻饲管。1 岁后发育延迟成为主要问题，包括运动、言语障碍，可早期康复治疗，以改善认知、发育落后及言语问题。2~3 岁后注意解决患儿相应的行为问题。同时注意一些良好习惯的培养，矫正行为异常。

3. **器官畸形干预**　CHD 按各自心脏缺陷的指南治疗；腭畸形，手术干预为主，通常在 4~6 岁左右，出现腭咽功能障碍所致发音不适、言语不清，予康复干预。

4. **免疫系统和自身免疫疾病**　部分病例可考虑胸腺移植或匹配的 T 细胞移植，所有患者均需定期监测。低丙种球蛋白血症患者可以接受免疫球蛋白替代治疗。

5. **内分泌系统**　充分治疗低钙血症和甲状腺旁功能障碍是必不可少的。在生物应激时（如围术期、青春期、怀孕或分娩期间）特别注意钙水平，并在新生儿期保持警惕以防止癫痫发作。生长激素缺乏症对治疗后反应良好。

6. **中枢神经系统**　在婴儿期，新生儿癫痫发作、发育迟缓、语言障碍和孤独症谱系障碍都需要各自的干预策略。注意力缺陷多动障碍、焦虑、其他情绪障碍以及精神分裂症等的标准药物和非药物治疗是有效的。药物和非药物治疗策略是根据相关疾病的一般临床实践指南进行应用。

7. **心理行为矫治**　对于皮肤损害、强迫及刻板行为等，可在青春期通过控制治疗、精神治疗、联合精神用药改善。

8. **康复治疗**　通过医疗机构和家庭，针对运动、语言等发育落后，自闭、多动、精神障碍等问题，进行适宜康复训练，提高日常生活活动能力和生活质量。

9. **其他外科治疗**　如多指畸形、畸形足等可通过手术治疗进行干预，脊柱侧弯可以支架等矫正，严重者（>45°）可能需要手术治疗矫正。

10. **并发症的防治**　预防接种活疫苗前应进行免疫评估，有淋巴细胞异常的不应该接种活疫苗（如口服脊髓灰质炎疫苗，麻疹、腮腺炎和风疹的混合疫苗），及评估免疫接种后的抗体水平是必要的。推荐使用辐照后血液制品，直到确认了免疫系统正常化。在术前和术后均应测量血清钙离子的浓度，以避免低钙性惊厥发作。

【遗传咨询】

1. 当胎儿超声检查发现几个与 22q11.2DS 相关的表现，包括 CHD、腭裂、肾脏异常、羊水过多、多指畸形、畸形足、膈疝、气管食管瘘和神经管缺陷等，或在无创产前筛查后被认为具有高风险时，应考虑进行 22q11.2 缺失筛查。

2. 如果 22q11.2DS 患者的父母检测结果正常，那么患者同胞的风险很低，但比一般人群的风险要大，已报道存在生殖细胞系嵌合或低比例体细胞嵌合的父母。如果父母也存在 22q11.2DS，那么每个同胞的患病风险是 50%。

3. 对已知高风险孕妇进行产前诊断和胚胎植入前遗传诊断时，需要先确定先证者或/和涉及 22q11.2 区域的染色体平衡或非平衡重排的父母携带者存在 22q11.2 缺失片段。针对其中一方患有 22q11.2 缺失且复发风险为 50% 的夫妇，需进行 22q11.2 缺失确定性的检查，包括非侵入性筛查（如胎儿超声检查和心脏彩超检查）、绒毛取样检查、羊水穿刺。

附:22q11.2 缺失综合征的诊治流程图

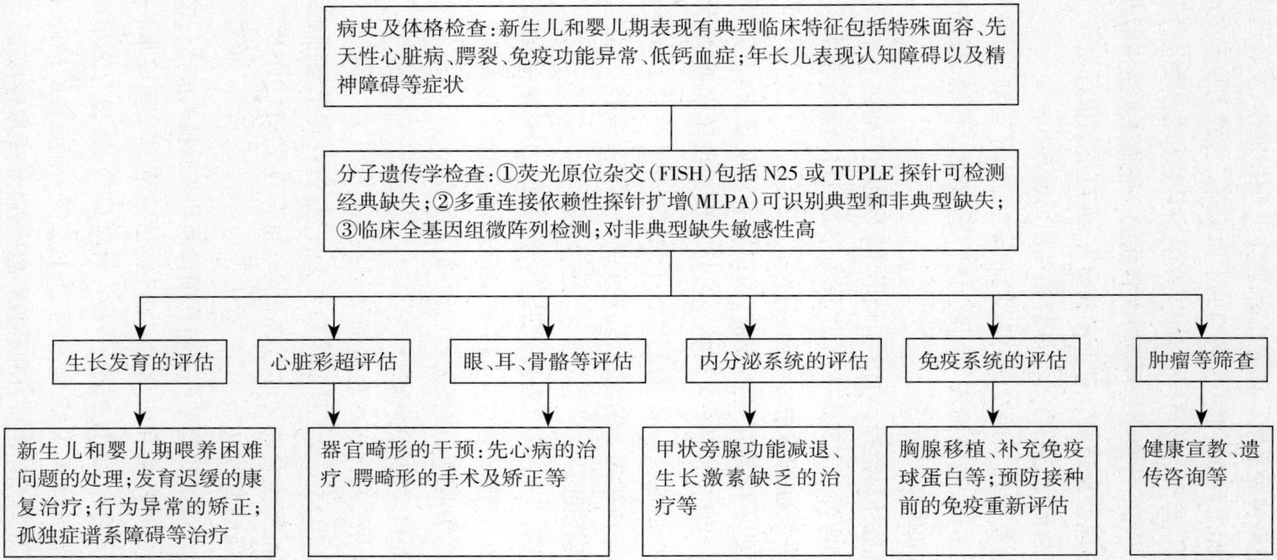
病史及体格检查:新生儿和婴儿期表现有典型临床特征包括特殊面容、先天性心脏病、腭裂、免疫功能异常、低钙血症;年长儿表现认知障碍以及精神障碍等症状
分子遗传学检查:①荧光原位杂交(FISH)包括 N25 或 TUPLE 探针可检测经典缺失;②多重连接依赖性探针扩增(MLPA)可识别典型和非典型缺失;③临床全基因组微阵列检测;对非典型缺失敏感性高
生长发育的评估
心脏彩超评估
眼、耳、骨骼等评估
内分泌系统的评估
免疫系统的评估
肿瘤等筛查
新生儿和婴儿期喂养困难问题的处理;发育迟缓的康复治疗;行为异常的矫正;孤独症谱系障碍等治疗
器官畸形的干预:先心病的治疗、腭畸形的手术及矫正等
甲状旁腺功能减退、生长激素缺乏的治疗等
胸腺移植、补充免疫球蛋白等;预防接种前的免疫重新评估
健康宣教、遗传咨询等

(李联侨)

参考文献

[1] PALMER LD, BUTCHER NJ, BOOT E, et al. Elucidating the diagnostic odyssey of 22q11. 2 deletion syndrome [J]. American Journal of Medical Genetics Part A, 2018, 176(4): 936-944.

[2] DAVIES RW, FIKSINSKI AM, BREETVELT EJ, et al. Using common genetic variation to examine phenotypic expression and risk prediction in 22q11. 2 deletion syndrome [J]. Nature medicine, 2020, 26(12): 1912-1918.

[3] SWILLEN A, MOSS E, DUIJFF S. Neurodevelopmental outcome in 22q11. 2 deletion syndrome and management [J]. American Journal of Medical Genetics Part A, 2018, 176(10): 2160-2166.

[4] ZINKSTOK JR, BOOT E, BASSETT AS, et al. Neurobiological perspective of 22q11. 2 deletion syndrome [J]. The Lancet Psychiatry, 2019, 6(11): 951-960.

[5] KRUSZKA PAUL, ADDISSIE YONIT A, MCGINN DANIEL E, et al.22q11.2 deletion syndrome in diverse populations.American journal of medical genetics, Part A (4), 2017.

第四节　Miller-Dieker 综合征

【概述】

Miller-Dieker 综合征（Miller-Dieker syndrome，MDS），是一种罕见的致畸、致死性染色体微缺失综合征。1963 年由 Miller 和 Dieker 首次报道。该病发病率为 1/20 000~1/13 000，通常在 2 岁前死亡，极少数可存活至 10 岁以上。正常大脑皮质具有多个皱褶和脑回。而该病具有异常平滑大脑皮质，临床特征包括脑发育异常（先天性无脑回和/或巨脑回畸形），特殊颅面部畸形以及严重神经发育异常，智力落后和癫痫，可合并心脏、泌尿生殖系统畸形等。

该病为常染色体显性遗传，患者 17p13.3 染色体区发生不同程度的杂合缺失，主要涵盖的候选致病基因包括 *PAFAH1B1*、*YWHAE*、

CRK、*H1C1* 基因。约 80% 患者属于自发突变，约 20% 由于亲代可能存在染色体末端缺失、环状染色体、染色体平衡易位、17p13.3 微缺失、生殖细胞嵌合体等。

17p13.3 微缺失并不都属于 MDS，MDS 不是由单个基因缺陷引起的，只有当患者 17p13.3 缺失区域同时包含 *LIS1*、*YWHAE* 和 *CRK* 基因则称为 MDS。*PAFAH1B1* 基因（也称为 *LIS1* 基因）在哺乳动物神经元中高水平表达，参与大脑发育过程中信号转导，在神经元迁移和轴突生长方面发挥重要作用。如果基因杂合缺失或基因突变导致的该基因单倍剂量不足均可导致大脑发育早期脑神经元移行障碍。*YWHAE* 基因编码 14-3-3ε 蛋白，参与神经元的移行。该基因缺陷将导致神经元细胞凋亡增加、移行缺陷、皮质萎缩、海马缺陷等。*CRK* 基因在细胞分化、神经元移行、神经脊细胞移行以及面部发育中发挥重要作用，是导致更严重的神经元迁移缺陷的基因之一，可能是 MDS 患者癫痫表型的部分原因。

【诊断】

1. **家族史**　约 80% 的 MDS 属于基因自发突变，因此多数缺乏家族类似疾病史。

2. **临床表现**　取决于微缺失片段大小以及丢失基因种类及数量。

(1) 典型无脑回畸形：大脑脑回减少或消失，表面光滑、增厚且简化的四层皮质常伴脑错位，额部和岛盖颞部发育不全，大脑外侧裂较宽，CT 上呈“八”字形，胼胝体发育不全和巨大的透明隔腔，第三脑室区中线部位钙化，脑干和小脑正常。严重程度与大脑异常程度（无脑回和皮质增厚程度）呈正相关。智力低下及运动发育落后见于所有 MDS 患儿。即使癫痫发作控制良好，发育水平仅相当于 3~5 个月婴儿，极少数能独坐。癫痫控制不佳患儿发育可能仅处于新生儿水平。MDS 还可出现体格发育落后、喂养和吞咽困难，肌张力减退、角弓反张、癫痫（发病 <6 个月），共济失调，小头畸形等。

(2) MDS 常常呈现独特面部特征，包括：前额突出，面部中部凹陷（面中部发育不良），哭闹时前颞中心呈现垂直的脊纹和沟纹。内眦赘皮，鼻短伴鼻孔上翘，上唇厚而突出，上唇有细小的朱红色边线，小下颌，耳位低或向后位倾斜，宽而继发的牙槽残嵴，乳牙出牙延迟。

(3) 其他少见异常包括：第五指弯曲、关节挛缩、通贯手、白内障、骶部凹陷、骨盆异位肾、脐膨出，泌尿胃肠道畸形、隐睾、代谢异常等。心血管可见永存动脉干、主动脉狭窄、肺动脉狭窄、室间隔缺损等。

(4) 产前超声或 MRI 可发现轻重程度不等、非特异性异常。孕早期可表现为胎儿颈项透明层增厚、鼻骨缺如等；孕中期可有心脏、颅面、颅内结构异常（侧脑室轻至中度扩张、胼胝体缺如、小头畸形）、羊水增多；孕晚期可有胎儿生长受限、胎动减少、无脑回畸形等。

3. 辅助检查

(1) 头颅 MRI：患者可以表现出明显的 Virchow-Robin 间隙，脑室周围和深层白质区域呈现异常的 T_2 加权强度，Chiari 畸形Ⅰ型，胼胝体区呈现异常凹陷，胼胝体膝压部异常扩增等。

(2) 针对累及器官系统的相应检查，如智力评分、脑电图、睾丸 B 超、心脏彩超、腹部 B 超、眼部检查、、心理咨询等。

(3) 产前诊断：MDS 患儿预后极差，产前诊断非常重要。如果发现胎儿无脑回、巨脑回、小头畸形、大脑皮质发育异常、胼胝体缺如或发育不良、双外侧裂形成不良等可疑 MDS 胎儿应定期进行产前超声监测，对于超声无法鉴别的异常，需行 MRI 以辅助诊断。对较早出现超声异常的胎儿应行羊水穿刺，如果 17p13.3 区域存在微缺失，应检测缺失片段大小和累及基因种类。

(4) 检测方法：分子诊断方法包括染色体微阵列分析（chromosomal microarray analysis，CMA）、单核苷酸多态性（single nucleotide polymorphism-array，SNP-array）、多重连接探针扩增技术、荧光原位杂交技术（fluorescence *in situ* hybridization，FISH）、微阵列比较基因组杂交（array comparative genomic hybridization，aCGH）、实时荧光定量核酸扩增检测等。除少数患者染色体非平衡易位致病外，大部分患者常规染色体核型分析正常。

【鉴别诊断】

MDS 应与其他病因引起的无脑回畸形相鉴别。

1. **非遗传性病因**　孕期发生的母亲或胎儿的病毒感染、胎儿发育过程中大脑含氧血供应不足等。

2. **其他基因突变**　如*DCX*、*ARX*、*RELN*、*VLDLR*、*ACTB*、*ACTG*、*TUBG1*、*KIF5C*、*KIF2A*、*CDK5*等。尤其应注意与*PAFAH1B1*-相关无脑回畸形Ⅰ型相鉴别。两者都存在17p13.3染色体区微缺失，表现出无脑回畸形。但MDS患者缺失区域较大，至少涵盖*PAFAH1B1*、*YWHAE*、*CRK*基因以及其他相邻基因，具有更严重的无脑回畸形、异常面容、生长发育迟缓及多器官受累畸形等。无脑回畸形Ⅰ型患者缺失区域涵盖*PAFAH1B1*基因，畸形分级较轻，并不伴颅面部畸形特征，也没有心脏缺陷、囊性肾脏、多指等疾病表型报道。17p13.3微缺失如果仅包含*YWHAE*基因，表现为生长发育迟缓、颅面异常、脑部结构异常及认知障碍；仅包含*YWHAE*和*CRK*基因缺失表现为生长发育迟缓、特殊面容、肢体畸形等，可不伴无脑回畸形。明确缺失片段累及基因种类即可提示基因型与临床表型的相关性。

【治疗】

1. **指征**　出现相应症状时对症处理，支持治疗。

2. **治疗**　目前缺乏特异性治疗方法。针对临床表现进行对症和支持治疗，预防并发症，促进生长发育、提高生存质量、延长寿命。

(1) 家庭宣教：向父母或监护人进行疾病知识宣教，树立终身随访和干预管理的意识，学习常见的喂养困难、学习障碍、抽搐等知识和家庭处理方法及技能。建议有潜在家族史家庭进行遗传咨询。

(2) 由于该病的表型谱跨度大，临床表现涉及多器官系统，推荐多学科联合治疗，集合临床医师、遗传学医师、物理康科医师以及神经科医师等进行规范管理。表2-4-1列举了各种情况及对应措施。

(3) 其他探索性治疗：动物实验发现*LIS1*基因敲除后出现无脑回畸形的小鼠，在其生后引入LIS1蛋白重表达，或者通过钙蛋白酶抑制剂ALLN和E64D保护LIS1免受蛋白降解，可改善其临床症状。韩国研究发现对发生环状染色体异常的患者，收集其成纤维细胞进行

表 2-4-1　MDS 治疗措施

临床表现	治疗措施	注意事项/其他
发育迟缓/智力障碍	定期监测评估，康复训练	—
体重不增/发育迟滞/吸入性肺炎	① 饮食建议，喂养指导 ② 对存在持续性喂养困难或呼吸问题的患儿可安置胃造口管，留置胃管	如果患儿有吞咽困难的临床体征或症状，比如吸入性肺炎，应该降低临床喂养评估阈值或尽早采取影像学吞咽研究
便秘	可选择粪便软化剂、胃肠促动力药、渗透性泻药	—
癫痫	根据癫痫类型和发作频率使用抗癫痫药	
痉挛强直状态	矫形术、理疗等，比如通过伸展运动防止挛缩	考虑配置定位和移动设备、残疾停车卡等
视力受损	遵眼科医生建议	—
听力受损	遵耳鼻喉科医生建议	—
家庭/社区	确保患者家庭与当地社区、康复机构、教育机构等紧密联系，积极开展互助、便民等活动	① 姑息治疗，家庭理疗 ② 参加矫正体操或残疾人运动会等活动

重编程，诱导其为多能干细胞（induced pluripotent stem cell，iPSCs）后，细胞可通过代偿性单亲二倍体，恢复正常染色体结构，这为因 17 号染色体成环而引起 MDS 表型患者提供了潜在的治疗方向。

（4）随访：预期寿命与无脑畸形的严重程度有关。多为 2 岁内死亡，很少患者能成活到 10 岁，据报道最大年龄患者 17 岁时死亡。最常见的死亡原因为喂养或者吞咽问题引起吸入性肺炎。随访内容见表 2-4-2。

表 2-4-2 MDS 临床随访内容

问题	评估项目
生长发育	监测生长指标、智力、运动发育进展
喂养	测量生长指标 评估营养状态和口腔进食安全性
胃肠道	监测大便情况,有无便秘
呼吸	监测有无吸入性肺炎、呼吸困难
神经	监测癫痫发作 评估有无新的临床症状,如语言表达或发育倒退
骨骼(肌)	理疗效果评估
耳鼻喉	听力
眼睛	视力
其他	生活能力和教育需求评估

【遗传咨询】

80% MDS 患者属于染色体 17p13.3 自发性缺失,约 20% MDS 患者的亲代之一为 17p13.3 染色体平衡异位重排的携带者。如果通过高分辨染色体分析未检测到患者双亲存在基因致病性变异或者结构性染色体重组,仍不排除父母生殖系嵌合的可能性。由于患者的兄弟姐妹患 MDS 的风险取决于自身染色体的重排方式,如果已知先证者的父母具有基因内致病性变异或染色体平衡易位,以后每次怀孕的复发风险会增高。如果存在家族性染色体重排现象,可以对家族中有患 MDS 风险的妊娠做产前检测,确认胎儿是否出现染色体平衡异位重排。

➤ 附：Miller-Dieker 综合征的诊断流程图

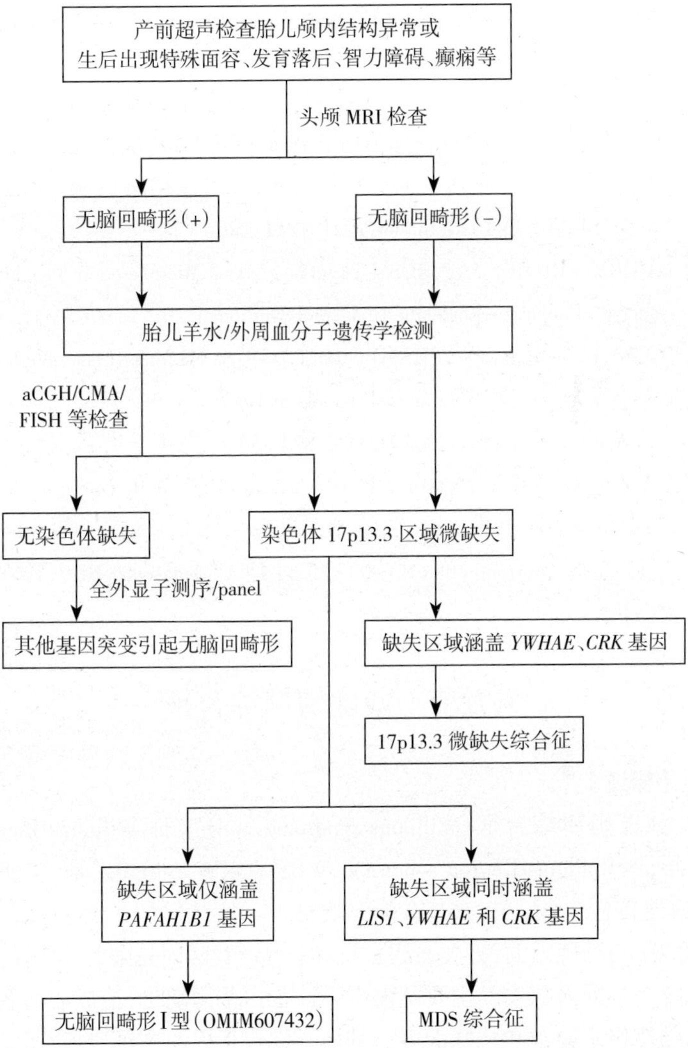

（吴 瑾 张婷婷）

参考文献

[1] BARROS FONTES MI, DOS SAP, ROSSI TF, et al.17p13.3 microdeletion: insights on genotype-phenotype correlation [J].Mol Syndromol, 2017, 8(1): 36-41.

[2] LIU X, BENNISON SA, ROBINSON L, et al.Responsible Genes for Neuronal Migration in the Chromosome 17p13.3: Beyond Pafah1b1 (Lis1), Crk and Ywhae (14-3-3ε) [J]. Brain Sci, 2021, 12(1): 56.

[3] BARROS FMI, DOS SAP, ROSSI TF, et al.17p13.3 Microdeletion: Insights on Genotype-Phenotype Correlation [J].Mol Syndromol, 2017, 8(1): 36-41.

[4] WYNSHAW-BORIS A, PRAMPARO T, YOUN YH, et al.Lissencephaly: mechanistic insights from animal models and potential therapeutic strategies [J]. Semin Cell Dev Biol, 2010, 21(8): 823-830.

[5] KIM T, PLONA K, WYNSHAW-BORIS A.A novel system for correcting large-scale chromosomal aberrations: ring chromosome correction via reprogramming into induced pluripotent stem cell (iPSC) [J]. Chromosoma, 2017, 126(4): 457-463.

第五节　威廉姆斯综合征

【概述】

威廉姆斯综合征（Williams syndrome，WS）又称 Williams-Beuren 综合征（Williams-Beuren syndrome，WBS；OMIM 194050），是一种罕见的遗传性疾病，在 1961 年首次被发现。估计发病率为 1/(7 500~75 000)，与种族无关，男女发病率没有差异。其病因是染色体 7q11.23 上 28 个基因微缺失。主要是由于弹性蛋白基因缺乏，造成心血管疾病、结缔组织异常和特殊面容。其他异常包括婴儿高钙血症、肾脏异常、胃肠道疾病、身材矮小和感觉障碍（尤其是对声音过敏）等。WS 还与认知、语言障碍以及行为和情绪问题有关。患儿具有典型的人格特征：过度友好，注意力广度不足或注意力分散，非社交性恐惧症和焦虑。多数患儿因先天性心脏病或婴儿期高钙血症首诊，但 WS 临床表现涉及儿科多个专业。

该疾病是由染色体 7q11.23 缺失导致，常见缺失区域为 1.5~1.8Mb。该病属常染色体显性遗传病，但多数患儿为散发，部分有家族史。威廉姆斯综合征关键区域（WS critical region，WSCR）包含 28 个基因和一些非编码的 RNA，对其编码基因的作用还在研究中，以下 7 个基因在 WS 致病中有重要作用，它们是 *BAZ1B*、*ELN*、*STX1A*、*LIMK1*、*MLXIPL*、*GTF2IRD1* 和 *GTF2I*。

【诊断】

1. 临床表现 WS 是一种多系统受累的疾病，具有广泛但特征性的表现。由于没有对新生儿进行 WS 筛查，临床上诊断主要依赖于体征和/或症状。

(1) 面部特征：宽前额、双颞部狭窄、眶周丰满、星状和/或花边虹膜、鼻梁短、球状鼻尖、宽嘴、嘴唇丰满和小颌畸形。婴儿有内眦赘皮、脸颊饱满和面部轮廓扁平，而年龄较大的儿童和成人通常有窄脸和长颈。幼儿通常有小而间距大的牙齿；错㕦畸形在所有年龄段都很常见。

(2) 心血管异常：超声心电图显示主动脉瓣上狭窄（supravalvular aortic stenosis，SVAS）和/或肺动脉狭窄。还可以表现为血管狭窄、室间隔缺损、房间隔缺损等。大约 30% 的 SVAS 儿童需要手术矫正。二尖瓣脱垂和主动脉瓣关闭不全可能发生在青少年或成人。据报道，13% 个体会出现 QTc 延长。50%WS 患者存在高血压，可发生在任何年龄，偶伴有肾动脉狭窄。

(3) 高钙血症：5%~10% 的 WS 患儿血清钙 >12.0mg/dl，发病年龄在 6~30 个月之间。患儿表现为易激惹、呕吐、便秘和肌肉痉挛，但多数病例是实验室检测偶然发现的且大多数情况不需要药物干预。随着年龄的增加，此表现会缓解。

(4) 内分泌异常：WS 患儿身材矮小。新生儿小于胎龄儿（small for gestational age，SGA）患病率增加，幼儿期生长速度降低，青春期生长突增不明显，最终成人身高低于遗传靶身高。患儿青春期早发育，而性早熟并不多见。由于青春期进展迅速，最终成人身高低于遗传靶身高，也是造成患儿身材矮小的原因。亚临床甲减占 15%~30%，先天性甲减比例不足5%。青少年和成人易出现肥胖、糖耐量受损（impaired glucose tolerance，IGT）和糖尿病（diabetes mellitus，DM）。

（5）神经、发育、认知和行为异常：小脑功能障碍的症状，如共济失调和震颤，可能随着年龄的增长而增加。WS 患者的后颅窝容积减小，但小脑体积保持不变，可能导致某些 WS 患者的小脑扁桃体下疝畸形，表现为头痛、头晕和吞咽困难。WS 儿童普遍存在认知、运动和语言迟缓，75% 的 WS 大龄儿童和成人智力落后（IQ<70），余下 25% 的患儿大多数表现临界 IQ（70~79）。儿童在语言和口头短期记忆方面表现出相对优势，在视觉空间结构方面表现出明显的弱点。行为问题包括对声音过敏、注意力缺陷/多动障碍（attention deficit hyperactivity disorder，ADHD）和非社交焦虑。过度友好和移情是常见的现象。在幼儿中，可能存在与孤独症谱系障碍重叠的症状。50%~65% 患者存在睡眠障碍，包括睡眠开始延迟、频繁觉醒、睡眠效率降低及和呼吸相关觉醒增加。其他系统表现见表 2-5-1。

表 2-5-1　WS 临床表现

系统	表现
发育和神经系统	发育迟缓和/或智力落后（+++）、肌张力低下（+++）、典型认知特征（+++）、小脑扁桃体下疝畸形（+）、脊髓栓系综合征（+）
眼和耳	斜视（+++）、复发性中耳炎（++）、泪道发育不全（+）、听力损失（+++）、声音敏感（+++）、星状虹膜（+++）
内分泌和生长	青春期早发育（+++）、身高增长缓慢（+++）、高钙血症（+）、糖尿病前期或糖尿病（+++）、脂肪水肿（++）、超重或肥胖（++）、甲状腺功能异常（++）
消化系统	喂养困难（+++）、憩室炎（++）、便秘（+++）、腹痛（++）、胃食管反流病（++）
泌尿生殖系统	遗尿（++）、膀胱憩室（++）、尿频（+++）、肾脏结构异常（++）

续表

系统	表现
行为和精神	多动症(+++)、焦虑(+++)、抑郁症(++)、社交或超社交人格(+++)、孤独症谱系障碍(++)
颅面部和牙齿	特征性外观(+++)、错𬌗(+++)
心血管系统	高血压(++)、血管狭窄(+++)、心力衰竭(+)
皮肤和毛发	头发过早变灰(+++)、皮肤细腻(+++)
骨骼和肌肉	骨密度降低(++)、脊柱侧弯(++)、关节松弛和/或挛缩(+++)

注:发病频率:(+),<10%;(++),10%~50%;(+++),>50%。

2. 实验室检查

(1) 甲状腺功能测定:可表现为亚临床甲减(FT_3、FT_4 正常,TSH 增高),也可表现为甲状腺功能减退(FT_3、FT_4 减低,TSH 增高)。

(2) 血钙测定:通常超过同年龄血钙水平上限 0.5mg/dl,严重者血钙甚至高于 12mg/dl。

(3) 荧光原位杂交技术(FISH)、多重连接探针扩增(MLPA)、染色体微阵列(CMA)等方法检测染色体微小缺失,对于临床表现不典型的患儿可以选择全外显子测序(whole exome sequencing,WES)。各种检测方法的比较见表 2-5-2。

表 2-5-2 WS 检测方法比较

方法	优点	缺点
MLPA	花费低;可检测其他微缺失或重复的可能(由探针覆盖率确定)	需要提供检测 WS 的探针
FISH	高灵敏度;可能检测到易位(取决于探针覆盖范围)	成本较高;小缺失会出现假阴性;无法确定缺失大小;需要提供检测 WS 的探针
CMA	高阳率性;能够确定缺失大小;能够确定基因组中其他 CNV;不需要提供检测 WS 的探针	成本高;无法检测到平衡易位或倒位
WES	在研究背景中进行缺失检测	目前临床上用于单核苷酸变异检测;成本高

【鉴别诊断】

应注意 WS 与其他有重叠表现的综合征的鉴别。

1. **孤独症谱系障碍**　是一种较为严重的发育障碍性疾病。其主要症状为:社会交流障碍,语言交流障碍,重复刻板行为,智力异常,感觉异常。表现为痛觉迟钝、对某些声音或图像特别的恐惧或喜好等。面容及体格发育正常。

2. **唐氏综合征**　又称 21-三体综合征,是染色体异常所致疾病。患儿具明显的特殊面容和体征,如眼距宽、鼻根低平、眼裂小、眼外侧上斜、有内眦赘皮。身材矮小,由于韧带松弛,关节可过度弯曲,手指粗短,常见通贯掌纹。智力低下,常伴先天性心脏病等其他畸形。染色体核型分析可以确诊。

3. **先天性主动脉瓣上狭窄**　患儿具有 *ELN* 基因突变,表现为 SVAS,肺动脉瓣上狭窄以及血管的狭窄,由此造成的终末器官供血不足,甚至引发猝死及肾源性高血压,在幼儿期可表现出特殊面容,如额宽而前突、眼距增大、鼻梁宽平等。患者不具有 WS 的其他临床表现,如矮小、高钙血症、甲减以及认知、行为异常。

【治疗】

1. **先天性心脏病**　弹性蛋白功能不全的患儿可出现血管局灶性狭窄和其他血管病变。约 20% 的患者需要介入治疗 SVAS,主动脉补片成形术是最常见的方法。大血管狭窄主要通过手术治疗。但是心导管手术死亡率为 6%。

2. **高钙血症**　当血钙低于 11.5mg/dl,通过限制钙摄入,增加水的摄入进行治疗,CalciloXD 婴儿配方奶粉可作为治疗持续性高钙血症或解决严重高钙血症的辅助药物,但应避免长期作为婴儿的唯一配方奶粉使用。当血钙 >12mg/dl(3mmol/L),应该给予静脉补液、利尿、双膦酸盐和糖皮质激素治疗。

3. **身材矮小**　监测 WS 特异生长曲线的生长情况。虽然生长速度下降是 WS 儿童的特征,但当生长速度大幅下降和/或儿童在 WS-生长图表上向下跨越百分位时,应进行综合评估。包括评估甲状腺功能、GH/IGF-1 轴等。重组人生长激素(recombinant human

growth hormone，rhGH）治疗可考虑用于诊断为生长激素缺乏症（growth hormone deficiency，GHD）或 SGA 且在 2 岁时未表现出追赶性生长的 WS 患儿。尽管数据有限，但它似乎增加了 WS 儿童的生长速度。

4. **甲状腺功能异常**　建议 TSH>10mIU/L，即使 FT_4 正常的患儿使用左旋甲状腺素（L-T_4）治疗。对于 TSH 轻度升高（但 <10mIU/L）的患儿，医生和家长沟通决定治疗还是观察随诊。对于那些在婴儿或幼儿时期开始服用 L-T_4，但随着年龄增加药物剂量并没有增加的患儿，在 3~6 岁后可能停用该药物。

5. **宣传与心理指导**　对家长进行疾病相关知识的普及，坚持终身治疗和随访。对于学龄儿童制订适当的教育计划是非常重要的。在发达国家，WS 患儿与智力正常的儿童一起上学。

6. **其他探索性治疗**　对于青春期早发育的女孩，使用促性腺激素释放激素类似物（gonadotropin-releasing hormone agonist，GnRH-a），一方面推迟月经初潮年龄，缓解家长对女孩早发育的担忧；另一方面，改善成年终身高。治疗过程中，注意监测骨密度。每 3 个月复查血促卵泡刺激素（follicle stimulating hormone，FSH）、黄体生成素（luteinizing hormone，LH）和雌二醇（estradiol，E_2）水平，及子宫卵巢 B 超。

7. **随访**　患儿需要终身监测和管理。

（1）甲状腺功能：对于甲状腺功能正常的 WS 患儿，每 6~12 个月复查 TSH 和 FT_4，直到 3 岁。此后每 1~2 年复查 1 次。如果 TSH 升高，建议查抗甲状腺抗体（抗甲状腺过氧化物酶抗体，抗甲状腺球蛋白抗体）。

（2）2 岁之前每 4~6 个月进行 1 次血钙常规监测，此后每年进行 1 次血钙常规监测和肾脏 B 超。高钙血症的患儿，每年监测 1 次尿钙肌酐比值。血钙正常，无需限制钙的摄入。谨慎服用维生素 D。

（3）进入青春期监测糖化血红蛋白水平。必要时行葡萄糖耐量试验（oral glucose tolerance test，OGTT）。

（4）对于身材矮小使用 rhGH 治疗的患儿，每 3~4 个月观察身高，体重的变化，测定胰岛素样生长因子-1（insulin-like growth factor-1，IGF-1）和胰岛素样生长因子结合蛋白-3（insulin-like growth factor binding protein-3,IGFBP-3)等,根据结果调整 rhGH 的用量。

(5) 心脏监测:至少每 3 个月复诊时监测血压,测量双臂和单下肢血压;心电图;超声心动图,包括血流动力学评估。

【遗传咨询】

父母一方患有 WS,每次妊娠将有 50% 的概率子代患该病。如果父母双方都不是 WS 患者,孕育 WS 的患儿风险极低,临床病例绝大多数为新发突变的患儿。

➢ 附:威廉姆斯综合征的诊治流程图

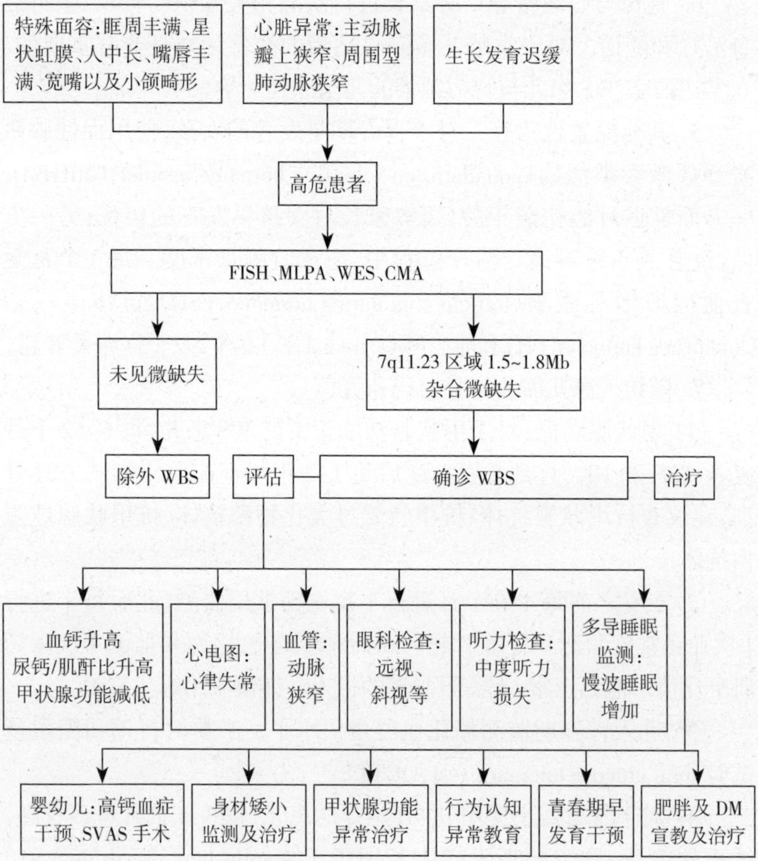

(姜丽红)

参考文献

[1] BETH AK, BOAZ B, CHONG AK, et al. Williams syndrome [J]. Nat Rev Dis Primers, 2021, 7 (1): 42.
[2] RACHEL R, JANE W, PATRICIA H. Williams syndrome: recent advances in our understanding of cognitive, social and psychological functioning [J]. Curr Opin Psychiatry, 2019, 32 (2): 60-66.
[3] TAKARA LS, AARON L, BARBARA RP. Growth, body composition, and endocrine issues in Williams syndrome [J]. Curr Opin Endocrinol Diabetes Obes, 2021, 28 (1): 64-74.
[4] MARK DT, SCOTT S, RICHARD JI. Williams syndrome [J]. Paediatr Anaesth, 2019, 29 (5): 483-490.
[5] COLLEEN AM, STEPHEN RB, Council on Genetics. Health Care Supervision for Children With Williams Syndrome [J]. Pediatrics, 2020, 145 (2): e20193761.

第六节 Smith-Magenis 综合征

【概述】

Smith-Magenis 综合征(Smith-Magenis syndrome,SMS)是由位于染色体 17p11.2 区域的 *RAI1* 基因功能缺陷引起的临床综合征,发病率约 1/15 000,无性别差异。主要的临床表现为随着年龄增长而出现的粗糙面部特征、发育迟缓(大多数人存在轻度至中度智力障碍)、行为异常,其中行为异常包括严重的睡眠障碍、刻板行为、适应不良行为和自残行为,随着年龄增加逐渐显现并持续到成年。SMS 的诊断建立在先证者的临床表现,通过染色体 17p11.2 杂合缺失(包括 RAI1)或 RAI1 致病性变异可对该病在分子水平上进行确诊。

RAI1 基因为 Smith-Magenis 综合征唯一已知致病基因,该基因的突变或者缺失与 Smith-Magenis 综合征的临床表现相关。RAI1 对昼夜节律调节因子 CLOCK 基因表达进行正向调节。

【诊断】

1. 临床表现

(1) 体格及特殊面容:SMS 患儿的出生体重、身长及头围无异常。但表现为婴儿早期身高及体重的增长逐渐减速。约 20% 的 SMS 儿童的头围小于相应年龄段的第 3 百分位,特殊面容包括:宽方形脸,短头畸形,突出前额,连眉,轻度眼睑上斜,深眼窝,宽鼻梁,面中部育不良,小却尖圆鼻头伴鼻梁低平,婴儿期小颌畸形,与年龄相关的相对下颌前突,及明显的上唇下翻。随着年龄增长,异常面容逐渐明显及粗糙,可见面中部后缩,相对下颌前突,似“拳击手”外观的浓眉。牙齿异常概率增加。随年龄进行性加重。约 60% 的患者在 4 岁后呈轻至重度的脊柱侧弯,最常见于胸骨中段。67% 患者手脚小,身材矮小(身高 < 第 5 百分位)及明显的扁平足、高拱形足、异常步态。

(2) 睡眠障碍:睡眠紊乱在儿童早期就是一个主要问题,褪黑激素的昼夜节律异常(颠倒)是 SMS 的病征性表型。最早可发生于 6 月龄,且睡眠问题会持续至成年期。患者深睡困难,频繁持续的夜间觉醒,夜间/清晨时的短周期睡眠,白天过度嗜睡,随着年龄增长,午睡的次数及频率增加,夜间睡眠总时间减少。睡眠记录仪数据表明患者的快动眼睡眠期时间的减少超过 1/2,白天过度嗜睡。睡眠紊乱随着青春期到来加重。

(3) 发育迟缓:生后的第一年出现粗大及精细运动发育迟缓。婴儿期普遍存在肌张力降低,同时具有全面发育迟缓,包括伴有或不伴有听力损失的早期语言延迟(表达能力大于接受能力)。大部分大龄儿童及成人有轻至中度的智力障碍。

(4) 异常行为症状:SMS 的行为症状包括适应不良行为、自残自伤行为及刻板行为,在儿童早期及学龄期明显,随着年龄加重,症状通常出现在三个时期:18~24 月龄期,学龄期,青春期。18 月龄时开始出现撞头行为。整个儿童期间可表现感统障碍。适应不良行为包括:经常性易怒,冲动,从成人寻求注意,注意力缺陷,叛逆,攻击行为,自伤及容忍困难。年龄及发育迟缓的程度与适应不良行为相关。大部分 SMS 患者的自伤行为见于 2 岁后,常见行为包括:自击(71%),自咬(77%),扯皮(65%),剔甲癖及插孔癖(将外物插入自身有孔部位)是SMS中两种独特的自伤行为,在约25%~30%受累患者中可见。刻板行为中,痉挛性上身挤压或“自我拥抱”行为是诊断该综合征的特征症状,其他的刻板行为包括:异物塞嘴或者将手插入嘴中(54%~69%),磨牙(54%),身体摇摆(43%),旋转物体(40%)。对恐惧的焦虑倾向逐渐加重成为青春期及成人期的主要问题,攻击性行为变得常见,剔甲癖及插孔癖行为可能更加明显。异物插入耳朵在儿童及成人常见,其他身体有孔部位(鼻子,阴道,直肠)通常会到青少年期/成人期出现。

(5) 眼科异常:眼科的常见问题,包括斜视、近视、虹膜异常、小角膜等。

(6) 耳鼻喉问题:耳鼻喉问题通常持续整个儿童期。中耳炎常见(≥3次/年),且有传导性耳聋的风险(65%),听觉过敏或对声音/频率过度敏感(78%)。喉部异常常见息肉、结节、水肿、部分声带麻痹。大部分SMS患者表现不伴声音亢进的腭咽闭合不全/功能不全,以及鼻窦炎常报道需抗生素治疗。

(7) 其他:高胆固醇血症/高甘油三酯血症、便秘史、无癫痫发作性脑电图异常较为常见。少见报道SMS存在心脏病,甲状腺功能异常、癫痫、免疫功能异常(如低IgA)以及肾脏/泌尿系统异常。

2. **辅助检查**　常用以下辅助检查评估SMS患儿进行系统评估:

(1) 神经行为评估:包括运动、语言、社交、认知及职业技能评估,行为及注意力评估,并根据年龄变化定期随访。

(2) 睡眠评估:包括睡眠/觉醒规律及睡眠期间呼吸评估。睡眠日记有助于发现睡眠/觉醒的规律。睡眠呼吸障碍需要多导睡眠的证据支持,以评估阻塞性睡眠呼吸暂停。

(3) 血液检查:血常规,免疫球蛋白定性测定,空腹血脂(高胆固醇血症评估),甲状腺功能测定。

(4) 眼科评估:斜视,小角膜,虹膜异常,屈光不正。

(5) 耳鼻喉科评估:注意耳部畸形及腭畸形(腭裂,腭咽发育不全)、定期的听力评估,监测传导性/感觉神经性听力缺失。

(6) 超声心动图评估可能存在的心脏异常;根据心脏异常的严重程度制订随访计划。

(7) 如有泌尿系统感染史,行肾脏超声检查以评估可能存在发育异常。

(8) 脊柱 X 线评估可能存在的脊柱异常和脊柱侧弯并制订随访计划。

(9) 对有临床癫痫发作的患者,需要进行神经影像评估,脑电图监测可指导抗癫痫药物的选择。

3. **临床诊断和分子诊断**　临床上怀疑 SMS 的患儿进一步进行基因确诊,对于临床符合 SMS 综合征的先证者,应首选进行 CGH 微阵列分析,该检测能鉴定 17p11.2 缺失,以及表型重叠的基因组疾病。如果临床上强烈怀疑 SMS 而 aCGH(Array-Based Comparative Genomic Hybridization 基于阵列的比较基因组杂交)结果正常,需对 RAI1 基因进行缺失/重复分析以及测序分析。

【鉴别诊断】

1. SMS 需要与其他包括发育迟缓、婴儿期肌张力减低、身材矮小、特殊面容及行为症状的综合征鉴别诊断。最常见的是以下综合征:22q11.2 缺失综合征(包括腭心面综合征、DiGeorge 综合征)、普拉德-威利综合征(PWS)、威廉姆斯综合征(Williams syndrome)、唐氏综合征(21-三体综合征;新生儿期)、脆性 X 综合征、2q37 缺失综合征、2q23.1 缺失综合征、Kleefstra 综合征(9q34.3 缺失或 *EHMT1* 基因突变),应首选进行 CGH 微阵列分析进行鉴别。

2. SMS 的行为异常需要与孤独症/孤独症谱系障碍、注意缺陷/多动症、强迫症及情感障碍等精神疾病进行鉴别。

【治疗】

1. **行为干预治疗**　包括早期干预、特殊教育、后期的职业训练/支持、语言感觉整合治疗。在儿童早期,发音/语言问题的干预应优先重视识别及治疗吞咽及喂养困难问题,以及对口腔感觉运动发育的优化治疗。随着年龄增长,非典型感觉处理问题逐渐突出,SMS 患者在感觉处理方式上的弱点及相对优势可有助于照顾他们的人更好地满足他们适应活动的需求，适应环境，支持适当的社会交流活动。出现行为问题时立即实施包含家庭及学校在内的综合性行为支持计划。患者可通过精神类药物治疗提高注意力、降低多动症及改善睡眠问题。

2. **睡眠紊乱的治疗管理**　SMS 患者的睡眠管理仍然是医生及父母面临的挑战。尚无报道有效的临床试验。低剂量（≤3mg）的褪黑素一定程度改善睡眠且未见严重不良反应，褪黑素治疗实验尚没有对照研究。可考虑对睡眠紊乱的受累者进行 4~6 周褪黑素低剂量（≤3mg）的监测实验。

3. **其他对症治疗**　高胆固醇血症患儿饮食或药物治疗，使用正确的矫正镜片对眼科异常进行治疗，治疗复发性中耳炎，对于听力障碍佩戴助听器；如有癫痫发作，进行标准化管理，对心脏和肾脏畸形、脊柱异常的标准化药物治疗。

4. **家庭支持计划**　智力障碍、重度行为困难、睡眠紊乱会对父母及同胞造成严重影响。父母往往处于沮丧及焦虑的状态，SMS 家庭压力明显高于其他非特异性发育异常的患者家庭。家庭支持服务，包括为他们提供可利用的资源是对 SMS 患者综合干预的组成部分。

【遗传咨询】

SMS 由位于染色体 17p11.2 区域的 *RAI1* 基因缺失或突变所引起，多为新发突变，罕见报道 17p11.2 缺失的嵌合体，此外有罕见复杂性家族性染色体重排的 17p11.2 缺失所导致的 SMS，对所有诊断为 SMS 的患者，需对父母行染色体分析。如果父母的染色体分析结果正常，则先证同胞的患病风险可能低于 1%，存在低复发性风险是基于生殖腺嵌合的可能。

如果父母一方为平衡性染色体重排，则同胞的患病风险增加并取决于所重排染色体的特殊性及其他的可变因素。SMS 通常由 17p11.2 新发缺失导致，对罕见性复杂的家族性染色体重排，需要进行产前诊断，此外胚胎植入前遗传学诊断是一种可选择的方式。

➤ 附：Smith-Magenis 综合征的诊断流程图

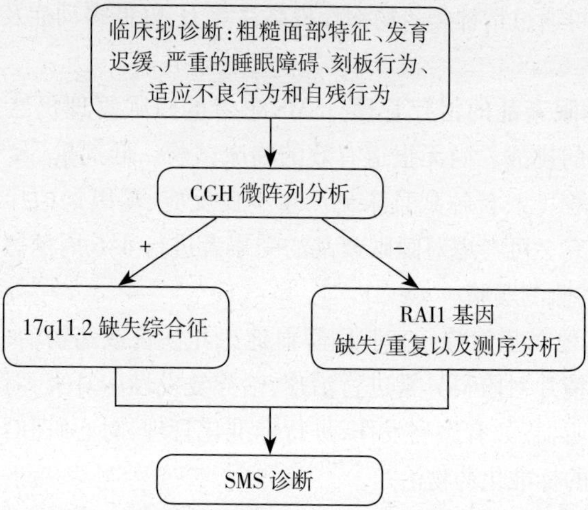

（杜晓南）

参考文献

[1] ADAM MP, MIRZAA GM, PAGON RA, et al. GeneReviews [Internet]. Seattle (WA): University of Washington, 1993-2022.

[2] ELSEA SH, GIRIRAJAN S. Smith-Magenis syndrome. Eur J Hum Genet, 2008, 16: 412-421.

[3] ELSEA SH, WILLIAMS SR. Smith-Magenis syndrome: haploinsufficiency of RAI1 results in altered gene regulation in neurological and metabolic pathways. Expert Rev Mol Med, 2011, 13: e14.

第三章　单基因遗传性罕见病

第一节　结节性硬化症

【概述】

结节性硬化症(tuberous sclerosis,TSC)是一种罕见的常染色体显性遗传性疾病,可影响多个器官系统。该病部分并发症严重并可导致死亡,TSC 的发病率在 1/10 000~1/6 000 活产婴儿之间。

结节性硬化症是由 *TSC1* 或 *TSC2* 基因致病突变引起的。迄今为止,共发现 1 117 个 *TSC1* 基因突变位点和 3 221 个 *TSC2* 基因突变位点,几乎涵盖了这两个基因的所有外显子。然而,两种基因均未发现突变热点。*TSC2* 和 *TSC1* 基因突变比例约为 3∶1,且 *TSC2* 基因突变可导致更严重的临床表现。*TSC1*/*TSC2* 基因编码的蛋白质在细胞内抑制 mTOR 信号通路,阻止细胞过度增殖。基因突变导致蛋白质功能受损,使细胞增殖失控,形成错构瘤。

【诊断】

1. **临床表现**　TSC 的临床表现非常多样,可能影响多个器官系统。

(1) 皮肤表现:皮肤是 TSC 最常见的受累器官,包括面部血管纤维瘤(鼻子和脸颊较明显)、色素脱失斑(全身)、鲨鱼皮斑(后背部多见)等。

(2) 神经系统表现:癫痫是 TSC 的主要临床表现,可在出生后几个月内发病。此外,还有潜在的神经精神障碍(TSC-associated neuropsychiatric disorder,TAND),如精神运动发育落后,孤独症、注意缺陷/多动障碍、学习障碍和行为问题等。

(3) 肾脏表现:包括肾血管平滑肌脂肪瘤和多囊肾。

(4) 心脏表现:心脏横纹肌瘤是新生儿和婴儿中最常见的表现。

(5) 眼部表现:视网膜错构瘤和色素脱失斑。

(6) 肺部表现:肺淋巴管肌瘤病(lymphangioleiomyomatosis,LAM)。

2. **辅助检查** 全面的辅助检查可以确认诊断和监测疾病进展。

(1) 影像学检查:包括 CT、MRI 等,用于检测脑部、肺部等受累器官的病灶。

(2) 心电图和超声心动图:评估横纹肌瘤和心律失常。

(3) 肾脏超声和腹部超声:评估肾脏血管平滑肌脂肪瘤和多囊肾,腹部超声用于评估肝血管平滑肌脂肪瘤。

(4) 基因检测:可以发现 *TSC1* 或 *TSC2* 基因致病突变。

3. **诊断标准** TSC 的诊断标准主要包括遗传诊断标准和临床诊断标准。

(1) 遗传诊断标准:国际 TSC 临床共识小组重申独立基因诊断标准和临床诊断标准的重要性。无论临床表现如何,在 *TSC1* 或 *TSC2* 基因中鉴定出致病性变异就足以诊断或预测 TSC。这很重要,因为已知 TSC 的表现会随着时间的推移在不同年龄段出现。在个体满足 TSC 临床标准之前对 TSC 进行基因诊断有利于确保个体接受必要的监测以尽早识别 TSC 的表现,从而实现最佳临床疗效。

(2) 临床诊断标准:2021 年共识会议,包括 11 个主要特征和 7 个次要特征(表 3-1-1)。

表 3-1-1 诊断标准

主要标准	次要标准
色素脱失斑(≥3;至少 5mm 直径)	"五彩纸屑"皮肤病变
血管纤维瘤(≥3)或纤维状头部斑块	牙釉质凹坑(≥3)
趾/指甲的纤维瘤(≥2)	口内纤维瘤(≥2)
鲨鱼皮样斑	视网膜色素脱失斑
多发性视网膜错构瘤	多发性肾囊肿

续表

主要标准	次要标准
多个皮质块茎和/或放射状迁移线	非肾错构瘤
室管膜下结节(≥2)	硬化性骨病变
室管膜下巨细胞星形细胞瘤(SEGA)	
心脏横纹肌瘤	
淋巴管肌瘤病(LAM)*	
血管肌脂肪瘤(≥2)*	

注:SEGA,subependymal gain cell astrocytoma。明确的TSC:2个主要特征或1个主要特征和2个次要特征。可能的TSC:1个主要特征或>2个次要特征。*2个主要临床特征中,如果只有LAM和血管平滑肌脂肪瘤的组合,而没有其他特征,不符合明确诊断的标准。

【鉴别诊断】

1. **神经纤维瘤病**(neurofibromatosis)　神经纤维瘤病也是一种常见的遗传性疾病,与结节性硬化症有时会出现相似的临床表现,如皮肤神经纤维瘤、智力障碍和癫痫发作。然而,两者之间仍存在一些不同之处,例如神经纤维瘤病患者往往有咖啡牛奶斑,致病基因为*NF1*基因和*NF2*基因。

2. **脑颜面血管瘤综合征**(Sturge-Weber **综合征**,SWS)　Sturge-Weber综合征是一种罕见而复杂的神经系统疾病,影响身体的各个部分。SWS患者以颜面部血管畸形、软脑膜血管畸形及眼脉络膜血管畸形为基本病理改变,颜面部血管畸形通常沿三叉神经分布,可伴有癫痫、对侧偏瘫、智力减退及伴发青光眼等。SWS通常不遵循明显的遗传模式。

3. Von Hippel-Lindau **综合征**(Von Hippel-Lindau syndrome,VHL)　VHL综合征通常会导致多器官肿瘤:在肾脏和肝脏中形成囊性或实性肿瘤,而其他患者可能会在视网膜、中枢神经系统和胰腺中形成肿瘤。此外,一些患者还可能会出现其他症状,如高血压、头痛、视力问题和肾功能不全等。该疾病主要由*VHL*基因的突变引起。

【治疗】

1. **mTOR 抑制剂**

(1) 西罗莫司(sirolimus):西罗莫司口服溶液:1ml/(m^2·d);西罗莫司胶囊/片剂:1mg/(m^2·d)。用药期间的监测指标:监测血常规、肝肾功能、血脂、西罗莫司血药浓度。由患者或患儿监护人记录不良事件。药物调整方案:起始剂量 1mg/(m^2·d),逐渐调整到全血谷浓度达到 5~10ng/ml。在服药后 3 个月、6 个月和 12 个月随诊。如果病情稳定每年复诊 1 次。出现不可预估的副作用停药。在基线和每次给药前以及根据临床需要进行调整。

(2) 依维莫司(everolimus):依维莫司片剂:2.5mg/片、5mg/片、10mg/片,推荐起始剂量为 4.5mg/m^2,每天 1 次。对于重度肝功能受损推荐起始剂量为 2.5mg/m^2,每天 1 次。通过治疗药物监测来指导后续的给药剂量。治疗药物监测:应进行常规的依维莫司全血谷浓度监测,以达到谷浓度 5~15ng/ml。剂量调整:在治疗期间,对于体表面积改变的患者应每 3~6 个月监测 1 次谷浓度,对于体表面积稳定的患者应每 6~12 个月监测 1 次谷浓度。

2. **TSC 相关各系统的症状或疾病的药物** 癫痫发作、心脏横纹肌瘤、高血压等相关症状,对症处理。

3. **手术治疗** 手术治疗主要包括神经外科手术以切除引起难治性癫痫的明确致病的颅内病灶,肾脏手术以切除大型肾血管平滑肌脂肪瘤或解决疼痛、出血或肾功能不全等问题,心脏手术用于治疗可能影响血流动力学的心脏横纹肌瘤,以及针对严重肺淋巴管肌瘤病的肺部手术。

4. **疾病管理** 对新疑似或新诊断 TSC 患者的监测和管理建议(表 3-1-2)。

表 3-1-2 新疑似或诊断结节性硬化症(TSC)的监测和管理建议

	建议
遗传学	三代家族史以评估其他有 TSC 风险的家族成员
	为家庭咨询或 TSC 诊断有问题但无法临床证实时提供基因检测

续表

	建议
脑	MRI 以评估是否存在皮层结节、室管膜下结节（subependymal nodule，SEN）、白质径向迁移线和室管膜下巨细胞星形细胞瘤（SEGA）
	在婴儿期，教育父母识别婴儿痉挛和局灶性癫痫发作，即使在首次诊断时没有发生癫痫发作
	在清醒和睡眠时获取基线常规脑电图。如果异常，尤其是 TAND 的特征也存在时，请遵循使用 8~24 小时视频脑电图来评估癫痫发作活动
TSC 相关神经精神障碍（TAND）	对所有潜在 TAND 表现进行全面评估
	根据以上确定的 TAND 需求概况，酌情推荐合适的专业人员启动循证干预措施
	为家长/看护人提供关于 TAND 的教育和培训，以确保家庭知道在出现 TAND 表现（例如出现孤独症谱系障碍、语言障碍、注意力缺陷多动症障碍、焦虑症表现）时要注意什么
	围绕诊断为家庭提供心理和社会支持，接受 TSC 和 TAND 的诊断，并确保支持护理人员的福利政策落实到位
肾	超声评估是否存在血管平滑肌脂肪瘤和肾囊肿
	通过获取准确的血压来筛查高血压
	通过测定肾小球滤过率评估肾功能
肺	询问烟草暴露、结缔组织病表现、乳糜漏迹象以及呼吸困难、咳嗽和自发性气胸
	从年满 18 岁开始，对所有女性和有症状的男性进行基线胸部 CT
	对筛查胸部 CT 上有与 LAM 一致的囊性肺病证据的患者进行基线肺功能检测和六分钟步行试验

续表

	建议
皮肤	进行详细的临床皮肤病学检查
牙齿	进行详细的临床牙科检查
心	当通过产前识别横纹肌瘤时，考虑胎儿超声心动图、
	获取儿科患者的超声心动图，尤其是年龄 <3 岁的患儿
	获取所有年龄段的心电图以评估潜在的传导缺陷
眼睛	进行完整的眼科评估，包括检眼镜检查，以评估视网膜异常（星形细胞错构瘤和色素脱失斑）和视野缺损

【遗传咨询】

结节性硬化症是一种遗传性疾病，基因检测有助于确定 *TSC1* 或 *TSC2* 基因突变的存在及其致病性。但即使基因检测结果为阴性，也不能完全排除存在致病基因突变的可能性。这可能是由于亲代生殖细胞存在生殖细胞系嵌合体或患者存在体细胞嵌合体。

获得详细的家族史对于确定任何被诊断为 TSC 或表现出相关症状的家族成员至关重要。这些信息有助于确定 TSC 的遗传模式和评估家系内的风险。

如果有 TSC 家族史，应尽早确定是否存在致病性变异。在检测到意义不确定的变异时，临床解读应基于临床症状。如果临床症状支持诊断，可以建立临床诊断，但不能确认检测到的变异是否为致病性突变。

基因检测还可协助孕前遗传咨询和产前诊断。在这种情况下，可使用适当的测序技术、增加序列覆盖率和深度以及其他方法识别致病性变异。一旦确认突变，可考虑进行产前基因检测、植入前遗传学诊断或配子捐赠。

➤ 附：结节性硬化症的诊治流程图

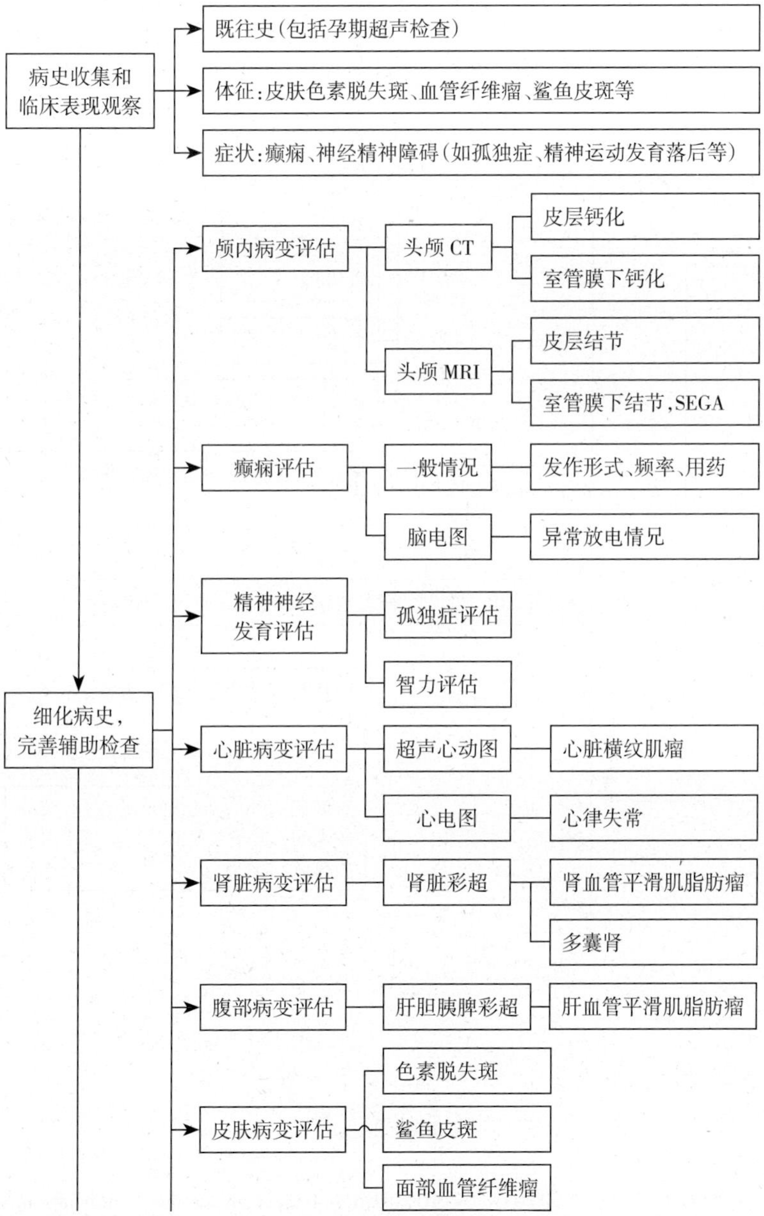

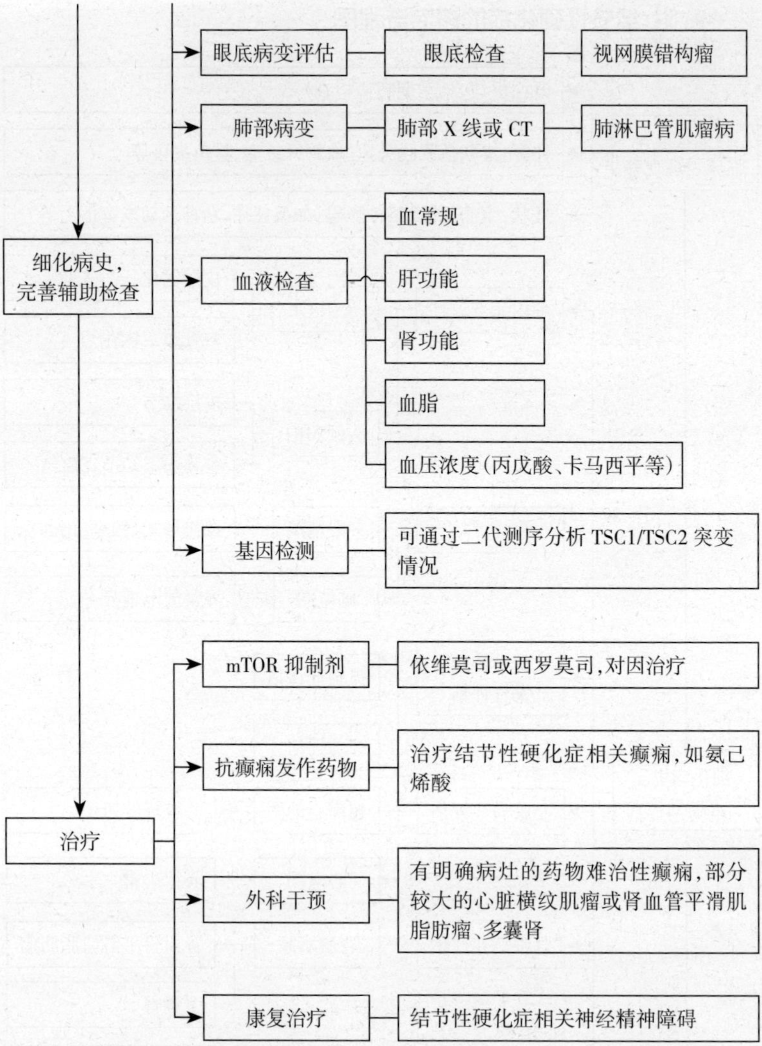

(邹丽萍)

参考文献

[1] NORTHRUP H, ARONOW ME, BEBIN EM, et al. Updated International

Tuberous Sclerosis Complex Diagnostic Criteria and Surveillance and Management Recommendations[J]. Pediatric neurology, 2021, 123: 50-66.

[2] STUART C, FLADROWSKI C, FLINN J, et al. Beyond the Guidelines: How We Can Improve Healthcare for People With Tuberous Sclerosis Complex Around the World[J]. Pediatric neurology, 2021, 123: 77-84.

[3] ROSSET C, NETTO CBO, ASHTON-PROLLA P. TSC1 and TSC2 gene mutations and their implications for treatment in Tuberous Sclerosis Complex: a review[J]. Genetics and molecular biology, 2017, 40(1): 69-79.

[4] WANG MX, SEGARAN N, BHALLA S, et al. Tuberous Sclerosis: Current Update[J]. Radiographics: a review publication of the Radiological Society of North America, Inc, 2021, 41(7): 1992-2010.

[5] SHEN YW, WANG YY, ZHANG MN, et al. Sirolimus treatment for tuberous sclerosis complex prior to epilepsy: Evidence from a registry-based real-world study[J]. Seizure, 2022, 97: 23-31.

第二节 神经纤维瘤病

神经纤维瘤病是一类常染色体显性遗传性疾病，依据临床及遗传学特征分为3型即神经纤维瘤病1型、神经纤维瘤病2型及施万细胞瘤病。该综合征以皮肤损害、周围神经系统受累和中枢神经系统肿瘤主要表现，需多学科协作诊治。施万细胞瘤病多见于成人，本文不予详述。

一、神经纤维瘤病1型

【概述】

神经纤维瘤病1型（neurofibromatosis types 1，NF1），发病率约1/3 000，无性别及种族差异。1768年由Mark Akenside首次提出，1882年由Friedrich von Recklinghausen详细描述为以皮肤表现及中枢神经系统肿瘤为特征，包括多发咖啡牛奶斑、腋窝雀斑、神经纤维瘤、骨骼病变、Lisch结节及视神经胶质瘤。该病为常染色体显性遗传病，外显率100%，临床表现具有高度异质性。约50%为散发病例。致病的*NF1*基因位于17q11.2，于1990年被Wallace、Cawthon及Viskochil团队克隆，为重要的神经系统肿瘤抑制基因。

*NF1*基因编码神经纤维蛋白，作为细胞生长和增殖的负性调控因子，其活性缺失增加了RAS（rat sarcoma viral oncogene homolog，RAS）活性，致细胞过度增殖及下游的中间因子如MAPK（mitogen-activated protein kinase，MAPK）及mTOR（mammalian target of rapamycin，mTOR）通路的活性增加。神经纤维蛋白也参与到环状单磷酸腺苷水平的调控，可以影响动物模型的中枢神经系统，尤其是视神经胶质瘤的形成。

【诊断】

1. 临床表现

(1) 皮肤：咖啡牛奶斑（图3-2-1）是首发症状，常于2岁前出现，为界限清楚的色素沉着的黄斑病变，头皮、眉毛、手掌和脚掌部位不受累，组织病理为表皮黑素细胞增殖增加伴基底色素沉着。腋窝和腹股沟雀斑在皮肤咖啡牛奶斑之后出现，多于5~8岁，雀斑直径<5mm，也可见于皮肤皱褶对应的部位，包括女性患儿的颈部和乳房下皮肤皱褶处。

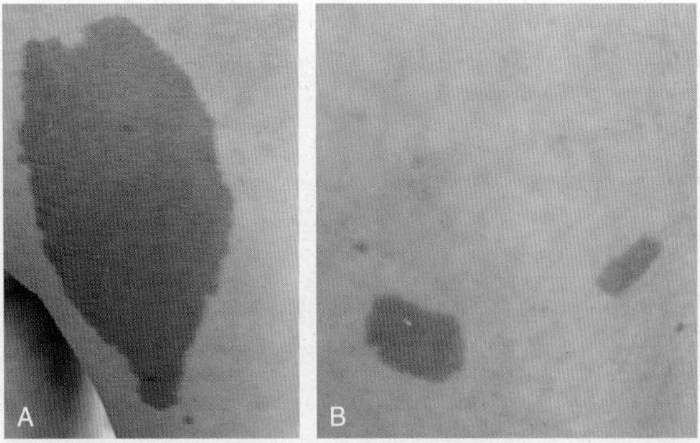

图3-2-1 A和B均为神经纤维瘤病1型患者皮肤咖啡牛奶斑

(2) 纤维瘤:见于所有30岁以上的患者,系周围神经的施万细胞的良性软组织肿瘤,依据部位分为皮肤(图3-2-2)、皮下和丛状神经纤维瘤(plexiform neurofibromas,PNF),其中丛状神经纤维瘤依据大体形态分为结节和弥漫性。神经纤维瘤呈年龄依赖性特征,瘤体随着年龄的增长而增加,其中丛状神经纤维瘤出生即出现,10岁前增长最快。25%~50%的NF1患者存在丛状神经纤维瘤,其起源于多个神经束,沿神经干形成多个离散的肿瘤,浸润周围软组织,可引起骨质破坏和疼痛,8%~13%转化为恶性周围神经鞘瘤。

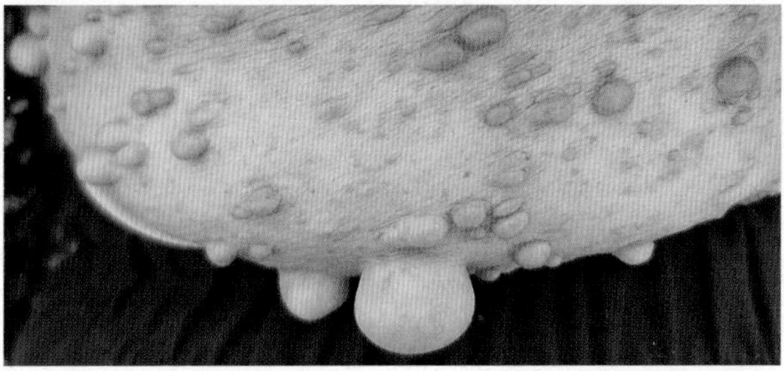

图3-2-2　神经纤维瘤病1型患者皮肤纤维瘤

(3) 视神经胶质瘤(optic pathway gliomas,OPG):发生于脑或脊髓各部位,尤其好发于视神经通路、下丘脑和脑干,多数于6岁之前即被确诊,其中以毛细胞性星形细胞瘤最为常见,肿瘤行为学呈惰性过程,可自行消退,15%~20%NF1患儿发展为低级别胶质瘤。多数OPG患儿无症状,于常规神经影像学检查发现瘤体。临床可见视力下降,少数斜视、眼球突出、眼球震颤、瞳孔传入缺陷和色觉异常,视盘检查呈苍白色。低级别胶质瘤罕有发生,也可能出现其他系统表现,如青春期早熟或丘脑或下丘脑肿瘤所致间脑综合征。神经、眼科检查是OPG筛查诊断和对症干预治疗的重要依据,详见专家共识(图3-2-3)。

(4) 其他中枢神经系统肿瘤:NF1患者中枢神经系统各部位均可出现神经胶质瘤。10岁以上NF1患者风险是非NF1人群的100倍,多数为低级别神经胶质瘤。

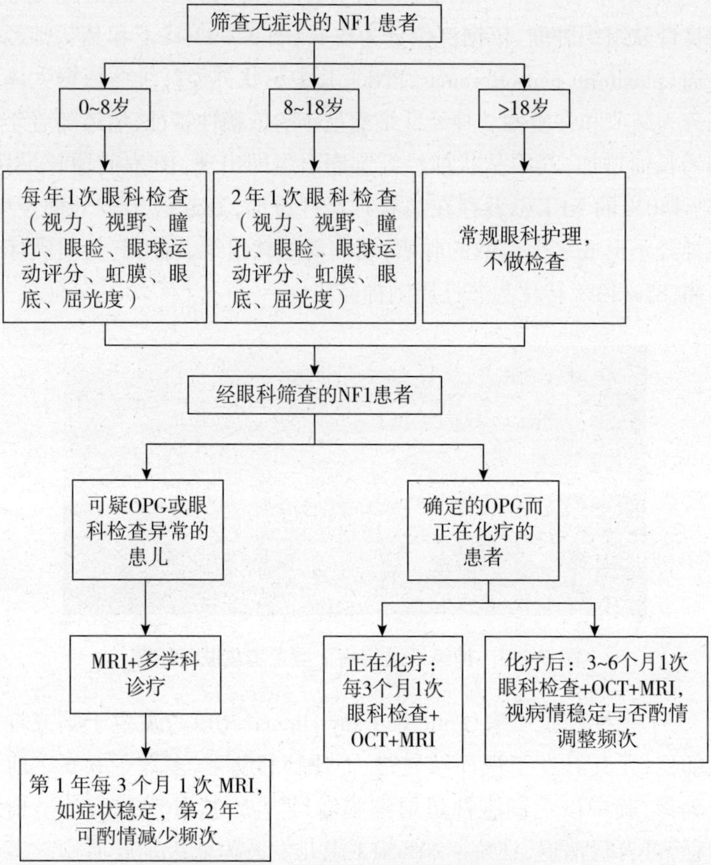

图 3-2-3　NF1 儿童眼科筛查指南

OCT:光学相干断层扫描

(5) Lisch 结节:奥地利眼科学家 Karl Lisch 在 1937 年首次提出了 Lisch 结节及其与 NF1 的关系。在组织学上,Lisch 结节是黑素细胞错构瘤,由虹膜前表面的梭形细胞凝聚而成。虹膜基质痣位于色素结节之下,虹膜前表面或前房角,为界限清楚的黄褐色圆顶状隆起,大小不等。2 岁之前少见,5 岁可见者 50%、15 岁为 75%、30 岁以上者达 100%。

(6) 骨骼异常：全身性骨改变包括骨质减少、矮小和大头。局灶性骨异常包括胫骨发育不良/假关节(2%)、蝶翼发育不良(1%~6%)、脊柱侧弯(10%~15%)、非骨化性纤维化、胸肌畸形以及罕见的枕骨缺损。有研究表明，神经纤维蛋白可调节间充质干/祖细胞向成骨细胞分化，影响胶原合成和矿化，为潜在致病机制。

(7) 认知行为障碍：常见学习困难、语言障碍及认知障碍，智商可低于健康儿童，孤独症谱系障碍、注意缺陷多动障碍及睡眠障碍高共患。

(8) 心血管异常：部分患儿存在心血管系统异常，其中半数为先天性心脏病，特别是肺动脉狭窄，余者为肾和脑动脉狭窄、烟雾病、动脉瘤病变和动静脉瘘畸形等。与普通人群相比，NF1 的成人和儿童患者的卒中风险显著增加，以出血性卒中更为显著，儿童缺血性卒中的风险亦高于健康儿童。

2. **辅助检查**

(1) 超声：用于原发瘤灶的评估及对治疗反应的监测。心脏超声可以发现 NF1 相关心脏结构及功能缺陷。

(2) MRI：头颅 MRI 诊断视神经或脑实质胶质瘤并监测其进展，包括 T_2 加权、T_1 加权、钆增强 T_1 加权序列和液体衰减反转恢复序列。OPG 典型磁共振表现特征为视神经梭形增大、弯曲和扭结，也可能累及交叉(冠状面)、视神经束或出现视辐射弥漫性增大。OPG 在 T_1 成像上呈等信号或稍低信号，在 T_2 成像上呈高信号，常为钆增强，部分病例无强化表现。苍白球、背侧丘脑、脑干、海马、小脑齿状核可见 T_1 等信号，Flair 高信号，无强化，无占位效应表现，无水肿，机制不明，可能为髓鞘空泡变性、局灶性胶质增生、白质不典型增生及肿瘤前病变等多因素所致，可自行消失，也可进展为肿瘤。脊髓 MRI 可显示脊髓肿瘤，脊柱神经鞘脊膜膨出，椎管扩大。

(3) CT：头颅 CT 可显示局部颅骨缺损，增强 CT 可评估原发肿瘤的位置、范围及对周围组织的侵犯情况。

(4) PET-CT：用于评价瘤灶及全身伴发肿瘤情况，为鉴别良恶性肿瘤的重要无创检查。

(5) X 线：长骨 X 线可见长骨弯曲、假关节、骨皮质变薄。

(6) DSA：诊断 NF1 相关血管病变的金标准。

(7) 眼科检查：包括视力、视野、眼球运动评价，眼睑、角膜、虹膜、晶状体及眼底。继发 OPG 者可行光学相干断层成像（optical coherence tomography，OCT）随访进行性视网膜神经纤维层变薄。

(8) 神经心理评估：智力测试，认知功能及注意力评估。

(9) 病理诊断：是诊断恶性肿瘤的金标准。

(10) 基因检测：为确诊的重要依据，临床特征尚不满足诊断标准的疑诊患儿，亦可行 *NF1* 基因检测。

3. **诊断标准**　国际神经纤维瘤病诊断标准共识组（International Consensus Group on Neurofibromatosis Diagnostic Criteria，I-NF-DC）诊断标准（2021 版），无父母患病史者，满足(1)~(7)中 2 条或以上临床特征可被诊断为 NF1；有父母患病史者，满足 1 条或以上临床特征可被诊断为 NF1。

(1) 皮肤咖啡牛奶斑（≥6 个，青春期前其直径 >0.5cm，青春期后 >1.5cm）。

(2) 任何类型神经纤维瘤（≥2 个）或丛状神经纤维瘤（1 个）。

(3) 腋窝或腹股沟区雀斑。

(4) 视神经胶质瘤。

(5) 裂隙灯检查到 2 个或以上 Lisch 结节，或光学相干色谱成像/近红外影像检查到 2 个或以上的脉络膜异常。

(6) 特征性骨病变：如蝶骨发育不良、胫骨前外侧弯曲，或长骨假关节生成。

(7) 在正常组织中具有等位基因变体分数达 50% 的致病杂合子 NF1 变异体。

【鉴别诊断】

1. **神经纤维瘤病 2 型**　临床表现可部分与 NF1 者重叠，双侧听神经鞘瘤病患病率极高，咖啡牛奶斑较少见，无 Lisch 结节，不伴 MPNST，不伴认知障碍。神经根肿瘤者，NF2 为神经鞘瘤，NF1 为神经纤维瘤。

2. **Legius 综合征**　是由生殖细胞系 *SPRED1* 基因杂合失功能突变引起的罕见常染色体显性遗传病，表现为多发咖啡牛奶斑，可伴有腋窝和/或腹股沟雀斑、巨头畸形，但缺少神经纤维瘤、视神经通路神经胶质瘤、虹膜 Lisch 结节、骨骼异常等 NF1 典型症状。可依据症状及基因检测结果鉴别。

3. **麦丘恩-奥尔布赖特综合征**（McCune-Albright syndrome）　由 *GNAS* 基因的体细胞突变引起的以骨纤维组织增生、内分泌紊乱为特征的疾病，可存在咖啡牛奶斑。依据临床症状及基因检测结果鉴别。

4. **纤维瘤病**　源于纤维组织的良性肿瘤，浸润生长，可有包块，鉴别依靠病理诊断。

5. **神经鞘瘤**　由神经鞘细胞组成的良性肿瘤，边界清晰，可有包膜，沿神经干偏心生长，鉴别依靠病理。

6. **恶性周围神经鞘瘤**　神经纤维瘤恶变可致，如病变疼痛且不断增长，需鉴别，病理可明确。

7. **神经母细胞瘤**　源于原始神经嵴细胞，好发于腹膜后及后纵隔，神经元特异性烯醇化酶、尿香草扁桃酸常升高，鉴别需依靠病理。

【治疗】

目前还没有对 NF1 的根本治疗。原则为早期诊断和对症治疗。遗传咨询尤其重要。

认知缺陷和发育迟缓者，可进行康复训练。儿童和成年期存在注意缺陷多动障碍者可用兴奋剂（哌甲酯）治疗。存在维生素 D_3 缺乏者，应予以替代。

皮肤神经纤维瘤可因美观或医学原因（疼痛、炎症）手术切除。pNF 的一线治疗以手术切除为主，2020 年 4 月美国食品药品监督管理局批准了一种 MEK 抑制剂司美替尼（selumetinib）用于治疗 3 岁及以上患者无法手术的 pNF，该药以相同适应证于 2023 年 4 月在我国上市。恶性周围神经鞘瘤（malignant peripheral nerve sheath tumour，MPNST）能手术完全切除者可治愈，不能完全切除者可行化疗，但 5

年生存率低于20%。视神经胶质瘤是否治疗取决于是否有显著的瘤体生长及进行性视力丧失，治疗前需进行多学科评估以尽可能保留视力，一线治疗方案是化疗，NF1相关的低级别胶质瘤化疗标准方案以卡铂为基础联用长春新碱。放疗有增加恶性肿瘤复发及高级别胶质瘤的风险，因而该治疗方式存在争议。靶向抑制肿瘤血管生成的药物，如贝伐单抗，可用于难治性OPG。

NF1需多学科团队进行管理，学科包括儿童神经科、儿童神经外科、儿童放射科、神经心理、遗传咨询、社会工作者及医患协调，必要时请骨科、肿瘤、头颈外科、整形外科、皮肤科等专业会诊。随访周期依据病情而定，平稳者每年1次，随访内容包括心血管系统、神经系统、眼科检查，头颅及脊髓影像学、长骨X线、心脏超声检查，认知功能及注意力等神经心理评估。

【遗传咨询】

皮肤有咖啡牛奶斑、NF1家族史阳性者及患者在生育前应行遗传咨询。新生儿有咖啡牛奶斑或丛状神经纤维瘤需神经科或多学科会诊，制订长期随诊计划，争取早期诊断和干预治疗。

二、神经纤维瘤病2型

【概述】

神经纤维瘤病2型（neurofibromatosis types 2，NF2）是一种常染色体显性遗传肿瘤倾向疾病。*NF2*是唯一的致病基因，位于22q11.2。有阳性家族史的患者中，约91%的患者血标本中可检测出*NF2*基因突变。新生突变的患者中，30%~60%为遗传性嵌合体，这种突变仅于肿瘤组织中方被检测出。神经鞘瘤和其他肿瘤需两个等位基因均失活方可。移码或无义突变者临床表型重，错义突变或框内缺失突变者则较轻。*NF2*基因编码肿瘤抑制蛋白merlin，merlin缺失或者功能异常即失去对Ras的调节，从而致增殖信号通路激活，产生神经鞘瘤和脑膜瘤。

【诊断】

1. 临床表现

(1) 前庭神经鞘瘤:90%~95% 患者存在双侧前庭神经鞘瘤(vestibular schwannoma, VS),为多灶。肿瘤或肿瘤小叶均可包含不同 NF2 体细胞突变的混合细胞群(多克隆性)。

(2) 其他神经鞘瘤:见于 24%~51% 的 NF2 患者。后组脑神经肿瘤病情重,严重影响患者的生活质量,表现为声带麻痹(35%)和吞咽困难(50%)。周围神经(最常见的是椎管旁和皮下)神经鞘瘤者占 70%,可引起非痛性感觉或运动障碍,神经鞘瘤不发生恶变。

(3) 脑膜瘤、脊柱肿瘤及室管膜瘤:存在脑膜瘤者占 50%,脑膜瘤患儿中约 1/5 可诊断为 NF2,33%~53% 患者存在脊髓的髓内肿瘤,亦均为室管膜瘤,其中 85% 位于颈段。

(4) 周围神经病变:周围神经病变者约占 47%,与非压缩的微病变(<5mm)相关,微病变是否为肿瘤前病变仍缺乏证据。

(5) 眼部异常:白内障者占 80%,其他眼部异常包括视网膜上膜、视网膜错构瘤、视神经胶质瘤和脑膜瘤以及眼内神经鞘瘤。面神经麻痹可致角膜溃疡损伤。

2. 辅助检查

(1) 眼科检查:常规检查可发现白内障或晶状体浑浊。眼底检查可能发现视网膜错构瘤。

(2) 神经 MRI 和 CT:首选增强序列,怀疑全身多部位病变时可行全身 MRI 成像。MRI 可发现直径 1~2mm 的脑神经根和脊神经根肿瘤。前庭神经鞘瘤表现为实质性结节性肿块,边界清晰,明显强化。神经纤维瘤则表现为 T_1 像低或等信号,T_2 像高信号。部分肿瘤可伴囊变。脑膜瘤呈均匀强化,可见脑膜尾征。90% 病例全脊柱磁共振可检测到脊椎肿瘤。CT 可补充诊断前庭神经鞘瘤。

(3) 听力检查:纯音测听、言语识别和脑干听觉诱发电位。

(4) 皮肤组织活检病理:不明的皮肤组织病变,可行活检病理诊断。

(5) *NF2* 基因检测:突变类型与疾病严重程度相关,无义突变或移码突变者病情更重，死亡风险高。

3. **诊断标准** 该病诊断依据神经纤维瘤病诊断标准国际共识组修订的诊断标准(2021版)：满足以下其一即可诊断NF2。

(1) 双侧前庭神经鞘瘤(VS)。

(2) 不同部位的2个NF2相关肿瘤中，检测到同一*NF2*基因突变，NF2相关肿瘤包括神经鞘瘤、脑脊膜瘤、室管膜瘤。

(3) 满足以下2个主要标准或1个主要标准+2个次要标准。

(4) 主要标准：单侧前庭神经鞘瘤；NF2患者的一级亲属；≥2个脑脊膜瘤；在血液或正常组织中检测到*NF2*基因突变。

次要标准a(同类病变可累积计数，如罹患2个神经鞘瘤，则视为满足2个次要标准)：室管膜瘤、神经鞘瘤(如主要标准为单侧前庭神经鞘瘤，则应至少包含1个皮肤神经鞘瘤)。

次要标准b(同类病变不可累积计数)：青少年囊下或皮质性白内障、视网膜错构瘤、40岁以下视网膜前膜、脑脊膜瘤。

【鉴别诊断】

1. **神经鞘瘤** 不典型病例可表现为皮肤或脊髓神经鞘瘤，鉴别需依靠病理。

2. **多发性脑膜瘤** 本病并不出现神经鞘瘤相关的临床表现，鉴别需依靠病理。

【治疗】

1. **前庭神经鞘瘤的治疗** 双侧前庭神经鞘瘤的治疗目的是保留功能和维持生活质量。当存在脑干压迫、听力减退或/和面神经功能障碍的风险时需治疗。手术是治疗该病的主要方式，操作过程中注意保护避免面神经，术后进行听力康复，酌情可佩戴助听器或行人工耳蜗植入。

2. 贝伐珠单抗是一种抗血管内皮生长因子的单克隆抗体，可诱导肿瘤的缩小，改善听力，可作为手术前的一线药物治疗。不推荐立体定向放射治疗，较高的放射剂量将加速听力损失。

3. **其他神经鞘瘤的治疗** 神经鞘瘤不发生恶变。周围神经鞘瘤导致脊髓压迫症状时首选手术切除瘤体，要注意神经功能的保护。

4. **脑膜瘤的治疗**　脑凸面的脑膜瘤可完全切除且无术后并发症。颅底脑膜瘤术后并发症的风险较高。脑膜瘤立体定向放射手术后5年生存率约为86%。矢状窦旁脑膜瘤和延伸至海绵窦的岩斜坡肿瘤则需显微和放射外科相联合的治疗策略。

5. **室管膜瘤的治疗**　室管膜瘤出现病情进展则进行显微手术切除,亦可选择贝伐单抗治疗。

【遗传咨询】

阳性NF2家族史者应行产前咨询。有NF2家族史的新生儿需神经科及眼科随诊,以便早诊断早治疗。

➢ **附:神经纤维瘤病1型的诊疗流程图**

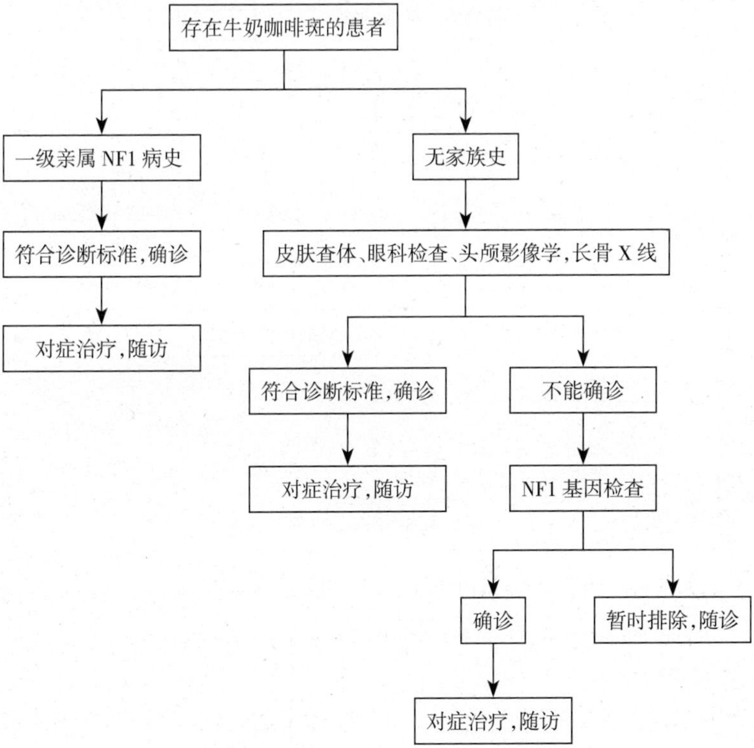

➤ 附:神经纤维瘤病 2 型的诊疗流程图

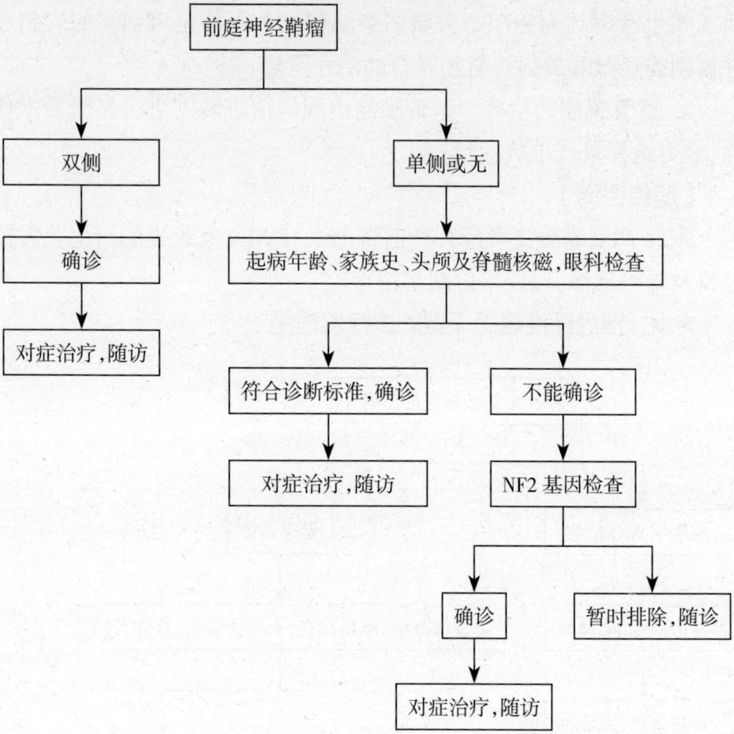

(高彦彦 陈 倩)

参考文献

[1] TANYA K, ELINE W, ROBYN VJ, et al. Neurofibromatosis type 1: review and update on emerging therapies. Asia-Pacific journal of ophthalmology, 2019, 8: 62-72.

[2] 中国Ⅰ型神经纤维瘤病多中心治疗协作组,全国整形外科多中心研究平台. Ⅰ型神经纤维瘤病临床诊疗专家共识(2021 版). 中国修复重建外科杂志, 2021, 35(11): 1384-1395.

[3] LEGIUS E, MESSIAEN L, WOLKENSTEIN P, et al. Revised diagnostic criteria for neurofibromatosis type 1 and Legius syndrome: an international consensus recommendation. Genet Med, 2021, 23(8): 1506-1513.

[4] SCOTT RP, LUDWINE M, ERIC L, et al. Updated diagnostic criteria and nomenclature for neurofifibromatosis type 2 and schwannomatosis: An international consensus recommendation. Genetics in Medicine, 2022, 24: 1967-1977.

[5] 中国抗癌协会神经肿瘤专业委员会. 2型神经纤维瘤病神经系统肿瘤多学科协作诊疗策略中国专家共识. 中华神经外科杂志, 2021, 37(7): 663-668.

第三节 Dravet 综合征

【概述】

Dravet 综合征(Dravet syndrome, DS)于 1978 年由法国医生 Charlotte Dravet 首次报道,既往又称婴儿严重肌阵挛癫痫(severe myoclonic epilepsy in infancy),由于本病少数患儿病程中可始终不出现肌阵挛,2001 年国际抗癫痫联盟(International League Against Epilepsy, ILAE)将本病正式更名为 Dravet 综合征。DS 为婴儿期起病的难治性癫痫综合征,属于发育性癫痫性脑病,患病率为 1/(22 000~40 900)。本病的临床特点为:1 岁以内常以热性惊厥起病;1~4 岁出现多种形式的无热发作,包括强直阵挛发作、半侧阵挛发作、局灶性发作、肌阵挛发作和不典型失神发作等;发作具有热敏感的特点;病程中易出现癫痫持续状态(status epilepticus);多数患儿对抗癫痫发作药疗效差;1 岁以内智力运动发育正常,以后逐渐出现精神运动发育落后或倒退。本病预后不良,多数患儿成年期仍有发作,有不同程度的智力障碍。死亡率可高达 12%,死亡高峰年龄为 3~7 岁,癫痫持续状态后多脏器功能衰竭和癫痫猝死(sudden unexpected death in epilepsy, SUDEP)是主要死亡原因。

DS 约 80% 的患儿由编码钠离子通道 a1 亚单位的基因 *SCN1A* 杂

合变异所致，其中新生变异占 90%~95%，遗传性变异（包括父母一方为嵌合体变异）占 5%~10%。近年来发现，少数 *SCN1A* 突变检测阴性的 DS 患儿携带 *PCDH19* 基因杂合突变，该基因编码原钙黏蛋白 19，目前认为 *PCDH19* 基因是继 *SCN1A* 基因后导致 DS 的第二个重要致病基因。随着靶向捕获二代测序（NGS）和全外显子组测序技术（WES）在临床上的应用，发现除 *SCN1A* 和 *PCDH19* 基因外，其他少见的 DS 致病基因包括 *GABRG2*、*GABRA1*、*GABRB2*、*GABRB3*、*SCN2A*、*SCN8A*、*SCN1B*、*HCN1*、*KCNA2*、*STXBP1* 和 *CHD2* 等。

【诊断】

1. 临床表现 DS 患儿的主要临床表现包括严重的癫痫发作、起病后逐渐出现智力发育落后或倒退，随年龄增长部分患儿可有运动障碍表现。

(1) 癫痫发作：起病年龄在 1 岁以内，可早到生后 2~3 个月，高峰起病年龄为生后 6 个月。根据 Dravet 综合征患者不同年龄临床特点可将其癫痫发作病程分为 3 个阶段：①发病至 1 岁以内为第一阶段，此阶段为热敏感期，绝大多数患儿发热后诱发全面强直阵挛发作或半侧阵挛发作，易出现长时间的发作或持续状态，发热期间易反复发作。②1~5 岁为第二阶段，为发作加重期，多数患儿在此阶段出现无热发作，发作类型多样，可有全面强直阵挛发作、半侧阵挛发作、局灶性发作、肌阵挛发作及不典型失神，少数患儿可有强直发作及失张力发作。此阶段发作较频繁，易出现癫痫持续状态，发作仍有热敏感特点，约 1/3 的患儿发作有光敏感特点。③5 岁以上为第三阶段，此阶段部分患儿发作可呈减少趋势，故又称之为“稳定期”，多数患儿发作类型以全面强直阵挛发作和局灶性发作为主，其次为不典型失神和肌阵挛发作，少数患儿可出现失张力发作。随着年龄增长，不典型失神及肌阵挛发作消失，癫痫持续状态次数减少，光敏感随年龄增长也逐渐消失。部分患儿以夜间发作为主。

(2) 多数 DS 患者发病前发育正常，发病后逐渐出现智力运动发育落后或倒退，多数患儿到青少年时期存在不同程度的智力发育落后（重度 50%，中度 30%，轻度 20%），行为异常，睡眠障碍，少数可表现孤独症谱系障碍。中重度智力落后患儿语言功能受累可表现为言语少，理解能力差，口齿不清，少数患儿可无自主语言，或仅能说叠词或短句。

(3) DS 患者运动受累程度可轻可重，可出现共济失调(59%)、锥体束征(22%)；6 岁以后可能会出现蹲伏步态(crouching gait)；还可出现颈部肌张力障碍(antecollis)。少数患者还可出现震颤、肌张力增高等帕金森样的症状。

2. 辅助检查

(1) 脑电图(EEG)：DS 患儿早期脑电图可完全正常，后逐渐出现背景变慢，发作间期可有局灶性、多灶性或广泛痫样放电。少数光敏感患儿闪光刺激可诱发异常放电和/或临床发作。随年龄增长，发作减少，背景弥漫性高波幅慢波逐渐减少，枕区 α 节律可重新出现。脑电图后头部 α 节律存在常提示预后良好。

(2) 头颅磁共振成像(MRI)：DS 患儿头颅 MRI 多数正常，但少数患儿随年龄增长可出现异常，表现为大脑皮质萎缩，侧脑室增宽，在发作控制欠佳及反复发生癫痫持续状态的患儿中更为常见，少数患儿随年龄增长可出现海马硬化。在发生严重癫痫持续状态导致急性脑病的患儿中，可出现严重脑萎缩，脑室扩大。

(3) 基因检测：编码电压门控钠离子通道 α1 亚单位的基因 *SCN1A*(MIM#182389)是 DS 最主要的致病基因，其突变检出率约为 80%。少数患儿或其父母一方可为 *SCN1A* 嵌合变异。*SCN1A* 突变检测阴性的 DS 患儿少数携带 *PCDH19*、*GABRG2*、*GABRA1*、*GABRB2*、*GABRB3*、*SCN2A*、*SCN8A*、*SCN1B*、*HCN1*、*KCNA2*、*STXBP1*、*CHD2* 或 *CPLX1* 基因变异。

3. 诊断标准　DS 的临床诊断标准如下：

(1) 1 岁以内常以热性惊厥起病(高峰年龄为生后 6 个月)。

(2) 1~4 岁出现多种形式的无热惊厥，包括全面强直阵挛发作、半侧阵挛发作、局灶性发作、肌阵挛发作、不典型失神、强直发作和失张力发作等。

(3) 发作具有热敏感的特点。

(4) 病程中易反复发生癫痫持续状态。

(5) 1岁以内智力运动发育正常,以后逐渐出现智力运动发育落后或倒退,可有共济失调和锥体束征。

(6) 脑电图在1岁以前多数正常,1岁以后出现全导棘慢波、多棘慢波或局灶性、多灶性痫样放电。

(7) 对抗癫痫药物疗效差。发现*SCN1A*变异或其他少见DS相关致病基因变异,支持临床诊断。

【鉴别诊断】

DS早期要注意与热性惊厥鉴别,出现多种形式的无热发作后,要注意与Doose综合征和Lennox-Gastaut综合征鉴别。

1. **热性惊厥** 典型热性惊厥多在生后6个月~5岁前发病,生后18个月为高峰发病年龄,多表现为全面强直阵挛发作,持续时间<5分钟,一次热程中多发作一次。而Dravet综合征1岁以内多表现为复杂热性惊厥的特点,即可表现为局灶性发作或半侧阵挛发作,发作持续时间可超过15分钟,一次热程中反复发作。Dravet综合征患儿常具备复杂热性惊厥的多个特点,且发病年龄早,生后6个月左右为高峰发病年龄。

2. **Doose综合征** Doose综合征又称肌阵挛失张力癫痫,主要由遗传易感性导致。临床特点为生后7个月~6岁发病,以2~4岁为发病高峰年龄,多数患儿以全面强直阵挛发作起病,病初发作可十分频繁,随后出现多种全面性发作类型,包括肌阵挛发作、失张力发作、肌阵挛-失张力发作及不典型失神,少数患儿后期可出现强直发作。少数患儿早期可有热性惊厥的病史,但病程中的发作多无热敏感特点,可出现不典型失神持续状态,但很少出现惊厥性癫痫持续状态。发病前智力、运动发育正常,头颅影像学无异常。

3. **Lennox-Gastaut综合征** Lennox-Gastaut综合征属于癫痫性脑病,病因复杂多样,可由先天性脑结构异常或后天获得性脑损伤导致,少数患儿可由遗传因素导致。部分病例可由West综合征演变而来。主要特点为1~7岁发病,高峰年龄在3~5岁,表现多种发作类型,最常见的发作类型有强直发作、不典型失神及失张力发作,也可有肌阵挛和局灶性发作等,发作无热敏感特点;EEG 背景基本节律变慢,可见广泛性 1.5~2.5Hz 慢棘慢复合波及广泛性棘波节律暴发。智力运动发育落后,部分患儿头颅影像学可有异常。

【治疗】

1. DS 为难治性癫痫综合征,对抗癫痫药物治疗效果欠佳,发作完全控制较为困难,治疗的主要目的是减少发作频率及减少癫痫持续状态的发生,因此需要多药联合或生酮饮食治疗,并尽可能降低抗癫痫药物的不良反应。英国 NICE 指南及中国癫痫诊疗指南推荐丙戊酸和/或氯巴占为治疗 DS 的一线药物,托吡酯、司替戊醇、左乙拉西坦及唑尼沙胺可作为添加治疗药物,不建议应用卡马西平、奥卡西平、拉莫三嗪等钠离子通道阻断剂。新型抗癫痫药物吡仑帕奈对部分 DS 患儿有效。目前美国食品药品监督管理局(Food and Drug Administration,FDA)批准上市的治疗 DS 的新药包括司替戊醇(stiripentol)、芬氟拉明(fenfluramine)和大麻二酚(cannabidiol),正在研究中的药物包括克立咪唑(clemizole)、罗卡西林(lorcaserin)、阿塔鲁伦(ataluren)、异搏定(verapamil)和 TAK-935(Soticlestat)。生酮饮食对部分患儿有效。迷走神经刺激术(vagus nerve stimulation)用于难治性癫痫的治疗已被美国 FDA 批准,在 DS 患者尚缺少成熟的经验,仅有数篇小样本回顾性研究,有效率差异较大。另外,目前针对 DS 患者 *SCN1A* 致病变异相关基因治疗正在研发中,并在动物实验中疗效显著。

2. 多数 DS 患儿癫痫发作难以完全控制,随年龄增长,其发作形式主要为全面强直阵挛发作和局灶性发作。少数患儿随年龄增长,发作频率减少,发作持续时间缩短。部分患儿随年龄增长以夜间发作为主。在发生癫痫持续状态的 DS 患儿中,绝大多数经及时止惊及对症治疗后可恢复到发生癫痫持续状态前的发育状态。少数患儿在严重的癫痫持续状态后出现持续昏迷,称为急性脑病(acute encephalopathy),可造成惊厥性脑损伤,有严重的神经系统后遗症,甚至合并呼吸衰竭、循环衰竭等多脏器功能衰竭,导致死亡。田小娟等随访的 608 例 DS 患儿中,33 例(5.4%)病程中出现急性脑病表现,发病年龄9月龄~15岁，其中5岁内发生的患儿占87.9%。发生急性脑病时几乎都出现感染及高热，癫痫持续状态发作持续时间30分钟~12小时，发作后昏迷持续时间2~20天。33例发生急性脑病的患儿中，12例（12/33，36.4%）死亡，死亡的可能原因为多脏器功能衰竭或脑疝。存活的21例患儿均有神经系统后遗症，包括智力运动倒退、偏瘫、植物人状态。DS患儿发生急性脑病的危险因素包括高热、临床表型较重、*SCN1A*基因变异。其中临床表型较重表现为起病年龄早、病程中出现肌阵挛发作、发作频繁、既往多次出现癫痫持续状态。因此，预防DS患儿发生急性脑病的相应措施为积极控制癫痫发作，高热时积极降温，全面强直阵挛发作超过5分钟即按早期癫痫持续状态处理，在到达医院前可启用快速止惊药物。建议DS患儿家庭备用地西泮直肠凝胶或咪达唑仑口颊黏膜制剂用于发生癫痫持续状态时的快速止惊。

3. 癫痫猝死（sudden unexpected death in epilepsy，SUDEP）是DS患儿另一个常见死亡原因。SUDEP是指癫痫患者突然发生的、缺乏合理的解剖学及毒理学证据的死亡。DS患儿癫痫猝死（SUDEP）发生率高达4.9%，明显高于一般癫痫患儿（SUDEP发生率0.11‰~0.43‰）。近年来研究认为*SCN1A*突变可能是SUDEP潜在的高危因素之一。DS患儿癫痫发作起病年龄早，可有多种发作形式，并且对抗癫痫药物反应欠佳，也导致其成为SUDEP的高危人群。目前还没有任何一项临床措施可以预防SUDEP的发生，应告知家长DS患儿发生SUDEP的风险高，并注意夜间监护，可佩戴监测发作腕表。

【遗传咨询】

70%~80%的Dravet综合征由*SCN1A*基因突变引起，*SCN1A*基因是通过常染色体显性遗传模式遗传，对于*SCN1A*基因突变导致的Dravet综合征，其中90%为新发突变，7%为嵌合体突变，对于先证者为新发突变的家庭，其再发的风险较小，但不能排除其存在嵌合体突变的可能，建议进行产前诊断。其他引起Dravet综合征的其他相关致病基因包括*SCN1B*、*SCN2A*、*SCN9A*、*GABRG2*、*CACNB4*，相关遗传咨询则需要结合父母的携带情况进行，值得注意的是*PCDH19*基因相关 Dravet 综合征的遗传模式为一种特殊的 X 连锁遗传，家系成员中携带 *PCDH19* 基因突变的杂合子女性受累，而携带突变的半合子男性不受累，*SCN1A* 基因突变阴性的女性 DS 患者 *PCDH19* 基因突变率为 6.7%~25%，对于 *SCN1A* 基因突变阴性的女性 DS 患儿应进行 *PCDH19* 基因突变筛查，明确病因并指导遗传咨询。

➤ 附：Dravet 综合征的诊治流程图

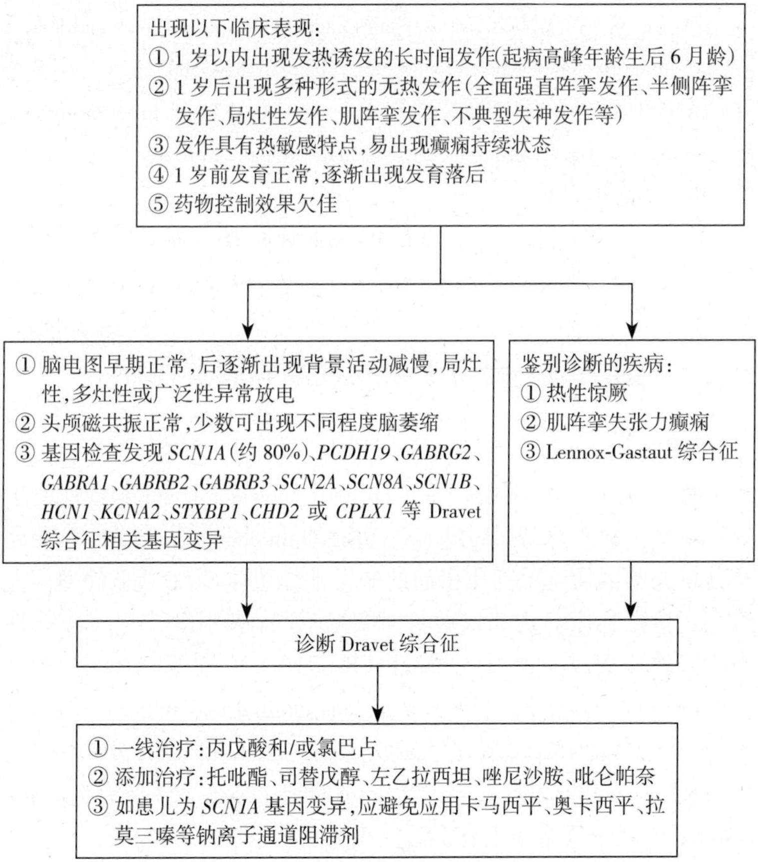

（张月华）

参考文献

[1] LI W, SCHNEIDER AL, SCHEFFER IE. Defining Dravet syndrome: An essential pre-requisite for precision medicine trials [published online ahead of print, 2021 Aug 2]. Epilepsia, 2021, 10.1111/epi.17015.

[2] SAMANTA D. Changing Landscape of Dravet Syndrome Management: An Overview. Neuropediatrics, 2020, 51(2): 135-145.

[3] DING J, WANG L, JIN Z, et al. Genes causing Dravet syndrome and Dravet syndrome-like phenotypes. Front Neurol, 2022, 13: 832380.

[4] JANSSON JS, HALLBÖÖK T, REILLY C. Intellectual functioning and behavior in Dravet syndrome: A systematic review. Epilepsy Behav, 2020, 108: 107079.

[5] WYERS L, VERHEYEN K, CEULEMANS B, et al. The mechanics behind gait problems in patients with Dravet Syndrome. Gait Posture, 2021, 84: 321-328.

第四节　纯合子家族性高胆固醇血症

【概述】

家族性高胆固醇血症(familial hypercholesterolemia, FH)是由于低密度脂蛋白胆固醇(low-density lipoprotein cholesterol, LDL-C)受体及其相关基因发生突变所引起的一类常染色体显性/共显性遗传性疾病。根据临床表现和致病基因突变不同，FH 分为杂合子家族性高胆固醇血症(heterozygous familial hypercholesterolemia, HeFH)和纯合子家族性高胆固醇血症(homozygous familial hypercholesterolemia, HoFH)两种类型，两者发病率分别为 1/500~1/200 和 1/100 万~1/16 万。HeFH 在临床上较为常见，未治疗的儿童血 LDL-C 水平≥3.62mmol/L(140mg/dl)且一级亲属中有 FH 患者或早发冠心病患者，在排除了其他继发性血脂异常的情况下即可临床诊断。本节主要介绍 HoFH，是由于 LDL-C 代谢相关基因发生纯合突变或复合杂合突变或双重杂合突变所致，临床表现较 HeFH 严重。

目前发现FH最主要的致病基因包括编码低密度脂蛋白受体(low density lipoprotein receptor related protein, *LDLR*)、载脂蛋白B(apoplipoproteinB, *APOB*)、前蛋白转化酶枯草杆菌蛋白酶9(proprotein convertase subtilisin 9, *PCSK9*)和LDL受体衔接蛋白1(low-density lipoprotein receptor adapter protein 1, *LDLRAP1*)基因四种,随着基因测序技术的发展,越来越多的基因被发现可能与FH的发病相关,如*STAP1*、*LIPA*、*PNPLA5*等。

*LDLR*基因突变相关FH约占90%,目前已经发现的*LDLR*基因突变超过2 200种,可分为LDL受体表达缺失型突变和LDL受体功能缺陷型突变;缺失型患者体内LDL受体残留活性<2%,临床表现严重,缺陷型患者体内LDL受体残留活性2%~25%,临床表现相对较轻。*APOB*基因突变相关FH约占5%,主要通过影响LDL与LDL受体的结合而引起血LDL-C水平升高,一般来说,*APOB*基因突变导致的FH较LDL受体缺陷型轻。*PCSK9*是一种多肽,参与LDL受体在肝细胞溶酶体的降解,基因激活突变导致*PCSK9*对LDL受体亲和力增强,增加LDL受体的降解,减少肝细胞膜表面LDL受体的数量。上述3种基因导致的FH都属于常染色体显性遗传。*LDLRAP1*的失功能性突变可导致特殊的常染色体隐性遗传性FH,突变导致LDL/LDLR复合物向细胞内转运障碍,不能有效清除循环中的LDL;由于是隐性突变,亲代一般没有表型,患者的症状也较*LDLR*缺陷型者轻。

HoFH的基因突变类型除真正的纯合子(即两条等位基因上携带同一基因相同突变)也包含复合杂合子(即两条等位基因上的突变为同一基因的不同突变)、双重杂合子(极为少见,即两条等位基因上的突变来自不同基因,通常一个是*LDLR*基因,另一个是其他相关基因中的一种)。

【诊断】

1. 临床表现 HoFH患儿出生后即出现LDL-C水平明显升高,胆固醇沉积在皮肤、肌腱及眼部形成黄色瘤和脂性角膜弓(图3-4-1);由于机体暴露于高水平的LDL-C中,HoFH患者多数会在20岁前就出现冠状动脉粥样硬化性心脏病并可能因此死亡。

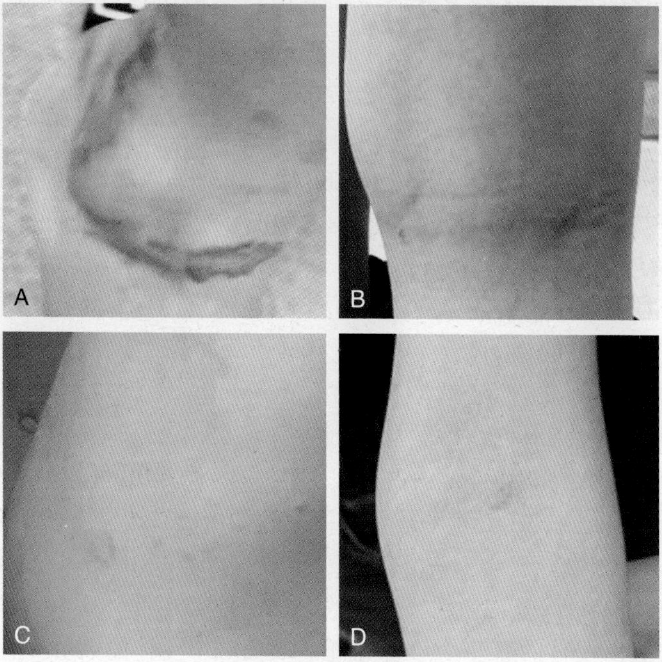

图 3-4-1　黄色瘤

A. 踝关节；B. 腘窝；C. 背部；D. 肘窝。

详细询问患儿的家族史，尤其是一级、二级亲属是否有 LDL-C 水平升高以及早发动脉粥样硬化性心血管疾病（arteriosclerotic cardiovascular disease，ASCVD）阳性家族史（早发是指男性 <55 岁和女性 <65 岁发病）。

2. **辅助检查**

(1) 实验室检查：可发现 LDL-C 明显升高；同时注意是否合并甘油三酯升高；存在心血管病变或可疑心肌梗死时，需检测肌酸激酶同工酶 CK-MB 和肌钙蛋白 T。

(2) 影像学检查：评估是否存在心血管病变。①颈动脉超声：可以发现颈动脉内膜增厚、斑块和狭窄，能够早期发现亚临床动脉粥样硬化；②超声心动图：需特别关注主动脉和主动脉瓣的受累情况，可以出现主动脉瓣增厚、狭窄和关闭不全，主动脉管壁增厚和管腔狭窄；③MRI/CT动脉成像：可以发现主动脉、冠状动脉及外周动脉管腔狭窄；④冠状动脉造影：诊断冠状动脉受累的金标准。

3. **诊断标准**

（1）临床诊断标准：排除继发性原因后，LDL-C≥500mg/dl（12.92mmol/L）；或者治疗后仍LDL-C≥300mg/dl（7.76mmol/L）且有以下情况之一：①10岁之前出现皮肤或者肌腱黄色瘤；②父母LDL-C水平升高，符合杂合子FH的标准。

（2）未治疗时LDL-C<500mg/dl并不能除外HoFH，尤其是年幼患儿，与饮食结构有关，需要结合家族史、体征或基因结果综合判断。

（3）遗传诊断标准：两条等位基因检测到*LDLR*、*APOB*、*PCSK9*或*LDLRAP1*或其他明确相关致病基因突变。由于遗传学检测技术等限制，阴性不能完全排除HoFH。

【鉴别诊断】

本病需要与其他导致高胆固醇血症、黄色瘤以及早发冠心病的疾病进行鉴别。

1. **植物固醇血症** 主要指β-谷固醇血症，是一种由于ATP结合盒转运蛋白异常导致植物固醇代谢障碍的罕见常染色体隐性遗传病，致病基因主要是*ABCG5*和*ABCG8*。临床也可出现LDL-C升高、全身黄色瘤及早发ASCVD，对限制植物固醇的摄入治疗效果显著；通过检测血清植物固醇水平和基因测定可鉴别。

2. **脑腱黄瘤病** 一种常染色体隐性遗传的脂质代谢性疾病，是由于*CYP27A1*基因编码的固醇-27羟化酶活性缺陷导致胆固醇及其中间代谢产物胆甾烷醇在体内异常堆积，特征性表现为脑、肌腱黄瘤等全身症状及进行性神经系统受损症状，血清LDL-C水平可能不高。根据临床表现及基因检测可鉴别。

3. **溶酶体酸性脂肪酶缺乏症** 可引起沃尔曼病（Wolman病）和胆固醇酯贮积病，均为常染色体隐性遗传病，是由于*LIPA*基因缺陷导致细胞内胆固醇酯和甘油三酯水解障碍从而在各组织内堆积，可引起内脏黄瘤样改变，影响肝、脾、肾上腺、骨髓、肠道等多个系统功能；

根据典型临床表现及基因检测可鉴别。

4. **其他继发性高胆固醇血症** 如甲状腺功能减退、肾病综合征、糖尿病、肝炎、肥胖、药物因素等。

【治疗】

HoFH 患者多在 20~30 岁死于严重的 ASCVD，因此治疗和管理目标就是降低 LDL-C 水平，尽量减少或推迟 ASCVD 的发生。

1. **治疗目标** 血 LDL-C 的治疗目标值为 <130mg/dl（3.36mmol/L）；若难以达到上述目标值，建议至少将 LDL-C 水平降低 50%。

2. **治疗手段** 包括改善生活方式、药物治疗、脂蛋白血浆清除、肝移植和其他手术治疗。①改善生活方式：健康饮食，适当运动。推荐低饱和脂肪、低胆固醇饮食，积极控制吸烟、肥胖、高血压和糖尿病等其他危险因素。②药物治疗：对于 HoFH 患儿，越早治疗预后越好。

3. **他汀类药物** 是目前 FH 治疗首选药物，6 岁以上患儿确诊后应立即开始治疗，从低剂量开始逐渐加量至最大耐受剂量。他汀类药物可能影响肌肉及骨骼系统，使用期间需定期监测转氨酶、肌酸激酶及同工酶、肌酐、血糖水平。但对于 HoFH 单纯他汀类药物降 LDL-C 效果并不理想。

4. **联合治疗** 他汀类药物治疗效果不理想或者患儿不耐受时应考虑联合用药，首选胆固醇吸收抑制剂依折麦布，或者联合胆汁酸螯合剂（树脂）、*PCSK9* 抑制剂和普罗布考，联合治疗可有效降低受体缺陷型患儿的 LDL-C 水平。依折麦布可抑制肠道吸收胆固醇，在我国已获批 6 岁以上患儿。胆汁酸螯合剂如考来烯胺（消胆胺）等为阴离子交换树脂，可用于非哺乳期儿童，须注意高氯性酸中毒风险。*PCSK9* 抑制剂通过抑制 PCSK9 与 LDLR 的结合，减少 LDLR 的分解，从而增强对 LDL-C 的清除，目前已有 2 种 *PCSK9* 的单克隆抗体在美国和欧洲被批准用于 HoFH 患者，分别为阿利库单抗（alirocumab）和依伏库单抗（evolocumab）。普罗布考不仅能降低胆固醇的合成、促进胆固醇分解，还可以显著降低心血管事件的复发，并减少黄色瘤。但后两类药物由于副作用较多均暂无儿童使用依据。

5. **脂蛋白血浆置换** 也被称作 LDL-C 血浆清除，适用于除婴幼儿以上的各个年龄段患者。对于药物联合治疗效果欠佳,或伴有冠心病的高危 FH 患儿,或对他汀类药物不耐受的患儿建议及早使用,推荐频率为每 1~2 周 1 次。

6. **肝移植和外科手术**　肝脏是清除血胆固醇的主要器官,通过肝移植可以纠正肝细胞上 *LDLR*、*PCSK9*、*APOB* 等基因的分子缺陷。虽然肝移植可以降低 LDL-C 水平,但由于移植后的并发症和病死率高以及供体匮乏等因素,使其目前难以作为 FH 的主要治疗手段。部分回肠旁路曾是 FH 的治疗方法之一,但目前已不建议使用。

【遗传咨询】

FH 分子机制及遗传模式较为复杂,HoFH 患儿基因型可为纯合子、复合杂合子或双重杂合子,既可为单基因遗传,也可为多基因遗传。大多数情况下,HoFH 患儿为 *LDLR* 双等位基因突变,父母均为 *LDLR* 杂合子,均表现为 HeFH,呈显性遗传;少数 HoFH 患者为 *LDLR* 及 *APOB*、*LDLRAPl* 或 *PCSK9* 基因变异,*APOB* 和 *PCSK9* 基因呈(共)显性遗传,*LDLRAPl* 呈隐性遗传。家系中多基因病发病概率咨询及评分方法尚无统一标准,且临床表型受饮食及生活方式等多因素影响,个体差异较大。建议确诊患儿的家庭成员均进行基因及 LDL-C 筛查。

➢ **附:纯合子家族性高胆固醇血症的诊治流程图**

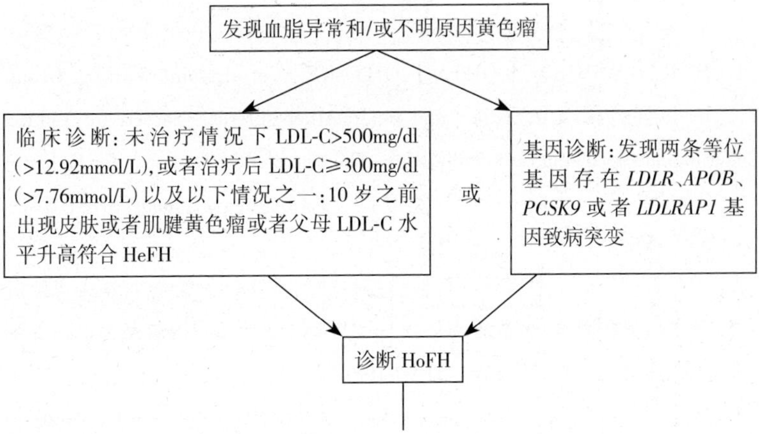

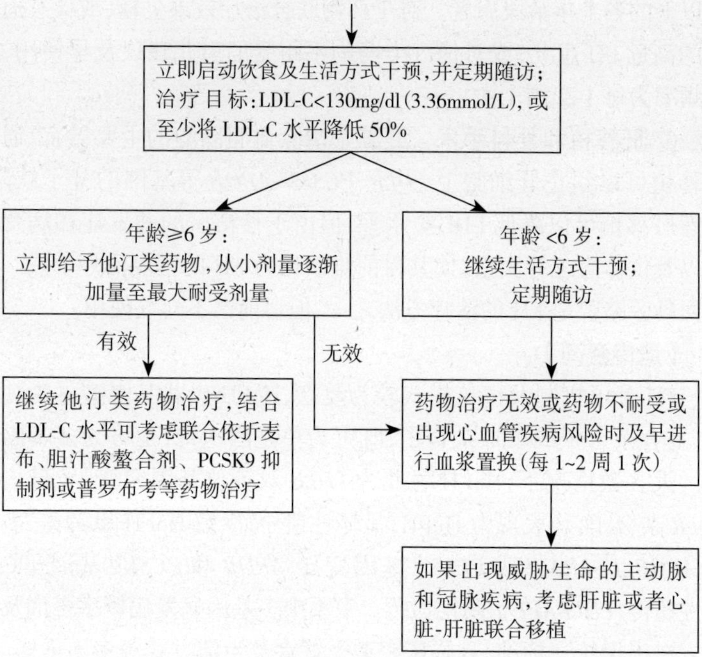
立即启动饮食及生活方式干预,并定期随访;
治疗目标:LDL-C<130mg/dl(3.36mmol/L),或至少将LDL-C水平降低50%
年龄≥6岁:
立即给予他汀类药物,从小剂量逐渐加量至最大耐受剂量
年龄<6岁:
继续生活方式干预;
定期随访
有效
无效
继续他汀类药物治疗,结合LDL-C水平可考虑联合依折麦布、胆汁酸螯合剂、PCSK9抑制剂或普罗布考等药物治疗
药物治疗无效或药物不耐受或出现心血管疾病风险时及早进行血浆置换(每1~2周1次)
如果出现威胁生命的主动脉和冠脉疾病,考虑肝脏或者心脏-肝脏联合移植

（卢致琨　刘　丽）

参考文献

[1] HARADA-SHIBA M, OHTA T, OHTAKE A, et al. Joint Working Group by Japan Pediatric Society and Japan Atherosclerosis Society for Making Guidance of Pediatric Familial Hypercholesterolemia. Guidance for Pediatric Familial Hypercholesterolemia 2017 [J]. J Atheroscler Thromb, 2018, 25(6): 539-553.

[2] 中华医学会心血管病学分会动脉粥样硬化及冠心病学组,中华心血管病杂志编辑委员会. 家族性高胆固醇血症筛查与诊治中国专家共识[J]. 中华心血管病杂志,2018,46(2):99-103.

[3] 国家卫生健康委办公厅. 罕见病诊疗指南(2019年版)[EB/OL]. [2019-03-04].

[4] 孙洋,赵红.家族性高胆固醇血症分子遗传学研究进展[J].心血管病学进展,2019,40(3):309-313.

[5] CUCHEL M,BRUCKERT E,GINSBERG HN,et al. Homozygous familial hypercholesterolaemia:new insights and guidance for clinicians to improve detection and clinical management. A position paper from the Consensus Panel on Familial Hypercholesterolaemia of the European Atherosclerosis Society[J]. Eur Heart J,2014,35:2146-2157.

第五节　甲基丙二酸血症

【概述】

甲基丙二酸血症(methylmalonic acidemia,MMA)又称甲基丙二酸尿症(methylmalonic aciduria),是一种先天性有机酸代谢障碍性疾病。该病是由于甲基丙二酰辅酶A变位酶(methylmalonyl-CoA mutase,MCM)缺陷或者其辅酶钴胺素(cobalamin,cbl,维生素 B_{12})代谢障碍导致的甲基丙二酰辅酶A代谢受阻,体内甲基丙二酸、3-羟基丙酸、甲基枸橼酸等代谢物异常蓄积,引起以脑损伤为主的多脏器损伤(图3-5-1)。

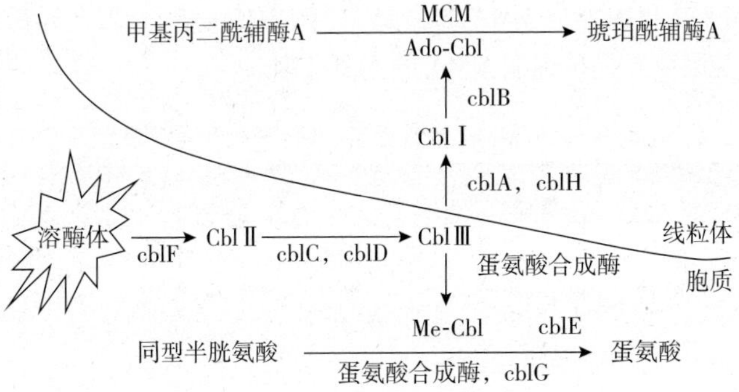

图3-5-1　甲基丙二酰辅酶A代谢途径

国外不同人种 MMA 总患病率为 1/169 000~1/50 000。中国台湾地区约 1/86 000。中国内地尚无大样本的调查数据。

根据酶缺陷的类型,MMA 分为 MCM 缺陷(mutase deficiency, MUT 型)和 cbl 代谢障碍两大类,MUT 型又分为无活性者为 MUT^0 型,有残余活性者为 MUT^- 型。cbl 代谢障碍又包括两种腺苷钴胺素(adenosylcobalamin, AdoCbl)合成缺陷,即线粒体钴胺素还原酶(mitochondrial cobamide reductase, cblA)缺乏和线粒体钴胺素腺苷转移酶(mitochodrial cobalamin adenosyltransferase, cblB)缺乏;以及四种由于胞质和溶酶体 cbl 代谢异常引起的 AdoCbl 和甲基钴胺素(mecobalamin, MeCbl)合成缺陷(cblC, cblD, cblF, cblJ)。

根据患者血液同型半胱氨酸是否升高,分为单纯型 MMA 和 MMA 合并同型半胱氨酸血症(简称合并型 MMA)。MUT^0、MUT^-、cblA 和 cblB 型为单纯型 MMA;cblC、cblD、cblF、cblJ 型为合并型 MMA。

根据对维生素 B_{12} 治疗的反应,分为维生素 B_{12} 有效型和无效型。合并型 MMA 中除 cblX 型外均为 cbl 有效型。

近年来还发现一些非经典的 MMA。如 *SUCLG* 基因突变导致琥珀酰辅酶 A 连接酶活性异常,引起患儿尿甲基丙二酸轻度升高,但尿甲基枸橼酸和 3-羟基丙酸不升高。

MMA 的致病基因、遗传方式和相应的生化表型见表 3-5-1。合并型 MMA 是我国内地 MMA 的主要类型。*MMACHC* 基因变异最常见。*MUT* 基因变异是单纯型 MMA 的主要病因。

表 3-5-1　MMA 的基因型、遗传方式和生化表型

蛋白缺陷类型	基因型	遗传方式	生化表型
MCM	*MMUT*	AR	单纯型
甲基丙二酰辅酶 A 异构酶	*MCEE*	AR	单纯型
线粒体内 cbl 代谢障碍			
cblA	*MMAA*	AR	单纯型
cblB	*MMAB*	AR	单纯型
cblD-变异型 2(cblH 型)	*MMADHC*	AR	单纯型

续表

蛋白缺陷类型	基因型	遗传方式	生化表型
胞质和溶酶体 cbl 代谢障碍			
cblC	*MMACHC*	AR	合并型
	PRDX1	AR	合并型
	HCFC1(*cblX*)	X 连锁遗传	合并型
	THAP11	AR	合并型
	ZNF143	AR	合并型
cblD	*MMADHC*	AR	合并型
cblF	*LMBRD1*	AR	合并型
cblJ	*ABCD4*	AR	合并型
线粒体 DNA 耗竭综合征			
琥珀酰辅酶 A 连接酶	*SUCLG1*	AR	单纯型
	SUCLG2	AR	单纯型

【诊断】

1. 临床表现　MMA 患者的临床表现复杂多样,可有多脏器损害,且无特异性,个体差异显著。重症患儿可于新生儿期发病,mut^0 型半数于生后 1 周内发病,起病急骤,死亡率极高。迟发型患儿多于 4~14 岁发病,甚至可至成人期发病。MMA 常因发热、感染、饥饿、疲劳、外伤、高蛋白饮食等诱发急性发作,出现类似急性脑病样症状,死亡率高。

(1) 神经系统损害:脑损害是 MMA 致死致残的主要原因。早发型 MMA 患儿神经损害严重,以反复呕吐、嗜睡、惊厥、智力运动发育落后、肌张力低下多见。晚发型 MMA 患者常见神经精神异常、运动倒退和认知障碍。少数合并周围神经损伤,甚至合并亚急性脊髓退行性变。部分成人患者首发症状为精神及心理异常,故对于一些精神疾病患者需注意排除 MMA。单纯型 MMA 常见基底核损害。合并型 MMA 患者早期常见脑白质脱髓鞘改变、大脑发育不良、脑萎缩,少数患者发生脑积水,可能为颅内微血管病变所致。晚发型患者的脊髓亚急性联合变性可能与脑细胞甲基化障碍相关。

(2) 血液系统异常:巨幼细胞贫血、中性粒细胞及血小板减少较为常见，与有机酸抑制骨髓、细胞内5-甲基四氢叶酸蓄积，核苷酸合成受阻有关。

(3) 肾损害：甲基丙二酸可导致线粒体功能损害，引起肾小管酸中毒、间质性肾炎、尿酸盐肾病、遗尿症等慢性进行性肾损害，严重时可发生溶血性尿毒综合征、肾功能不全等。

(4) 视觉功能障碍：合并型MMA早发型患者多见视觉功能障碍，病因为眼底黄斑病变、进行性色素沉积性视网膜病变、视神经萎缩，临床表现为眼球震颤、斜视、弱视、严重者失明。晚发型患者眼部并发症较为少见。

(5) 心血管系统：单纯型MMA患者心血管系统受累较少，但重症患者由于线粒体能量代谢障碍可能发生代谢性心肌病，是导致死亡的原因之一。合并型MMA患者心血管疾病较多，如先天性心脏病、心肌病、肺动脉高压、血栓性疾病等。肺动脉高压相对常见且危重，可为MMA首发临床表现，也可在其他系统疾病后发生。深静脉血栓形成和反复血栓栓塞多见于成年MMA患者。

(6) 皮肤损害：轻重不等的皮肤网状发花、皮炎、色素沉着、皮损是合并型MMA常见的皮肤黏膜损害，可能与蛋氨酸缺乏、过度限制蛋白质导致必需氨基酸缺乏、高同型半胱氨酸血症的血管损害有关。

(7) 生长发育障碍：大多数患儿体格发育落后，可见小头畸形。

(8) 免疫功能低下：少数患儿易合并皮肤念珠菌感染，常见口角、会阴部皲裂和红斑，或合并口炎、舌炎、肠病性肢皮炎。

(9) 其他：一些患者颜面畸形，晚发型患者常见骨质疏松，个别患者合并骨骼畸形，少数患者合并脂肪肝、代谢综合征、糖尿病。

2. 辅助检查

(1) 常规实验室检查：血常规常见巨幼红细胞性贫血及粒细胞、血小板计数减少。尿常规可有尿酮体阳性，血气分析提示代谢性酸中毒。生化检测可有肝肾功能异常，血糖降低，血氨、血乳酸、血尿酸升高、电解质紊乱等。

(2) 尿有机酸谱分析：尿液中甲基丙二酸、甲基枸橼酸和3-羟基丙酸显著增加。

(3) 血氨基酸谱及酰基肉碱谱分析：血液中丙酰肉碱(C3)多显著增高、C3/C0(游离肉碱)和C3/C2(乙酰肉碱)比例均升高。

(4) MMA分型的相关检查：

1) 血、尿同型半胱氨酸测定：合并同型半胱氨酸血症患儿血、尿同型半胱氨酸水平增高，而单纯型MMA患儿正常。

2) 维生素B_{12}负荷试验：维生素B_{12} 1mg/d，肌内注射，连续3~5天，若临床症状好转，生化指标改善，血C3、C3/C2及尿甲基丙二酸水平治疗后较治疗前下降>50%，为维生素B_{12}有效型。有些患者对维生素B_{12}部分有效，血液C3/C2及尿液甲基丙二酸有所降低(<50%)。

3) 基因检测：基因突变分析是MMA分型最可靠依据。

(5) 头颅磁共振(MRI)：甲基丙二酸血症患者脑MRI扫描常见对称性基底节损害，双侧苍白球信号异常，脑白质脱髓鞘变性、软化、坏死、脑萎缩及脑积水等。

(6) 脑电图：MMA伴抽搐患者脑电图主要呈高峰节律紊乱、慢波背景伴痫样放电，部分无抽搐患者脑电图为局灶性放电和慢波背景。

3. **诊断标准** MMA确诊依据为血液中C3显著增高(>5μmol/L)、C3/C0和C3/C2比例均升高；尿液中甲基丙二酸、甲基枸橼酸和3-羟基丙酸显著增加。根据血、尿同型半胱氨酸测定区分单纯型MMA和合并型MMA。通过维生素B_{12}负荷试验确定维生素B_{12}反应型或无效型。基因检测可确定MMA的分型。

新生儿筛查也是及早发现MMA患儿的一种重要方法。典型MMA新生儿血液C3增高和/或C3/C0、C3/C2比值增高，需进一步通过尿有机酸分析、血同型半胱氨酸测定、基因分析明确诊断。

对于先证者生化类型、基因突变明确的MMA家系，在母亲再次妊娠时，可于9~12周留取胎盘绒毛进行基因分析，或在妊娠16~20周抽取羊水，进行羊水甲基丙二酸、丙酰肉碱及同型半胱氨酸测定，同时分离羊水细胞，通过基因突变分析进行产前诊断。

【鉴别诊断】

1. **继发性甲基丙二酸血症** 如素食、营养不良、慢性疾病导致的维生素B_{12}缺乏；钴胺素转运蛋白缺乏等疾病导致cbl吸收不良等，营养调查及血液维生素 B_{12}、叶酸等检测，可作为鉴别诊断的首选方法。短期维生素 B_{12} 补充治疗可逆转代谢异常。如果母亲孕期或哺乳期缺乏维生素 B_{12}、纯素食或母亲患 MMA，新生儿筛查可以出现血液 C3 增高等异常结果，甚至可能出现脑病等严重临床症状，需检测母亲血液中维生素 B_{12}、叶酸、同型半胱氨酸、氨基酸及酰基肉碱水平。

2. **丙酸血症** 是由于丙酰 CoA 酶羧化酶活性缺乏，导致体内丙酸及其代谢产物前体异常蓄积所致，其临床表现与 MMA 类似，均无特异性，血 C3 及 C3/C2 增高，并常伴有甘氨酸增高，依据血结果与 MMA 难区别，需要依据尿有机酸鉴别，丙酸血症患者尿甲基丙二酸正常，而 MMA 尿甲基丙二酸升高。

【治疗】

MMA 是可治可防的罕见病，治疗贯穿一生，因其导致多脏器损害，故需多学科综合治疗。

1. **急性期治疗** 以补液，纠正酸中毒、低血糖和电解质紊乱为主，同时限制蛋白质摄入，供给充足的热量。可用左卡尼汀静脉滴注或口服，维生素 B_{12} 肌内注射。若高氨血症和/或代谢性酸中毒难以控制时，还需通过腹透或血液透析去除毒性代谢物。

2. **饮食控制** 在急性期，单纯型 MMA 患者应适当限制天然蛋白质摄入，以不含异亮氨酸、蛋氨酸、缬氨酸、苏氨酸的特殊配方营养粉喂养，以减少甲基丙二酸的产生。合并型 MMA 一般无需严格限制天然蛋白质。在急性失代偿期，若血氨 >300μmol/L，不仅需要限制天然蛋白，也应停用上述不含缬氨酸、异亮氨酸、蛋氨酸、苏氨酸的特殊配方营养粉，完全限制蛋白质的时间不应超过 48 小时，24 小时后需逐渐开始补充含蛋白质的食物，以蛋白质 0.5g/(kg·d)起始，口服葡萄糖[5~10g/(kg·d)]、麦芽糊精[10~20g/(kg·d)]、中链脂肪酸[2~3g/(kg·d)]，以补充能量。MMA 患者常伴有吞咽或喂养困难，容易呛咳，适时联合胃管喂养以保证能量摄入。

3. **液体治疗** 在急性失代偿期，患者可能不耐受肠内饮食，故需静脉滴注含葡萄糖和电解质的溶液，维持水、电解质、酸碱平衡以及给予能量支持。葡萄糖输注速度建议在 4~10mg/(kg·min)，为保持血糖正常并促进合成代谢，尤其在出现尿糖阳性时，可同时使用静脉泵滴注胰岛素0.01~0.02U/(kg·h)。为保证能量需求，可静脉滴注脂肪乳，起始量1~2g/(kg·d)，同时监测血甘油三酯水平，避免引起胰腺炎。

4. **纠正酸中毒**　在急性失代偿期，应给予碳酸氢钠纠酸。若患者血碳酸氢根 <15mmol/L，首剂按照5%碳酸氢钠3~5ml/kg，稀释成1.4%碳酸氢钠，30分钟静脉输入。第1个24小时目标是将碳酸氢根补充至18~20mmol/L以上，第2个24小时可改口服碳酸氢钠或联合静脉滴注，建议在48小时内纠正碳酸氢根水平。纠正酸中毒时患者易出现低血钾和低血钙，应注意监测，必要时及时补充。

5. **其他药物治疗**　MMA患者常合并继发性肉碱缺乏。左卡尼汀可与有机酸结合，形成水溶性代谢物，从尿液排出体外，促进有机酸的排泄，因此急性期需静脉滴注左卡尼汀(每天2~4次，每次50~300mg/kg)。症状缓解后改用分次口服左卡尼汀[50~200mg/(kg·d)]。对血氨高于100μmol/L的患者，需使用降血氨药物如卡谷氨酸、苯丁酸钠、精氨酸[100~500mg/(kg·d)]或精氨酸谷氨酸[100~500mg/(kg·d)]。

6. **透析治疗**　如果患者血氨 >500μmol/L，且在限制蛋白、静脉滴注左卡尼汀及降血氨药物治疗3~4小时后血氨无下降，或有严重的电解质紊乱、昏迷、脑水肿表现，应考虑血液透析或血液过滤治疗。

7. **长期治疗**　目标为使患儿达到正常体格和智力发育水平，防止急性代谢失调发生，提高生活质量，避免不良反应和并发症。

(1) 维生素 B_{12} 反应型MMA：对所有维生素 B_{12} 治疗有反应的患者，建议每周肌内注射1mg，羟钴胺优于氰钴胺。合并型MMA患者尚需口服甜菜碱[100~500mg/(kg·d)]降低血同型半胱氨酸浓度，辅以左卡尼汀[50~100mg/(kg·d)]、叶酸(5~10mg/d)和维生素 B_6(10~30mg/d)等。

(2) 维生素 B_{12} 无反应型MMA：以饮食治疗为主。①饮食控制：使用不含异亮氨酸、缬氨酸、苏氨酸和蛋氨酸的特殊配方奶粉或蛋白粉喂养。因这些氨基酸为必需氨基酸，故特殊配方奶粉不能作为蛋白质的唯一来源，还应进食少量天然蛋白质：新生儿、婴幼儿的天然蛋白质来源首选母乳，若无母乳，可使用普通婴儿配方奶粉搭配特殊奶粉。天然蛋白质应在1天内分次摄入。每日总蛋白质摄入量维持在1.0~2.5g/(kg·d)(表3-5-2)。②药物治疗：需长期口服左卡尼汀50~200mg/(kg·d)，将血液C0水平维持在50~100μmol/L。由于长期限制天然蛋白质，患者易发生微量营养素和矿物质缺乏，需注意监测，必要时相应补充。

表3-5-2 维生素B_{12}无效型MMA稳定期蛋白质摄取量

单位：g/(kg·d)

年龄	天然蛋白质	特殊配方粉	总蛋白质
0~12个月	1.0~1.5	1.0~0.7	1.7~2.5
>1~4岁	1.0~1.5	1.0~0.5	1.5~2.5
>4~7岁	1.0~1.5	0.5~0.2	1.2~2.0
>7岁	0.8~1.2	0.4~0.2	1.0~1.6

8. **对症治疗** 对于合并癫痫的患者，需给予抗癫痫药物治疗，需注意不宜使用丙戊酸钠以免加重肝脏代谢负担。对于合并肺动脉高压、高血压、心肌病的患者，应给予降压药物及心肌保护治疗。

9. **康复训练** 部分神经运动系统受损的患儿需要进行感觉、运动功能康复训练和语言认知能力培养，以利于患者的生长发育。

10. **器官移植** 对于维生素B_{12}无效型单纯型MMA，如果饮食及药物控制不良，可考虑行肝移植，如果肾损害严重，可考虑肾移植或肝肾联合移植。

11. **特殊时期的治疗** ①围产期管理：随着产前诊断技术的普及，一些MMA患儿在胎儿期获得诊断，如果母亲继续选择妊娠，需口服维生素B_{12}和左卡尼丁，以保护胎儿；②育龄期、妊娠期及哺乳期管理：女性患者需坚持治疗，维持良好的代谢状态及营养状态，保证子代发育。

12. **探索性治疗** 目前正在进行的基因治疗研究，包括腺相关病毒即AAV载体、基因组编辑、系统的mRNA治疗等尚不成熟，因而未用于临床。有研究显示神经干细胞移植治疗能短期改善MMA患儿脑损伤，但远期疗效还需进一步随访观察。

【遗传咨询】

MMA 绝大多数为常染色体隐性遗传病，患者父母再次生育再发风险为 25%。再生育指导、产前诊断是减少 MMA 患儿出生的关键措施。应对所有患者及其家庭成员提供必要的遗传咨询，对高风险胎儿进行产前诊断。

➢ 附：甲基丙二酸血症的诊断流程图

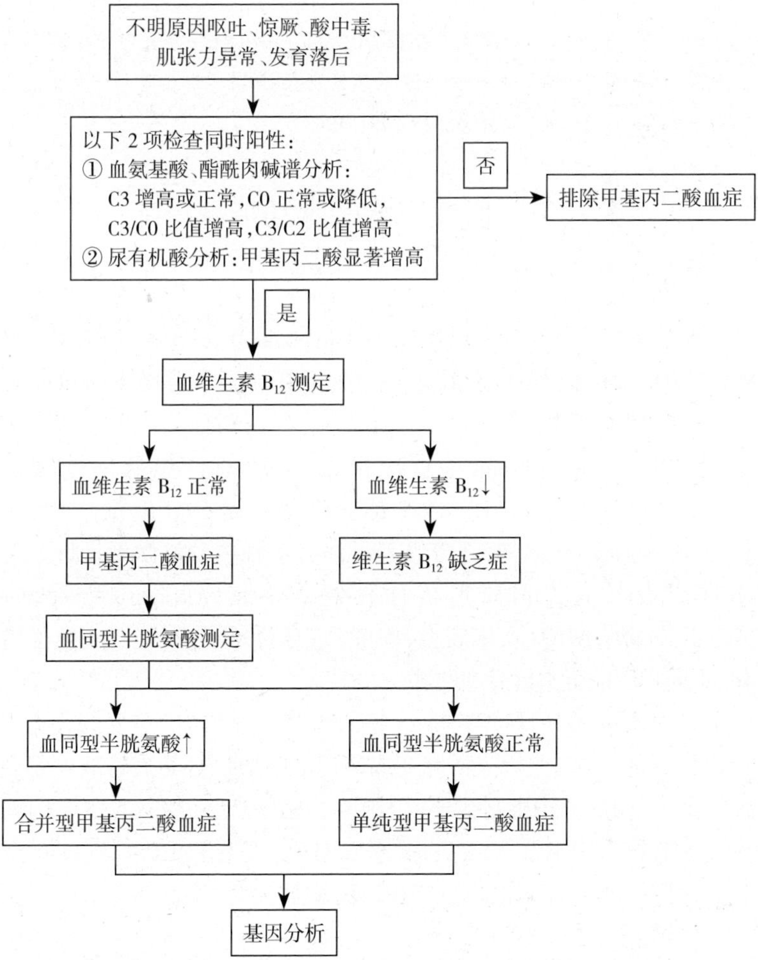

（方 昕）

参考文献

[1] 韩连书. 甲基丙二酸血症//顾学范. 临床遗传代谢病[M]. 北京:人民卫生出版社,2015,6:103-107.

[2] 杨艳玲,莫若,陈哲辉. 甲基丙二酸血症的多学科综合治疗与防控[J]. 中华实用儿科临床杂志,2020,35(9):647-650.

[3] 中华预防医学会出生缺陷预防与控制专业委员会新生儿筛查学组,中华医学会儿科学分会临床营养学组,中华医学会儿科学分会内分泌遗传代谢学组,等. 单纯型甲基丙二酸尿症饮食治疗与营养管理专家共识[J]. 中国实用儿科杂志,2018,33(7):481-486.

第六节 假性甲状旁腺功能减退症

【概述】

假性甲状旁腺功能减退症(pseudohypoparathyroidism,PHP,OMIM #103580),简称假性甲旁低,是一种以甲状旁腺激素(parathyroid hormone,PTH)抵抗、低血钙、高血磷为主要特征的罕见遗传性疾病,于1942年由Albright等首次报道。PHP总体患病率据报道为(0.34~1.10)/10万。PHP的主要生化特点是PTH抵抗,即低血钙、高血磷而PTH不低,部分患者可伴有多种内分泌激素抵抗。大多数患者具有Albright遗传性骨营养不良(Albright's hereditary osteodystrophy,AHO)临床表型,即圆脸、身材矮小、短指/趾、异位钙化、不同程度的智力落后和肥胖。

目前认为PTH抵抗与*GNAS*基因缺失有关。PHP主要的分子遗传学机制是*GNAS*基因失活突变或印记缺陷导致Gsw表达减少或活性下降,不同的分子机制会导致不同的PHP亚型,母系*GNAS*基因突变与PHPⅠa和PHPⅠb型有关;父系*GNAS*突变与PPHP型和POH型相关;母系*GNAS*印记缺陷与PHPⅠc型相关。

【诊断】

1. 临床表现 PHP起病缓慢,部分病例胎儿宫内生长受限或者巨大儿，出生后生长发育落后，最终成年期身材矮小。临床表现多样，除了具有甲状旁腺功能低下的临床及生化特点外，大多数患者具有AHO表现。PHP各亚型特点详见表3-6-1。具体总结如下：

表3-6-1　PHP各亚型临床及分子生物学特征

临床分型	AHO体型	合并其他激素抵抗	PTH试验	可能病因
PHPⅠa	有	TSH，GnRH，GHRH	尿CAMP降低 尿磷降低	母系*GNSA1*基因缺陷
PHPⅠb	无	TSH或者无	尿CAMP降低 尿磷降低	DMRs甲基化缺陷
PHPⅠc	有	TSH	尿CAMP降低 尿磷降低	*GNSA1*基因缺陷
PHPⅡ	无	一般无，常合并其他自身免疫疾病	尿CAMP正常 尿磷降低	未知

（1）甲状旁腺功能减退症临床表现：手足搐搦最常见，部分病例出现神经精神症状，可表现为癫痫样发作、癔症样发作、神经衰弱表现、自主神经症状、锥体外系症状、情绪改变、精神病样表现等；外胚层组织营养变性（出牙迟，不规则，牙釉质形成不良，皮肤脱屑粗糙、有色素沉着等，低钙性白内障，脑基底节钙化，皮下组织钙化等）。

（2）特殊表现：

1）Albright遗传性骨营养不良（Albright's hereditary osteodystrophy，AHO）临床表型，即圆脸、身材矮小、短指/趾、异位钙化、不同程度的智力落后和肥胖或者其他骨骼或牙齿异常表现。

2）部分病例可同时合并其他内分泌激素（GnRH、LH、TSH、FSH）抵抗表现，可合并身材矮小、甲状腺功能减退症、肾上腺皮质功能减退症、尿崩症、糖尿病或者性腺发育不良等表现；PHPIs型患者常出现肥胖和智力发育障碍。

3）PHPⅡ型患者比较少见，多是因为手足抽搐、四肢麻木和肌肉痉挛等低血钙症状就诊，无典型的 AHO 体征，多数患者同时合并其他自身免疫性疾病，例如桥本甲状腺炎、干燥综合征和 Graves 病。

2. 实验室检查

(1) 血生化：①低血钙：血钙常低于 2mmol/L (8mg/dl)，有症状者血钙一般低于 1.88mmol/L，游离钙低于 0.95mmol/L；②血磷：多数患儿升高，部分正常；③血清碱性磷酸酶：活性正常或降低。

(2) 尿液生化分析：24 小时尿钙偏低，肾小管磷回吸收率增加，磷清除率降低；尿 CAMP 和羟脯胺酸减少。

(3) 内分泌激素：血 PTH 正常或者升高。

(4) 影像学检查：手足 X 线片可出现掌骨、指骨、跖骨和趾骨对称性不成比例缩短，尤以第 4、5 掌骨变短为特征性改变。头颅影像学检查可发现颅内多发钙化，特征性表现为基底核区"倒八字"征和大脑皮质下区对称性"星火样"钙化灶。

(5) 分子生物学诊断或者 Gsa 的生物活性测定。

(6) PHP 不同亚型具有不同临床特点和不同分子遗传学机制，主要与 *GNAS* 基因异常有关，不同亚型 *GNAS* 基因异常的特点不同。传统的 *GNAS1* 基因测序方法可以检测外显子 1~13 上的任意突变，从而使部分 PHPⅠa 及 PPHP 患者得以确诊，通过父母双方的 *GNAS1* 基因进行验证；对于 PHPⅠb 患者需要进行 DMRs 区域的甲基化分析，*GNAS1* 基因印迹分析，包括 Southern 印迹分析，通过检测 DMRs 区的胞嘧啶鸟嘌呤磷酸化位点的甲基化程度来定性或半定量反映该基因的甲基化程度，多重连接探针扩增技术（MS-MLPA）是最准确、最高效检测甲基化程度的方法。部分 PHP 患者尚未发现致病基因，基因测序阴性，必要时可测定 Gsa 的生物活性并进行 Ellsworth-Howard 试验。

【治疗】

1. 指征　有低钙血症的症状及体征或者实验室检查提示明显低钙血症。

2. 治疗　目前尚无特异性治疗，治疗原则和方法参照原发性甲状旁腺功能减退症，维持血钙、血磷在正常水平，缓解症状，具体措施：口服或者静脉钙剂纠正低钙血症，降低血磷，严重低钙血症的患者需静脉补钙，首选10%葡萄糖酸钙10~20ml/kg缓慢滴注，必要时1~2小时后重复给药。如合并低镁血症，可予10%硫酸镁静脉应用。急性期后可口服补钙，初始剂量为30~50mg/(kg·d)的元素钙。活性维生素D口服，骨化三醇[1,25-$(OH)_2D$]最常用，初始剂量0.25~0.50μg/d，分1~2次服用，血钙浓度通常要在1~3天后升高，剂量需根据血钙和尿钙水平调整。其他可应用的活性维生素D还包括1α-OHD(阿法骨化醇)和二氢速甾醇。少部分由于颅内异位钙化继发性癫痫使用抗癫痫药物治疗等；AHO畸形，包括指/趾粗短等，同样缺乏有效的治疗方法。对于少数发生在特殊部位的异位钙化，如皮下结缔组织或关节附近，钙化体积较大影响外观或功能时，可通过手术移除。

3. **宣传与心理指导** 对于PHP而言，由于疾病罕见，目前缺乏更多分子诊断的患者的长期随访数据，需要对认知和精神运动障碍等进行标准化评估，并给予长期焦虑状态的家长相应的心理指导。

4. **其他探索性治疗** 胎儿甲状旁腺移植。部分PHP患儿严重的异位骨化影响关节活动或导致严重疼痛，因双膦酸盐具有抑制骨转换的作用，有研究使用双膦酸盐治疗。

5. **随访** 此病目前无特异性治疗，远期预后尚不完全明确，需要长期随访，随访内容包括身高增长模式、骨成熟时间、青春期发育、性腺功能、骨矿密度和肥胖代谢改变等。

【遗传咨询】

PHP的发病机制复杂，临床表型多样化，遗传方式多样化，部分患者早期症状不典型，诊断困难。目前尚无法通过新生儿期筛查得以早期诊断。深入研究*GNAS1*基因的表达方式、功能以及调节机制，各种新的致病基因的发现，进一步加深对本病的认识，进一步明确致病基因的遗传方式，将有助于产前咨询，未来可能通过种植前基因诊断技术，使PHP患者有希望孕育健康的下一代。

附：假性甲状旁腺功能减退症的诊治流程图

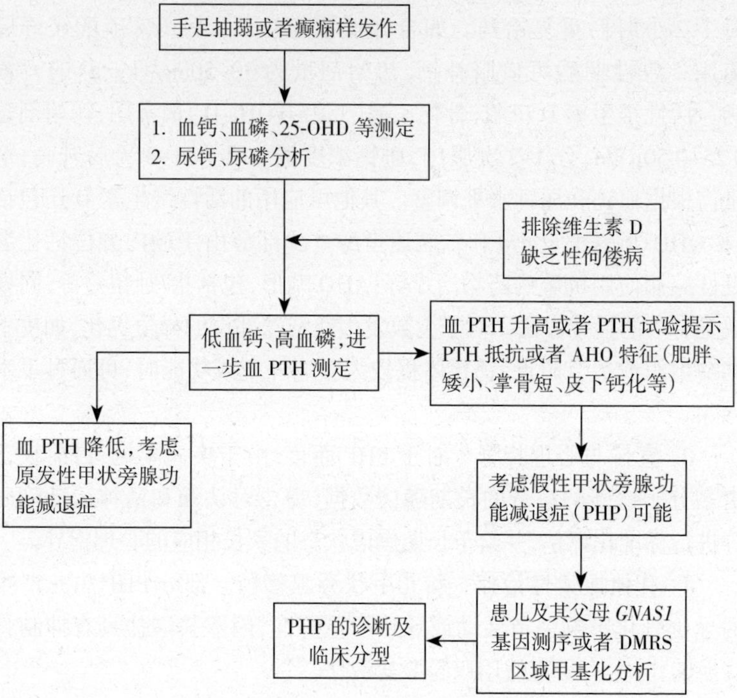

（刘艳明）

参考文献

[1] MANTOVANI G，BASTEPE M，MONK D，et al. Diagnosis and management of pseudohypoparathy-roidism and related disorders：First International Consensus Statement [J]. Nat Rev Endocrinol，2018，14：476-500.

[2] GABRIEL ÁNGEL M-M，BEATRIZ L，et al.Implication in Paediatrics of the First International Consensus Statement for the Diagnosis and management of pseudohypoparathyroidism and related disorders [J].An Pediatr（Barc），2019，90（2）：125.e1-125.e12

[3] HARALD J. Molecular Definition of Pseudohypoparathyroidism Variants [J]. The Journal of Clinical Endocrinology & Metabolism, 2021, 106(6): 1541-1552.

[4] AGNÈS L, MICHAEL AL, HARALD J. Pseudohypoparathyroidism [J]. Endocrinol Metab Clin N Am, 2018, 47: 865-888.

[5] KIUCHI Z, REYES M, JÜPPNER H. Preferential maternal transmission of STX16-GNAS mutations responsible for autosomal dominant pseudohypoparathyroidism type Ib (PHP1B): another example of transmission ratio distortion. J Bone Miner Res, 2020, 68(11): 4221

第七节　McCune-Albright 综合征

【概述】

McCune-Albright 综合征（McCune-Albright syndrom，简称 MAS）是一种散发性且异质性极强的罕见病，分别由 Donovan McCune 和 Fuller Albright 在 1936 年和 1937 年首次描述。临床上表现为：1）单/多发骨纤维发育不良；2）咖啡牛奶斑；3）各种内分泌腺体自主功能亢进（包括非促性腺激素依赖性性早熟、非自身免疫性甲状腺功能亢进、高泌乳素血症、生长激素过度分泌、皮质醇增多症和甲状旁腺功能亢进症等），即典型的三联征，是临床诊断的主要依据。MAS 还可累及心脏、胸腺、肝脏、胃肠和胰腺等多个系统。该病往往数年后才会呈现出经典的三联征。其中，骨纤维发育不良是最常见的临床特征，通常伴有骨骼外表现，仅少部分始终无任何骨骼系统表现，诊断困难。多在儿童期发病，也有因咖啡牛奶斑在新生儿期得以诊断。国外报道患病率约为 1/1 000 000~1/100 000，男女均可发病。目前，国内患病率尚不清楚。

1. **病因**　MAS 是由于体细胞中 20q13.3 的 GNAS 基因编码蛋白（鸟嘌呤核苷酸结合蛋白，也称刺激性 G 蛋白 α 亚单位 Gsα，以下简称 Gsα 蛋白）发生激活突变所致。

2. **发病机制**　Arg201 是 Gsα 蛋白 GTPase 酶活性的关键组成部分，也是最常见的致病突变位点。超过 95% 患者是由于错译突变导致正常编码的 Arg 被 His 或 Cys 取代，也可见到 Arg 被 Gly、Ser、Leu 及 Pro 取代的个案报道，不同的错义突变之间表型无显著差异，较罕见的突变可能发生在 Gln227 和其他位置。由于替换导致内在 GTPase 结构域功能障碍，Gsα 活性延长，蛋白水解能力下降，导致细胞内不依赖配体的信号转导和 cAMP 堆积，致使体内多种 cAMP 依赖性受体包括黑色素细胞刺激激素（melanocyte stimulating hormone，MSH）、甲状旁腺激素（parathyroid hormone，PTH）、促肾上腺皮质激素（adenocor ticotropic hormore，ACTH）、促甲状腺激素（thyroid stimulating hormone，TSH）、卵泡刺激素（follicle stimulating hormone，FSH）、黄体生成素（luteinizing hormone，LH）等受体后信号途径被过度激活，从而引发相应的系统症状。

【诊断】

1. 临床表现

（1）皮肤表现：表现为出生时已存在或于生后不久出现皮肤咖啡斑，起源于外胚层。为一处或多处点片状大小不等的褐色或黄棕色斑片状色素沉着，可分布于身体的任何部位，如颈背部、躯干、上下肢及臀部，大小不等、边界形态不规则、不高出皮面（图 3-7-1）。所在部位体毛正常，多位于身体骨骼病变同侧，按 Blaschko 线胚胎发育路径系统分布，但极少越过中线，面积可随年龄增加扩大。

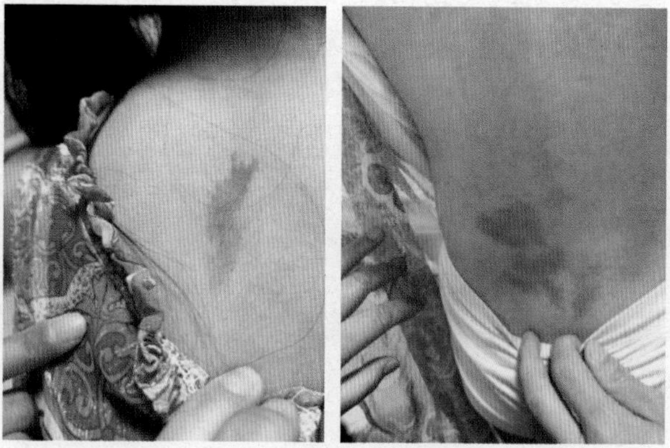

图 3-7-1 皮肤咖啡牛奶斑

(2) 骨骼系统表现：早期可无任何症状，多在影像学检查时才发现。约 90% 的病例在 5 岁以前会有相应的临床或影像学证据。由于正常骨组织和骨髓被纤维组织和编织骨替代，全身骨骼均可受累，颅面骨、股骨和骨盆是最常受累的部位。多数情况下多个骨受累较常见。临床表现与受累骨骼病变位置和分布有关。四肢骨受累会因负重发生反复断裂和特征性的变形，表现为骨折、畸形、跛行、疼痛及活动障碍。脊柱受累可致椎体压缩性骨折，表现为肢体运动、感觉、反射、括约肌功能和皮肤营养功能障碍等脊髓或脊神经受压症状以及脊柱变形。病理性骨折的高峰年龄多在 6~10 岁。颅面骨受累部位可表现为肿胀变形和局部压迫症状，如面部畸形或不对称、牙齿咬合异常、听力/视力下降等。MAS 有散发骨肉瘤和软骨肉瘤的报道，骨病恶性转化概率较低。

(3) 内分泌腺体受累表现：

1) 性早熟：MAS 性腺受累的发生率无明显性别差异，性早熟在女孩中更为常见。常早于骨骼病变。女孩卵巢组织中卵泡膜细胞和颗粒细胞均是产生雌激素的重要来源，任何一种细胞出现 GNAS 基因突变，均可在无促性腺激素刺激下自主分泌雌激素，约 85% 的女孩会形成功能性卵巢囊肿。囊肿消退与雌二醇急剧下降相关，导致不规则阴道出血，常是性早熟首发症状。反复发作还会出现乳房发育、生长及骨龄加速。男孩可仅有单/双侧巨睾症，其中双侧睾丸增大更为常见，而不伴其他性早熟的迹象。仅 15% 男孩会因 Leydig 细胞受累自主产生睾酮，表现出雄激素化的临床症状，包含阴毛、腋毛的生长，阴茎增大，甚至生长加速。均可由外周性性早熟向中枢性性早熟转化。

2) 甲状腺疾病：约 50% 的 MAS 患儿可出现甲状腺功能亢进症，常表现为三碘甲状腺素升高、促甲状腺素降低，而甲状腺素可正常，由于 GNAS 突变导致 5' 脱碘酶活性增强，甲状腺素向三碘甲状腺素的转换增加。甲状腺自身抗体均为阴性。常在儿童期发病，可持续至整个成人期。还会表现为伴有或不伴有甲状腺功能亢进的甲状腺肿。

3) 生长激素分泌过多：男性患病率高。MAS 患儿垂体中 GNAS 激活导致生长激素细胞增生，15% 的患者生长激素和泌乳素分泌过多,其中合并生长激素腺瘤者极其罕见。生长激素分泌过多不仅可导致患儿出现生长加速,增加心血管系统疾病(肢端肥大症性心脏病、左心室肥大、主动脉扩张及心包积液等)、糖尿病、骨关节病变及继发性肿瘤的风险,还会促进颅面骨纤维异样增殖病变的发展,导致颅面部畸形或不对称,压迫神经造成视觉、嗅觉、听觉的丧失,部分患儿可有肢端肥大和继发性其他垂体激素不足的表现。对于存在颅面部骨纤维异常增殖或性早熟的 MAS 患者,生长激素分泌过多所造成的生长加速往往难以评估。MAS 患者高泌乳素血症患病率显著高于经典肢端肥大症患者。

4) 新生儿皮质醇增多症:是 MAS 患儿最罕见和最严重的内分泌并发症。仅在生后第一年出现,是由于胎儿肾上腺中 GNAS 激活突变产生的。出生时通常为小于胎龄儿,会出现生后生长发育迟缓、喂养问题、体重不增、库欣样面容、高血压、肾钙质沉着症、多毛症、高血糖症。因在宫内或出生后早期暴露于过量的糖皮质激素继发免疫缺陷导致早期死亡。故对低体重儿、生长发育缓慢、满月脸患儿需警惕该病可能。约 1/3 患者可自发消退,可能与胎儿肾上腺退化有关。部分患儿病情进展,长期皮质醇增多还可影响神经系统发育和引起自发消退后的迟发性肾上腺皮质功能不全。亦可发生肾上腺皮质增生或腺瘤。需长期监测肾上腺皮质功能及肾上腺形态有无变化。

5) 低磷血症:约一半左右骨受累的 MAS 患儿合并低磷血症,表现为低血磷性佝偻病。病变骨组织中成纤维生长因子 FGF23 水平升高,FGF23 与甲状旁腺激素共同作用于近端肾小管钠磷共同转运体,使肾磷排泄增加,肾脏中丢失的磷酸盐增多,部分同时有甲状旁腺功能亢进,出现佝偻病表现。合并低磷血症者通常为多骨型骨纤维异常增殖症,发生骨折的年龄更早、次数更频繁,且常在同一部位多次发生骨折。

(4) 其他脏器病变表现:MAS 患者还可因 Gsα 蛋白突变累及外周血细胞、肝脏、心脏、胸腺和胃肠道,而出现相应的罕见临床症状。已有关于婴儿期胆汁淤积型肝炎的报道,成人患者中也报道包括肝细胞腺瘤、胆总管囊肿和炎性腺瘤等多种肝胆异常。超过 40% 的 MAS

患者合并胰腺囊肿。已有文献报道 GNAS 激活突变易导致导管内乳头状黏液性肿瘤的发生。因此，所有有症状的患者都应考虑进行胃肠道影像学评估。此外心肌受累可导致心肌肥大、心律失常甚至猝死，胸腺受累可致胸腺过度增生。

2. **辅助检查**

(1) 实验室检查：存在颅面部畸形、压迫症状时需行生长激素抑制试验、血胰岛素样生长因子、血清泌乳素及血清碱性磷酸酶检测；有第二性征出现时需行血黄体生成素、卵泡刺激素、雌二醇和睾酮检测；疑有甲状腺功能亢进时需行甲状腺功能及抗体检测；疑有骨骼受累时需行血钙、磷水平、碱性磷酸酶、β 胶联降解产物、甲状旁腺激素、甲状腺激素和尿羟脯氨酸等检测。

(2) 影像学检查：

1) X 线/CT：X 线平片可见骨骼呈膨胀性、溶骨性囊性改变或磨玻璃样改变(图 3-7-2)，核磁共振与 CT 平扫可见不规则颅骨增厚(图 3-7-3)，可有双侧或单侧、长骨囊状低密度区，其密度较囊肿高但低于软组织，骨皮质变薄或增厚，正常骨结构消失，取而代之是密度

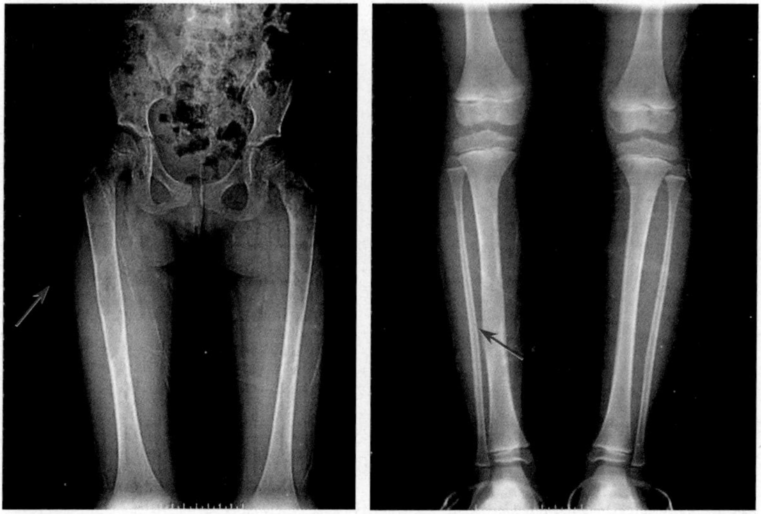

图 3-7-2　X 线骨囊状改变

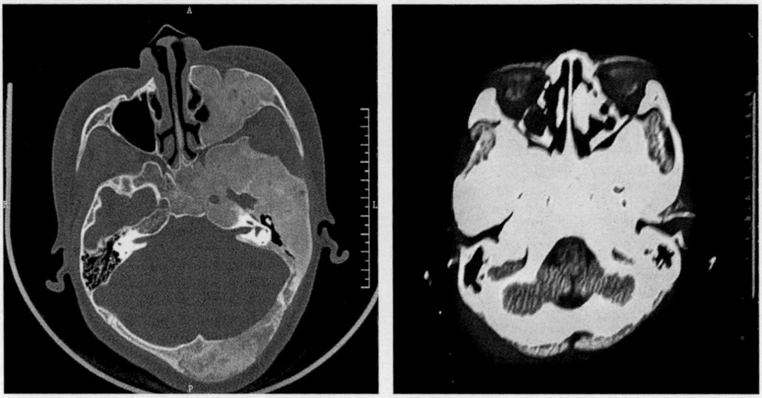

图 3-7-3　颅底骨增厚

不均匀的无小梁结构区，呈磨玻璃样。影像学改变呈现与年龄相关的变化。在婴儿期，异质度较高，X 线/CT 上有条纹状的特征；然而到学龄期，符合经典的均匀磨玻璃状外观，局灶性透光区域类似囊肿样结构。成年后，病变再次呈现异质性，通常伴有边界硬化区域。

2）彩色超声：甲状腺彩超是发现甲状腺病变最敏感的方法，其检查的阳性率高于甲状腺功能。典型表现是微结节性甲状腺肿，逐渐演变为结节性甲状腺肿，呈现散发的较大低/等回声囊/实性结节，周围有较小的结节，甲状腺结构不均匀，腺体弥漫性血管增多，亦可呈弥漫性肿大。如彩超发现甲状腺形态异常而甲状腺功能正常，需定期监测甲状腺激素水平。性腺受累时女孩超声检查常显示子宫和卵巢增大，单侧卵巢囊肿多见。男孩睾丸超声检查可有局灶性肿块、弥漫性回声改变、局灶性钙化和睾丸微石症。肾上腺受累时可呈增生性或瘤样病变。

3）核磁共振：可疑垂体生长激素分泌过多、颅神经受压或颅内占位时需行垂体核磁共振明确是否有垂体腺瘤的存在。

4）核素骨显像特征：①如果病变位于四肢骨，则放射性沿骨干长轴成干状浓聚，但骨形未见扩大（图 3-7-4）②病变位于肋骨，则多呈条索状放射性浓聚，骨形也不膨大③而颅面及髂骨病变，则多呈块状放

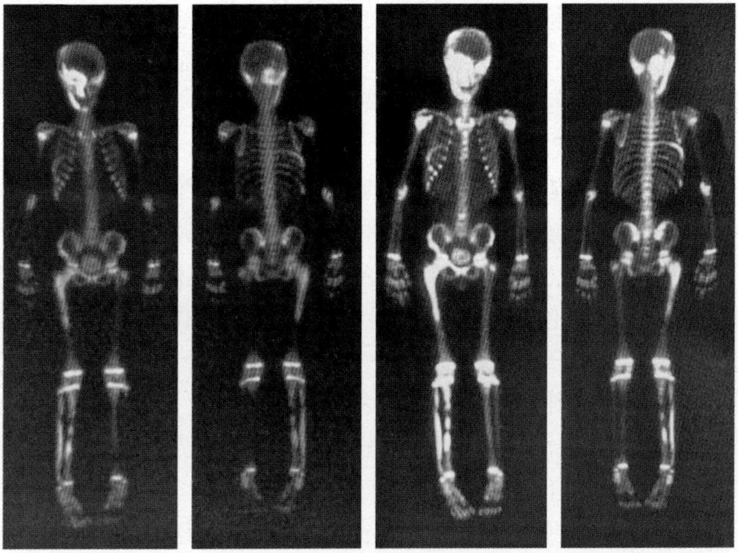

图 3-7-4　全身核素骨扫描多处灶状浓聚

射性浓聚④多发性的骨病变，多局限于肢体一侧。核医学骨显像通过一次全身扫描，就可以对全身骨骼的受累情况做出全面的判断。

(3) 分子生物学检查：必要时可针对血液或局部病变组织进行 GNAS 基因的突变检测。外周血中 DNA 突变的检出率通常较低。

【诊断】

MAS 诊断通常是基于对骨骼、内分泌系统和皮肤病学特征进行评估后做出的临床诊断。临床上存在骨纤维发育不良、咖啡斑及内分泌腺体自主功能亢进(伴/不伴非促性腺激素依赖性性早熟的睾丸病变、伴/不伴非自身免疫性甲亢的甲状腺病变、反复功能性卵巢囊肿、生长激素分泌过多、新生儿皮质醇增多症)等两个或两个以上系统受累，即可临床诊断 MAS。无皮肤或内分泌表现的孤立性单骨病变需要进行充分的鉴别诊断，通常需要组织学确认。通常仅在单纯严重骨异常表现或可疑病例和/或怀疑恶性肿瘤时才需要对疑似骨/性腺/肾上腺等进行活检和组织学评估。在某些情况下，当临床、放射学和组织学分析均未能证实 MAS 的诊断时，需要对受累组织进行分子诊断。

分子诊断的阳性检出率取决于病变组织存在基因突变体细胞的比例和技术的敏感性，阴性结果不能排除 MAS。对于临床诊断明确的患者进行基因检测的益处目前尚不确定。

【鉴别诊断】

应与其他类似皮肤色素沉着的疾病（如神经纤维瘤病）、内分泌腺体功能亢进或肿瘤性疾病（如垂体生长激素瘤、Graves' 病、中枢性性早熟等）、累及骨骼的疾病（如急性白血病骨骼受累、佩吉特骨病、其他引起低血磷性佝偻病的疾病、恶性肿瘤骨转移、骨肉瘤等）进行鉴别诊断。

1. **1 型神经纤维瘤病** 皮肤表现包括六个或更多咖啡牛奶斑，可突出皮面，边缘光滑规整。可出现脊柱后凸、蝶骨发育不良、长骨皮质变薄和胫骨发育不良。可合并神经系统肿瘤，如神经纤维瘤、视神经胶质瘤、色素性虹膜错构瘤和腋窝雀斑。可因视神经胶质瘤出现中枢性性早熟表现。但特征均不同于 MAS。

2. **巨人症/肢端肥大症** 有特征性的面容改变、骨组织及软组织增厚，但通常无咖啡牛奶斑及病理性骨折。核磁共振常可发现鞍区肿瘤。与经典肢端肥大症/巨人症相比，MAS 患者出现症状和诊断年龄偏小。

3. **Graves 病** 患者有典型甲亢表现，不伴咖啡牛奶斑及骨骼受累，常有 TSH 受体抗体阳性。

4. **其他骨骼系统受累的疾病** 急性白血病累及骨骼除表现为骨痛、病理性骨折外，通常会有发热、贫血、出血及肝脾淋巴结肿大等症状，可通过骨髓细胞学检查及免疫分型明确诊断。佩吉特骨病也可表现为骨骼畸形、病理性骨折，患者可有颅骨增大，肢体变形，与 MAS 引起的颅骨改变难以鉴别，但佩吉特骨病患者常为中老年，多无其他内分泌腺体受累表现，且对双膦酸盐类药物治疗反应优于 MAS 患者。其他引起低血磷性佝偻病可表现为低磷血症、骨骼畸形、骨痛、病理性骨折，患者通常具有典型佝偻病体征及影像学表现，不伴有其他内分泌腺体受累表现。恶性肿瘤骨转移、骨肉瘤等起病年龄通常较晚，有相应原发病的表现，通过病史及影像学检查可协助鉴别。

【治疗】

MAS的治疗主要是针对不同损害的治疗，目前尚无有效根治的方法。性早熟可引起患儿及家长的心理负担，同时可能导致骨骺提前闭合影响最终身高。其他内分泌腺体功能亢进控制的好坏，直接影响患儿的生存状态。骨纤维异常增殖可以导致骨骼畸形、功能异常或骨折。需进行系统性评估后给予有针对性的治疗。

1. **内分泌系统**

(1) 性早熟：对于偶发阴道出血的MAS女孩，临床以观察随访为主，不建议药物治疗。对于存在渐进性性早熟的女孩，采用抗雌激素药物，如芳香酶抑制剂（来曲唑）、雌激素受体阻滞剂（他莫昔芬）和雌激素受体拮抗剂（氟维司群），可有效降低血雌激素水平、减少阴道出血，控制MAS患儿过早性发育，延缓骨龄进展，改善终身高。他莫昔芬临床应用较多，但长期的疗效及药物不良反应仍有待进一步临床观察随访。亦有研究报道，他莫昔芬虽然短期内疗效较满意，但随后会出现雌激素高分泌的表现，继续治疗性发育难以控制，可考虑改用第三代芳香化酶抑制剂如来曲唑、阿那曲唑等。在HPG轴继发性激活的女孩中，GnRH类似物疗法作为辅助疗法是有益的。若出现明显腹痛或卵巢扭转，可酌情选择手术。男孩主要以观察随访为主。对于由间质细胞受累出现进展性性早熟的男孩，治疗选择包括雄激素受体阻滞剂（如螺内酯、氟他胺或醋酸环丙孕酮）与干扰雄激素合成的药物（如酮康唑或芳香酶抑制剂）的组合。

(2) 甲状腺病变：甲亢患者首选药物治疗，常用为甲巯咪唑。当症状不能用药物充分控制时，手术或放射性 I^{131} 是备选治疗方案。

(3) 生长激素分泌过多：生长发育阶段的儿童治疗目标是将胰岛素样生长因子-1降至正常范围的中值水平，而成人患者的治疗目标是将血清胰岛素样生长因子-1降至越低越好。目前常用的包括药物治疗（生长抑素受体配体、多巴胺激动剂如卡麦角林和生长激素受体拮抗剂培维索孟）、手术和放疗三种方案。首选药物治疗，单药应用通常不能有效控制症状，因此联合治疗（卡麦角林加奥曲肽或奥曲肽加培维索孟）可获得更好的结果。若两药联用仍不能有效控制，则需考虑行手术治疗。应充分把握手术时机，防止颅面骨骨纤维过度异常增殖增加手术难度。放疗本身可增加骨纤维异常增生性病变恶性转化的风险，当药物治疗无效且无法进行手术时方可酌情选择。高泌乳素血症通常与生长激素过量有关，可以通过药物治疗（卡麦角林或溴隐亭）有效控制。

(4) 新生儿皮质醇增多症：国外有使用美替拉酮的报道，出现有心脏、肝脏等系统合并症时提示预后不良，应尽早切除肾上腺。存活患者认知障碍发生率高，应长期密切随访。因常合并胆汁淤积性肝炎，应尽量避免使用肝毒性药物（如酮康唑）。

(5) 低磷血症：包括药物和手术治疗。药物可选用磷酸盐和活化维生素 D，抑制骨吸收，升高血磷，降低骨转换。活性维生素 D 和磷酸盐的补充剂量类似于 X 连锁低磷血症。Burosumab 是一种 FGF23 单克隆抗体，已被批准用于治疗 X 连锁低磷血症，但尚未在儿童 MAS 中进行相关研究，但有望成为一种潜在治疗方案。

2. **骨纤维发育不良**　对于单发、无症状的骨纤维发育不良不需特别治疗，但需预防病理性骨折和骨畸形的发展。针对多骨型或严重的骨骼病变，目前常用药物为双膦酸盐，若同时合并低磷血症，可予补充中性磷溶液。双膦酸盐能够有效地抑制破骨细胞所介导的骨质吸收过程，缓解骨骼疼痛，提高骨密度，控制骨病进展，降低 MAS 患儿骨折率。若病变部位出现严重的压迫症状或多次病理性骨折致严重骨骼畸形，影响正常生活，可选择外科手术治疗，手术方式有切除、减压、骨重建、修补术等。对于颅底或眼眶等部位骨纤维异常增殖，手术入路上缺少正常的解剖标志，且异常增殖的骨质血运丰富，大大增加了手术的难度。

3. **咖啡斑**　针对咖啡斑，无特殊不适可不必治疗，若在外露的部位可考虑通过美容掩饰。曾有学者报道用红宝石激光器去除皮肤色素沉着，但确切疗效仍需长期随访观察。

4. **预后**　MAS 差异较大，主要与受累骨骼的病变部位、程度及内分泌系统功能障碍的程度有关，一般不会影响患儿的正常寿命。但反复的病理性骨折及严重的骨骼畸形常造成患儿生活质量低下。脊柱受累可压迫脊髓、脊神经，颅面骨病变致呼吸道梗阻或压迫脑神经则预后不良。MAS患儿成年后仍需面临一系列具有挑战性的健康问题，包括进行性面部不对称、T_3甲状腺毒症、精子发生减少、心肺并发症、良性和侵袭性肿瘤（胃肠道息肉、肌肉肌瘤、乳腺癌）。目前，关于MAS患者长期癌症风险尚未可知，需要严密随访。而异常子宫出血不仅产生一系列妇科问题，还增加不孕症的患病率，需要引起足够的重视。

【遗传咨询】

该病是体细胞突变所致，无遗传倾向，再受孕一般不受影响。

➤ 附：McCune-Albright综合征的诊治流程图

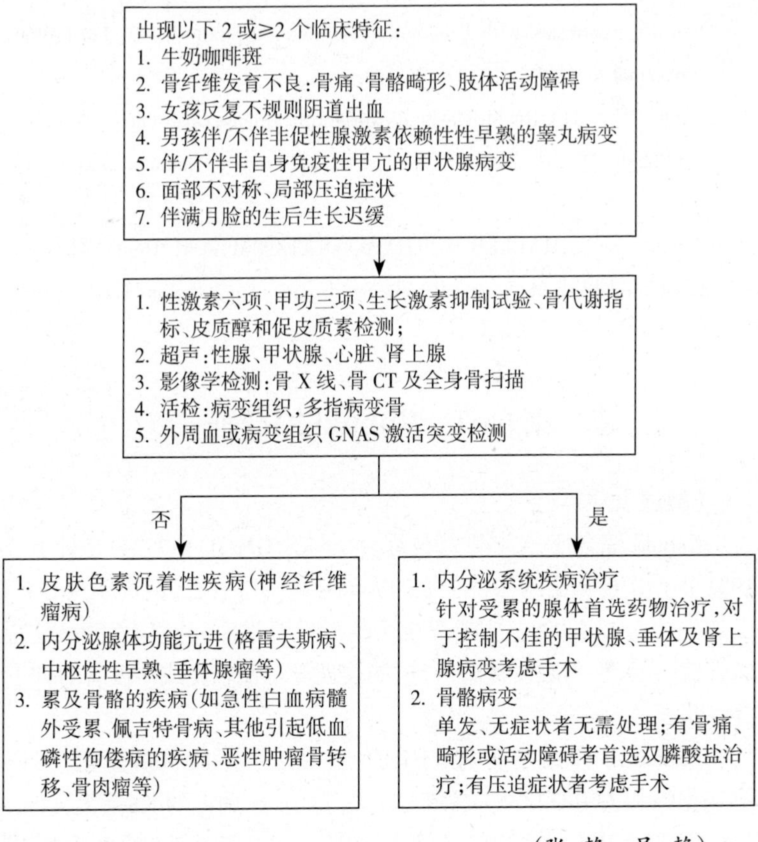

出现以下2或≥2个临床特征：
1. 牛奶咖啡斑
2. 骨纤维发育不良：骨痛、骨骼畸形、肢体活动障碍
3. 女孩反复不规则阴道出血
4. 男孩伴/不伴非促性腺激素依赖性性早熟的睾丸病变
5. 伴/不伴非自身免疫性甲亢的甲状腺病变
6. 面部不对称、局部压迫症状
7. 伴满月脸的生后生长迟缓
1. 性激素六项、甲功三项、生长激素抑制试验、骨代谢指标、皮质醇和促皮质素检测；
2. 超声：性腺、甲状腺、心脏、肾上腺
3. 影像学检测：骨X线、骨CT及全身骨扫描
4. 活检：病变组织，多指病变骨
5. 外周血或病变组织GNAS激活突变检测
否
是
1. 皮肤色素沉着性疾病（神经纤维瘤病）
2. 内分泌腺体功能亢进（格雷夫斯病、中枢性性早熟、垂体腺瘤等）
3. 累及骨骼的疾病（如急性白血病髓外受累、佩吉特骨病、其他引起低血磷性佝偻病的疾病、恶性肿瘤骨转移、骨肉瘤等）
1. 内分泌系统疾病治疗
针对受累的腺体首选药物治疗，对于控制不佳的甲状腺、垂体及肾上腺病变考虑手术
2. 骨骼病变
单发、无症状者无需处理；有骨痛、畸形或活动障碍者首选双膦酸盐治疗；有压迫症状者考虑手术

（张 静 吴 静）

参考文献

[1] JAVAID MK, BOYCE A, APPELMAN-DIJKSTRA N, et al. Best practice management guidelines for fibrous dysplasia/McCune-Albright syndrome: a consensus statement from the FD/MAS international consortium [J]. Orphanet J Rare Dis, 2019, 14(1): 139.

[2] HARTLEY I, ZHADINA M, COLLINS MT, et al. Fibrous Dysplasia of Bone and McCune-Albright Syndrome: A Bench to Bedside Review [J]. Calcif Tissue Int, 2019, 104(5): 517-529.

[3] NEYMAN A, EUGSTER EA. Treatment of Girls and Boys with McCune-Albright Syndrome with Precocious Puberty - Update 2017 [J]. Pediatr Endocrinol Rev, 2017, 15(2): 136-141.

[4] GROB F, ZACHARIN M. McCune Albright Syndrome: Gastrointestinal Polyps and Platelet Dysfunction over 12 Years [J]. Horm Res Paediatr, 2020, 93(1): 40-45.

[5] JOHANSEN L, HALLER W, THYAGARAJAN M, et al. Hepatic Lesions Associated With McCune Albright Syndrome [J]. J Pediatr Gastroenterol Nutr, 2019, 68(4): e54-e57.

第八节　Kabuki 综合征

【概述】

Kabuki 综合征，又名歌舞伎综合征（KS，OMIM：147920）是日本于 1981 年首次诊断出的一种罕见的先天性畸形综合征，活产婴儿的 KS 发病率约为 1/32 000。主要表现为生后发育迟滞、骨骼发育障碍、特殊容貌、先天性内脏发育畸形、皮肤纹理异常及轻度或中度智力低下等症状。

Kabuki 综合征发病与 *KMT2D*（原 *MLL2*）和 *KDM6A* 基因（编码甲基化酶和去甲基化酶）的突变有关，目前，已确诊的 KS 患儿 44%~76% 由 *KMT2D* 突变引起。在大约 30% 的被诊断为 KS 的患者中，潜在的遗传缺陷仍然是未知的。

Kabuki综合征突变类型与表型之间的相关性至今尚未完全明确。目前研究认为是由于*KMT2D*和*KDM6A*致病基因表达缺陷导致。KDM6A和KMT2D为抗坏血酸复合物的蛋白质复合物的一部分。这种复合物的作用是去除抑制性表观遗传标记,并在染色质上沉积活化甲基化标记,进而招募RNA聚合酶Ⅱ复合物,导致染色质状态被激活。*KMT2D*突变为常染色体显性遗传,*KDM6A*突变为X连锁遗传,然而,在KMT2D和KDM6A发挥作用的调节途径中,大多数靶基因及其各自的功能尚不清楚。

【诊断】

1. 临床表现

(1) 生长及喂养:Kabuki综合征患者在新生儿期生长发育一般均正常,但新生儿后发育迟缓相对常见(35%~81%),喂养困难较常见(70%),程度不一,多合并有胃食管反流,部分需要留置胃管。

(2) 所有病例均具有特殊的面部特征:睑裂细长、下眼睑外侧轻度外翻,弓形眉伴外1/3稀疏,鼻尖扁平或鼻中隔较短,耳大而凸出。

(3) 骨骼畸形(92%):包括脊柱异常:矢状椎骨裂,蝶状椎骨,椎间盘狭窄和/或脊柱侧弯,第五指/趾并指或第5指中节骨短缩。

(4) 皮纹异常(93%):包括皮纹多皱褶,手部尺侧箕型纹增多,胎指垫持续存在,第4、5指单一横纹,通贯掌,指纹三角的c或d缺失等(图3-8-1)。

(5) 轻至中度智力障碍(92%)。

(6) 身材矮小(83%)。

(7) 其他常见的临床表现有肌张力低下、喂养困难、低血糖、免疫缺陷所致反复感染、听力损害和/或内耳畸形、先天性心脏缺损、胃肠道及泌尿生殖系统畸形、唇裂和/或高腭弓/腭裂、少牙畸形、眼睑下垂、斜视、生长激素缺乏、女性性早熟、癫痫等。有研究报道KS患者肿瘤发生率增高,而*MLL2*基因突变与肿瘤相关。

2. 辅助检查　为了确定疾病的程度和诊断需要,建议进行以下评估:

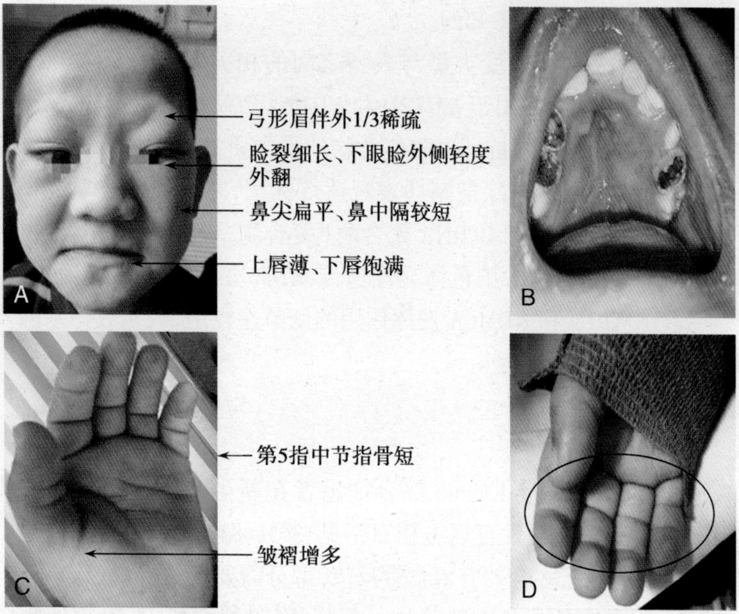

图 3-8-1　Kabuki 综合征临床表现

A. 面部特征；B. 高腭弓、牙齿畸形；C. 骨骼及皮纹异常；D. 胎指垫

(1) 身高和体重：超过 1/2 的患儿在新生儿时期生长迟缓并且 57% 的患儿在童年或青春期会出现超重甚至肥胖。

(2) 耳鼻喉检查：Kabuki 综合征患者常见有耳郭畸形、中耳炎以及听力丧失等。

(3) 视觉系统检查：38%~61% 的患者有眼部畸形，最常见的有眼睑下垂、斜视以及蓝色巩膜等。其他包括虹膜或视网膜缺损以及屈光不正等。

(4) 心血管系统检查：40%~50% 的 Kabuki 综合征患儿有先天性心脏病，可有房间隔缺损、室间隔缺损以及主动脉狭窄。

(5) 消化系统检查：胃肠道畸形比较少见，肠旋转不良、肛门及直肠畸形、胆管闭锁、肝纤维化、硬化性胆管炎曾被报道，也有报道出现炎症性肠病。

(6) 泌尿系统检查：30%~40% 的 Kabuki 综合征患者可能出现泌

尿系统异常，包括肾盂积水、异位肾、肾发育不全、马蹄肾等。也可出现生殖器畸形包括隐睾（25%）、小阴茎（10%）以及尿道下裂等。

（7）内分泌系统：在 *MLL2* 突变的患者中，约 41% 有性早熟表现，不伴有 *MLL2* 突变的患者性早熟比例为 4%。83% 的 KS 患者中观察到生长激素缺乏症。低血糖症、甲状腺功能减退症、尿崩症、原发性卵巢功能减退综合征等极少见。

（8）肌肉骨骼系统：80% 患者存在骨骼畸形，包括腭裂、脊柱侧弯、先天性裂手畸形、短指畸形以及第五指弯曲等。

（9）神经系统：可有肌张力障碍、智力发育迟缓和癫痫发作。51%~98% 的患者新生儿期出现肌张力低下，癫痫发作主要为局灶型，抗癫痫药物治疗效果好。

3. **诊断** 国际诊断标准共识：患有婴儿期肌张力低下，发育迟缓和/或智力低下，且具有以下一项或两项主要标准的患者可进行 KS 诊断：

主要指标：

（1）*KMT2D* 或 *KDM6A* 中的一种致病性或可能致病性变异。

（2）有典型面部特征：长眼裂（按年龄测量的眼裂长度≥2SD）伴下眼睑 1/3 外翻和如下中的 2 项：①弓形眉伴外 1/3 稀疏；②短鼻小柱，扁鼻尖；③招风耳；④胎指垫。需要注意的是 KS 特征面容会随年龄不断变化，3~12 岁之间最典型，婴儿期难识别，青春期下眼睑外翻可能会消失。

（3）高度怀疑 KS 诊断：婴儿期肌张力低下，发育迟缓和/或智力低下，睑裂细长（按年龄测量的眼裂长度≥2*SD*）伴下眼睑外侧 1/3 外翻和至少 3 个支持性临床特征（表 3-8-1）。3 种支持性临床特征可以任意组合使用。表 3-8-1 临床表型评分系统得到 6.0 分或 6.0 分以上会增加诊断的可能性。

可疑 KS 诊断：有发育迟缓和/或智力低下病史且至少有两种支持性临床证据（表 3-8-2）和至少以下一种特征的个体需疑诊：①拱形眉，眉毛外侧 1/3 稀疏；②短小柱状的鼻子，鼻尖凹陷；③招风耳；④胎指垫。

表 3-8-1 KS 临床表型评分系统

临床特征	评分	临床特征
面部特征	0~3 个特征,1 分 4~6 个,2 分 7~9 个,3 分 10~12 个,4 分 13~15 个,5 分	长睑裂 下眼睑外翻 大而发育不良的耳朵 眉毛拱形,外 1/3 稀疏 鼻尖扁平 高腭弓/腭裂 唇结节 斜视 蓝巩膜 小下颌 眼睑下垂 宽鼻根 少牙畸形 上唇薄、下唇丰满
肢体/脊柱特征	最高 1 分 0~1 个特征,0 分 2~4 个,1 分	持续存在的胎指垫 短指/指弯曲/猿掌 关节松弛、无力 髋关节脱位
小头畸形	1 分	
身材矮小	1 分	
心脏	1 分	
肾脏	1 分	
总和	0~10 分	

注:Makrythanasis 等共同开发了一个表型评分系统,目的是预测具有 KS 特征的患者,具有 *KMT2D* 的致病性变异,但该系统并未用作 KS 的正式诊断。

表 3-8-2 支持性证据

系统	临床特征	注释
体质性	矮身材	身长或身高≤同年龄、性别 2*SD*,特别是在 1 岁后
颅面部	小头畸形 腭裂 唇裂	头围≤同年龄、性别 2*SD*
	少牙畸形和/或切牙异常	上切牙缺失、下切牙缺失、第二前磨牙缺失、异位六龄齿和/或上切牙平头螺丝样外观
	进行性感觉神经性听力损伤	
心血管	先天性心脏病,排除动脉导管未闭	大约 70% 的 *KMT2D* 杂合子致病性突变的个体会有先天性心脏缺陷,尤其是左侧阻塞性病变和二尖瓣异常
胃肠道	喂养困难	吸吮和吞咽协调性差,常常需要一段时间的鼻胃管或胃造瘘管喂养
泌尿生殖	异位肾、男性尿道下裂	
肌肉骨骼	短指畸形、非创伤性关节脱位,包括先天性髋关节脱位	
内分泌	婴儿期高胰岛素血症性低血糖	β 细胞终末分化的缺陷
免疫	低丙种球蛋白血症或低血清 IgA 特发性血小板减少性紫癜	

对于高度怀疑或疑似诊断为 KS 的个体,应强烈考虑分子遗传学检测,因为上述特征并非特定表现于 KS。在分辨不清时,也可以考虑使用分子遗传学检测(例如,Sanger 测序或基因靶向缺失/重复分析检测、染色体微阵列)来鉴别与 KS 相似的疾病,但并不是所有导致临床表型的致病性变异都能通过分子遗传学检测到。

【鉴别诊断】

1. CHARGE 综合征 临床表现有视盘缺损(coloboma)、心脏畸形(heart anomaly)、鼻后孔闭锁(choanal atresia)、生长发育迟滞(retardation)、生殖器(genital)和耳(ear)畸形,存在腭裂、先天性心脏病、生长发育迟缓,需要与KS鉴别,尤其是在新生儿时期,Kabuki综合征患儿典型的特殊面容尚不明显。此外,眼器官先天裂开作为CHARGE综合征的重要诊断标准,在Kabuki综合征患者中偶尔也可出现。但CHARGE综合征主要是由*CHD7*基因突变引起的,为常染色体显性遗传,分子基因检测技术可帮助鉴别诊断。

2. 22q11缺失综合征 也可表现为腭裂、先天性心脏病、低钙血症、尿道畸形,面容与KS也不相同,可区别。

3. 埃勒斯-当洛综合征(Ehlers-Danlos syndrome) 主要表现为皮肤和血管脆弱、皮肤弹性过强、关节活动过大三大主症。遗传方式多样,有常染色体显性遗传、常染色体隐性或性联隐性遗传。该类患者可合并蓝巩膜,其余与Kabuki综合征患者症状不重叠。

4. 奥皮茨-卡维吉亚综合征(Opitz-Kaveggia syndrome) 主要表现为身材矮小、智力低下、神经系统损害和多发性消化道畸形为特征,此外有一特征为指尖突出隆起,这一特征与Kabuki综合征患者相似。但Opitz-Kaveggia综合征患者没有Kabuki综合征患者的典型特殊面容,可帮助鉴别诊断。

【治疗】

至今尚无治愈KS的方法,也缺乏特异性治疗方法。目前主要是对症治疗、预防并发症、定期随访。

1. 对症治疗

(1) 如果存在喂养困难,食管pH监测及钡餐实验有助于判断是否有胃食管反流及吞咽困难,稠厚饮食及合适的体位有助于减轻胃食管反流,对严重喂养困难的患者,放置胃造瘘管。

(2) 如果认知困难显而易见,需给予心理教育测试和特殊教育服务,以满足个别儿童的需要。如果行为表明有孤独症谱系障碍,需发育行为儿科医生或精神科医生评估。

(3) 如存在癫痫发作，神经科医生需进行相关评估，标准的抗癫痫治疗效果良好。

2. **预防继发的并发症**　在任何手术之前和过程中预防性抗生素治疗，尤其是对于有特殊心脏缺陷的患者。

3. **随访监测**　定期测量身高、体重、头围。评估生长发育的里程碑事件，如有延迟，需在专门的门诊进一步评估。每年1次视力检查。每年1次听力检查。

4. **正在研究的治疗方法**　基于KMT2D和KDM6A作为染色质表达调节因子的功能，推测组蛋白脱乙酰酶抑制剂(histone deacetylase inhibitor，HDACi)可能对KS患者有受益的作用。有研究建立了KS小鼠模型，发现HDACi治疗使这些患病小鼠某些脑部的结构和功能差异正常化，从而改善了神经系统发育和记忆。这尚未在患有KS的人类中进行试验，但基于这些小鼠研究的临床试验正在计划阶段。另外，由于酮体作为一种内源性HDACi，有假设给予KS患者生酮饮食可以改善他们的认知问题，但尽管一些家庭和医生已经独立试验了这种饮食，但也有研究者证实不推荐用生酮饮食治疗KS。由于生酮饮食作为KS的治疗尚未作为临床试验进行研究，因此未查找到相关研究结果。

【遗传咨询】

1. **常染色体显性遗传**　*KMT2D*致病性变异引起的KS为常染色体显性遗传。在极少数先证者的父母受到影响的情况下，其同胞兄弟姐妹患病的风险是50%。

2. **X连锁遗传**　如果先证者的母亲有*KDM6A*致病变异，则再发风险是50%。遗传致病变异的男性会受到影响，而遗传致病变异的女性则是杂合的，可能有KS。一旦在受影响的家庭成员身上发现致病变异，就需要进行妊娠风险和KS胚胎植入前遗传筛选的产前检测。

➢ 附：Kabuki 综合征的诊断流程图

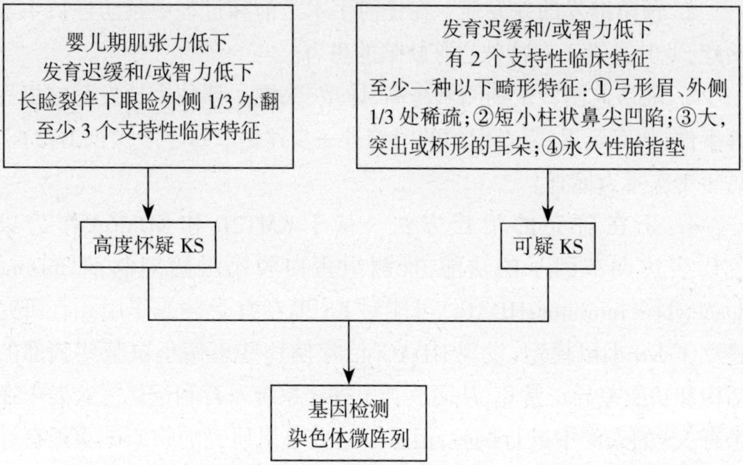

（赵胜男　张一宁）

参考文献

[1] MARGARET PA, SIDDHARTH B, HANS TB, et al. Kabuki syndrome: international consensus diagnostic criteria. J Med Genet, 2019, 56: 89-95.

[2] YIROU A, NAIXIN U, JIAN W, et al. Kabuki syndrome: review of the clinical features, diagnosis and epigenetic mechanisms. World Journal of Pediatrics, 2019, 15: 528-535.

[3] ROMA D, PALMA P, CAPOLINO R, et al. Spinal ependymoma in a patient with Kabuki syndrome: a case report. BMC Med Genet, 2015, 16: 80.

[4] KARAGIANNI P, LAMBROPOULOS V, STERGIDOU D, et al. Recurrent giant cell fibroblastoma: malignancy predisposition in Kabuki syndrome revisited. Am J Med Genet A, 2016, 170A: 1333-1338.

[5] BERNIER FE, SCHREIBER A, COULOMBE J, et al. Pilomatricoma associated with Kabuki Syndrome. Pediatr Dermatol, 2017, 34: e26-e2727.

第九节　吡多醇依赖性癫痫

【概述】

1. **病因**　吡多醇依赖性癫痫(pyridoxine dependent epilepsy，PDE)又称为维生素 B_6 依赖性癫痫，是一种罕见的常染色体隐性遗传性神经代谢疾病，归属于维生素 B_6 相关性癫痫范畴。该病最早于 1954 年被描述报道，编码 α-氨基已二酸半醛脱氢酶的基因 *ALDH7A1*(aldehyde dehydrogenase 7 family member A1，乙醛脱氢酶 7 家庭成员 A1)于 2006 年被证实为本病的致病基因(图 3-9-1)。*ALDH7A1* 基因定位于 5q32.2，全长 53 550bp，共包含 18 个外显子，80 余种不同突变位点，其中以错义突变居多(约占 50%~60%)，剪切突变约占 21%，无义突变约占 7%，缺失和插入突变约占 16%。2016 年一种新的 PDE 关联致病基因 *PLPBP*(pyridoxal-5′-phosphate-binding protein)被发现，*PLPBP* 编码的吡啶多磷酸盐(pyridoxal phosphate，PLP)结合蛋白参与细胞内游离 PLP 稳态调节。本节内容涉及疾病特指主要致病基因 *ALDH7A1* 所致的吡哆醇依赖性癫痫(PDE-ALDH7A1)。

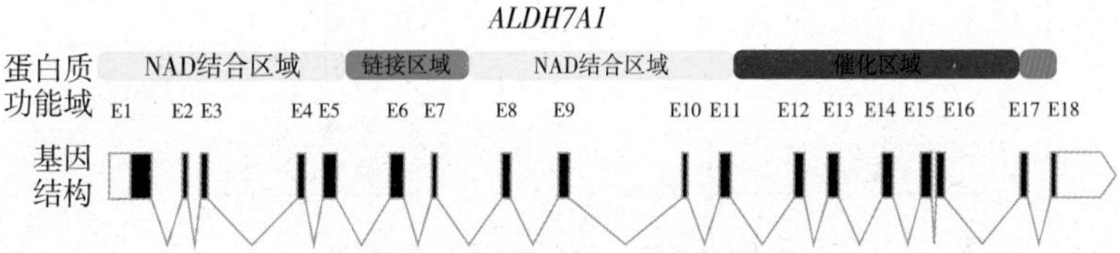

图 3-9-1　*ALDH7A1* 基因结构图

上面部分为蛋白功能区域图，黄色区域表示 NAD 结合区域，绿色区域表示链接区域，红色区域表示催化区域。E1~E18 为基因结构外显子示意图。

2. **发病机制**　本病的相关致病基因 *ALDH7A1* 编码 α-氨基已二酸半醛(α-aminoadipic semialdehyde，α-AASA)脱氢酶，后者参与体内赖氨酸的代谢分解。*ALDH7A1* 基因突变会引起 α-AASA 脱氢酶缺乏，从而引起 α-AASA 在体内蓄积，而 α-AASA 与 Δ^1-四氢吡啶-6-羧酸(Δ^1-piperideine-6-carboxylate,Δ^1-P6C)在体内呈平衡依存的状态,故引发Δ^1-P6C在体内继发性蓄积。过多的Δ^1-P6C又可经二氢吡咯-5-羧酸还原酶的作用导致上游的哌啶酸(pipecolic acid,PA)蓄积。α-AASA、Δ^1-P6C、PA的异常蓄积可对脑组织产生直接的神经毒性损害。与此同时,过多的Δ^1-P6C与5′磷酸吡哆醛(pyridoxal 5′phosphate,PLP)发生缩合反应,致使游离的PLP缺乏或耗竭。PLP是具有生物活性的吡哆醇,可通过中枢神经系统细胞膜,发挥转氨、脱羧、调节基因表达等生物活性,维持正常的生理功能。α-AASA、Δ^1-P6C、PA的异常蓄积,以及PLP的缺乏共同引发了本病发生(图3-9-2)。

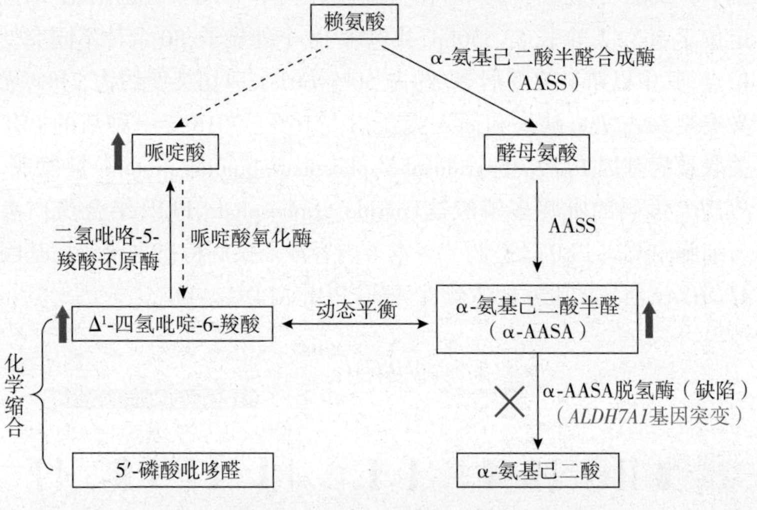

图3-9-2 PDE发病机制图

【诊断】

传统诊断PDE常采用常规抗癫痫药无效而可被大剂量吡哆醇终止,且撤药后发生的癫痫仍可被吡哆醇终止的标准,但在现实临床诊疗过程中,撤药(会导致癫痫反复发作)策略常难以实施,故造成诊断困难。一些不典型PDE病例早期对抗惊厥药有效或对吡哆醇早期无反应,以及吡哆醇反应性癫痫(除PDE以外的维生素B_6相关性癫痫)的存在,这些都给临床诊断带来困惑。由于患者之间表型的异质性,以及临床医生对 PDE 认识有限，导致本病的诊断具有挑战性，在临床上易漏诊。PDE 的诊断首先依赖临床疑诊，生化标志物检查有助于早期筛查，确诊需行基因检测。

1. 临床表现 PDE 的主要临床特征是伴有不同程度智力障碍或发育迟缓的癫痫性脑病，根据具体表现分为两种主要类型：经典型和非典型型。

经典型 PDE 患儿在出生后的最初几周至几个月内发病，通常表现为新生儿期癫痫发作（一些孕妇从妊娠中期开始存在不寻常的胎动，可能是胎儿宫内癫痫发作），对标准抗癫痫药治疗无效，但可被大剂量吡哆醇控制或明显改善，一旦停用吡哆醇，癫痫发作会在 1~51 天复发。如果未经（有效）治疗，本病迅速进展，癫痫频繁发作或形成癫痫持续状态，通常伴随面、眼活动异常。癫痫发作形式可以是局灶性或全面性、肌阵挛、强直发作或失张力，以及婴儿痉挛等。部分生后数小时内发病的新生儿，出生时存在异常的 Apgar 评分和脐血气，易被误诊为新生儿缺血缺氧性脑病。此外，癫痫发作可能与一些发热性疾病或脑病相关。PDE 患儿常伴有智力障碍，尤其会影响到语言表达能力，症状的严重程度主要取决于发病年龄（通常发病越早症状越重）和诊断延迟（诊断越晚智力障碍越严重）。

非典型 PDE 诊断较为困难，癫痫发作通常较晚，一般在 2 月龄后开始出现，甚至有个别病例报道青春期才出现症状。非典型 PDE 初始可能对吡哆醇治疗没有反应，但几个月后症状可能会被吡哆醇所控制；初始可能对抗癫痫药物有效，但很快又变得无效。此外，非典型 PDE 病例在停止吡哆醇治疗后，患者可能会在几个月内无癫痫发作。有些婴儿在早期对吡哆醇治疗没有反应，仅对叶酸有反应。

2. 辅助检查

（1）生化标志物：本病因 *ALDH7A* 基因突变导致 α-AASA、Δ^1-P6C、PA 在血液、尿液、脑脊液中浓度升高，三者均可作为诊断 PDE 的生化标志物。α-AASA、Δ^1-P6C 是本病的特异性标志物，但稳定性差，在室温下数小时内分解，收集的标本需要储存在冰箱中（理想情况下，收集后应立即冷冻），故定量检测困难，难以在临床实施（目前国内尚无单位开展)。PA 稳定性好、灵敏度较高,易于在临床开展,但其缺点是特异度较低(非特异性标志物),除 PDE 外,过氧化物酶功能障碍、高赖氨酸血症、脯氨酸代谢缺陷、肝功能异常等疾病也可检测到 PA 异常升高。目前国内已有少数单位开展此项尿液检测,参考范围(mmol/mol):肌酐:≤6 月龄 0.55~24.1;>6 月龄 0.01~1.54。PA 检查可作为筛查试验,尚不能作为确诊手段。

(2) 脑电图 EEG:吡多醇依赖性癫痫患儿无特征性 EEG 表现,常见背景活动异常伴局灶性、多灶性或广泛性癫痫样放电,少数患儿治疗吡哆醇前后 EEG 均正常。

(3) 磁共振(MRI):颅脑 MRI 无特异性改变,可表现为正常或多种非特异性异常,如胼胝体发育不良、脑室扩大、脑萎缩、皮质发育不良等。

(4) 基因检测:对相关致病基因 *ALDH7A1* 进行测序。

3. 诊断标准

(1) 临床诊断:不能被抗癫痫药物控制的难治性癫痫或不明病因的癫痫患儿均应怀疑 PDE 可能,尤其存在以下 1 条以上表现时应作为临床诊断的疑似病例(表 3-9-1)。

表 3-9-1　PDE 疑似临床诊断的特征

1. 一岁以下患儿出现不明原因的癫痫发作(包括无明显先天性脑发育畸形、后天获得性脑损伤、无异常妊娠或围产期病史)
2. 表现为缺氧缺血性脑病,但癫痫发作难以用药物控制的新生儿
3. 长期局灶性或单侧性癫痫发作,对抗癫痫药物耐药,通常发作时无完全意识丧失
4. 对抗癫痫药物有部分反应,尤其合并发育迟缓、智力障碍
5. 在癫痫发作之前或之后出现烦躁不安、异常哭闹、呕吐等脑病症状
6. 患儿对叶酸治疗有反应的癫痫发作病史
7. 对吡哆醇有短暂或不确定反应的癫痫

对于上述临床疑似病例，临床诊断的程序是静脉注射100mg吡哆醇，同时监测脑电图、血氧饱和度和生命体征，PDE的癫痫发作通常会在数分钟内停止，如果无效，则应重复给药，最大剂量为500mg。值得警惕的是，注射维生素B_6后，有呼吸、循环受到抑制的可能性。因此，对患者进行监测并做好相应支持治疗的准备是非常重要的。

（2）生化标志物、遗传诊断：α-AASA、Δ^1-P6C是本病的特异性标志物，可作为PDE快速诊断的检测方法，但条件要求较高，临床实施困难。PA是PDE的非特异性生化标志物，检查可作为筛查试验，尚不能作为确诊手段。

PDE呈常染色体隐性遗传，最终诊断依赖基因检测。*ALDH7A1*基因是本病的主要致病基因，目前推荐所有病因不明的癫痫患儿常规进行相关基因检测。既往研究显示，多数患儿检出*ALDH7A1*基因纯合或复合杂合突变。另外，有报道6例PDE患者仅检出1个突变位点，后经微阵列比较基因组杂交技术（array-based comparative genomic hybridization，array-CGH）检测，其中5例检出了长度1 700~7 000bp的片段缺失。因此，对于临床诊断明确但未检出基因突变或仅检出一个突变位点者，应进一步行array-CGH或多重链接探针扩增（multiplex ligation dependent probe amplification，MLPA）技术检测，以防遗漏拷贝数变异。

【鉴别诊断】

吡哆醇依赖性癫痫（PDE-ALDH7A1）主要与吡哆醇反应性癫痫相鉴别。吡哆醇反应性癫痫（pyridoxine responsive epilepsy，PRE）：1968年Hansson等首次提出，指癫痫发作可被维生素B_6单药控制，或在常规抗癫痫药不能控制癫痫发作的基础上加用维生素B_6后可控制发作，并能维持1个月以上。PRE主要包括以下疾病：磷酸吡哆醇（胺）氧化酶（pyridoxine-5′-phosphate oxidase，PNPO）缺乏症（PLP反应性癫痫脑病）、高磷酸酶症伴智力落后综合征（Mabry综合征）、低磷酸酶症、高脯氨酸血症Ⅱ型。PDE与上述PRE中主要疾病的鉴别如下（表3-9-2）。此外，PDE尚需与新生儿缺氧缺血性脑病、大田原综合征（Ohtahara syndrome）及非酮症性高甘氨酸血症等疾病相鉴别。

表 3-9-2　PDE 与 PRE 中主要疾病的鉴别

疾病	PDE	磷酸吡哆醇（胺）氧化酶（PNPO）缺乏症	低磷酸酶症	高磷酸酶症伴智力落后综合征	高脯氨酸血症Ⅱ型
基因/位置	*ALDH7A1*（5q23.2）	*PNPO*（17q.21.32）	*ALPL*（1p36.1-34）	*PVIG*（1p.36.11），PIGO（9p13.3），PGAP2（11p15.4）	*P5CDH*（1p36.13）
主要临床表现	新生儿/婴儿癫痫脑病	新生儿癫痫脑病	骨软化症，高钙血症，低磷血症，严重病例可发生新生儿癫痫脑病	发育迟缓/智力障碍，癫痫发作，面部畸形，末节指骨发育不良	发育迟缓，智力障碍，癫痫发作，共济失调
生物标志物	尿 AASA 升高，血 AASA、Δ^1-P6C、PA 升高	尿香草酸升高，脑脊液 HVA、HIAA、苏氨酸、甘氨酸升高	血 ALP 下降，血 PLP 升高，尿磷脂酰乙醇胺升高	血 ALP 升高	血脯氨酸升高 尿-P5C 升高
主要治疗	吡哆醇	磷酸吡哆醛	吡哆醇	吡哆醇	吡哆醇
治疗结局	（接近）完全控制发作，发育迟缓/智力障碍	改善癫痫发作，严重发育迟缓	控制癫痫发作，致命的骨病	控制癫痫发作，发育迟缓/智力障碍	偶有癫痫发作，发育迟缓/智力障碍

注：高香草酸（homovanillic acid，HVA）；羟吲哚乙酸（hydroxyindole acetic acid，HIAA）；碱性磷酸酶（alkaline phosphatase，ALP）；5-羧酸吡咯烷（pyrroline 5-carboxylate，P5C）。

【治疗】

目前,补充吡哆醇是 PDE 的主要治疗方法。另外,补充叶酸、精氨酸以及限制赖氨酸饮食均可作为本病的辅助治疗方法。

1. **吡哆醇治疗**　补充吡哆醇仍然是 PDE 的一线治疗方法,而且需要终身服用。最新指南推荐维持治疗剂量如下:新生儿 100mg/d,婴儿 30mg/(kg·d)(最大剂量 300mg/d),成人 200~500mg/d。急性癫痫发作的婴儿根据病情应静脉注射 1 次(或间隔 30 分钟多次)100mg 剂量的吡哆醇。在治疗过程中如果有条件应监测脑电图,因药物有引发呼吸抑制的风险,故需要做好呼吸支持的准备工作。对于伴有发热性疾病的患者,癫痫发作常难以控制,在治疗的前 3 天吡哆醇剂量可以加倍使用,剂量最高可达 60mg/(kg·d)(儿童)或 500mg/d(青少年和成人)。大剂量的吡哆醇可能会损害周围神经系统(感觉或运动周围神经病变)、肝功能,多数具有可逆性。因此,所有接受维生素 B_6 治疗的患者都应定期进行肝功能、神经电生理、颅脑 MRI 等检查。此外,对于高危胎儿或胎儿已产前诊断 PDE,孕妇产前补充吡哆醇可有效预防新生儿癫痫发作,还有进一步促进胎儿发育的可能。相关指南建议治疗应该在妊娠早期开始,吡哆醇 100mg/次口服,也可用于治疗妊娠剧吐。

PLP 是吡哆醇的活性形式,能有效治疗 PLP 反应性癫痫性脑病(PNPO 缺乏症)。PLP 对 PDE 同样有效,有建议将 PLP 作为 PDE 的一线用药[30mg/(kg·d),分 3 次给药],或主张先用吡哆醇 3 天,如惊厥发作未能控制再给予 PLP。需要注意的是大剂量 PLP 可能导致肝功能异常和惊厥,因此应加强观察。

2. **叶酸治疗**　在吡哆醇反应不完全或遇暴发性癫痫时,应给予补充叶酸,大剂量叶酸可能会控制癫痫发作[推荐剂量:3~5mg/(kg·d)],其具体作用机制尚不清楚。

3. **限制赖氨酸**　本病大脑赖氨酸代谢异常,α-AASA、Δ^1-P6C、PA 的异常蓄积对脑组织产生神经毒性损害。理论上限制赖氨酸的饮食可以降低其衍生底物水平的累积,并有助于改善脑功能。已有研究指出,限制赖氨酸饮食可改善患儿远期预后,而且应尽早限制赖氨酸饮食(1 月龄内),7 月龄后才开始限制则神经预后不佳(新生儿和婴儿可以喂养不含赖氨酸的氨基酸配方奶,将血浆赖氨酸维持在相应年龄参考范围值的低限水平)。

4. **补充精氨酸** 精氨酸与赖氨酸在脑内呈竞争存在,精氨酸可以减少赖氨酸通过血脑屏障,进而降低脑脊液中赖氨酸衍生底物水平。研究表明,即使没有限制赖氨酸饮食,补充精氨酸和吡哆醇也能改善患者的一般状况以及运动和语言功能。相关指南推荐,PDE 患儿可食用单独添加精氨酸(初始剂量 200mg/d)的饮食或与限制赖氨酸组合的饮食。

5. **长期管理** 在治疗的同时,临床医师也应该做好 PDE 长期管理的工作。建议所有接受吡哆醇治疗的患者都应进行周围神经病变的临床筛查,包括深腱反射的评估等。吡哆醇治疗剂量超过 500mg/d 时,会面临更高的周围神经病变风险,需要做神经电生理检查进一步评估;所有接受赖氨酸限制饮食治疗的患者应定期监测血浆氨基酸水平,≤3 岁患儿至少每 3 个月检查 1 次,>3 岁至少每 6 个月检查 1 次;所有接受赖氨酸限制饮食治疗的患者应每 6~12 个月进行 1 次血浆、尿液生物标志物 α-AASA、Δ^1-P6C 检测以评估临床疗效;条件允许时,可以腰椎穿刺行脑脊液 Δ^1-P6C、α-AASA、PLP、PA、神经递质和氨基酸检测以评估疗效;所有患者都应进行发育评估以评估临床疗效,而且应结合相应的年龄进行发育评估,一般在刚确诊时、开学(入学)时或出现发育迟缓的临床倾向时进行。

尽管大多数患者的癫痫发作在吡哆醇治疗后可得到控制,但至少 75% 的患者仍有发育迟缓和智力障碍。有研究显示,惊厥起病越早,认知功能的预后越差;有效吡哆醇治疗开始越晚,神经系统发生伤残的危险性越高。但也有研究发现,新生儿期及时给予治疗的病例仍会遗留发育迟缓和智力障碍,而伴有长时程癫痫持续状态的患者和诊断较晚者远期智力也可能正常。因此,PDE 预后的影响因素很复杂,包括临床发病的早晚、有效治疗是否及时、吡哆醇治疗的并发症、*ALDH7A1* 基因型及其和临床表型之间未知的关系等。多数专家认为,尽管 PDE 的预后存在较大的个体差异,早期诊断和早期治疗仍是改善预后至关重要的因素。

【遗传咨询】

如健康父母生育 PDE 患儿，建议做家系全外显子组基因测序，明确突变位点信息，如果该致病突变遗传自父母，PED 父母再生育风险高达 25%。因此，尽可能通过基因二代测序筛查上述情况，降低再生育时再发病风险。如果父母是携带者，有再生育需求，建议作产前诊断，可以考虑辅助生殖技术，进行移植前诊断。如果父母没有携带致病基因，再生育风险不高，一般不建议进行产前诊断。

➤ **附：吡多醇依赖性癫痫的诊治流程图**

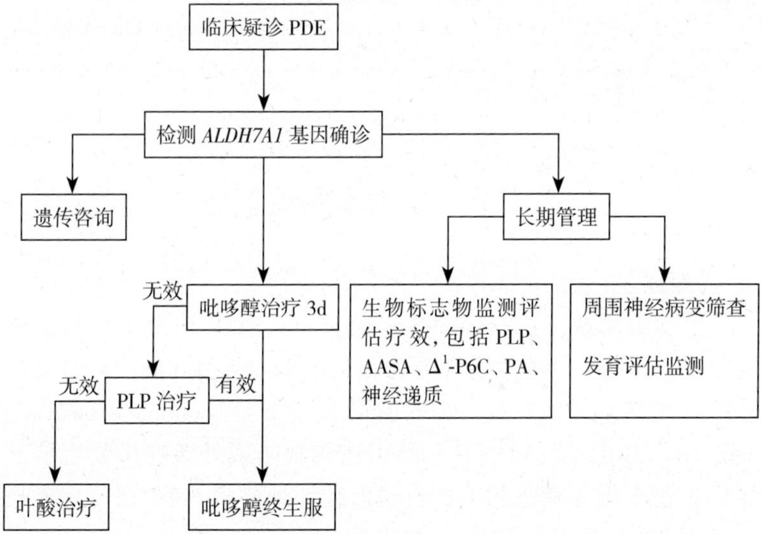

（徐家丽　陈 信）

参考文献

[1] CURTIS RC 2nd, LAURA AT, JOSE EA, et al. Consensus guidelines for the diagnosis and management of pyridoxine-dependent epilepsy due to α-aminoadipic semialdehyde dehydrogenase deficiency.J Inherit Metab Dis,

2021,44(1):178-192.

[2] CURTIS RC 2nd,MICHAEL AS,ELAINE S,et al. The genotypic spectrum of ALDH7A1 mutations resulting in pyridoxine dependent epilepsy:A common epileptic encephalopathy.J Inherit Metab Dis,2019,42(2):353-361.

[3] KAVITHA K,KATHERINE H,ELIZABETH F,et al. Diagnostic yieldof targeted massively parallel sequencing in children with epileptic encephalopathy. Szure,2018,59(5):132-140.

[4] KAVA MP,BRYANT L,ROWE P,et al. Beneficial outcome ofearly dietary lysine restriction as an adjunct to pyridoxine therapy in a child with pyridoxine dependant epilepsy due to Antiquitin deficiency. JIMD Rep,2020,54(1):9-15.

[5] XUE J,WANG J,GONG P,et al. Simultaneous quantification ofalpha-amino-adipic semialdehyde,piperideine-6-carboxylate,pipecolic acid and alpha-aminoadipic acid in pyridoxine-dependent epilepsy. Sci Rep,2019,9(1):11371.

第十节　生物素酶缺乏症

【概述】

生物素酶缺乏症(biotinidase deficiency,BTD)是由于生物素酶基因(*BTD*)突变导致生物素吸收和利用障碍所引起的一种常染色体隐性遗传病。BTD属于多种羧化酶缺乏症(multiple carboxylase deficiency,MCD),而MCD是一种由遗传缺陷或外源性生物素缺乏导致生物素循环紊乱相关的有机酸代谢缺陷病,其中遗传因素最为主要,可分为全羧化酶合成酶缺乏症(holocarboxylase synthetase deficiency,HLCSD)和生物素酶缺乏症(BTD)。由于BTD的起病年龄多在生后数月或数年,较HLCSD多见,又称为迟发型多种羧化酶缺乏症,其临床表现复杂,缺乏特异性,可累及皮肤黏膜、免疫、神经、消化和呼吸等多个系统,其中以神经系统和皮肤损害较常见。国外报道的发病率约1/60 000,国内尚无相关数据。

1. **病因**　生物素(biotin)又称维生素H、维生素B_7或辅酶R,属于复合维生素B族,是人体不可缺少的水溶性含硫维生素。它存在于天然食物中，其中动物肝脏、大豆、蛋黄、鲜奶和酵母含量最高，而谷物、蔬菜、水果和肉类含量较低。食物中的生物素呈蛋白结合状态，需要在肠道生物素酶作用下生成游离的生物素才能被人体吸收和利用。其次，肠道细菌在蛋白分解过程中可产生部分生物素。生物素主要在近端小肠被吸收，未被吸收的生物素随粪便排出，而血清中过量的生物素可通过肾脏排泄。生物素在全羧化酶合成酶(holocarboxylase synthetase，HLCS)作用下转化为生物素-AMP，后者使无活性的脱辅基羧化酶生物素化；生物素化的蛋白在蛋白水解作用下降解为生物胞素（与赖氨酸结合的生物素），随后在生物素酶作用下重新转化为生物素。此过程称为生物素循环（图 3-10-1），生物素酶或全羧化酶合成酶活性下降可使该循环发生障碍，导致多种羧化酶缺乏症（multiple carboxylase deficiency，MCD）。

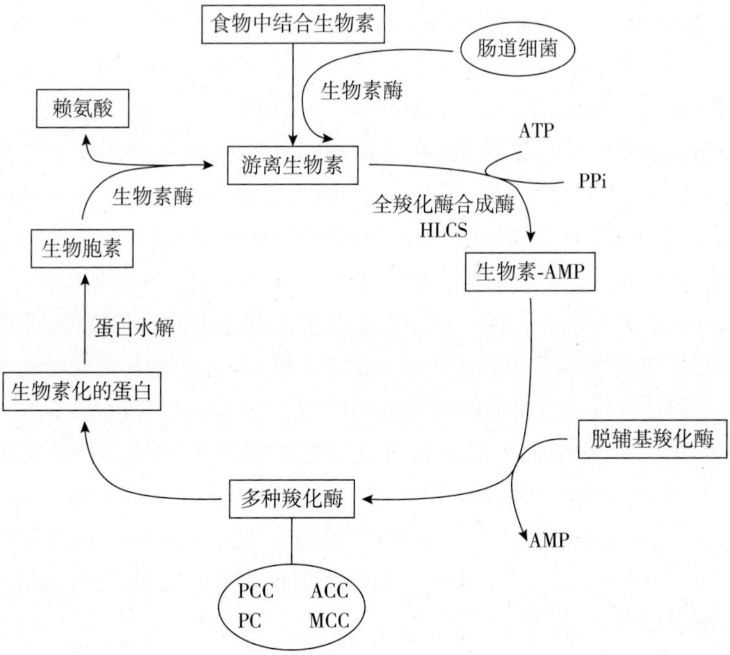

图 3-10-1 生物素循环

2. 发病机制 生物素是线粒体内四种羧化酶的辅因子，包括丙酮酸羧化酶(pyruvate carboxylase，PC)、乙酰辅酶 A 羧化酶(acetyl-CoA carboxylase，ACC)、丙酰辅酶 A 羧化酶(propionyl-CoA carboxylase，PCC)以及 3-甲基巴豆酰辅酶 A 羧化酶(3-methylcrotonyl-CoA carboxylase，MCC)。它们通过羧化、脱羧和脱氢反应酶系参与人体碳水化合物、脂肪及氨基酸的代谢。PC 的活性降低可导致三羧酸循环和糖异生障碍，造成乳酸性酸中毒；PCC 的活性降低会导致丙酰辅酶 A 累积，后者与草酰乙酸结合生成甲基枸橼酸；ACC 活性下降可影响脂肪酸碳链延长，从而导致脂肪酸合成障碍，造成脂溢性皮炎和脱发等表现；MCC 活性下降可导致 3-甲基巴豆酰辅酶 A 和异戊酰辅酶 A 的旁路代谢产物(3-甲基巴豆酰甘氨酸和 3-羟基异戊酸)增多。这些毒性代谢产物在血和尿液中蓄积，可产生一系列临床症状。此外，生物素也是 DNA 合成过程中重要的活性物质，可参与细胞的修复和再生，故患者会出现皮肤损害、免疫功能下降等。

生物素酶缺乏症的致病基因是生物素酶基因(biotinidase gene，BTD，OMIM：609019)，它位于染色体 3p25，包含 4 个外显子，编码 543 个氨基酸，片段长度分别为 79bp、265bp、150bp 和 1 502bp，主要在肺、肝、骨骼肌、肾、胰腺、心脏、大脑和胎盘中表达。目前 *BTD* 基因大约有 150 多种的致病性突变，美国和欧洲最常见基因突变类型为 *p.Q456H* 和 *p.D444H*，而国内的热点突变尚未报道。国外研究发现，*p.D444H*(4 号外显子 c.1330G>C)是新生儿筛查中较常见突变，几乎所有生物素酶缺乏症患者含有 *p.D444H* 突变。*p.D444H* 突变可使生物素酶活性降至正常活性的 50%，再与另一个致病的等位基因结合，使酶活性进一步下降，可导致部分生物素酶缺乏症(正常酶活性的 10%~30%)。但是 *p.D444H* 和 *p.A171T* 的等位基因组合可导致严重的完全生物素酶缺乏症(低于正常酶活性的 10%)。*p.Q456H*(4 号外显子 c.1368A>C)是完全生物素酶缺乏症中最常见的突变类型，对生物素酶有很强的抑制作用。

【诊断】

1. 临床表现 生物素酶缺乏症的临床表现与生物素酶活性相

关，酶活性是由基因类型决定，但目前基因型尚无法预测临床表型。通过生物素酶活性测定，可将生物素酶缺乏症分为完全生物素酶缺乏症（低于健康人酶活性的 10%）和部分生物素酶缺乏症（健康人酶活性的 10%~30%）。完全生物素酶缺乏症多见于婴幼儿患者，大多于生后 1 周 ~2 岁发病，且病情严重。部分生物素酶缺乏症患者症状相对较轻，甚至到成人期可无任何临床症状。

（1）神经系统异常：常常是首发症状，70% 以上患者会出现惊厥、肌张力低下；40%~55% 会出现共济失调、发育迟缓、痉挛性瘫痪、视神经萎缩；20%~30% 患者存在听力损失，通常为感音神经性聋；少数报道患者会出现脊髓脱髓鞘病变、脑白质和锥体外系受累。颅脑磁共振可显示脑萎缩、脑室扩大及脑外间隙增宽等非特异性改变。

（2）皮肤损害：约 3/4 患者会出现脂溢性皮炎、湿疹、过敏性皮炎、皮肤过度角质化和脱发等（图 3-10-2A），可合并结膜炎、角膜炎、角膜溃疡、口角炎、舌炎、会阴炎等，少数报道患者可出现脓疱性银屑病样皮疹。患者往往前额秃（图 3-10-2B），头发的特点是干燥、细软、稀疏、易脱落，但发根完好。

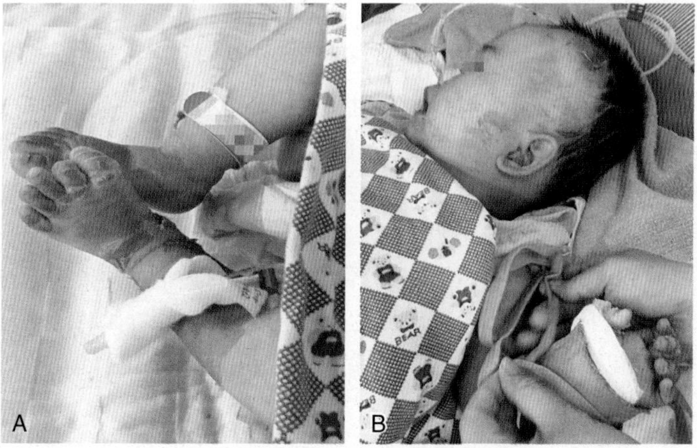

图 3-10-2　生物素酶缺乏症患儿的皮肤损害和脱发表现

A. 皮肤干燥、脱皮；B. 头发稀疏，前额和额角秃头

(3) 代谢紊乱：患者在发热、疲劳、高蛋白饮食等情况下易诱发急性代谢紊乱，包括代谢性酸中毒、高乳酸血症、高氨血症、酮症性低血糖等，临床上表现为呕吐、腹泻、喂养困难、呼吸困难（喘息、过度通气）、意识障碍等，死亡率较高。

(4) 免疫系统：患者细胞免疫和体液免疫功能下降，容易发生皮肤白念珠菌感染和细菌感染。

2. **辅助检查**　生物素酶缺乏症的临床表现复杂，缺乏特异性，单从临床表现很难进行确诊，还需依赖以下方法进行实验室诊断：

(1) 生物素酶活性测定：目前应用最广泛的方法是使用生物素——对氨基苯甲酸作为底物进行酶分析。所有试剂在投入使用之前，必须由每个实验室单独制备和验证。磺胺类药物具有干扰作用，如果控制不当，可能导致酶活性测定错误，故需排除药物干扰。生物素酶主要在肝脏中合成，严重肝脏疾病可导致包括生物素酶在内的蛋白质或酶合成减少。此外，早产儿肝脏合成生物素酶的数量较足月儿低，容易出现假阳性，可检测父母的生物素酶活性，有助于临床疑似病例的诊断。

(2) 气相色谱-质谱（GC/MS）和串联质谱（MS/MS）：患者血酰基肉碱谱提示血 3-羟基异戊酰肉碱（C5-OH）增高，可伴丙酰肉碱（C3）、丙酰肉碱与乙酰肉碱比值（C3/C2）增高，游离肉碱（C0）不同程度降低。C5-OH 升高是该疾病的重要诊断指标，但其他有机酸血症也可升高，故需结合 GC/MS 进行联合诊断。患者尿有机酸检测常提示尿乳酸、3-羟基异戊酸（3HIV）、3-甲基巴豆酰甘氨酸（3MCG）、甲基枸橼酸及 3-羟基丙酸明显升高，但稳定期可无异常。

(3) 基因突变分析：对 *BTD* 基因测序可针对最常见的致病变异检测，或通过外显子和内含子区域的正向和反向测序进行综合分析，基因检测可以了解酶缺陷类型、突变类型和位点，为遗传咨询、产前诊断、早期诊断治疗提供依据。

3. **诊断标准**　患儿出现神经系统异常，包括癫痫、发育落后、视网膜萎缩和听力下降，尤其伴有顽固性皮肤湿疹、皮炎、脱发等，结合发病年龄、生物素酶活性下降和 *BTD* 基因突变，可对生物素酶缺乏症进行确诊。

【鉴别诊断】

在诊断遗传缺陷所导致的 BTD 过程中，需排除继发性生物素缺乏所引起的多种羧化酶缺乏症。很多有机酸代谢缺陷疾病的临床表现与 BTD 相似，尤其是伴有顽固性皮肤损害，如全羧化酶合成酶缺乏症、3-甲基巴豆酰辅酶 A 羧化酶缺乏；此外，氨基酸代谢缺陷病如哈特纳普病，也可出现皮肤损害伴神经系统症状。部分疾病也可出现血 C5-OH 升高，如 3-羟基-3-甲基戊二酰辅酶 A 裂解酶缺乏症、甲基丙二酸血症、戊二酸血症Ⅱ型等，可通过尿有机酸分析、酶活性测定及基因检测进行鉴别。

1. **继发性生物素缺乏**　饮食中生物素摄入过少或摄入大量抗生物素蛋白（生蛋清）会导致外源性生物素缺乏；严重肝脏疾病、长期应用抗癫痫药物（磺胺类）、胃肠外营养或血液透析等均可引起生物素缺乏，从而引发 BTD 的各种代谢紊乱和临床症状。

2. **全羧化酶合成酶缺乏症**（holocarboxylase synthetase deficiency，HLCSD）　又称为早发型多种羧化酶缺乏症，是由于 *HLCS* 基因突变导致全羧化酶合成酶活性下降，使线粒体内的 4 种羧化酶生物素化障碍，故临床表现和 BTD 相似。但 HLCSD 多在新生儿期、婴儿早期起病，发病初期皮肤表现为头部脂溢性皮炎，头发变细、脱落，甚至全秃，睫毛和眉毛也可脱落。两者在常规实验室检查、串联质谱、气相色谱等指标结果差别不大，可通过生物素酶活性测定以鉴别。生物素酶活性低于正常值 30% 大多为 BTD，活性正常为 HLCSD。另外，可通过对致病基因定位，进行分子遗传学诊断以鉴别。

3. **3-甲基巴豆酰辅酶 A 羧化酶缺乏症**（3-methylcrotonyl-CoA carboxylase deficiency，MCCD）　MCCD 是一种有机酸代谢异常的常染色体隐性遗传病，由于 3-甲基巴豆酰辅酶 A 羧化酶缺乏使亮氨酸代谢中间产物 3-甲基巴豆酰辅酶 A 堆积，继而与甘氨酸结合生成 3-甲基巴豆酰甘氨酸，后者与左旋肉碱结合生成 C5-OH，导致尿代谢产物如 3-甲基巴豆酰甘氨酸（3-MCG）和/或 3-羟基异戊酸（3-HIVA）升高。MCCD 临床表型变化很大（从无症状到死亡），可表现为发育迟缓、偏瘫、肌张力减退和多发性硬化等，婴幼儿起病者也可出现脱发、顽固性皮炎。与 BTD 相比，MCCD 酸中毒、高氨血症或乳酸酸中毒的发生率较低，可结合两者尿液代谢分析结果进行鉴别。

4. **哈特纳普病**(Hartnup disease) 哈特纳普病是一种罕见的常染色体隐性遗传的氨基酸代谢缺陷病，又称为糙皮样皮肤病、遗传性烟酸缺乏症。由于 *SLC6A19* 基因突变导致 BOAT1 蛋白缺陷，使肠黏膜和肾小管上皮细胞转运中性氨基酸发生障碍，大量中性氨基酸(特别是色氨酸)从尿液和粪便中排出。色氨酸是合成烟酸的前体物质，故色氨酸的丢失导致类似糙皮病样皮疹和神经系统症状。与 BTD 不同，哈特纳普病的皮肤损害表现为光敏性的糙皮样皮疹，为红色带鳞屑皮疹及色素沉着，有时有水疱，多见于体表暴露部位，阳光暴晒后加重。神经系统损害主要表现为智力运动落后或倒退、共济失调、情绪障碍、精神病等。哈特纳普病的皮肤和神经系统症状可间歇性发作，病情会因阳光、天气炎热和营养缺乏等因素而加重。氨基酸尿可作为两者鉴别点，几乎所有哈特纳普病患者的尿液会出现多种氨基酸升高，以组氨酸、色氨酸增高最为显著，但有机酸谱多正常。此外，血氨基酸及酰基肉碱谱分析提示游离肉碱轻度降低，组氨酸降低，色氨酸降低或正常。

5. **3-羟基-3-甲基戊二酰辅酶 A 裂解酶缺乏症**(3-hydroxy-3-methylglutaryl- CoA lyase deficiency，HMGCLD) 又称 3-羟基-3-甲基戊二酸尿症(3-HMG)，由于 3-羟基-3-甲基戊二酰辅酶 A 裂解酶缺乏导致有机酸代谢异常的常染色体隐性遗传病。HMGCL 是亮氨酸代谢和产生酮体的终末酶，可将亮氨酸和脂肪酸代谢最后一步生成的 3-羟基-3-甲基戊二酰辅酶 A(HMG-CoA)分解为乙酰乙酸和乙酰辅酶 A。HMGCL 缺乏导致机体对亮氨酸的分解能下降，酮体合成受阻，其上游底物堆积，导致尿 3-羟基-3 甲基戊二酸、3-甲基戊烯二酸、3-羟基异戊酸、3-甲基戊二酸等明显升高。HMGCLD 较 BTD 的发病年龄早，多为新生儿和婴幼儿，主要表现为严重的代谢危象，如代谢性酸中毒、高血氨、低酮症性低血糖等，年长儿有小头畸形、巨头畸形、扩张型心肌病、肝大及肝损害等，但无皮炎、脱发表现。而 BTD 为酮症性低血糖，无肝大、头颅畸形等，可作为两者鉴别点。

6. 其他 甲基丙二酸血症、戊二酸血症Ⅱ型也可出现血 C5-OH 升高，但升高幅度不及 BTD 和 MCCD，且甲基丙二酸血症的代谢产物以 C3、C3/C2 比值、尿液 3-羟基丙酸及甲基丙二酸升高为主。戊二酸血症Ⅱ型属于脂肪酸氧化代谢障碍疾病，可有短、中和长链酰基肉碱升高，尿中含大量戊二酸和二羧基酸。

【治疗】

该病生物素治疗有效，是少数可治愈的先天性遗传代谢性疾病之一。诊断和治疗时机非常重要，早期使用生物素治疗，疾病预后良好。如治疗时已存在发育迟缓、听力丧失和视神经萎缩，损伤不可逆转。

1. 生物素治疗 一旦确诊，建议长期使用生物素(游离)治疗。对于完全生物素酶缺乏症患者，常规推荐剂量为 5~20mg/d，年幼儿童一般剂量为 5~10mg/d，青春期患儿如脱发严重，可将剂量增加至 15~20mg/d。对于部分生物素酶缺乏症患者，常规推荐剂量为 1~5mg/d。临床医生可根据患者的临床表现及尿代谢产物水平对生物素剂量进行调整。市场上生物素有胶囊、片剂和液体制剂，由于液体制剂需存储于冰箱，会降低药物溶解度，且易滋生细菌，故推荐使用胶囊或片剂生物素。生物素治疗期间应避免使用生鸡蛋，生鸡蛋中含有抗生物素蛋白，会降低药物利用率，影响疗效。患者经生物素治疗后临床症状可明显改善，癫痫发作可在数小时至数天内消失，皮肤症状在数周内改善，脱发现象会在 1 个月左右消失。

2. 急性期治疗 如出现严重的代谢性酸中毒、高氨血症、乳酸性酸中毒等，需给予高热量、低蛋白饮食、静脉葡萄糖补液支持，同时补充左旋肉碱、维生素 C、B 族维生素(甲钴胺)、中链脂肪酸等，有助于纠正代谢紊乱。如危及生命，可考虑血液净化治疗以清除异常代谢产物，从而改善病情。

3. 康复治疗 生物素治疗可明显改善发育落后，但严重神经损害的患者会有后遗症，可进行运动功能训练，使肢体运动能力逐渐恢复。

【遗传咨询】

1. 遗传咨询 产前诊断是预防遗传性疾病再发的重要措施，在先证者基因明确的基础上,在母亲下一次妊娠时可通过胎盘或羊水细胞的酶学或基因分析进行疾病的产前诊断。如产前诊断发现可疑胎儿,可在母孕期20~23周开始予口服生物素10mg/d。

2. **新生儿筛查** 包括美国在内的30多个国家的新生儿筛查项目中已包含生物素缺乏症,但我国尚未将该疾病纳入筛查项目。筛查使用的方法都是基于干血点中生物素酶活性的比色分析,不同地区实验室制定了各自的筛查临界值。由于筛查方法是通过直接酶分析,可不受饮食蛋白质摄入的影响。由于血清生物素酶活性在出生后几周内才达到成人水平,故婴儿生物素酶活性在生后数天或数周内会偏低,尤其是早产儿,容易出现假阳性。

➢ **附:生物素酶缺乏症的诊断流程图**

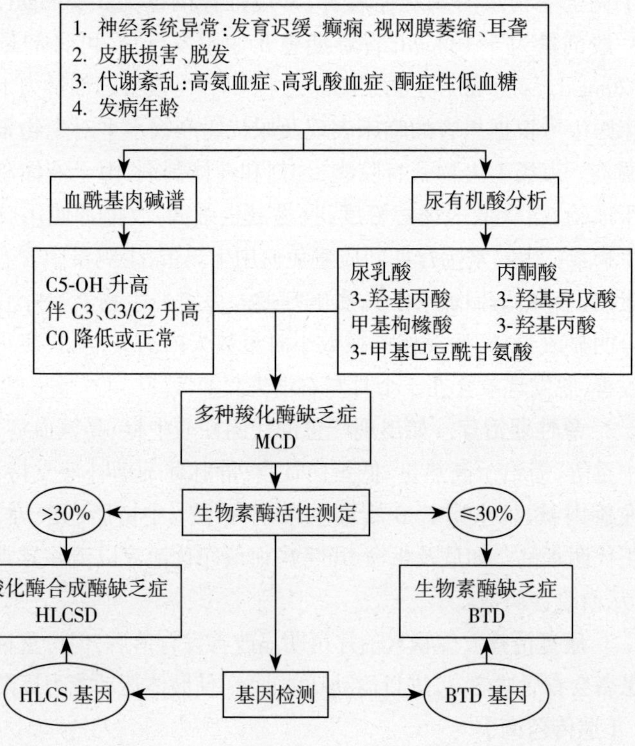

(单小鸥 杨蒙洁)

参考文献

[1] YANG Y, YANG JY, CHEN XJ, et al. Biotinidase deficiency characterized by skin and hair findings. Clin Dermatol, 2020, 38(4): 477-483.

[2] LIU Z, ZHAO X, SHENG H, et al. Clinical features, BTD gene mutations, and their functional studies of eight symptomatic patients with biotinidase deficiency from Southern China. Am J Med Genet A, 2018, 176(3): 589-596.

[3] STROVEL ET, COWA TM, SCOTT AI, et al. Laboratory diagnosis of biotinidase deficiency, 2017 update: a technical standard and guideline of the American College of Medical Genetics and Genomics. Genet Med, 2017, 19(10): 1-10.

[4] OZ O, KARACA M, ATAS N, et al. BTD Gene Mutations in Biotinidase Deficiency: Genotype-Phenotype Correlation. J Coll Physicians Surg Pak, 2021, 30(7): 780-785.

[5] EL MS, BENNAOUI F, EL IDRISSI SLITINE N, et al. Biotinidase deficiency in a newborn. J Neonatal Perinatal Med, 2018, 13(1): 139-141.

第十一节 Sotos 综合征

【概述】

Sotos 综合征又称为大脑性巨人综合征，是 1964 年由 Juan Sotos 首次描述的一种过度生长性疾病，为常染色体显性遗传。人群发病率约为 1/50 000~1/10 000。我国发病率尚不清楚。其特征是独特的面部外观(巨头畸形、宽而突出的前额、头部呈长头形、发际线高、额颞部毛发稀疏、睑裂下斜、鼻梁平坦、眼距宽、颧骨潮红、脸形细长、下颌尖长)；学习障碍(早期发育迟缓，轻度至重度智力障碍等)；出生前及出生后身体过度生长(身高/身长和/或头围高于平均值≥2*SD*)。这三个临床特征被认为是 Sotos 综合征的主要特征。除面部特征外，还可能存在其他的特殊体征，如手脚大、扁平足、指尖距大于身长/身高、牙齿萌出过早、骨龄提前；围产期可能伴有孕妇先兆子痫、新生儿黄疸、新生儿肌张力减退、喂养困难、先天性脊柱侧弯、脊柱裂、生殖道及泌尿道畸形、高颅内压、硬膜下积液、脑电图异常、癫痫发作、斜视、先天性心脏缺损、甲状腺疾病及肿瘤等(表 3-11-1、表 3-11-2)。

表 3-11-1　Sotos 综合征的核心特征及主要特征

核心特征（≥90% 的病例）	主要特征（≥15% 的病例）
面部特征	骨龄提前
学习障碍	头部 MRI/CT 异常
儿童过度生长	婴儿期喂养困难
	新生儿黄疸
	新生儿肌张力低下
	癫痫发作
	脊柱侧弯
	心脏畸形
	肾脏畸形
	母先兆子痫
	关节松弛

表 3-11-2　文献报道的 Sotos 综合征的其他特征

其他特征	其他特征	其他特征
散光	白内障	视力发育迟缓
斜视	近视	远视
眼球震颤	鸡胸	漏斗胸
关节弯曲	脊柱畸形	畸形足
11 对肋骨	膝外翻	颈肋
多指畸形	2/3 趾并趾	指甲发育不全
短指	颅缝早闭	喉骨软化
偏身肥大	骨质疏松	头皮缺损
卵巢囊肿	包茎	鞘膜积液

续表

其他特征	其他特征	其他特征
尿道下裂	隐睾	肛瘘
胆脂瘤	腹股沟疝	脐疝
直肠脱垂	胃食管反流	便秘
血管瘤	色素沉着	肾静脉血栓
高钙血症	甲状腺功能减退	气胸
头颈部肿瘤	甲状腺功能亢进症	巨舌
唇裂	腭裂	中耳炎
感觉神经性耳聋	行为问题	新生儿低血糖
新生儿血小板减低症	新生儿低钙血症	新生儿血栓性静脉炎

Sotos 综合征发病呈散发性，少数病例报道为家族遗传性。已明确其致病基因 *NSD1*（nuclear receptor binding SETdomain protein 1）定位于染色体 5q35。目前认为 *NSD1* 基因单倍体剂量不足是导致 Sotos 综合征的遗传学基础。5q35 微缺失或 *NSD1* 基因突变（包括移码突变、无义突变、错义突变、剪切位点突变等）是大部分 Sotos 患者的病因。

【诊断】

Sotos 综合征是由 *NSD1* 基因缺失或突变而导致的单倍体剂量不足引起的。因此确诊有赖于遗传学检测。由于该病有特殊的面容及体征，临床早期识别尤为重要。

1. 临床表现

(1) 特征性的面部外观：面部特征是 Sotos 综合征最具代表性的表现。Sotos 综合征的面部特征在出生时即较明显，但在 1~6 岁之间变得最容易辨认。典型表现为头部呈长头形，前额宽而突出。额颞区的毛发通常很稀疏。睑裂通常是向下倾斜。童年时下颌窄，下颌长；成年后下颌会变宽。在大部分年龄较大的儿童和成人中，面部特征仍然比较典型。

(2) 学习障碍：早期发育延迟非常普遍，并且由于孩子的体型大、肌张力减退和协调性差，运动技能可能会出现特别延迟。大多数患有Sotos综合征的人都有一定程度的智力障碍。从轻微的学习障碍到严重的学习障碍（甚至成年后不能独立生活）。Sotos综合征儿童学习障碍的特点是对语言能力和视觉空间记忆能力影响较强，但对非语言推理能力和定量推理能力影响较弱。

(3) 过度生长：Sotos综合征表现为出生前、出生后身材过度生长。平均出生身长接近第98百分位，平均出生头围介于第91和第98百分位之间。平均出生体重在正常范围内（第50~90百分位）。在10岁之前，患者通常表现出快速的线性增长。比同龄人高得多，大约90% Sotos综合征患儿的身高和头围至少比平均值高2个标准差。然而生长也受父母身高的影响，有些个体其生长参数可能没有超过第98百分位，成年后身高可能会属于正常范围，但巨头畸形通常存在于所有年龄段。此外，Sotos综合征患者的身高增加主要是肢体长度增加的结果，表现为臂展/身高比值增加，坐高/身高比值降低，且有手大、脚大。

(4) 行为问题：Sotos综合征患者在所有年龄段都会存在各种行为问题，比如孤独症谱系障碍、恐惧症和攻击性。而注意力缺陷和多动障碍在Sotos综合征患者中并不常见。

(5) 骨龄：表现为骨龄生长速度加快，75%~80%的青春期前儿童骨龄提前。

(6) 心脏异常：大约20%的个体患有心脏异常，包括动脉导管未闭、房间隔缺损和室间隔缺损，甚至严重的复杂心脏异常，如左心室致密化不全、主动脉扩张等。

(7) 关节过度松弛：至少20%的Sotos综合征患者合并有关节松弛。

(8) 肾脏异常：大约15%的Sotos综合征患者有肾脏异常，膀胱输尿管反流最常见，部分患者可能在成年期出现肾功能损害。

(9) 脊柱侧弯：大约30%的患者存在脊柱侧弯。

(10) 癫痫发作：大约25%的Sotos综合征患者会出现非热性惊

厥，有些需要长期治疗。Sotos 综合征患者中失神发作、强直阵挛发作、肌阵挛发作和部分复杂发作均有报道。

(11) 头颅影像结构异常：大多数 Sotos 综合征患者存在头颅 MRI/CT 异常，包括中线改变（胼胝体发育不全、大池、透明隔腔增宽）、脑萎缩和小脑蚓部变小等。

(12) 其他：随着研究深入，本病尚有报道发现一些病例合并其他的临床症状及体征，如便秘、肛瘘、隐睾、包茎、白内障、散光、头颈部畸形、肿瘤、听力异常、唇腭裂、巨舌、进食困难等。有的比较多见如便秘，但很多临床特征只有少数个案被报道，因此很难确定这些特征是否与 Sotos 综合征具有真正关联，或者只是偶合性发现（见表 3-11-2）。

2. **辅助检查** 针对 Sotos 综合征多系统的表现，以及可能的并发症，进行辅助检查，常规检查有：

(1) 骨龄：针对线性生长速度过快可对患儿进行骨龄测定。

(2) 头颅结构异常：患者会发生中线改变，胼胝体发育不全，脑萎缩和小脑蚓部缩小等症状，需要进行头颅 MRI/CT。

(3) 心脏异常：大约 20% 的个体患有心脏异常，可进行心脏彩超检测。

(4) 神经心理：智力和心理行为学评估，有助于后续康复、家庭护理和管理；部分有抽搐发作的需要视频脑电图和颅脑影像学检测。

(5) 脊柱侧弯：可进行脊椎正侧位 X 线片检查。

(6) 肾脏异常：部分患者会有肾脏异常，膀胱输尿管反流和肾功能损害，需进行泌尿系统彩超、肾功能、尿常规监测。

3. **诊断标准**

(1) 临床诊断：如有多项上述临床表现，即高度怀疑 Sotos 综合征。早期临床诊断一般基于其特异的临床表现（至少具备以下 4 项中的 3 项）：①出生时至儿童期的过度生长，头围大；②特殊面容：额头凸起，眼距过宽，眼裂下斜，下颌尖长；③发育迟缓：包括与肌张力过低有关的严重运动发育落后；④骨龄提前。

(2) 遗传学诊断：Sotos 综合征与染色体 5q35 区域的 *NSD1* 基因异常有关。*NSD1* 基因在大脑、肾脏、骨骼肌、胸腺以及外周血白细胞中均有表达，有 23 个外显子，cDNA 长度为 8 552bp，编码一个含有 2 696 个氨基酸的蛋白质。NSD1 蛋白有至少 10 个结构域，可与核受体相互作用，发挥激活或者阻止转录的作用。70%~90% 的 Sotos 综合征患者存在 *NSD1* 基因异常（错义突变、无义突变、剪接位点突变、移码突变和大片段缺失等），但还有一部分有典型 Sotos 综合征特征的患者未检测到 *NSD1* 基因的异常，其具体致病机制不详。基因突变和染色体微缺失在不同种族的 Sotos 综合征患者所占的比例不同。微缺失病例比基因突变的病例更容易出现严重的学习障碍，而且往往过度生长不如基因突变的明显。对于两种常见的突变形式：*NSD1* 基因突变（错义突变、无义突变、剪接位点突变等）要用二代测序（NGS）检测所有外显子；5q35 区域（包括 *NSD1* 基因）缺失要用染色体微阵列分析（CNV）方法进行检测。

【鉴别诊断】

本病鉴别诊断主要考虑生长过度及特殊面容为特征的疾病，包括 Weaver-Smith 综合征、Beckwith-Wiedemann 综合征、脆性 X 染色体综合征等。与 Sotos 综合征有最大的表型重叠现象的是 Weaver-Smith 综合征。

1. **Weaver-Smith 综合征** 也有典型的面部外观，过度生长、大头畸形、脊柱侧弯、韧带松弛、骨龄提前及发育迟缓，其颜面特征与 Sotos 综合征患者有一定相似度。但是 Weaver-Smith 综合征的患者脸形圆且眼距过宽，婴儿经常有哭声嘶哑、音调低，股骨干骺端扩展，指甲深陷，指垫凸起及先天性指屈曲等，这些都有助于与 Sotos 综合征区分。Weaver-Smith 综合征是 *EZH2* 基因突变导致，可通过分子遗传学检测方法与 Sotos 综合征相鉴别。

2. **Beckwith-Wiedemann 综合征** 也是一种先天过度生长的疾病，出生时身长 >2 个标准差，但是 Beckwith-Wiedemann 综合征患者有巨舌症、脐膨出、内脏肥大和半身肥大、新生儿期低血糖等。分子遗传学检测可鉴别诊断。Beckwith-Wiedemann 综合征需要用多重连接探针扩增技术（MLPA）进行检测。

3. **脆性 X 综合征** 也可表现为大头畸形，头形长、突出的下颌和前额，但脆性 X 综合征主要影响男性，通常有大耳朵，青春期后有巨大睾丸。脆性 X 综合征是 *FMR1* 基因三核苷酸重复导致的，分子遗传学检测可鉴别诊断。

4. Bannayan-Riley-Ruvalcaba **综合征**　大头畸形，有相似的面部特征，但是有脂肪过多症、血管畸形、远端回肠和结肠错构瘤息肉和有斑点的阴茎等表现。此病是 *PTEN* 基因突变导致的，可通过分子遗传学检测的方法与 Sotos 综合征相鉴别。

5. Cohen-Gibson **综合征**　大头畸形、脊柱侧弯、韧带松弛、过度生长，但是脸有微妙的不同，眼距宽、圆脸，是 *EED* 基因突变导致的，可通过分子遗传学检测的方法与 Sotos 综合征相鉴别。

【治疗】

目前无特异性治疗方法。主要针对个体行系统评估和长程管理，针对临床表现行对症支持治疗及康复治疗（表 3-11-3）。要全面了解 Sotos 综合征的已知特征：学习困难、心脏和肾脏异常、癫痫发作和脊柱侧弯，进行体格检查，包括心脏听诊、血压测量和脊柱侧弯的检查，出现相应问题建议转诊给专科医生。对于 Sotos 综合征患者的学习、行为、言语困难，建议早期康复干预。大运动功能障碍即肌张力异常者建议进行物理治疗以最大限度地提高活动能力并降低晚发性骨科并发症，如挛缩、脊柱侧弯、髋关节脱位的风险。根据需要考虑使用医疗设备，例如轮椅、助行器、浴椅、矫形器、婴儿车等。对于影响适应性功能的精细运动技能有困难，如进食、梳洗、穿衣和写作，建议进行专业康复。对因口腔运动控制不佳而难以进食的个体进行喂养疗法。

【遗传咨询】

Sotos 综合征以常染色体显性方式进行遗传，大约 5% Sotos 综合征患者的突变来自于父母其中一方。95% 的患者是新发突变。Sotos 综合征患者有 50% 的概率将自身的 *NSD1* 突变遗传给后代。Sotos 综合征患者在有生育需求时要进行产前诊断，可以在孕期 11~14 周经腹取绒毛或 16 周后抽取羊水检测。也可进行胚胎植入前基因检测，选择健康无突变的胚胎植入。

表 3-11-3　对 Sotos 综合征个体的初步评估及管理建议

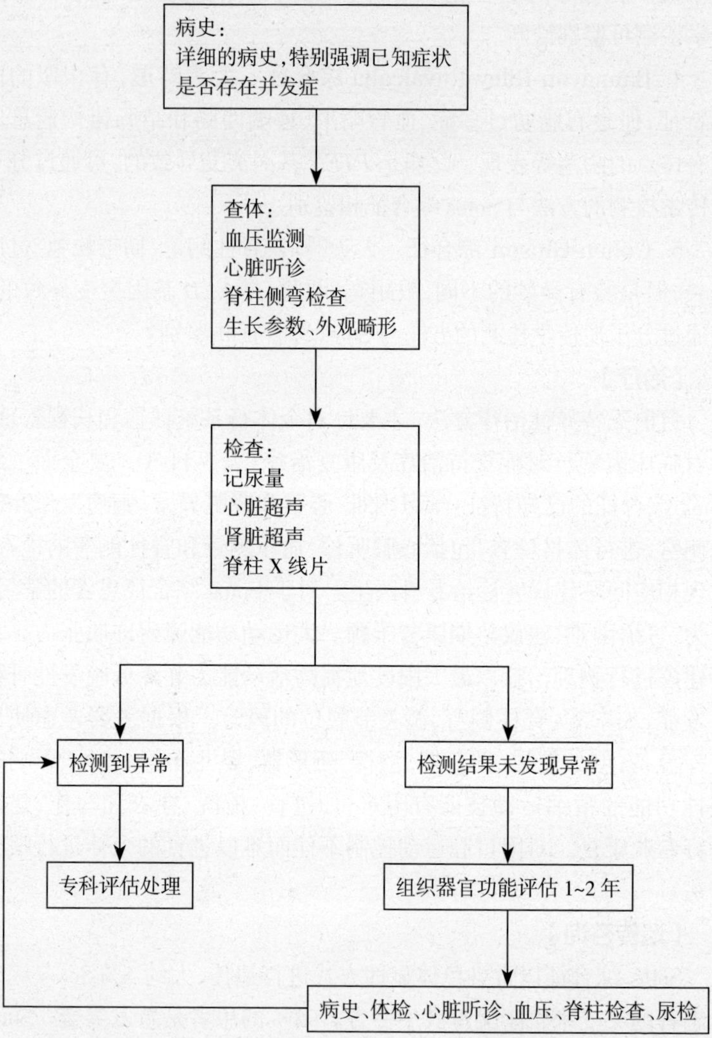

➤ 附：Sotos 综合征的诊治流程图

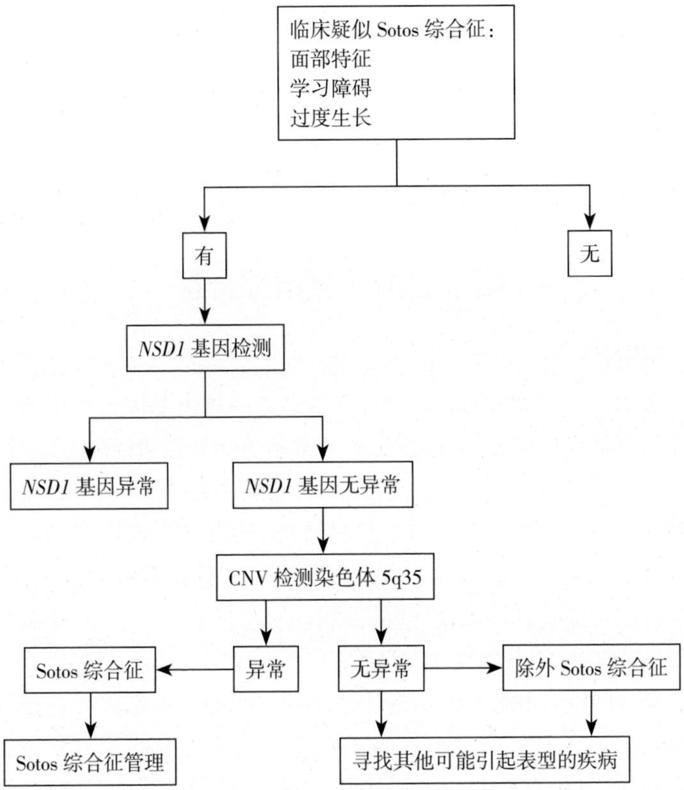

（程亚颖）

参考文献

[1] LANE C, MILNE E, FREETH M. The cognitive profile of Sotos syndrome. J Neuropsychol, 2019, 13: 240-252.

[2] DANIS DO 3rd, BODAMER O, LEVI JR. The otolaryngologic manifestations of Sotos syndrome 1: A systematic review [J]. Int J Pediatr Otorhinolaryngol, 2021, 143: 110649.

[3] MANOR J, LALANI SR. Overgrowth Syndromes-Evaluation, Diagnosis, and Management. Front Pediatr, 2020, 30(8): 574857.

[4] TATTON-BROWN K, RAHMAN N. Sotos syndrome [J]. European Journal of Human Genetics, 2007, 15(3): 264-271.

[5] FOSTER A, ZACHARIOU A, LOVEDAY C, et al. The phenotype of Sotos syndrome in adulthood: A review of 44 individuals. Am J Med Genet C Semin Med Genet, 2019, 181(4): 502-508.

第十二节　努南综合征

【概述】

努南综合征(Noonan syndrome, NS)是一种由基因突变引起的先天性发育障碍性疾病,家族性患者为常染色体显性遗传(AD)、缺陷基因位于12号染色体长臂上;但更多为散发病例,男女均可罹患。典型临床表现包括特征性面容、身材矮小、先天性心脏病和骨骼异常等。目前认为其与RAS-MAPK信号通路基因的异常激活有关,有10多个基因可能受到影响,已知的致病基因包括 *PTPN11*、*SOS1*、*RAF1*、*RIT1*、*KRAS*、*NRAS*、*BRAF* 和 *MAP2K1*。

NS可由不同的基因突变引起,导致NS的相关基因所占比例不同(表3-12-1),这些突变基因编码的蛋白质多为RAS-MAPK通路中的蛋白质。该RAS-MAPK信号通路调控多种细胞功能(如有丝分裂激活、代谢调控、转录调控和细胞迁移等),是细胞生长的重要调控通路。因此,虽然具体的病理生理机制尚不完全明确,但RAS-MAPK通路异常可以解释大多数的临床表型。

表3-12-1　努南综合征相关致病基因所占比例

基因	努南综合征相关基因所占比例	不同检测方法检测出致病变异百分比	
		序列分析	靶基因缺失/重复分析
PTPN11	50%	100%	罕见重复
SOS1	10%~13%	100%	未知

续表

基因	努南综合征相关基因所占比例	不同检测方法检测出致病变异百分比	
		序列分析	靶基因缺失/重复分析
RAF1	5%	100%	重复报道 1 例，删除报道 1 例
RIT1	5%	100%	未知
KRAS	<5%	100%	未知
NRAS	4 个家庭 8 人	100%	未知
BRAF	<2%	100%	未知
MAP2K1	<2%	100%	未知

【诊断】

1. 临床表现

(1) 典型面容：所有年龄患者均有上睑下垂，眼距宽，内眦赘皮，双眼外角下斜；双耳位低，后旋，耳郭厚。儿童患者还可有前额饱满，后发际低、短，鼻梁低，鼻尖饱满；唇厚，鼻唇沟深而宽直达上唇等。

(2) 身材矮小：出生时正常，1 岁后渐出现矮小。骨龄常落后于年龄，部分患者成年身高可达正常下限水平。

(3) 心血管异常：50%~80% 患者有先天性心脏病，肺动脉瓣狭窄最常见，其他包括肥厚型心肌病、室间隔缺损、肺动脉分支狭窄、法洛四联症和主动脉缩窄等。典型心电图改变包括心电轴极度右偏伴胸前导联 QRS 波逆时针旋转，V_1 导联心电轴左偏、左前支不全传导阻滞或 RSR 波形。

(4) 精神运动发育落后：婴幼儿期运动发育落后，50% 学龄期患者协调能力差，25% 学习障碍，6%~23% 智商低于 70，部分患者语言能力差，成年患者易有抑郁情绪，也有报道此病患者孤独症谱系障碍发生率较高。

(5) 其他异常：颈蹼、胸廓异常（鸡胸或漏斗胸）、乳距增宽、男性隐睾（60%~80% 男性患者合并隐睾，可致生育障碍）、肾脏畸形（肾盂扩张、双输尿管畸形、孤立肾、肾发育不良、远端输尿管狭窄等）、凝血功能异常和淋巴管发育不良、男性精子生成障碍、斜视、眼球震颤、皮肤咖啡牛奶斑和雀斑、四肢毛囊角化症、I型阿诺德-基亚里畸形、脑积水、肝脾大、恶性肿瘤发生率增加等;宫内表现为母亲孕期羊水过多、胎儿颈部透明带增宽、胎头相对较大、心脏和肾脏异常等。

2. **辅助检查**

(1) 细胞遗传学检查:患者染色体核型正常,即男性46,XY、女孩46,XX。

(2) 基因检测:建议采用二代测序(NGS)分析方法,选择包括已知至少8个致病基因(*PTPN11*、*SOS1*、*RAF1*、*RIT1*、*KRAS*、*NRAS*、*BRAF*和*MAP2K1*)在内的序列分析或全外显子测序分析,必要时可做全基因组一代测序去发现可能的罕见基因改变。

(3) 影像学检查:X线、B超、MRI、CT检查等可以协助骨骼畸形、内脏畸形等的发现。

3. **诊断标准** Van der Burgt I等1994年建议的临床诊断标准:

(1) 主要指标(图3-12-1~图3-12-3):①面容:典型面容前额饱满,后发际低,上睑下垂,眼距宽,内眦赘皮,双眼外角下斜,鼻短,鼻梁低,鼻尖饱满,唇厚,鼻唇沟深而宽直达上唇,双耳位低、后旋和耳郭厚;②心血管:肺动脉瓣狭窄和梗阻性肥厚型心肌病和/或典型心电图

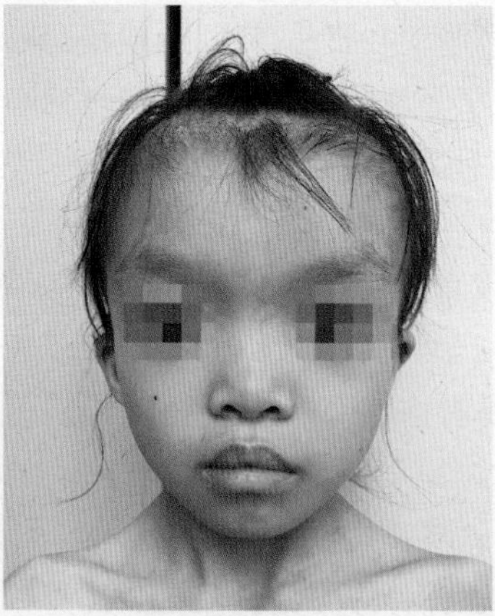

图3-12-1 努南综合征的特殊面容(眼距宽,双眼外角下斜,前额饱满,鼻梁低,唇厚,鼻唇沟直达上唇,颈蹼)

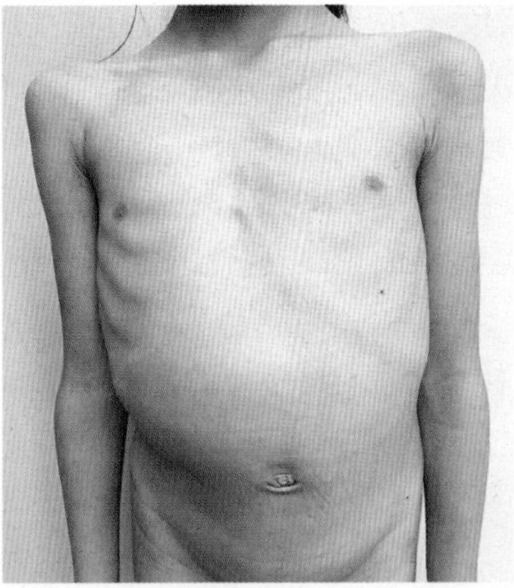

图 3-12-2　颈蹼、胸廓异常（盾状胸、轻度漏斗胸）、乳距增宽

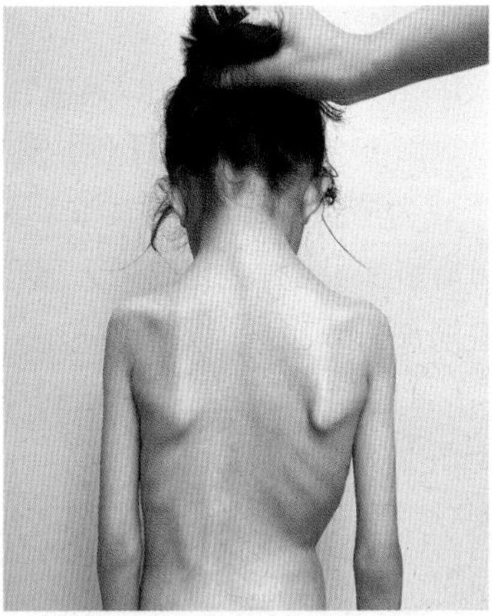

图 3-12-3　身材矮小、双耳位低、后发际低、颈蹼、脊柱侧弯、翼状肩

改变；③身高：低于第 3 百分位；④胸廓：鸡胸（漏斗胸）；⑤家族史：一级亲属患努南综合征；⑥其他：智力落后、隐睾和淋巴管发育不良。

(2) 次要指标：①面容：不典型特殊面容；②心血管：心脏其他异常；③身高：低于第 10 百分位；④胸廓：盾状胸；⑤家族史：一级亲属中可能有努南综合征患者；⑥其他：智力落后，或隐睾，或淋巴管发育不良。

(3) 临床诊断：满足以下标准之一可以临床诊断，确诊有赖于基因分析：①2 个主要指标；②1 个主要指标加 2 个次要指标；③4 个次要指标。

(4) 基因诊断：检出相关基因的致病变异具有确诊意义。

【鉴别诊断】

1. 特纳综合征（Turner syndrome）　是最常见的女性染色体病。经典型染色体核型为 45,X。与努南综合征相似之处是新生儿期淋巴性水肿、矮小、面部黑痣、颈蹼、先天性心脏病、肘外翻和泌尿系统畸形等。染色体核型分析可以确诊。

2. 心-面-皮肤综合征（cardiofaciocutaneous syndrome，CFC）　与努南综合征相似之处是眼距宽、眼外角下斜、内眦赘皮、上睑下垂、矮小、先天性心脏病等。致病基因包括 *BRAF*（75%~80%）、*MAP2K1*、*MAP2K2*（10%~15%）和 *KRAS*（<5%）。

3. Costello **综合征（面-皮肤-骨骼综合征）**　与努南综合征不同之处为严重喂养困难，皮肤明显松弛，手足掌纹明显深，面部或肛周可有乳头状瘤，随年龄增大，腹腔实质性脏器和输尿管恶性肿瘤发生率增加。致病基因是 *HRAS*。

4. **伴生长期毛发松动的努南样综合征（Noonan-like syndrome with loose anagen hair）**：与努南综合征不同处为头发（头发稀少、易脱落、生长慢）、皮肤色素沉着、湿疹、鱼鳞病等，由 *SHOC2* 基因突变所致。

5. **神经纤维瘤病Ⅰ型**　少数患者可以有与努南综合征相似的面容和肺动脉瓣狭窄。*NF1* 基因突变分析确诊。

6. Leopard **综合征（豹皮综合征）**　与努南综合征的致病基因相同，是由 *PTPN11* 和 *RAF1* 基因突变所致的常染色体显性遗传病。不同之处是患者有多发皮肤雀斑样皮疹、神经性或传导性耳聋。

7. **嵌合型 22-三体征**　嵌合型 22-三体征与努南综合征的相似之处是眼距宽和上睑下垂；嵌合型 22-三体征患者智力落后更明显，很少有心脏病变，染色体核型分析可以确诊。

【治疗】

此病没有根治方法，建议定期随诊和对症治疗。

1. **随诊**　常规体检和生长发育、语言、智力行为评估；定期心电图、心脏超声、肝脾和泌尿系统超声、凝血功能和听力检查等。

2. **对症治疗**　智力发育落后，心脏和泌尿系统疾病，凝血功能障碍，听力和骨骼异常等，建议在专科医生指导下治疗，以改善生活质量。

3. **矮小治疗**　中国和美国食品药品监督管理局（CFDA、FDA）和欧洲已经批准重组人生长激素用于努南综合征引起的矮小症。努南综合征选择生长激素治疗的适应证包括身材明显矮小、GH-IGF-I 轴受损和有明确生长激素治疗效果的患者。美国的指南建议剂量可达 0.066mg/（kg·d）。

【遗传咨询】

努南综合征为常染色体显性遗传病或自身基因突变引起的散发病例。如果患者的父或母亲是疾病个体，后续生育的再发风险为50%；如果患者的父或母亲没有疾病表现，后续生育的再发风险 <1%。应对所有患者及其家庭成员做必要的基因筛查并提供遗传咨询，对高风险胎儿建议做产前诊断并减少该致残患儿的出生。

➢ 附：努南综合征的诊断流程图

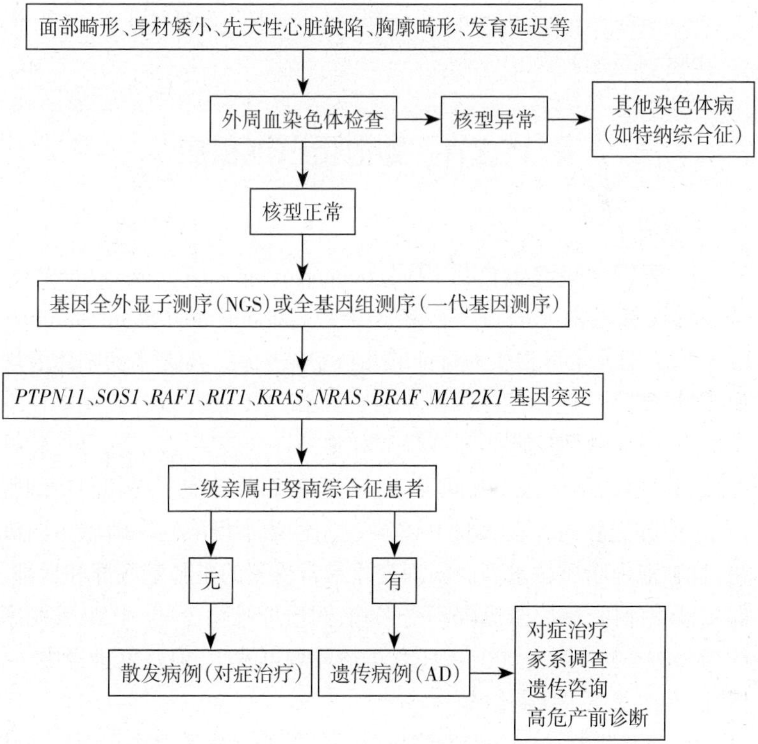

（林　鸣　金润铭）

参考文献

[1] 李辛,王秀敏,王剑,等.Noonan 综合征的临床实践指南. 中华医学遗传学杂志,2020,37(3):324-328.

[2] ROBERTS AE,ALLANSON JE,TARTAGLIA M,et al. Noonan syndrome. Lancet,2013,381:333-334.

[3] 邬玲仟,张学. 医学遗传学. 北京:人民卫生出版社,2016:602-607.

[4] TARTAGLIA M,AOKI Y,GELB BD. The molecular genetics of RASopathies: An update on novel disease genes and new disorders. Am J Med Genet,2022,190C:425-439.

第十三节　肺泡蛋白沉积症

【概述】

1. **病因**　肺泡蛋白沉积症(pulmonary alveolar proteinosis,PAP)是一种以肺泡内充满过碘酸希夫染色(periodic acid-Schiff staining,PAS)阳性的无定形物质为特征的儿科罕见疾病。PAP 主要临床表现为咳嗽、咳痰及进行性呼吸困难,典型胸部 CT 表现为磨玻璃影伴继发性小叶间隔增厚,胸部 X 线呈双肺弥漫性磨玻璃样改变,可见肺纹理影和增厚的网格状小叶间隔。其病理特点为肺泡上皮和间质细胞正常,但肺泡腔内存在大量 PAS 染色阳性的不可溶性富磷脂蛋白沉积,且肺泡内脂质含量高。病理变化最常受累的是肺基底部和后部,偶尔侵犯前段,胸膜和纵隔不受影响,间质纤维化少见。PAP 发病率约为(3.7~6.2)/1 000 000,在任意年龄段均可发生,但好发于青中年,男性、女性发病率比例约 2∶1。

2. **发病机制**　PAP 的发病机制是过量的表面活性物质聚集在肺泡内致使肺换气功能受到严重影响。基于目前对 PAP 发病机制的认识,可将该病大致分为以下 3 种类型:

(1) 特发性 PAP:是最常见的类型,约占 90%,与粒细胞-巨噬细胞集落刺激因子(GM-CSF)的作用密切相关,包括自身免疫性 PAP 和部分遗传性 PAP。①自身免疫性 PAP：特发性 PAP 患者支气管肺泡灌洗液和血清中均可发现抗 GM-CSF 的抗体，该抗体可竞争性抑制内源性 GM-CSF 与其受体 βc 链的结合，阻断 GM-CSF 的信号转导，造成一种活性 GM-CSF 相对缺乏的状态，引起肺泡巨噬细胞的趋向能力、吞噬能力及清除能力的减低。抗 GM-CSF 抗体还会造成中性粒细胞抗微生物能力的减弱。另外，抑制性细胞因子 IL-10，可刺激 GM-CSF 抗体的生成，同时还可抑制单核细胞和肺泡巨噬细胞分泌 GM-CSF。②遗传性 PAP：主要发病机制来自 GM-CSF 受体基因的突变，编码 GM-CSF 受体 β 链的基因（*CSF2RB*、*CD131*）及编码 α 链的基因（*CSF2RA*、*CD116*）发生突变均会导致 PAP 的发生。

(2) 继发性 PAP：约占 5%~10%，个体暴露在某些能够使肺泡巨噬细胞数目减少或功能受损的条件下，引起肺泡表面活性物质清除异常，即可产生 PAP，称继发性 PAP。可见于感染、粉尘吸入、免疫缺陷病和血液系统疾病等。

(3) 先天性 PAP：①引起肺泡表面活性蛋白代谢紊乱的基因突变：相关基因包括 *SFTPB*、*SFTPC*、*ABCA3* 突变等；②其他系统遗传病：导致全身多器官受累的同时，可有少数病例出现 PAP，如锌指造血转录因子 *GATA2* 突变、赖氨酸尿蛋白不耐受、尼曼-皮克病（Niemann-Pick disease）等。

【诊断】

1. 临床表现 先天性肺泡蛋白沉积症多为一种常染色体遗传病，与相关基因突变有关，故家族有肺泡蛋白沉积症病史者发生该病概率相对较大。

PAP 的临床表现多种多样，但起病多较隐袭，最常见的症状为进行性加重的气促及呼吸困难，多数患者开始是出现活动后气急，而后进展至休息时亦感气急。咳嗽也是主要表现之一，初期多为刺激性干咳，继而咳出白色黏液痰或带血丝痰，合并感染时可有脓痰。咯血发生率很低，可表现为痰中带血丝、小量咯血、大量咯血，胸痛和咯血的出现往往提示并发症存在。部分感染患者会出现发热，但年老体弱者可仅有低热或不发热。晚期患者如果出现呼吸衰竭，则预后差。

由于通气不足影响气体交换，使动脉血氧饱和度下降，查体可见慢性缺氧体征，如毛细血管扩张、发绀、杵状指/趾等。肺部听诊呼吸音粗，多无干湿啰音，部分病例可闻及捻发音或小爆裂音，合并感染者可闻及湿啰音，这种情况易误诊为肺炎。少数有乏力、恶心、呕吐、食欲减退、腹胀或腹泻、体重减轻等胃肠道症状，严重感染者可出现神志模糊、烦躁、嗜睡、昏迷等。

继发性感染是最常见和最具威胁的并发症，较常见的病原体包括病毒（巨细胞病毒、EB 病毒和 HIV）、细菌（链球菌、嗜血杆菌属、肠杆菌科），一些条件致病菌如分枝杆菌、诺卡菌属、放线菌属、曲霉菌属和隐球菌也可导致机会性感染。感染部位主要为肺部（75%~86% 的病例），但也可能导致播散性（淋巴结、肝、脑或眼）感染。

2. 辅助检查

(1) 血常规：多数患者血红蛋白正常，仅少数轻度增高，白细胞一般正常，血沉正常。

(2) 血生化检查：多数患者的血清乳酸脱氢酶（lactate dehydrogenase，LDH）明显升高，超过正常值 2 倍以上，而其特异性同工酶无明显异常，一般认为血清 LDH 升高与病变程度及活动性有关，其升高的机制可能与肺泡巨噬细胞和肺泡Ⅱ型上皮细胞死亡的增多有关。少数患者还可有血清球蛋白的增高，但无特异性。近年来，有学者发现 PAP 患者血清中肺泡表面活性物质相关蛋白 A（sufactant protein A，SP-A）和肺泡表面活性物质相关蛋白 D（sufactant protein D，SP-D）较正常人明显升高，但 SP-A 在特发性肺间质纤维化（idiopathic pulmonary fibrosis，IPF）、肺炎、肺结核和细支气管炎患者也有不同程度的升高，而 SP-D 仅在 IPF、PAP 和肺间质纤维化患者中明显升高，因此对不能进行支气管镜检查的患者，行血清 SP-A 和 SP-D 检查可有一定的诊断和鉴别诊断意义。

(3) 动脉血气分析：动脉血氧分压和血氧饱和度降低，动脉二氧化碳也因代偿性过度通气而降低。Matrtin 等报道 PAP 患者吸入纯氧时测得的肺内分流可高达 20%，较其他弥漫性肺间质纤维化患者的 8.9% 明显升高。

(4) 痰检查:PAP 患者痰中 PAS 染色阳性,但由于其他肺部疾病患者的痰液也可出现阳性,加之 PAP 患者咳痰很少,故痰的检查在 PAP 患者的使用受到很大限制。近年来,有学者报道,在 PAP 患者痰中 SP-A 浓度较对照组高出约 400 倍,提示痰 SP-A 检查在肺部鉴别诊断中有一定意义。

(5) 支气管肺泡灌洗液检查:典型的支气管肺泡灌洗液呈牛奶或泥浆样。肺泡蛋白沉积物的可溶性很低,一般放置 20 分钟左右,即可出现沉淀。支气管肺泡灌洗液的细胞分类对 PAP 诊断无帮助。BALF 可以巨噬细胞为主,也可以淋巴细胞为主,CD4/CD8 比值可增高也可降低。BALF 的生化检查如 SP-A、SP-D 可明显升高。将 BALF 液加甲醛溶液离心沉淀后,用石蜡包埋,进行病理切片检查,可见独特的组织学变化:在弥漫性的嗜酸颗粒的背景中,可见大的、无细胞结构的嗜酸性小体,过碘酸希夫染色(PAS)阳性,而阿尔辛蓝染色(alcian blue staining)及黏蛋白卡红染色阴性,Masson 三色法染色为橘黄色,显微镜检查可见针形空隙,电镜可见环形包涵体。

(6) 肺功能检查:肺功能改变主要是限制性通气障碍及弥散功能降低,肺顺应性减少,表现为肺活量和功能残气量的降低,但肺弥散功能降低最为显著,可能是由于肺泡腔内充满蛋白样物质有关。而气流受限一般不明显。约 1/3 有症状患者表现为静息时低氧血症,几乎所有患者都有肺分流率增加。

(7) X 线表现:常规的胸部 X 线片表现为双肺弥漫性细小的羽毛状或结节状浸润影,边界模糊,并可见支气管充气征。这些病变往往以肺门区密度较高,外周密度较低,呈“蝶翼征”,酷似心源性肺水肿。病变一般不发生钙化,也不伴有胸膜病变或肺门及纵隔淋巴结肿大。

(8) 胸部 CT 检查:尤其高分辨率 CT(high resolution CT,HRCT)可呈毛玻璃状和/或网状及斑片状阴影(“铺路石征”或“鹅卵石样”),可为对称或不对称性,有时可见支气管充气征。病变与周围肺组织间常有明显的界限且边界不规则,形成较特征性的“地图样”改变。病变部位的小叶内间隔和小叶间间隔常有增厚。

(9) 经纤维支气管镜肺活检和开胸肺活检:病理检查可发现肺泡腔内有大量无定型的嗜酸性物质沉积,PAS 染色阳性,阿尔辛蓝染色及黏蛋白卡红染色阴性。肺泡间隔可见轻度反应性增厚和肺泡Ⅱ型上皮细胞的反应型增生。但由于经纤维支气管镜肺活检的组织较小,病理阴性并不能完全排除该病。

3. **诊断标准**　结合患儿临床特点、影像学检查,以纤维支气管镜或肺活检的病理检查结果为依据,可对大多数患者作出诊断。肺泡灌洗液作 PAS 染色可支持诊断,肺活检可明确诊断,肺泡灌洗液与血清中的活性蛋白 A 和活性蛋白 D 异常增高有助于诊断。血清 GM-CSF 抗体的检测是特发性 PAP 的诊断依据之一。有学者研究指出,可将 2.8mg/L 作为抗 GM-CSF IgG 抗体与健康人群、结节病、特发性间质性肺疾病、肺尘埃沉着症鉴别的临界值(敏感性 100%、特异性 98%)。

【鉴别诊断】

应注意与特发性肺间质纤维化、肺泡癌、粟粒性肺结核等相鉴别。

1. **特发性肺间质纤维化**　该病是原因不明的肺间质纤维化,同时也被归类为自身免疫性疾病,其中机体对自身抗原产生免疫反应,从而导致肺部组织损害。本病以老年人为主,初期主要症状为呼吸困难、刺激性咳嗽、咳痰、关节痛。胸部 CT 会出现呈网格改变、蜂窝改变,伴或不伴支气管扩张,病变以胸膜下、基底部为主。肺功能呈限制性通气功能障碍,肺弥散功能降低,血气分析表现为动脉血氧分压下降,肺活检为确诊手段。肺泡蛋白沉积症虽症状与该病类似,但 CT 呈典型的"铺路石征",故典型的 CT 结果表现可将两者相鉴别。

2. **肺泡癌**　肺泡癌的发病率比较低,女性相对多见。主要表现以刺激性干咳为主要症状,同时会出现发热、胸闷、咳痰等类似炎症感染的症状。胸部 X 线片显示病灶的大小、密度及分布呈"三不均匀",病变以中下肺为主。可伴发阻塞性肺炎,经抗生素治疗炎症消退后肿瘤阴影渐趋明显,或可见肺门淋巴结肿大,有时出现肺不张。若抗生素治疗后肺部炎症不见消散,或消散后于同一部位再次出现肺炎,应密切随访。肺泡蛋白沉积症患者也有咳嗽、咳痰、咯血等症状,但 CT 表现为“铺路石征”，病理检查肺泡腔内充满颗粒状或块状无定形均质嗜伊红样物质沉积，PAS 染色阳性。故可通过 CT、组织病理学等检查，将两者相鉴别。

3. **粟粒性肺结核**　婴幼儿多突然高热，部分病例体温可不太高，多伴有寒战、盗汗、食欲缺乏、咳嗽、面色苍白、气促和发绀等。典型的粟粒型肺结核胸部 X 线片呈三均匀征象，即粟粒状阴影大小均匀、肺野分布均匀、阴影密度均匀，也有人称之为“三均匀综合征”。结核菌素试验及结核分枝杆菌抗体检测有助于鉴别，若痰液中查到结核分枝杆菌则可确诊。

【治疗】

由于部分 PAP 患者的肺部浸润可以自行缓解，因此对于症状轻微、无临床症状、能胜任日常工作和自由活动的患者，可暂不进行治疗；当患者症状明显加重或不能维持正常活动时，则需进行治疗。目前公认最有效的治疗方法是全肺灌洗术。

1. **全肺灌洗术**(whole lung lavage，WLL)　是肺泡蛋白沉积症最有效的治疗方法。其作用机制是以机械性冲洗方法，将肺泡内的沉积物去除，同时也可清除相关的细胞因子与抗体，灌洗后不仅可使患者的临床症状有效缓解改善，还可延缓疾病进展。应用指征：①PAP 的诊断明确；②肺内分流率 >10%；③患者呼吸困难等症状明显；④显著的运动后低氧血症。一般肺灌洗之后，是否立即行对侧肺灌洗，需取决于患者的当时情况而定，如果患者情况不允许，可于 7~10 天或以后再行另一侧肺灌洗。全肺灌洗术的并发症包括低氧血症、液气胸、急性呼吸窘迫综合征、术后感染(肺炎、败血症)等，但发生率很低。

2. **经支气管镜分段支气管肺泡灌洗**　具有不需要在全身麻醉和气管插管下进行，安全、简便、易推广使用、可反复进行以及患者易接受等优点。可用于症状较轻或不能耐受全肺灌洗术的患者。

3. **GM-CSF 替代疗法**　1996 年首次证实通过皮下给予 GM-CSF 可改善自身免疫性 PAP。其不良反应有轻微水肿、红斑和穿刺部位疼痛、发热、寒战、恶心、呕吐、不适、头痛、疲乏、关节痛和呼吸困难等。

随后，GM-CSF 雾化吸入也被证实有效，且不良反应更少。GM-CSF 吸入法的有效率约为 80%，有效剂量和治疗周期具有个体差异。但并非所有 PAP 患者都存在 GM-CSF 异常，因此，在选择 GM-CSF 治疗前，应先测定 GM-CSF 蛋白水平，确证有 GM-CSF 缺乏或水平过低者，GM-CSF 替代治疗才有较好效果。

4. **利妥昔单抗** 这是一种能与 B 淋巴细胞上的 CD20 抗原特异性结合的单克隆抗体，可通过消耗 B 淋巴细胞数量，减少抗原呈递 B 淋巴细胞，影响 T 淋巴细胞活化，进而减少抗 GM-CSF 抗体，对特发性 PAP 起到治疗效果。作为一种生物制剂，利妥昔单抗的主要不良反应主要是输注期间发生的反应，包括发热、寒战、流行性感冒样综合征、恶心、瘙痒、血管性水肿、虚弱和低血压等，可通过预先用药（退热剂和抗组胺药）和减慢输注速率将其降至最低。临床实践中，使用 WLL 方法清除肺泡内沉积物，并联合给予 GM-CSF 进行后续治疗，可显著改善疾病转归。

5. **血浆置换** 抗体在 PAP 的发病机制中有重要作用，因此通过血浆置换降低循环中的抗 GM-CSF 抗体，恢复肺泡巨噬细胞分解代谢功能来提高表面活性物质的清除也是一种可行的方法。不幸的是，在实践中其疗效似乎有限。

6. **肺移植** 若上述治疗方法均无效或对晚期已发生严重纤维化的 PAP，可尝试进行肺移植。但肺移植风险大、创伤大、预后相关文献少，且移植肺仍可再次发生 PAP。

7. **抗感染** 合并感染的患者，应据病原体类型选择不同的药物治疗，若存在重症肺炎时，应选择广谱的强力抗生素，并应足量、联合用药。

8. **基因治疗** 由于 PAP 与 SP-B 基因突变、GM-CSF 表达低下以及 GM-CS 受体 β 链缺陷等有关，因而提示基因治疗有可能成为治疗的新途径。目前已有学者在人上皮细胞的体外试验和小鼠的体内实验中，将带有 SP-B 和 SP-A 的 DNA 转入细胞体内，均有相应的表面活性蛋白的表达。GM-CSF 缺乏小鼠的肺泡Ⅱ型细胞经过基因重组技术后，可选择性表达 GM-CSF，改善 PAP。

9. **随访**　应由对本病有经验的医生对 PAP 患者进行定期随访。必须在每次随访时评估呼吸道症状(咳嗽和呼吸困难)和全身症状(发热、疲乏和体重减轻),并定期监测肺功能。必须进行胸部影像学检测,至少进行胸部 X 线检查,但 CT 扫描在监测疾病、评价治疗和诊断并发症(如感染)方面更有效。

10. **预后**　20%~25% 的 PAP 患者可以自行缓解,大部分患者需要进行治疗。肺泡灌洗使 PAP 患者的预后有了明显改善。有 60% 的患者经灌洗治疗后,病情可以改善或痊愈。有少数患者尽管反复灌洗,病情仍呈进行性发展,最终可发展为肺间质纤维化。影响 PAP 预后的另一重要因素是肺部继发感染,由于 PAP 患者肺泡巨噬细胞功能障碍、肺泡表面活性物质异常导致下呼吸道防御功能降低以及肺泡腔内蛋白样物质沉积易于细菌生长等因素共同存在,使得 PAP 患者发生肺部感染,尤其是机会感染的概率大大增加,是导致死亡的重要因素。

【遗传咨询】

不同类型基因突变所致的先天性 PAP 对治疗反应及预后不同、遗传模式也不同。需要根据具体基因突变进行遗传咨询。*SFTPB* 基因位于 2 号染色体上,已知有超过 30 个致病突变包括无义、错义、移码和剪接位点突变,遗传方式为隐性遗传,*ABCA3* 基因位于 16 号染色体,遗传方式为隐性遗传。*ABCA3* 基因突变可以产生异常的板层小体、SP-B 和 SP-C。*NKX2-1* 基因突变导致 TTF1 减少,为常染色体显性遗传。

➤ **附:肺泡蛋白沉积症的诊治流程图**

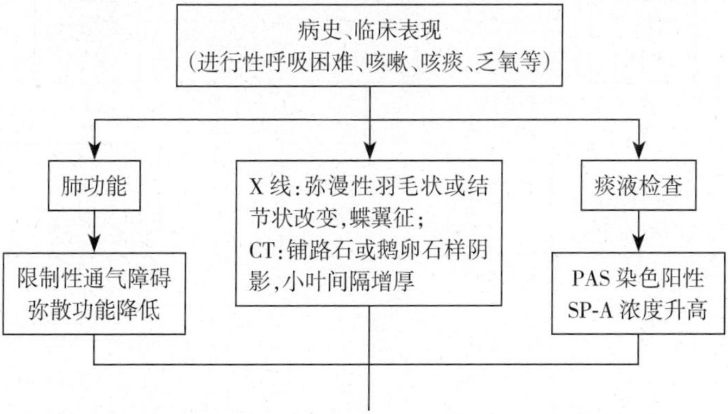

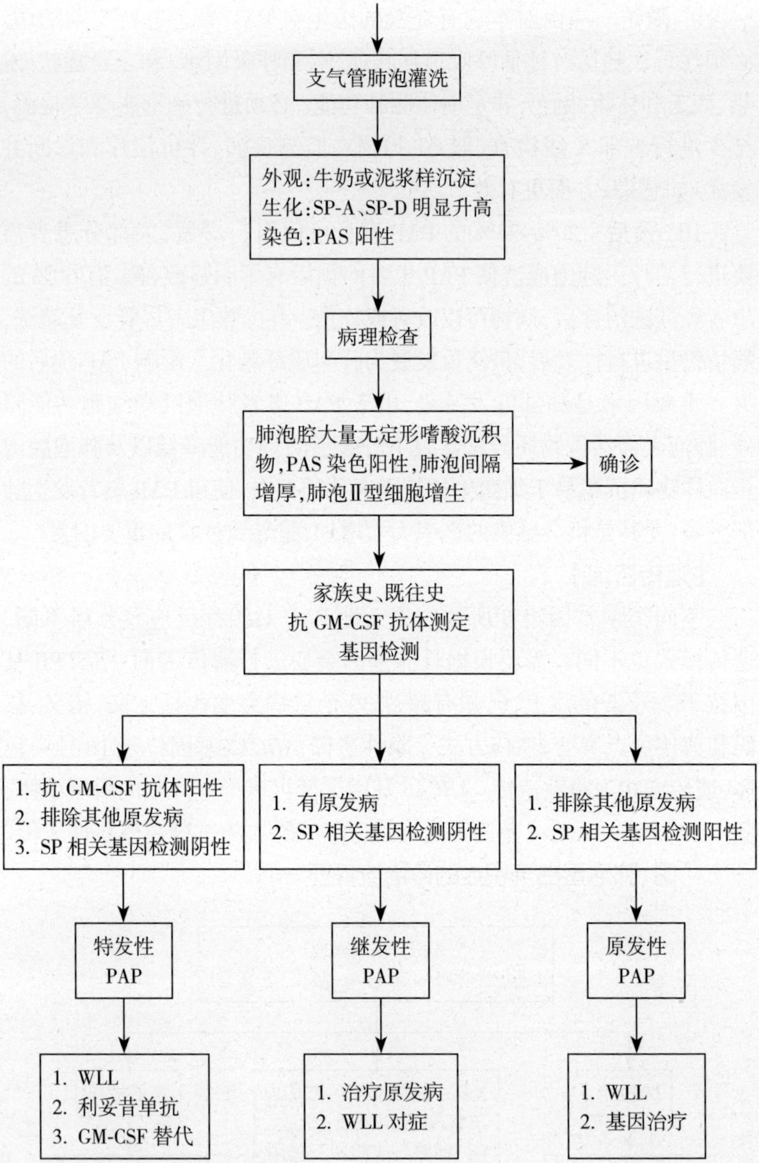
支气管肺泡灌洗
外观:牛奶或泥浆样沉淀
生化:SP-A、SP-D 明显升高
染色:PAS 阳性
病理检查
肺泡腔大量无定形嗜酸沉积物,PAS 染色阳性,肺泡间隔增厚,肺泡Ⅱ型细胞增生
确诊
家族史、既往史
抗 GM-CSF 抗体测定
基因检测
1. 抗 GM-CSF 抗体阳性
2. 排除其他原发病
3. SP 相关基因检测阴性
1. 有原发病
2. SP 相关基因检测阴性
1. 排除其他原发病
2. SP 相关基因检测阳性
特发性 PAP
继发性 PAP
原发性 PAP
1. WLL
2. 利妥昔单抗
3. GM-CSF 替代
1. 治疗原发病
2. WLL 对症
1. WLL
2. 基因治疗

（田执梁）

参考文献

[1] STÉPHANE J, CÉDRIC M, MATHIEU L. Pulmonary alveolar proteinosis. Respirology, 2020, 25: 816-826.

[2] ALI MS, GHORI UK, MUSANI AI. Orphan Lung Diseases. Med Clin North Am, 2019, 103: 503-515.

[3] CAMPO I. The influence of genetics on therapeutic developments in pulmonary alveolar proteinosis. Curr Opin Pulm Med, 2019, 25(3): 294-299.

[4] TRAPNELL BC, INOUE Y, BONELLA F, et al. Inhaled Molgramostim Therapy in Autoimmune Pulmonary Alveolar Proteinosis. N Engl J Med, 2020, 383(17): 1635-1644.

[5] TRAPNELL BC, NAKATA K, BONELLA F, et al. Pulmonary alveolar proteinosis. Nat Rev Dis Primers, 2019, 5(1): 16.

第十四节 黑斑息肉综合征

【概述】

黑斑息肉综合征，又名波伊茨-耶格综合征（Peutz-Jeghers syndrome，PJS），是一种常染色体显性遗传性疾病，是以伴有黏膜、皮肤色素沉着的全胃肠道多发性息肉病为主要特征的综合征。该疾病增加发生癌症的风险，以胃肠道恶性肿瘤和乳腺癌为主。1895 年 Connor 报道一对双胞胎有口腔色素沉着，其中一位 20 岁时死于肠套叠，一位 52 岁时死于乳腺癌。1921 年 Peutz 首次报道皮肤黏膜黑色素沉着斑与胃肠道息肉之间有密切联系，后由美国医生 Jeghers 于 1949 年全面阐述其临床特点，1954 年由 Bruwer 等命名为“Peutz-Jeghers syndrome”并沿用至今。该病的发病率约 1/200 000~1/50 000，具有明显的家族集聚倾向，男女发病率无明显差异。

PJS 是一种常染色体显性遗传疾病。目前已被证实的 PJS 致病基因为 *STK11* 基因，该基因定位于染色体 19p13.3，该基因编码丝氨酸/苏氨酸蛋白激酶，90%~94%PJS 病例可检测到 *STK11* 基因突变。

据报道，*STK11* 突变从干扰 p53 依赖的细胞凋亡调节通路、下调细胞周期 G1 期阻滞、扰乱细胞极化及破坏基质水平抑癌效应等方面导致了 PJS 及其相关肿瘤的发生。有一小部分患者无家族史，推测有新生突变导致。部分 PJS 患者在现有检测技术条件下仍不能检出 *STK11* 突变，PJS 可能存在其他致病基因。

【诊断】

1. 临床表现 PJS 患者临床表现差异很大，特征性临床表现为皮肤黏膜色素斑和胃肠道多发息肉。少数病例可发现肠外息肉，如胆囊、支气管、膀胱和输尿管。

(1) 皮肤黏膜色素斑：色素沉着多见于口唇周围皮肤及口腔黏膜(图 3-14-1A)、面部、手指(图 3-14-1B)、足趾皮肤，偶见于肠黏膜。通常发生于婴幼儿期，可在青春期消退，色素可呈褐色、棕褐色、灰色和蓝色等，压之不褪色，大小约 1~5mm，可融合呈斑片状，边界清晰。色素沉着颜色深浅及分布范围与胃肠道息肉的部位及多少无直接内在联系。

(2) 胃肠道多发息肉：胃肠道息肉可发生在整个胃肠道(图 3-14-1C 和 D)，以空肠、回肠多见，其次是十二指肠、结肠和胃。息肉个数不等、大小不定，蒂长短粗细不一。息肉随着年龄增长而逐渐生长，并可引起急慢性腹痛、肠扭转、肠套叠、肠梗阻、胃肠道出血等并发症。当息肉直径≥15mm 并发肠套叠风险增加，PJS 患者发生肠套叠风险约 50%~68%。PJS 患者罹患恶性肿瘤的风险随年龄增长而逐渐增加，报道可达 55%~93%，其中胃肠道癌约 57%~70%，乳腺癌约 19.3%~54%，胰腺癌约 11%~55%，其他部位(如子宫、卵巢、睾丸、肺)癌也常见。

2. 辅助检查

(1) 实验室检查：无特殊实验室化验指标。如果 PJS 发生胃肠道息肉或癌症导致隐匿性出血，可发生缺铁性贫血。

(2) 基因检测：PJS 的主要致病基因是 *STK11*，大部分致病突变是截短突变，包括无义突变、剪接位点突变、小片段的插入和缺失突变、一个或多个外显子的缺失。其突变的结果是氨基酸的改变和/或

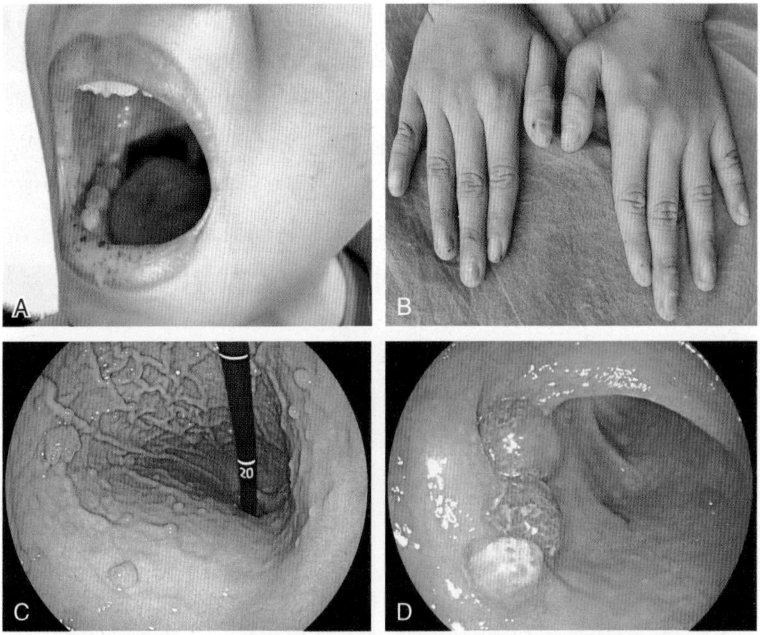

图 3-14-1 一例 9 岁男孩

A. 口唇及口腔黏膜散在色素沉着;B. 手指指端皮肤散在色素沉着;C. 胃镜见胃内多发息肉;D. 肠腔可见多发息肉。

终止信号的提前出现。该基因突变检测的主要方法:聚合酶链反应-单链构象多态(PCR-SSCP)技术、多重连接探针扩增技术(MLPA)、DNA 芯片技术及 DNA 直接测序及比较新颖的高分辨率熔点分析技术等。

(3) 内镜检查:PJS 患者发生胃、小肠和结直肠多发息肉以及胃肠道癌症的风险升高,需要定期进行内镜检查,包括胃镜、结肠镜、胶囊内镜或双气囊小肠镜(DBE)检查。

(4) 影像学检查:消化道造影、超声、CT、MRI 检查均可帮助息肉的检出。对于较难发现的小肠息肉,除胶囊内镜和 DBE 外,可通过多层螺旋 CT(MSCT)、小肠 CT 造影(CTE)、磁共振小肠造影(MRE)等手段进行检查。MRE 和内镜检查的一致性为 75%~93%,MRE 能更精确地评估息肉大小和肠段定位，但对于6~10mm的息肉，胶囊内镜的检出率高于其他影像学检查。典型错构瘤性息肉由于含有较多树枝状分布的平滑肌成分，在CT平扫时密度不均，中心区域可有不规则或辐射状稍高密度影（图3-14-2A和B），主要由平滑肌成分所致。

（5）病理：黏膜、皮肤色素斑为真皮基底内黑色素细胞数量增加，黑色素沉着。胃肠道息肉病理多表现为错构瘤型，其病理特征是平滑肌增殖，黏膜肌纤维增生形成“树枝”样结构（图3-14-2C），表面被覆正常的胃肠道黏膜上皮。

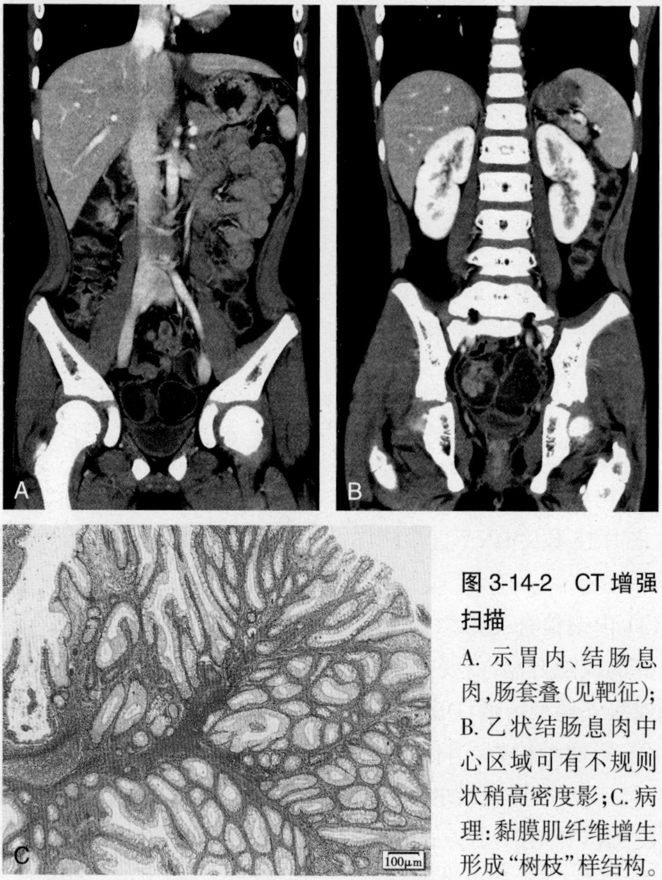

图3-14-2 CT增强扫描

A. 示胃内、结肠息肉，肠套叠（见靶征）；B. 乙状结肠息肉中心区域可有不规则状稍高密度影；C. 病理：黏膜肌纤维增生形成“树枝”样结构。

3. **诊断标准**　符合以下任意一条标准即可诊断：①两处或以上经组织学检查证实的 PJ 息肉；②有任意数量的 PJ 息肉，且其近亲中有 PJS 家族史；③有特征性皮肤黏膜色素沉着，且其近亲中有 PJS 家族史；④有特征性皮肤黏膜色素沉着的个体伴有任意数量的 PJ 息肉。对于符合上述临床诊断标准的个体，应进行基因检测确定是否出现 *STK11* 基因突变，对于没有基因突变家族，不能排除 PJS 的诊断。

【鉴别诊断】

PJS 需要与表现为皮肤黏膜色素斑或胃肠道多发息肉的疾病进行鉴别诊断。

1. **Cowden 综合征**　也称为多发性错构瘤综合征，是一种罕见的常染色体显性遗传病，与 *PTEN1* 基因突变有关。临床上表现为胃肠道多发性息肉伴有面部丘疹、毛根鞘瘤、肢端角化病和口腔黏膜乳突样病变。特征性临床表现和基因检测可协助鉴别。

2. **Carney 综合征**　与 *PRKAR1A* 基因突变有关，是由黏液瘤、皮肤色素沉着、内分泌功能亢进所组成的综合征。临床表现包括皮肤色素沉着，心脏、皮肤或其他部位的黏液瘤和内分泌肿瘤。皮肤色素沉着常见于面部，特别是嘴唇、眼睑、结膜和口腔黏膜。

3. **Laugier-Hunziker 综合征**（Laugier-Hunziker syndrome，LHS）是一种少见的唇、口腔黏膜和指/趾甲获得性色素沉着性疾病，多发生在出生后数年，不会出现胃肠道错构瘤性息肉或 *STK11* 基因致病性突变。

4. **幼年性息肉病综合征**（Juvenile Polyposis syndrome，JPS）是一种以消化道多发性幼年性息肉为特征的常染色体显性遗传病，与 *SMAD4* 基因和 *BMPR1A* 基因有关。好发于儿童。该病患者一般不出现皮肤黏膜色素沉着。

5. **Cronkhite-Canada 综合征**（Cronkhite-Canada syndrome，CCS）指患者有胃肠道多发性息肉、重度腹泻、低蛋白血症，同时伴有外胚层某些器官的发育障碍或退化提前，如毛发脱落、皮肤色素沉着和指/趾甲萎缩等临床特征的一类消化道疾病，好发于成年人，无家族集聚倾向。

6. **家族性腺瘤性息肉病**（FAP）　是一种常染色体显性遗传病，

主要由 *APC* 基因突变所致,以结直肠多发息肉为主要特征。该病息肉大小不等、形态不一,癌变风险极高。该病常合并肠外表现如先天性视网膜色素上皮增生和下颌骨骨瘤,可协助鉴别诊断。

【治疗】

PJS 尚缺乏根治手段。皮肤黏膜色素沉着极少恶变,除有美容需要外,一般不需处理。目前的治疗主要针对胃肠息肉和恶性肿瘤的筛查、切除和随访。

1. **内镜治疗** <5mm 息肉可考虑随诊观察,每隔 1~2 年复查消化道内镜检查。5mm 以上符合内镜切除指征者,考虑结肠镜和/或小肠镜切除。小肠息肉治疗较为困难,双气囊小肠镜技术是目前 PJ 综合征小肠息肉的主要治疗手段。直径≥15mm 的肠息肉建议切除以预防肠套叠。内镜治疗切除息肉相关并发症有出血、穿孔等。

2. **外科手术治疗** 适应证包括:①出现肠套叠或肠梗阻等并发症者;②内镜下不能摘除的较大的息肉;③肠道息肉广泛密集存在者;④怀疑癌变者。

3. **癌症筛查和处理**

(1) 癌症筛查:PJS 患者罹患恶性肿瘤的风险较高,故对于 PJS 患者及其一级亲属应定期随访和筛查有利于及时治疗及发现潜在的恶变。美国 ACG 指南建议 PJS 患者定期行癌症筛查(表 3-14-1)。

(2) 癌症处理:根据患者所患恶性肿瘤进行相应治疗。

表 3-14-1 PJS 患者癌症筛查表

肿瘤发生部位	筛查启动年龄/岁	筛查间隔/年	筛查方法
结肠	8,18*	3	结肠镜
胃	8,18*	3	胃镜
小肠	8,18*	3	胶囊内镜
胰腺	30	1~2	MRCP 或超声内镜
乳房	25	1	18 岁开始每年监测乳房,25 岁开始每年行乳房 MRI 和/或钼靶摄片

续表

肿瘤发生部位	筛查启动年龄/岁	筛查间隔/年	筛查方法
卵巢	25	1	盆腔检查或经阴道超声
子宫内膜	25	1	盆腔检查或经阴道超声
宫颈	25	1	宫颈涂片
环管状性索间质瘤(SCTAT)	25	1	盆腔检查或经阴道超声,几乎所有妇女均会发展成 SCTAT,20% 会发展成恶性肿瘤
睾丸(Sertoli 细胞瘤)	出生至青少年期	1	睾丸检查若触诊有异常或表现女性化,行睾丸 B 超
肺	—	—	宣教、戒烟

注:* 基础内镜检查在患者 8 岁时进行,如发现明显息肉,每 3 年随访 1 次。若无息肉则 18 岁再次行内镜检查,此后每 3 年 1 次。胃肠道筛查可根据临床症状提早筛查启动时间,筛查时限可根据息肉情况,调整为 1 年。

【遗传咨询】

PJS 的致病基因为 *STK11*,呈常染色体显性遗传。具有 *STK11* 基因致病性变异的个体的后代发病风险为 50%。但有约 45% 的患者没有 PJS 的家族史,可能存在新发突变。对于临床特征不典型但有相关家族史的疑似息肉病综合征,也可以采用全外显子高通量测序等方法检测先证者家系,确定致病基因和相关变异,从而确诊疾病,以进行后续的临床管理和遗传咨询。少数息肉病综合征(如 MUTYH 相关性息肉病)为隐性遗传,如果父母双方均为致病基因携带者,子代有 25% 的概率继承 2 个致病基因拷贝而患病。此外,临床有 20% 左右的患者没有家族史,可能是新发突变所致。

➤ 附：黑斑息肉综合征的诊治流程图

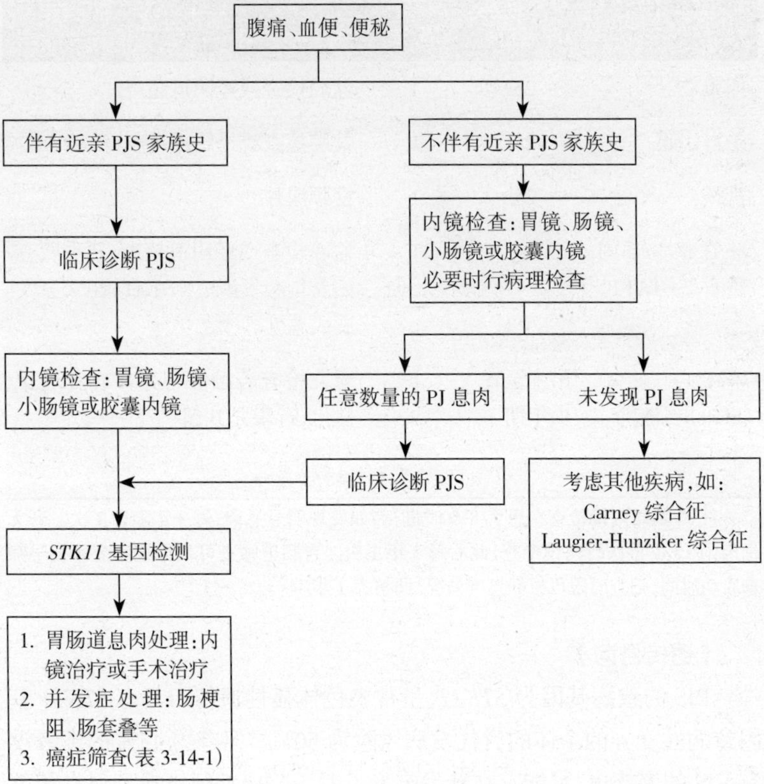

（陈竞芳）

参考文献

[1] 张抒扬. 罕见病诊疗指南. 北京：人民卫生出版社，2019：561-567.

[2] DANIELL J，PLAZZER JP，PERERA A，et al. An exploration of genotype-phenotype link between Peutz-Jeghers syndrome and STK11：a review. Fam Cancer，2018，17(3)：421-427.

[3] ANDREW L，SHLOMI C，MARCUS A，et al. Management of Peutz-Jeghers Syndrome in Children and Adolescents：A Position Paper From the ESPGHAN

Polyposis Working Group. J Pediatr Gastroenterol Nutr, 2019, 68(3): 442-452.
[4] ANJA WAGNER, STEFAN ARETZ, ANNIKA AURANEN, et al. The Management of Peutz-Jeghers Syndrome: European Hereditary Tumour Group (EHTG) Guideline. J Clin Med, 2021, 10(3): 473.

第十五节 非典型溶血性尿毒症

【概述】

溶血性尿毒症综合征(hemolytic uremic syndrome, HUS)是指临床表现为微血管病性溶血性贫血、血小板减少和急性肾损伤的一组临床综合征。典型溶血性尿毒症综合征是由产志贺毒素的大肠埃希菌感染所致,由其他病因所致者则称为非典型溶血性尿毒症综合征(atypical hemolytic uremic syndrome, aHUS),主要病因为先天性或获得性补体旁路异常,特别是补体旁路调节蛋白的异常。

非典型溶血性尿毒症综合征(atypical hemolytic uremic syndrome, aHUS)的患病率约为 7/100 万。多数 aHUS 存在补体相关因子的基因突变,6%~10% 的患者病因涉及补体蛋白抗体。患者可能同时存在基因突变和补体蛋白抗体。其发病机制主要包括存在补体蛋白基因突变或补体蛋白抗体的易感个体,经触发事件(如感染或妊娠),引起补体替代途径不可抑制的持续激活,从而导致膜攻击复合物形成,进而导致肾脏内皮损伤、凝血级联活化和肾小动脉微血栓形成,继而引起微血管病性溶血性贫血、血小板减少及急性肾衰竭等临床表现。目前已知相关的致病基因包括补体旁路调节基因的功能丧失性突变,或效应基因的功能获得性突变。在已知与 aHUS 相关的补体相关因子基因突变中,以补体因子 H(complement factor H, CFH)基因突变最为常见,占所有突变的 20%~30%;其他常见补体相关因子基因突变,包括 CD46、补体因子 I(complement factor I, CFI)、补体因子 3(complement factor 3, C3)、补体因子 B(complement factor B, CFB)和血栓调节蛋白(thrombomodulin, THBD)等。相当一部分 aHUS 患者存在 1 种以上的补体蛋白基因突变。不过由于该病的外显率较低,因此携带与 aHUS

患者相同突变基因的家庭成员中出现疾病表现者不到 1/2。

【诊断】

1. **临床表现** aHUS 在儿童及成人均可发病，起病隐匿，临床表现较典型 HUS 严重，通常以感染、自身免疫性疾病、恶性高血压、妊娠、恶性肿瘤、器官移植及药物等为其诱因，前驱症状不特异，多表现为发热、上呼吸道感染症状等，临床表现有恶心、呕吐、腹痛（微血管血栓引起肠系膜缺血所致）、皮肤黏膜出血及肉眼血尿（由于血小板减少），还可出现高血压、心力衰竭、呼吸困难、精神行为异常及癫痫样发作等多器官受累表现，病情凶险，容易反复发作。典型的临床表现包括微血管病性溶血性贫血、血小板减少及急性肾衰竭三联症。微血栓形成所导致的非免疫性红细胞破坏，血红蛋白水平常低于 80g/L，Coombs 试验阴性，外周血涂片可见红细胞碎片；血小板计数下降通常低于 50×10^9/L，但皮肤紫癜及活动性出血少见；急性肾功能损害的严重程度因人而异，部分患者需要透析支持，常伴血压升高。20%~30% 的患者存在 aHUS 家族史，约 60% 的患者成年起病。70%~80% 的患者存在激活补体旁路途径的诱因，如感染、妊娠等。

2. **辅助检查**

(1) 微血管病性溶血性贫血：表现为贫血（Hb 通常低于 80g/L），血小板减少（低于 150×10^9/L，通常低至 40×10^9/L），血涂片见破碎红细胞（比例可高达 10%），Coombs 试验阴性。

(2) 急性肾损伤相关检查：肾脏受累的严重程度从血尿、蛋白尿到严重的肾衰竭（肌酐和尿素升高，伴少尿甚至无尿）。大多数患者尿液分析显示异常形态的红细胞，偶尔可以看到红细胞管型。

(3) 补体因子及自身抗体评估：初始补体检查包括测定补体因子 3 和 4（C3 和 C4），表现为 C3 降低，C4 偶有降低。因为补体蛋白的错义突变通常导致功能受损而不影响补体蛋白水平，血浆 C3、C4、CFB、CFH 和 CFI 水平正常也不能排除补体介导 HUS 的诊断。其他补体检查包括 THBD、CFH、CFB 和 CHI 的血浆水平，白细胞表达 CD46，血清 CHF 和 CHB 抗体等。

(4) 补体基因筛查：对于存在阳性家族史、既往有 HUS 发作、出生后6~12个月内发病或在妊娠期或产后发病的患者以及病因不明、临床病程较差的患者,应考虑筛查补体基因,应包括*CFH*、*CD46*、*CFI*、*C3*、*CFB*、*THBD*、*MCP*、*CFHR1*、*CFHR5*和*DGKE*。

3. 诊断标准

(1) 病理诊断:肾脏是aHUS的主要受累器官。肾脏的基本病理改变是血栓性微血管病变,可累及肾小球、肾小动脉和肾间质。Habib等将HUS的病理表现分为3型:①肾皮质坏死型,可呈灶状、多灶状或弥漫分布,该型预后与坏死范围有关;②肾小球病变为主型,肾小球内皮细胞弥漫增生、肿胀,微血栓形成,常迁延为终末固缩肾;③动脉病变为主型,小动脉血栓形成,内膜葱皮状增厚、管腔狭窄,肾小球病变轻微或伴缺血性病变,预后差。

(2) 诊断依据:根据病史结合临床表现,多不伴腹泻且无大肠埃希菌感染,是诊断aHUS主要的临床依据。多数患者补体C3降低,但是血浆C3、C4、CFB、CFH和CFI水平正常并不能排除aHUS,检出补体蛋白相关基因突变及补体因子抗体有助于进一步明确诊断。

【鉴别诊断】

aHUS主要需要与其他血栓性微血管病鉴别诊断。

1. 典型溶血性尿毒综合征 由产志贺毒素大肠埃希菌感染所致,主要累及5岁以下的儿童,但罕见于6个月以内,半数发生于夏季(6~9月)。约90%的患者在HUS发生前5~10天有腹痛、腹泻、呕吐等消化道症状。

2. 血栓性血小板减少性紫癜 由先天性或获得性血管性血友病因子裂解酶(ADAMTS13)严重缺乏所致。临床亦可表现为血栓性微血管病性溶血及血小板降低,常伴中枢神经系统症状,如癫痫、意识障碍、脑血管病等,肾脏受累相对轻,严重肾衰竭需要透析较少见,实验室检查示ADAMTS13活性异常低下。

【治疗】

临床治疗包括特异性治疗和综合治疗。特异性治疗包括阻断补体活化途径和血浆置换。

1. 阻断补体活化途径 依库珠单抗是人源化C5单克隆抗体,通过结合补体蛋白 C5,阻断其裂解,从而阻断末端补体成分 C5a 和膜攻击复合物 C5b-9 的生成,进而减少内皮损伤、血栓形成及后续的肾损伤,不同的 aHUS 病例系列中,有效率高达 90%,对补体蛋白遗传缺陷及补体因子自身抗体导致的 aHUS 均有效,目前为 aHUS 患者的一线治疗。对于疑诊 aHUS 的患者,若条件具备,应在入院后 48 小时内尽快予以依库珠单抗治疗。依库珠单抗的主要不良反应是危及生命的脑膜炎奈瑟菌感染,年发病率约为 5%。其他常见感染包括肺炎链球菌和 B 型流感嗜血杆菌感染。因此在长期使用该药的患者中,应当接种相应疫苗。

2. **血浆置换治疗** 在依库珠单抗应用于 aHUS 治疗之前,血浆置换是 aHUS 的一线治疗,可以帮助清除有缺陷的突变补体蛋白及自身抗体,并补充功能正常的补体蛋白,还可以使急性肾损伤患者避免容量超负荷及高血压的风险。由于 aHUS 发展迅速并常导致不可逆肾功能损伤,且目前国内临床应用依库珠单抗存在实际困难,应尽早对所有疑似 aHUS 的患者开始经验性血浆置换。约半数 aHUS 患者对血浆治疗有反应,可获得肾功能改善及血液学缓解。血浆治疗的疗效因受累补体成分而异,CFH 基因突变或 CFH 抗体介导的 aHUS 效果较好,C3 和 THBD 基因突变患者也可能获益,而 CFI 基因突变、CD46 缺陷患者疗效较差。血浆置换的并发症包括低血压、导管相关性感染以及对血浆的全身性过敏反应等。

3. **综合治疗** 主要是对症治疗,如针对严重贫血患者输注红细胞;有明显出血倾向的患者,或临床需进行有创操作的患者,输注血小板支持治疗;提供充足的营养支持,维持容量及电解质平衡;停用肾毒性药物或与 aHUS 发病相关的药物;适时予以透析支持和肾脏移植。不同基因分型的患者移植后预后不同,CFH、CFI 或 C3 基因突变的患者如果对血浆治疗无反应和/或存在复发疾病,则可能进展至 ESRD,因为 50% 的移植肾会出现疾病复发,而疾病复发的移植肾 90% 会发生肾衰竭。相比之下,CD46 基因突变患者或因 CFH 抗体致病的患者肾移植结局较好,但移植时需要不存在 CFH 自身抗体。建议所有 HUS 患者移植前进行补体基因分型检查,以确定是否存在突变；对于复发高危患者应在肾移植同时予以包括血浆治疗或依库珠单抗的预防性治疗。需要特别注意的是，活体亲属供肾时，需基因检测证实供者不存在相同基因突变。

4. **其他治疗**　新型药物补体抑制剂是针对疾病的发病机制发挥作用，抑制补体系统异常活化，控制疾病进程，降低致死率和致病率。肾衰竭患者接受透析治疗，肾衰竭患者接受肾脏移植治疗甚至肝-肾联合移植。aHUS 患者即便接受了目前最佳的支持治疗，仍有半数以上的患者在首次出现 aHUS 临床表现后的一年内进展至死亡、需长期接受肾脏透析治疗或发生永久性肾脏损害。

【遗传咨询】

基因突变或获得性补体旁路调节异常为 aHUS 的主要机制，基因检测为基因突变型 aHUS 诊断的金标准，基因筛查研究能够准确发现致病突变包括与 CFH、CFI、MCP（膜辅助蛋白）、C3、CFB 等相关因子的基因突变，进一步完善家系全外确定基因和位点，了解具体的遗传模式，一方面是根据遗传模式指导他们家其他人也要检查或者定期查体，另外对生育下一代也有指导意义。

➢ **附：非典型溶血性尿毒症三联症的诊断流程图**

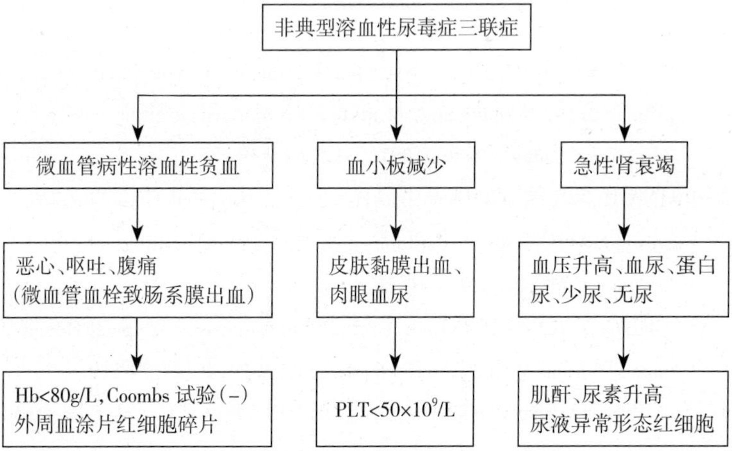

➤ 附:血栓性微血管病的鉴别诊断流程图

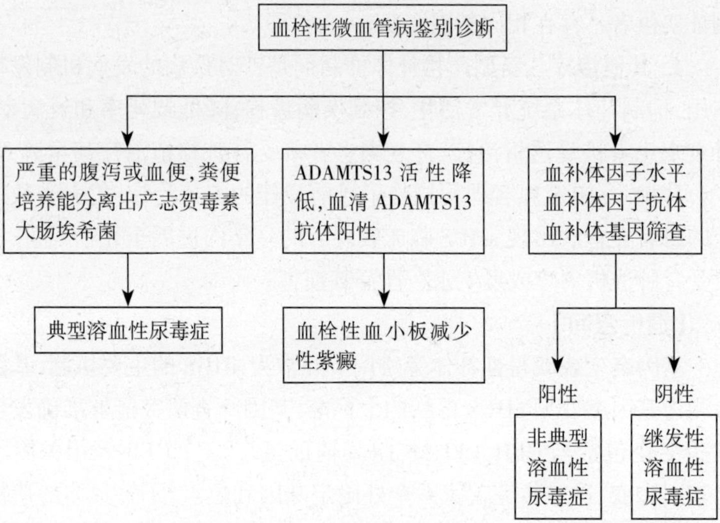

(徐迎军　鹿子燕　程童菲　杨　倩)

参考文献

[1] LOIRAT C, FAKHOURI F, ARICETA G, et al. An international consensus approach to the management of atypical hemolytic uremic syndrome in children [J]. Pediatr Nephrol, 2016, 31(1): 15-39.

[2] RAINA R, KRISHNAPPA V, BLAHA T, et al. Atypical Hemolytic-Uremic Syndrome: An Update on Pathophysiology, Diagnosis, and Treatment [J]. Ther Apher Dial, 2019, 23(1): 4-21.

[3] YOSHIDA Y, KATO H, IKEDA Y, et al. Pathogenesis of Atypical Hemolytic Uremic Syndrome [J]. J Atheroscler Thromb, 2019, 26(2): 99-110.

[4] VOLOKHINA EB, WESTRA D, VAN DER VELDEN TJ, et al. Complement activation patterns in atypical haemolytic uraemic syndrome during acute phase and in remission [J]. Clin Exp Immunol, 2015, 181(2): 306-313.

[5] PICARD C, BURTEY S, BORNET C, et al. Pathophysiology and treatment of typical and atypical hemolytic uremic syndrome [J]. Pathol Biol (Paris), 2015, 63(3): 136-143.

第十六节　21-羟化酶缺乏症

【概述】

21-羟化酶缺乏症(21-hydroxylase deficiency, 21-OHD)是先天性肾上腺皮质增生症(congenital adrenal hyperplasia, CAH)的最常见类型,约占 CAH 的 90%~95%。21-OHD 是由于编码 21-羟化酶的 *CYP21A2* 基因缺陷,导致肾上腺皮质类固醇激素合成障碍的一种先天性疾病,呈常染色体隐性遗传。我国的发病率约为 1/20 000~1/10 000。

CYP21A2 基因定位于 6p21.3。目前突变类型已达百余种,半数以上患者可发现有 *CYP21A2* 基因的缺失或转位。由于 *CYP21A2* 基因突变,导致 21-羟化酶的活性降低,使类固醇激素合成途径中的 17-羟孕酮和孕酮不能转化为 11-脱氧皮质醇和 11-脱氧皮质酮,皮质醇和醛固酮合成受阻,出现肾上腺皮质功能低下表现。患儿皮质醇浓度降低,通过负反馈作用,使促肾上腺皮质激素(adrenocorticotropic hormone, ACTH)大量释放,从而刺激肾上腺皮质增生。醛固酮分泌不足常引起血浆肾素活性增高。同时酶缺陷导致类固醇激素代谢过程中中间代谢产物增多,旁路代谢增加,可致肾上腺源性的雄激素产生过多,导致性发育的异常,常表现为女性假两性畸形及男性性早熟(图 3-16-1)。

【诊断】

1. 临床表现　根据酶活性的缺乏程度将 21-OHD 分为典型和非典型两型。典型 21-OHD 又分为失盐型及单纯男性化型。非典型 21-OHD 患儿症状不典型,我国青少年中确诊率极低。21-羟化酶活性低于 1% 时表现为失盐型,皮质醇和醛固酮缺乏以及雄激素分泌过多。在新生儿或生后较早期可出现肾上腺皮质功能减退。酶活性残留约 1%~11% 时,表现为单纯男性化型,虽然存在生化和生理意义上的皮

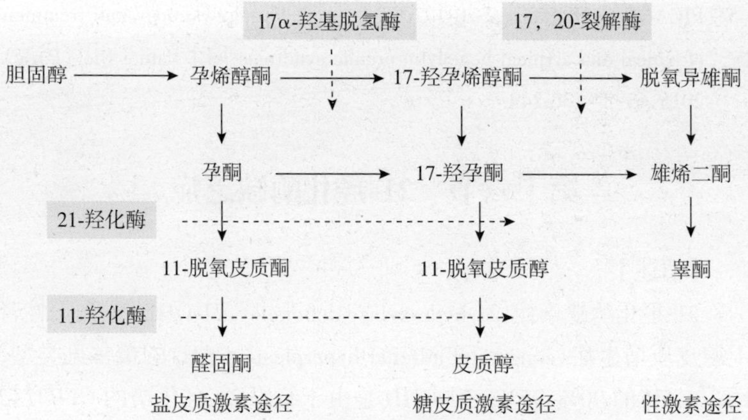

图 3-16-1　肾上腺皮质类固醇激素生物合成途径

质醇缺乏，但临床上没有皮质醇缺乏的典型症状，而仅代之以女性男性化或男性性早熟表现；由于醛固酮的合成基本不受影响，加上肾脏的保钠功能良好，故无失盐表现，但可出现轻度血浆肾素增高。21-羟化酶活性保留 20%~50% 时，表现为非典型型，发病年龄较晚，多见于年长儿童或青春期，肾上腺过度增生可代偿皮质醇不足，皮质醇合成几乎不受损，但可出现轻度的雄激素分泌过多表现。

(1) 失盐型：约占 21-OHD 患者总数的 75%。常在新生儿期或婴儿早期发病，可表现为呕吐、喂养困难、体重不增、不同程度的脱水甚至低血容量性休克。在感染、外伤、手术、应激情况下可表现为肾上腺危象，实验室检查提示低血钠症、高血钾症和代谢性酸中毒，如不及时诊断治疗，可导致休克、循环衰竭造成患儿夭折。同时患儿伴有不同程度的雄激素增高表现。男童出生时外生殖器常无异常，少数阴茎稍大，内生殖器发育正常。随年龄增长，阴茎发育明显，一般 4~7 岁可出现胡须、阴毛、腋毛等性征，肌肉发达，体格强壮；女童出生时部分可表现为外生殖器男性化，生殖结节和阴蒂肥大，严重时与正常男童的阴茎难以区分，易误诊为尿道下裂，但大阴唇内不能触及睾丸，妇科彩超提示正常子宫及卵巢。一般 2~3 岁即可出现阴毛、腋毛。随年龄增长，可表现为异性性早熟、乳房发育不良、原发性闭经或月经稀发。两性均可在幼儿期出现线性生长伴骨龄加速，使得终身高受损。

(2) 单纯男性化型：约占 21-OHD 患儿总数的 25%。以不同程度的雄激素增高为主要表现，多无明显失盐改变。应激事件可诱发肾上腺危象。

(3) 非典型型：一般无症状，多因阴毛早现、骨龄提前或月经稀发、继发闭经等就诊。

2. **辅助检查**

(1) 17-羟孕酮(17-0HP)：是 21-OHD 的特异性诊断及疗效监测指标。一般而言，17-OHP 升高幅度越高，酶缺陷程度越重。17-OHP>300nmol/L 时考虑为典型的 21-OHD；6~300nmol/L 时考虑为非典型型；<6nmol/L 时不支持 CAH。临床高度怀疑 21-OHD 但 17-OHP 不支持者及非典型 21-0HD 可做 ACTH 激发试验明确诊断。激发后 17-OHP>300nmol/L 时考虑为典型的 21-OHD；31~300nmol/L 时考虑为非典型型；17-OHP<30nmol/L 时不支持 21-OHD 的诊断。

(2) 皮质醇、ACTH 测定：典型 21-OHD 患儿皮质醇水平降低，ACTH 明显升高，也有患儿皮质醇正常，仅 ACTH 升高；非典型患儿皮质醇、ACTH 均可正常。

(3) 性激素：雄激素水平升高。雄烯二酮增高较睾酮更显著。对于出生 6 个月以内、青春期及成年期男性患者，睾丸本身可产生睾酮，因此在治疗随访中，不能单用睾酮来评估治疗适当与否。

(4) 电解质测定：失盐型患者可出现不同程度的低血钠，高血钾，代谢性酸中毒。

(5) 血浆肾素、紧张素、醛固酮水平测定：患儿血浆肾素、血管紧张素可有不同程度增高。醛固酮多降低，但约有 1/4 的患儿醛固酮水平可正常。

(6) 影像学检查：肾上腺增强 CT 有助于发现肾上腺增生改变。对女性男性化和外生殖器性别难辨者应行盆腔和外生殖器 B 超检查；肾上腺 B 超或 CT 有助于肾上腺肿瘤、肾上腺发育不良等疾病的鉴别。高雄激素可导致骨龄加速，故 3 岁以上的患儿需定期行骨龄检测。

(7) 染色体核型分析：对于外生殖器两性难辨者，需作染色体核型分析明确遗传性别。

(8) 基因诊断：可对 21-OHD 的致病基因 *CYP1A2* 进行 DNA 序列分析。基因检测对鉴别诊断和遗传咨询非常重要。

3. **诊断标准**　21-OHD 需综合临床表现、实验室检查进行诊断，必要时可行基因检测进一步明确。基因检测对于非典型 21-OHD 的诊断尤为重要。目前 21-OHD 已纳入新生儿疾病筛查，对于新筛异常的患儿，应按《先天性肾上腺皮质增生症新生儿筛查共识》操作。

【鉴别诊断】

1. **失盐型的鉴别**

(1) 先天性肥厚性幽门狭窄：两者均有呕吐和中度脱水的现象，有时可导致 21-OHD 患者误诊，甚至手术。先天性肥厚性幽门狭窄表现为特征性的喷射性呕吐，钡剂造影可发现幽门狭窄，且无皮肤色素沉着，外生殖器正常。

(2) 肾上腺皮质功能减退症：两者均有肾上腺皮质功能不全的症状及皮肤色素沉着，但肾上腺皮质功能减退症无高雄激素血症表现，17-OHP 正常。血清 17-OHP 是与 21-OHD 鉴别的关键指标。

(3) X 连锁先天性肾上腺发育不良(adrenal hypoplasia congenita, AHC)：可有肾上腺皮质功能低下的症状及皮肤色素沉着，但 AHC 属于肾上腺发育不良症，除肾上腺皮质激素减低外，无高雄激素改变。可行基因检测进行鉴别。

2. **和其他类型 CAH 的鉴别**

(1) 11β-羟化酶缺乏症(11β-OHD)：11β-羟化酶缺乏会导致 11-脱氧皮质酮和 11-脱氧皮质醇增加，患儿雄激素、孕酮与 17-OHP 升高，部分患儿出现高血钠、低血钾、代谢性碱中毒及高血容量导致的高血压。21-OHD 患儿虽然睾酮、17-OHP 升高，但生化呈低钠高钾酸中毒改变。ACTH 激发试验检测 11-脱氧皮质酮有助于鉴别诊断，11-脱氧皮质酮增高，提示 11β-OHD。

(2) 17α-羟化酶/17,20-裂解酶缺乏症：17α-羟化酶缺乏导致皮质醇合成障碍，17,20-裂解酶缺乏导致性激素合成受阻，患儿孕酮升高，但 17-OHP 降低或正常，而脱氧皮质酮和皮质酮分泌增多，导致高血压、低血钾、代谢性碱中毒和性发育缺陷。女性青春期呈幼稚型性征和原发性闭经，男性则表现男性假两性畸形，外生殖器似女性，但无子宫卵巢。无高雄激素改变及 17-OHP 正常是鉴别的重要指标。

3. 高雄激素血症的鉴别

(1) 男性真性性早熟：男性真性性早熟往往睾丸发育早于阴茎增大，黄体生成素及睾酮水平增高，血清 17-OHP 正常。部分 21-OHD 患儿早期为假性性早熟，仅表现为阴茎增大，而睾丸正常，如不能得到及时治疗，随着疾病的进展，5~6 岁时可发展为真性性早熟。

(2) 多囊卵巢综合征（polycystic ovary syndrome，PCOS）：PCOS 的发病年龄高峰在 20~40 岁，儿童期少见。儿童期的 PCOS 一般表现为肥胖，月经晚初潮，月经失调，常伴多毛。轻度的高雄激素改变使得 PCOS 与非典型 21-OHD 有一定重叠。可通过中剂量的地塞米松抑制试验鉴别，必要时基因检测明确诊断。

(3) 分泌雄激素的肾上腺肿瘤和性腺肿瘤。女童表现为阴蒂肥大、声音低、痤疮、肌肉发达及异性性早熟等雄激素过多症状。男童表现为同性性早熟。部分肾上腺肿瘤患儿有库欣面容。肿瘤患儿血清睾酮明显增高，但 17-OHP 正常，腹部及性腺 B 超或 CT 可提示肿瘤。

【治疗】

1. 治疗目的

(1) 替代肾上腺类固醇激素的不足，维持机体一系列的生理代谢需要。

(2) 抑制 ACTH 的分泌，减少肾上腺源性雄激素的过度分泌，阻止骨骺成熟的加速，争取正常的生长和青春发育。

2. 治疗原则

(1) 纠正水、电解质紊乱。

(2) 肾上腺皮质激素长期替代治疗，药物剂量应个体化，应激情况应加大肾上腺皮质激素剂量。

(3) 女性患者及失盐型患者需终身治疗，单纯男性化型的男性患者在进入青春期和成年期后可酌情停药。

3. 糖皮质激素补充治疗 诊断确立后应尽早开始治疗。

(1) 药品选择：临床上选用氢化可的松或醋酸氢化可的松治疗。成年期可选择半衰期相对较长的制剂，如地塞米松等。

(2) 剂量及分配：开始治疗时剂量应大，以抑制明显升高的睾酮及促肾上腺皮质激素，通常剂量为 30~50mg/m^2，如出现肾上腺危象或其他危及生命的情况时，剂量可达 100mg/m^2。维持阶段剂量按每日 10~15mg/m^2 口服，总量一般分 3 次，早 1/2，午、晚各 1/4。青春期剂量需相对增加，但建议不超过 17mg/m^2。骨骺闭合，无身高增长需求时可给予半衰期相对较长的制剂，如泼尼松、地塞米松。轻度的发热或流涕可不增加剂量；中度感染，体温高于 38℃、中重度腹泻时增加至原剂量的 2~3 倍，分 4 次服用；体温高于 39℃、腹泻呕吐伴脱水等重度应激状态时增加至原剂量的 5 倍，分 4 次服用直至痊愈；不需住院的外伤或中小手术，可按年龄调整每日剂量：1 岁以下 25mg，1~5 岁 50mg，6 岁 100mg。需要住院和麻醉的中、大手术患儿，术前就需要开始增加剂量，病愈后在 1 周内逐步减量至原替代量。

(3) 剂量调整：糖皮质激素剂量应根据 17-OHP、睾酮、ACTH、生长速率、骨成熟度等指标调整。如果糖皮质激素剂量太小，则不能充分抑制 ACTH 及睾酮的分泌，女性男性化及男性性早熟临床表现得不到控制；如果剂量过大，则会引起医源性库欣综合征，影响身高的增长。糖皮质激素用量以维持 17-OHP 稍高于正常参考范围为宜。

4. 盐皮质激素补充治疗

(1) 药品选择：9α-氟氢可的松（9α-fluorohydrocortisone，9α-FHC）及氯化钠。9α-氟氢可的松明显改善失盐状态，同时有协同糖皮质激素的作用，使 ACTH 分泌进一步减少，故可减少糖皮质激素用量，避免引起医源性库欣综合征。

(2) 剂量及分配：9α-氟氢可的松常用剂量为 0.05~0.15mg/d，失盐难纠正者可加大至 0.2mg/d，分两次口服。婴幼儿对盐皮质激素相对不敏感，其需要量甚至超过成人。对 2 岁以下患儿每日饮食中需补充 1~3g 氯化钠。

(3) 剂量调整：盐皮质激素用量可不考虑患者的体重和年龄，剂量根据血中钠离子、钾离子浓度调整，以维持血钾、血钠在正常范围为宜。长期治疗需检测临床和实验室指标，避免引起高血压。

5. **其他药物**　促性腺激素释放激素类似物（GnRHa）：对于并发中枢性性早熟患儿，临床可通过促性腺激素释放激素刺激试验确诊。GnRHa 治疗可抑制这类患儿的性征发育、改善其终身高。

6. **手术治疗**　遗传性别为女性而外生殖器男性化的患者可根据其外生殖器男性化的程度，采取不同的手术方法治疗。阴蒂肥大整形手术一般在 2 岁前进行。

7. **治疗监测**　确诊后开始补充治疗 6 个月内以及 1 岁以下患儿，宜每 3 个月复诊 1 次。病情稳定后 4~6 个月复诊 1 次。

(1) 体格发育指标：定期评估身高、体重和第二性征的发育。生长速度过快或 6 岁前呈现第二性征发育提示高雄激素控制欠佳，应及时做性腺轴的评估，了解是否合并中枢性性早熟。3 岁起监测骨龄，6 岁前每年 1 次。生长速度过快和激素控制不佳者需 6 个月复查 1 次。

(2) 内分泌激素检测：基础的 17-OHP 是主要治疗监测指标，需在清晨服用药物前抽血。雄烯二酮最能反映雄激素控制状态，抽血时间对测定值影响不大。服用 9α-氟氢可的松者应每年 1 次监测肾素活性，控制肾素在正常范围的均值至上限范围内。皮质醇不是常规监测指标。

(3) 睾丸和肾上腺的影像检查：男孩自 4 岁起每年 B 超检查睾丸，判定是否有睾丸残余瘤发生。激素指标控制不良者，两性都需做肾上腺的 CT/MRI 以发现有无肾上腺结节样增生甚或腺瘤形成。

【遗传咨询】

1. **产前诊断**　21-OHD 是常染色体隐性遗传病，父母遗传占 99%，极少数为新发基因突变导致。因此，对家族中有本病先证者的孕妇应做羊水细胞检测，进行产前诊断。

2. **新生儿筛查**　生后 2~5 天足跟采血滴于特制滤纸片上，测定 17-OHP 浓度。17-OHP 异常者需行相关实验室检查和基因检测，避免延误诊断，特别是对于出生时无明显异常的男性患儿。

3. **生育**　21-OHD 患儿如果早期接受正规治疗，将来是可以生育的，但生育概率较低。非典型患者的生育基本正常或轻度下降，严重失盐型即使早期治疗，也难以维持正常。

➤ 附：21-羟化酶缺乏症的诊治流程图

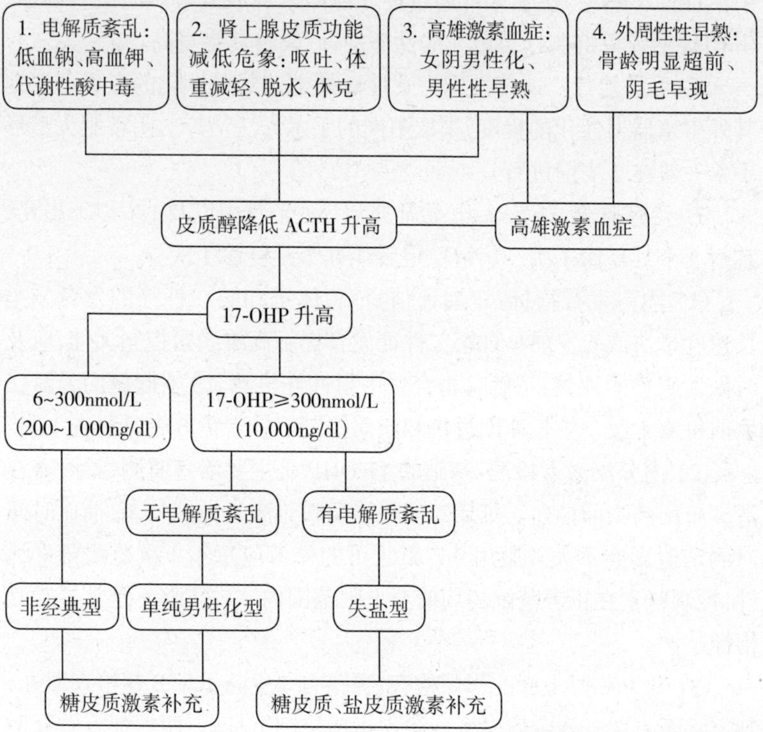

（张改秀　陈晓娟）

参考文献

[1] 颜纯，王慕逖. 小儿内分泌学. 2 版. 北京：人民卫生出版社，2006.

[2] 中华预防医学会出生缺陷预防与控制专业委员会新生儿筛查学组. 先天性肾上腺皮质增生症新生儿筛查共识. 中华儿科杂志，2016，54(6)：404-409.

[3] 中华医学会儿科学分会内分泌遗传代谢病学组. 先天性肾上腺皮质增生症 21-羟化酶缺陷诊治共识. 中华儿科杂志，2016，54(8)：569-576.

第十七节　Alagille 综合征

【概述】

Alagille 综合征（Alagille syndrome，ALGS）是以慢性胆汁淤积为主要表现，累及多个系统的常染色体显性遗传病。受累及器官包括肝脏、心脏、骨骼、眼、面部、肾脏、血管、皮肤等。既往统计，ALGS 的发病率约 1/70 000，随着分子诊断技术的发展，发现 *JAG1* 或 *NOTCH2* 基因突变是 ALGS 的病因，目前统计的发病率约 1/30 000。

1987 年，Alagille 报道了 80 例肝内胆管发育不良的患儿，这些患儿具有不同程度的慢性胆汁淤积、特殊面容、结构性心脏病、眼后胚胎环和脊椎畸形。当时的诊断标准是在肝活检有肝内胆管减少或缺失的同时，伴有上述 5 个主要临床特征中的 3 个或以上即可诊断。

JAG1 基因或 *NOTCH2* 基因的单一缺陷是本病的发病机制。配基 JAG1 或受体 NOTCH2 的基因突变，导致 Notch 信号通路（notch signaling pathway，NSP）缺陷而累及多个系统和器官。Notch 信号通路是高度保守的基础信号通路，它由 5 个配体 JAG1、JAG2、Delta-like1、Delta-like3、Delta-like4 和 4 个 Notch 受体（Notch 1~4）组成。Notch 信号通路在细胞发育中起重要作用，特别是胆管的发育。

在 ALGS 患者中，*JAG1* 基因缺陷所致的占 94%，而 *NOTCH2* 基因缺陷所致的占 2%~4%，尚有 3.2%ALGS 患者致病基因不明。60% 患者携带新发突变，剩余的 40% 来自轻型表现的父母。该病基因型和表现型之间缺乏关联，即使在同一家系同一基因型，临床表现差异也很大，这给诊断和治疗带来挑战。

临床上，ALGS 需要与其他病因引起的胆汁淤积症相鉴别，特别是胆道闭锁。该病的诊断和鉴别诊断高度依赖肝活检的病理检查。在肝活检未发现肝内胆管减少或缺失，或不具备肝活检条件时，分子诊断的作用显得极为重要。随着对该病认识的加深，其诊断标准及治疗方法均在逐渐更新和完善。

【诊断】

目前分为临床诊断和分子诊断两个层面，临床诊断的标准见表 3-17-1。基因检测发现 *JAG1* 基因或 *NOTCH2* 基因致病突变时，可以从分子水平上明确诊断。分子诊断在补充和/或替代肝活检方面起着重要作用。

1. 临床表现

（1）肝脏：89%~100% 的 ALGS 患者有肝脏受累。本病的慢性胆汁淤积通常发生在 1 岁以内，很多患儿在出生后头几周就有高胆红素血症和巩膜黄染，大部分患者有肝大。肝功能在 1 岁内常常可被代偿，这个阶段的凝血功能障碍可能由于严重的胆汁淤积引起维生素 K 缺乏所致。在这个阶段脾大不多见，但随着年龄的增长会出现脾大，并表现有纤维化和门静脉高压。尽管脂溶性维生素缺乏可引发很多并发症如出血、骨折及生长受限，但强烈瘙痒是胆汁淤积最突出的表现。这与血中胆盐水平升高有关，而与黄疸不一定有关。严重的瘙痒可于 6 月龄左右出现，导致皮肤破损、抓痕和睡眠障碍。

（2）心脏：结构性心脏病是 ALGS 患者高死亡率的原因。心脏受累占 ALGS 患者的 94%，其中突出的是右心受累。在影像学发现心脏损害或听诊闻及杂音的患者中，肺动脉狭窄或发育不全最多见，其次是法洛四联症（TOF）、左心损害如瓣膜和瓣膜上的主动脉狭窄等。ALGS 合并的 TOF 比较严重，可伴有肺动脉闭锁。年幼死亡的 ALGS 患儿常合并复杂的心脏病。我们经治的一例 ALGS 患儿为 *JAG1* 基因缺陷所致，心脏的主要表现为肺动脉轻度狭窄。

（3）面部和皮肤：70%~96% 具有特殊面容，包括倒三角脸、前额突出、眼睛深陷、眼距宽、蒜头鼻、耳郭突出和尖下颌等。胆汁淤积还有其他表现如高胆固醇血症引起的皮肤黄瘤，通常发生在手、膝、腹股沟皱褶处。皮肤皱褶处常见瘙痒所致的抓痕。

（4）眼：眼科检查发现 50% 以上的患者具有角膜后胚胎环。角膜后胚胎环不是 ALGS 病特有的，正常人群的 22% 和 22q11 综合征患者的 70% 具有角膜后胚胎环，但当临床疑似 ALGS 时，角膜后胚胎环可以协助诊断 ALGS。另外，ALGS 患者还有视神经乳头黄斑，因为正常人群中视神经乳头黄斑的发生率仅为0.4%~2.4%，远低于角膜后胚胎环的发生率，所以认为视神经乳头黄斑对ALGS的诊断比角膜后胚胎环更有价值。

(5) 骨骼：ALGS的骨骼表现差异很大，从不严重的椎骨异常到骨质疏松所致的病理性骨折，其中最常见的异常是蝶形椎体。蝶形椎体并不是ALGS所特有，它也存在于其他的遗传性疾病如Jarcho-Levin综合征、Kabuki综合征、肛门闭锁、TOF、肾脏异常和其他原因所致的胆汁淤积症等。Sanderson等发现ALGS与其他原因引起的胆汁淤积症相比，椎体异常的发生率分别是66%和10%。骨骼异常还包括远端指骨短、第五指弯曲、双侧尺桡骨融合等。病理性骨折多发生在印象不深的机械性外伤后。还有研究表明ALGS的骨密度和骨容量明显低于其他原因所致的胆汁淤积症。总之，ALGS引起骨折的原因是多方面的，如慢性胆汁淤积所致的维生素D缺乏和本身的骨骼发育缺陷等。

(6) 肾脏：1987年Alagille等首次报道ALGS患者的肾脏表现，由于肾脏受累多见，专家们提出肾脏表现是本病的常见表现之一，应纳入临床诊断的指标之一。本病肾脏结构和功能的损害均有报道，最大的数据报道为466例*JAG1*基因缺陷患者39%有肾损害，有肾损害的患者中最多见的是肾发育不良，其次还有肾小管酸中毒、膀胱输尿管反流、肾血管损害和肾性高血压等。*Notch2*基因在肾脏发育中也起重要作用，其突变可导致肾发育不良。我们经治的1例由*NOTCH2*基因突变所致的ALGS患儿，其突出表现为双肾发育落后和肾功能异常。

(7) 血管：ALGS的血管病变长期不被重视，因此导致严重的危害生命的并发症。15%的ALGS患者被报道有颅内出血。ALGS患者的血管病变包括从无临床症状的脑梗死（MRI发现）到自发的致命的颅内出血。潜在的中枢神经系统血管畸形在ALGS患者中较普遍，这也增加了颅内出血和出血性梗死的风险。Emerick等人用MRI和MRA检查26例ALGS患者，发现38%有血管畸形，并且其中半数无症状，然而有症状的患者（偏瘫、口齿不清、头疼等）几乎都可以检测到血管损害。其他的颅内损伤还包括颈动脉内狭窄、大脑中动脉和基地动脉瘤、烟雾病(moyamoya disease)、硬膜下蛛网膜下硬膜上出血等。因此,专家们提出 ALGS 患者需常规检测 MRI/MRA,特别是在重要手术前。ALGS 的血管损伤远不止于脑血管和肺血管,研究发现还有主动脉狭窄、动脉瘤、锁骨下动脉、肝动脉、腹腔动脉、肾血管、肠系膜上动脉等受损。

2. **辅助检查**　肝活检检查肝内胆管发育情况。但因肝活检在基层医院难以实施,目前基因诊断发现 *JAG1* 或 *NOTCH2* 基因缺陷,是诊断该病的重要依据。还有针对 ALGS 多系统和多器官损害,以及可能的并发症,进行辅助检查。

(1) 生化、肝肾功能、肝代谢、血糖、血氨、血乳酸、凝血功能、血脂、脂溶性维生素测定。

(2) 肝、胆、脾、肾、膀胱、输尿管等 B 超。

(3) 心脏 B 超:检查心脏结构异常如肺动脉狭窄、房间隔缺损、室间隔缺损、动脉导管未闭、法洛四联症等。

(4) 骨骼 X 线:观察骨质疏松、骨折和脊椎畸形如蝶形椎体等。

(5) 眼科检查:角膜后胚胎环和视神经乳头黄斑等。

(6) 颅脑 MRI 和 MRA 检查:观察脑出血和脑血管畸形,还有其他部位的血管 B 超和血管造影等。

(7) 肝活检病理检查:肝内胆管减少或缺乏,需注意婴儿早期可无上述改变,上述改变可在出生后逐渐发生,肝活检的时间尽可能选择在 6 月龄后。

(8) 基因检测:了解 *JAG1* 和 *NOTCH2* 基因突变。

3. **诊断标准**

(1) 临床诊断:见表 3-17-1。

表 3-17-1　ALGS 的诊断标准

主要特征	具体表现
肝脏异常	婴儿胆汁淤积症、高胆红素血症
心脏异常	肺动脉狭窄最多见,动脉导管未闭、房间隔缺损、室间隔缺损、法洛氏四联症等

续表

主要特征	具体表现
面部异常	前额突出、眼睛深陷、蒜头鼻、尖下颌、耳郭突出、倒三角脸
眼睛异常	角膜后胚胎环、视神经乳头黄斑、前房间隔缺损陷等
骨骼异常	蝶形椎体、骨质疏松、骨折等
肾脏异常	肾发育不良、肾功能异常、肾小管酸中毒、膀胱输尿管反流等
血管异常	颅内出血、脑梗死、肺血管病变等

②在肝活检不存在肝内胆管减少或缺失/未行肝活检时，上述前5个特征中的4个或以上可临床诊断；补充诊断标准是上述7个特征中的4个或以上可临床诊断。

(2) 遗传学诊断：ALGS是常染色体显性遗传并具有外显率不同的疾病，是由*JAG1*或*NOTCH2*基因单一缺陷引起。*JAG1*基因位于20p12，共26个外显子，编码细胞膜表面蛋白JAGGED1。*NOTCH2*基因有34个外显子，编码NOTCH2跨膜蛋白。多数ALGS患者表现为*JAG1*基因的蛋白截短突变包括框移、无义、剪切点突变、大片段缺失等，非蛋白截短突变包括错义、框内缺失、重复等。60%患者携带新发突变，剩余的40%来自轻型表现的父母。

在ALGS患者中，*JAG1*基因缺陷所致的占94%，而*NOTCH2*基因缺陷所致的占2%~4%，尚有3.2%ALGS患者致病基因不明。我们经治的两例ALGS患儿，一例由*JAG1*基因缺陷引起，另一例由*NOTCH2*基因缺陷引起，均为蛋白截短突变，并均为新发突变。

【鉴别诊断】

1. 胆道闭锁　ALGS最易被误诊为胆道闭锁。肝活检对鉴别诊断帮助很大，胆道闭锁的特征是小胆管显著增生，虽然ALGS早期可不存在肝内胆管消失或减少，但也少见显著的小胆管增生。基因诊断可帮助鉴别。

2. 感染　包括肝脏的原发性感染和全身感染累及肝脏，如TORCH综合征包括的感染病原以及其他病毒和细菌所致的全身感染时累及肝脏。行相关病原学检查予以鉴别。

3. 先天性代谢异常　某些先天性代谢病表现有胆汁淤积，如碳水化合物代谢异常的半乳糖血症、果糖不耐受症、糖原累积症等；氨基酸代谢异常的酪氨酸血症等；脂质代谢异常如戈谢病、尼曼-皮克病等；还有希特林蛋白缺乏症。可以行血氨基酸分析、血酰基肉碱分析、尿有机酸分析、相关酶学检查及基因检测予以鉴别。

4. 肝内占位性病变等

【治疗和管理】

ALGS 的治疗包括支持疗法、优化营养和治疗胆汁淤积的并发症如脂溶性维生素缺乏和瘙痒症等。

1. 营养和脂溶性维生素缺乏的治疗　ALGS 生长受限的原因是多方面的，包括摄入不足、因胆汁淤积所致脂肪吸收障碍等。ALGS 患者除了正常的能量需求外，因为胆汁淤积他们还需要 25% 的额外的能量补充，如果有严重营养不良还需要更多的能量来追赶生长发育。患者需要高热量食物，特别是富含中链脂肪酸的食物。不能达到需要的能量摄入的患儿推荐鼻饲或胃造口术喂养。胆汁淤积的特殊营养配方应富含脂溶性维生素（ADEKs）。

2. 瘙痒症的治疗　治疗的目标是减少血胆汁酸水平，这有助于缓解瘙痒。然而，可能还有其他未明的机制引起瘙痒，因为瘙痒程度与血胆汁酸水平并不总是正相关。ALGS 患者瘙痒症的药物治疗见表 3-17-2。

表 3-17-2　ALGS 瘙痒症的药物治疗

药物类型	药名	主要副作用
利胆药	熊去氧胆酸	腹泻、腹痛、呕吐
胆盐结合剂	考来烯胺	便秘、腹痛、脂溶性维生素缺乏加重、口感差、红泪、红口水
胆汁酸羟基化	利福平	呕吐、肝炎、超敏反应
阿片拮抗剂	纳曲酮	（资料有限）腹痛、恶心、腹泻、易激惹
辅助治疗：		
抗组胺药	苯海拉明	困倦
选择性 5-羟色胺再摄取抑制剂	舍曲林	（资料有限）躁动、脱发、药疹、呕吐、高血压

熊去氧胆酸通过促进胆汁排泄来治疗ALGS。考来烯胺通过干扰肝肠循环来减少胆汁酸在肠道的重吸收。利福平可羟化胆汁酸，减轻其致瘙痒作用，并增加胆汁酸肾脏排泄，50%利福平治疗的患者瘙痒改善。纳曲酮，一个阿片拮抗剂，它阻断mu阿片受体（mu opioid receptors），改善ALGS患者的瘙痒。抗组胺药用于轻度瘙痒症，抗组胺药因半衰期短，很少单独使用。选择性5-羟色胺重吸收抑制剂（SSRI）如舍曲林对治疗ALGS的瘙痒症有效，但其作用机制尚不明，目前只有有限的资料支持用于瘙痒症的治疗。

3. **手术治疗瘙痒症**　对药物治疗难以控制的瘙痒症应考虑手术治疗。手术治疗的目的是干预肝肠循环，但手术的效果没有其他原因引起的胆汁淤积好。王等报道了20例行部分胆道外引流（partial external biliary diversion，PEBD）手术的ALGS患者，可改善胆固醇血症、减轻瘙痒和黄色瘤。

4. **肝移植**　肝移植的指征主要是进展的胆汁淤积导致的终末期肝病（营养治疗无效的严重营养不良、药物治疗无效的严重瘙痒和骨折），和/或终末期肝病引起的门静脉高压及并发症如腹水、静脉曲张的出血等。肝移植前必须认真做颅脑MRI/MRA、腹部CT、心脏超声。肝移植的供体要避免有*JAG1*和*NOTCH2*基因的缺陷，所以供体需要全面临床评估，基因检测，腹部CT看有无腹部血管畸形以及心脏及肾功能的评估。有胆汁淤积的ALGS患儿，约75%在18岁前需要肝移植。但移植效果没有单纯胆道闭锁好，这主要因为ALGS累及多系统并有相关的并发症。

5. **治疗进展**

（1）胆汁酸转运体（IBAT）抑制剂：用IBAT抑制剂进行分子治疗的概念类似于胆汁分流，即通过抑制肝肠循环减少总胆汁酸水平，从而减轻胆汁酸对肝脏的毒性作用，缓解胆汁淤积。近来两种这类药物Maralixibat和Odevixibat被研究治疗胆汁淤积所致瘙痒症，此研究尚处于实验阶段。

（2）干细胞移植：应用干细胞技术模拟和治疗胆源性疾病可能有效。通过重新编程成熟的人的体细胞可产生诱导的多能干细胞

（induced pluripotent stem cells，iPSCs）。在体外，iPSCs 具有分化成各种胚层的能力，在特定方法下可分化成几乎各种细胞，也包括胆管细胞。iPSCs 技术在模拟 ALGS 患者肝脏病理方面，已经获得了一些结果。然而，因为基因的不稳定性和引起肿瘤的可能，iPSCs 的临床应用，如细胞移植目前仍在实验探索中。

【遗传咨询】

ALGS 是常染色体显性遗传性疾病，但个体表现度差异很大，即使在同一家系基因型相同，表现型也有很大差异。60% 患儿为新发突变所致，40% 患儿来自轻型的 ALGS 患者或无症状者。如果突变来自父母一方，应适当扩大家系基因检测，为家系其他成员的优生优育提供帮助。如果患儿为新发突变，要警惕其父母之一有生殖细胞嵌合可能，因为基因报告上的新发突变有两个含义，一个是确实为新发突变，另一个是父母的血液标本中未发现该突变，但不排除父或母的生殖细胞中没有该突变，所以下一胎必须行严格的产前检查。

➤ **附：Alagille 综合征的诊疗流程图**

➤ 婴幼儿慢性胆汁淤积
➤ 特殊面容及皮肤特征：前额突出、眼睛深陷、小下颌、蒜头鼻、耳郭突出、倒三角脸、皮肤黄色瘤、皮肤搔痒抓痕

↓ 辅助检查

➤ 生化、肝肾功能、肝代谢、凝血功能、血脂、脂溶性维生素检测
➤ 肝脏 B 超：肝肿大等
➤ 心脏 B 超：肺动脉狭窄最常见，动脉导管未闭，房缺，室缺，法洛四联症等
➤ 骨骼 X 线：蝶形椎体、半椎体、相邻椎体融合、骨质疏松、病理性骨折等
➤ 眼部检查：角膜后胚胎环最常见，视神经乳头黄斑等
➤ 肾脏 B 超：肾发育不良等
➤ 颅脑 MRI 和 MRA：颅内出血、脑梗塞等
➤ 血管检查：血管 B 超和/或血管造影等

存在上述 3 个或以上器官的临床特征时进行肝活检和/或基因检测

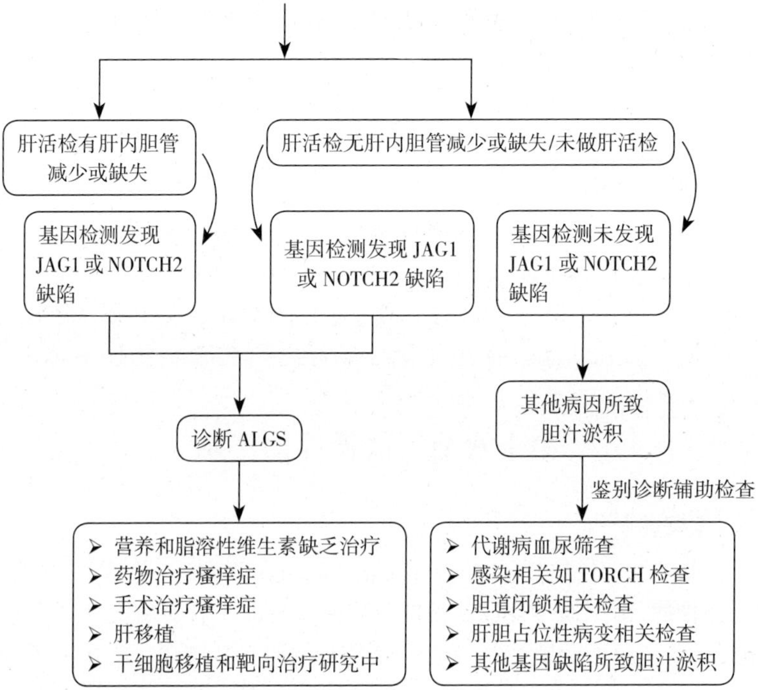

（陈淑丽　付小惠）

参考文献

[1] GILBERT MA, BAUER RC, RAJAGOPALAN R, et al. Alagille syndrome mutation update: Comprehensive overview of JAG1 and NOTCH2 mutation frequencies and insight into missense variant classification. Hum Mutat, 2019, 40: 2197-2220.

[2] KRIEGERMEIER A, WEHRMAN A, KAMATH BM, et al. Liver disease in alagille syndrome//Alagille Syndrome. Springer: Cham, Switzerland, 2018: 49-65.

[3] CHANG MY, PINELES SL. Optic disk drusen in children. Surv Ophthalmol, 2016, 61: 745-758.

[4] GILBERT MA, BAUER RC, RAJAGOPALAN R, et al. Alagille syndrome mutation update: Comprehensive overview of JAG1 and NOTCH2 mutation frequencies and insight into missense variant classification. Hum Mutat, 2019, 40: 2197-2220.
[5] KARPEN SJ, KELLY D, MACK C, et al. Ilealbileacid transporter inhibition as an anticholestatic therapeutic target in biliary atresia and other cholestatic disorders. Hepatol Int, 2020 (4 Pt B). DOI: 10.1007/s12072-020-10070-w.
[6] MOHAMMED D, AYOUB, BINITA M KAMATH. Alagille Syndrome: Diagnostic challenges and advances in management. Diagnostics, 2020, 10: 907.

第十八节 低磷性佝偻病

【概述】

低磷性佝偻病(hypophosphatemic rickets, HR)是儿童较常见的代谢性骨病,由于遗传性或获得性疾病使肾近曲小管对磷酸盐重吸收障碍,磷从尿中大量丢失,导致血磷降低和骨矿化障碍。临床主要特征为佝偻病和/或骨软化、生长障碍、低磷血症等。

根据发病原因不同,可分为遗传性和获得性,其中以遗传性较为多见。根据遗传方式不同,遗传性低磷性佝偻病可分为X连锁显性遗传(XLH, *PHEX* 突变)、常染色体显性遗传(ADHR, *FGF23* 突变)、常染色体隐性遗传(ARHR, *DMP1* 和 *ENPP1* 突变),低磷性佝偻病合并高钙尿症(HHRH)等。其中最常见的是XLH,为Xp22.1上编码肽链内切酶的 *PHEX* 基因突变所致(OMIM: 307800),国外报道其发病率约1/20 000,国内发病率不详;其他各型发病率较低,仅有散发报道。获得性低磷性佝偻病主要是继发于肾小管功能障碍(如范科尼综合征、肾小管酸中毒等)、代谢性疾病、甲状旁腺功能亢进以及肿瘤相关性低磷性骨软化症等。

目前研究表明,大多数遗传性低磷性佝偻病的发病机制均与FGF23表达失控有关。FGF23主要由成骨细胞和骨细胞分泌,用于调节血液中磷的水平。FGF23通过与伴侣分子Klotho共同结合在靶器官的成纤维生长因子受体中发挥作用。在肾脏,FGF23下调近端肾小管依赖钠的磷共同转运通道(NPT2a和NPT2c),抑制尿磷重吸收,增加磷的排泄。同时,FGF23还可抑制肾脏1α-羟化酶活性,减少维生素D的活性形式1,25-$(OH)_2D_3$的产生。基因突变可导致负责剪切或磷酸化FGF23的酶失活,抑或令FGF23无法被剪切失活,使FGF23表达明显增加,磷过多地从尿液中丢失。

【诊断】

1. 临床表现 XLH患儿通常生后即有持续的血磷降低,但一般在1岁左右独立行走时出现双下肢畸形、生长缓慢、身材矮小等才引起家长重视。临床表现轻重不一,少部分表型轻微,仅表现为轻度的低磷血症而无其他临床症状,大部分于幼儿期或儿童期出现进行性骨骼畸形和生长迟缓,有佝偻病的症状和体征。常见骨骼畸形,包括方颅、鸡胸、串珠肋、手镯征、足镯征、郝氏沟,O形腿、X形腿等(图3-18-1A、B),颅骨结构改变包括前额突出、颅缝早闭和Chiari畸形。还可以伴有肌肉无力、步态异常(小鸭步)。成年期主要表现为骨病相关的并发症和功能障碍,如骨关节炎、骨痛、接骨点病变、骨质增生、乏力以及骨骼变形等。此外,牙齿病变常见牙脓肿、龋齿、牙质差及牙脱落等(图3-18-1C、D),成年期患者可能由于听软骨囊骨质疏松导致听觉下降、耳鸣以及梅尼埃病。

ADHR患儿临床症状与XLH相似,但起病年龄不一。约有1/2的患者发病年龄较晚,成年期后起病的患者多为女性,常在青春期或怀孕分娩时出现症状,通常主诉为骨痛、乏力以及骨折,但缺乏下肢畸形表现。

ARHR较为罕见,发病年龄在1岁左右,除表现为佝偻病及骨软化症外,部分患者可表现出骨硬化症和骨过度生长。其根据突变基因不同,可分为三型,各型的表型略有不同,ARHR1型可表现为硬化性骨发育不良,ARHR2型可表现为婴儿期广泛性动脉钙化(generalized arterial calcification of infancy,GACI)以及早期的听力损害,ARHR3型可表现为以颅底硬化、骨软化症及特殊面容为特征的骨硬化性发育不良(Raine综合征)。

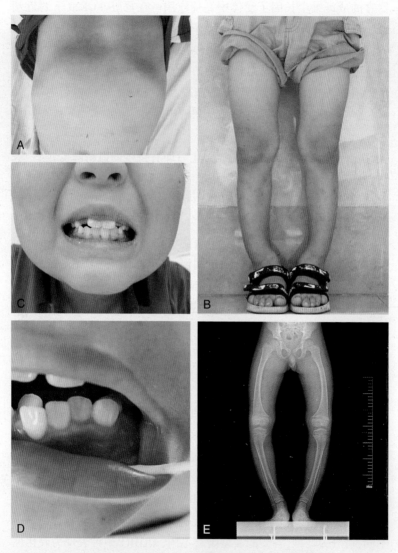

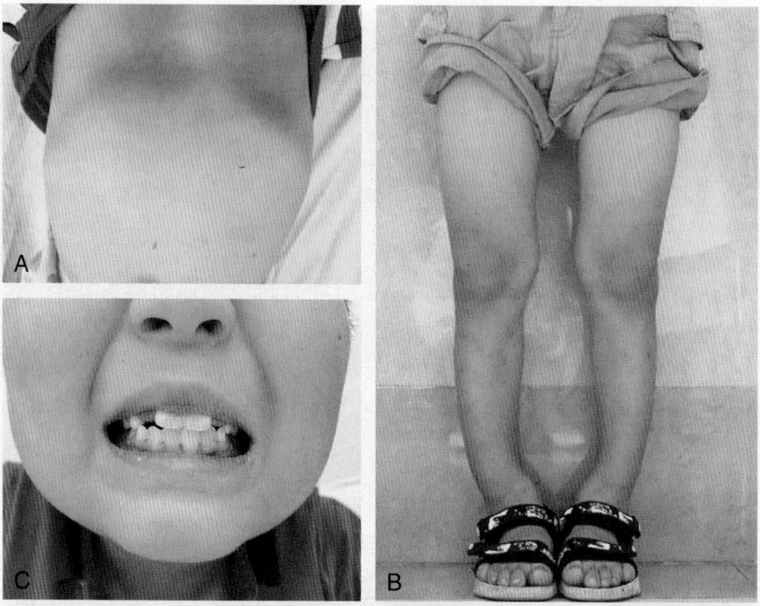

图 3-18-1　低磷性佝偻病患儿外观及影像学表现

A. 肋骨外翻；B. 双膝外翻；C. 牙釉质损害；D. 牙脓肿；E. 双下肢全长 X 线片：双侧股骨及胫腓骨向内弯曲，双膝间距 > 双踝间距，所及诸骨骨密度不均匀，干骺端模糊呈毛刷样改变。

HHRH 为常染色体隐性遗传，多数童年起病，临床症状与 XLH 相似，部分表型轻微，仅存在轻度低血磷、高尿钙及肾结石，而缺乏骨病表现，易漏诊。

2. **辅助检查**

(1) 血生化：重点关注血钙、血磷和碱性磷酸酶值。通常情况下，患儿血钙正常或略有下降，血磷水平明显下降，碱性磷酸酶水平上升。

(2) 血甲状旁腺激素水平：初诊的患者通常为正常或略升高，在治疗过程中会出现继发性甲状旁腺功能亢进。

(3) 血 25-(OH)D_3 及 1,25-(OH)$_2D_3$ 水平：1,25-(OH)$_2D_3$ 常较低(见于 FGF23 相关性低磷佝偻病患者)，25-(OH)D_3 可正常或偏高。

(4) 尿钙排泄水平：尿钙排泄正常，但 HHRH 患者存在尿钙排出增多。尿钙水平的监测，有利于调整磷酸盐及骨化三醇的用量。

(5) 由肾小球滤过率矫正的肾小管磷最大重吸收率(TmP/GFR)：TmP/GFR 计算方式：肾小管磷重吸收分数(fractional tubular reabsorption of phosphate，TRP)=1-{(Up/Pp)×(Pcr/Ucr)}，其中 Up 为晨尿尿磷，Ucr 为尿肌酐水平，Pp 为血清磷含量，Pcr 为血肌酐水平。当 TRP≤0.86，TmP/GFR=TRP×Pp，当 TRP>0.86，TmP/GFR=0.3×TRP/{1-(0.8×TRP)}×Pp。

(6) 影像学检查：X 线片可见四肢长骨呈 X 形腿或 O 形腿、干骺端杯口样或毛刷状改变(图 3-18-1E)，头颅、椎体、骨盆 X 线片可见骨密度普遍减低、骨小梁模糊呈毛玻璃状、骨盆畸形、假骨折线、椎体呈双凹变形等。对于肿瘤性骨软化症患者，明确定性诊断后应进一步完善生长抑素受体显像、^{68}Ga-DOTATATE-PET/CT 检查以寻找肿瘤病灶，对于有阳性发现的局部病灶，应进一步行 CT、MRI 等影像检查以明确定位诊断。

(7) 分子生物学检测：对于有阳性家族史、起病年龄较早或未明确发现肿瘤的患者，应完善 *PHEX*、*FGF23*、*DMP1*、*ENPP1*、*SLC34A3* 等基因检测或直接采用二代测序方法进行基因检测，明确是否为致病基因突变所致的遗传性低血磷性佝偻病。

3. **诊断标准**

(1) 病史采集：应注意是否有骨痛、乏力、骨骼畸形、活动受限、生长缓慢等症状；询问日晒时间、奶制品摄入、钙剂、维生素 D 补充等情况；询问家族中是否有类似病史。

(2) 体格检查：注意有无典型佝偻病体征（方颅、鸡胸、串珠肋、手镯征、足镯征、膝内翻、膝外翻等）。

(3) 生化检查：建议检查血磷、血钙、PTH、25-(OH) D_3、血清碱性磷酸酶水平、肾功能、血气分析，尿磷、钙、肌酐，计算 TmP/GFR、尿钙/肌酐。

(4) 影像学检查：注意有无佝偻病表现。怀疑 TIO 的患者，建议行奥曲肽显像、^{68}Ga-DOTATATE-PET/CT 等功能性影像学检查以筛查 TIO 病灶。

(5) 致病基因突变检查：筛查是否有遗传性低血磷性佝偻病相关致病基因的突变。

【鉴别诊断】

1. **维生素 D 缺乏性佝偻病**　本病是因维生素 D 缺乏导致钙、磷代谢紊乱和临床以骨骼的钙化障碍为主要特征的疾病，临床表现与低磷性佝偻病类似，但通常起病年龄早，多见于出生 6 个月内特别是 3 个月内婴儿，日晒少的秋冬季高发，表现为精神神经症状、骨骼改变和运动发育迟缓，缺乏阳性家族史。影像学上呈现骨软化钙化不全的表现。实验室检查中，血 25-(OH) D_3 水平降低，血 PTH 可增高，血钙早期或严重维生素 D 缺乏可降低，通常正常；血磷减低、AKP 增高。补充维生素 D 后，临床症状有效缓解。

2. **维生素 D 依赖性佝偻病**(vitamin D-dependent rickets，VDDR)　本病为常染色体隐性遗传，临床特征与典型维生素 D 缺乏症相类似，故亦称之为假性维生素 D 缺乏性佝偻病。本病分为 3 型：VDDR1 型为 VDDR-ⅠA（1α-羟化酶缺陷）和 VDDR-ⅠB（25-羟化酶缺乏）；VDDR-ⅠA 患者出生时表现正常，通常在生命的前两年出现张力减退、肌肉无力、生长停滞、行走延迟和腿部弯曲，血 1,25-$(OH)_2D_3$ 水平正常或减低，25-(OH) D_3 浓度正常或升高；VDDR-ⅠB 表现除佝偻病外，还有肠道钙吸收不良、低钙血症、继发性甲状旁腺功能亢进、肾磷清除率增加和低磷血症。2 型 VDDR 为维生素 D 受体(VDDR-ⅡA)和受体后(VDDR-ⅡB)缺陷,VDDR-ⅡA 血 1,25-$(OH)_2D_3$ 水平增加,大多数患者除了佝偻病外,还患有完全脱发,表型与 VDDR2A 相似。VDDR 3 型为 *CYP3A4* 突变导致维生素 D 失活的增加,其特征是早发性佝偻病,维生素 D 代谢物 25-$(OH)D_3$、1,25-$(OH)_2D_3$ 的血清水平降低,对维生素 D 和活性产物反应不足。

3. **原发性甲状旁腺功能亢进**　患者可有低磷血症,但其常伴有血钙升高、PTH 升高,患者可有病理性骨折、纤维囊性骨炎、肾结石等表现。

4. **范科尼综合征**　该病是由多种病因引起的肾近端小管重吸收障碍,导致小分子代谢产物从尿中丢失。在出现尿磷排出增加的同时,伴有肾性糖尿、多种氨基酸尿、高钙尿症、近端肾小管性酸中毒、肾小管性蛋白尿、低血钾症、低钙血症等。

5. **肿瘤相关性低磷性骨软化症**　该病是一种由肿瘤引起肾脏排磷增加造成的获得性低血磷性骨软化症,肿瘤切除后,可恢复正常。

6. **Dent 病**　是由氯离子通道 5(*CLCN5*)基因突变导致近端小管胞吞作用缺陷,该病的特点是低分子量蛋白尿、高磷酸盐尿和高钙尿,可伴有低磷血症。

【治疗】

1. 传统治疗方法

(1) 中性磷酸盐:目前的传统治疗方案为补充中性磷酸盐和活性维生素 D_3。以磷元素计算,起始剂量 20~60mg/kg[0.7~2mmol/(kg·d)],最大≤80mg/(kg·d)[0.7~2mmol/(kg·d)],以防因剂量过大而致胃肠道不适、肾钙质沉积及继发性甲状旁腺功能亢进。服药后血磷水平可快速上升,但 1.5~2 小时后即下降至基线值,故分 4~6 次均匀口服磷酸盐的疗效较优,也可以根据血磷波动情况调节口服磷酸盐次数。因磷酸盐与钙可在肠道内结合沉淀,故磷酸盐制剂不可与钙剂或含钙高的食物(如牛奶)同时服用。但口服磷酸盐通常不能恢复空腹磷酸盐水平,血清磷酸盐水平的正常化也不是常规治疗目标。

(2) 活性维生素 D：补充活性维生素 D_3 以预防继发性甲状旁腺功能亢进的发生，增加肠道对磷的吸收。骨化三醇的起始剂量从每天 20~30ng /kg 或阿法骨化醇 30~50ng/(kg·d)。随着佝偻病的逐渐恢复，骨化三醇可从起始治疗剂量减为维持量开始，可通过监测血碱性磷酸酶、PTH 水平及尿钙排泄来调整剂量。剂量过高会增加高钙尿症及肾钙化的风险。

(3) 儿童低磷性佝偻病治疗目标是尽可能纠正或改善骨骼畸形、缓解骨痛等临床症状；改善生长、牙齿矿化以及肌肉功能；避免治疗相关的不良反应，使碱性磷酸酶水平回归正常水平和相关影像学特征的消失。若治疗过程中出现继发性甲状旁腺功能亢进，可通过减少磷剂量或增加骨化三醇剂量进行纠正；若出现高血钙和高尿钙时，则需减少骨化三醇的剂量。

2. **新型治疗方案** FGF23 的全人源单克隆抗体应用于 XLH 的治疗中，其通过结合 FGF23，阻断其与受体结合发挥作用，增加尿磷重吸收，提高体内血磷及血清活性维生素 D 水平。2021 年 1 月，FGF23 的全人源单克隆抗体——布罗索尤单抗在我国获批用于 1 岁及以上 XLH 的治疗。布罗索尤单抗治疗儿童 XLH 的起始剂量为 0.8mg/kg，每 2 周 1 次皮下注射。最低起始剂量为 10mg，最大剂量为 90mg。接受布罗索尤单抗治疗期间不能同时口服磷酸盐和活性维生素 D 类似物。对正在接受传统治疗的患儿，给予布罗索尤单抗治疗前需停药 1 周。使用该药需要监测空腹血磷。

3. **骨科干预** 骨科干预包括穿戴矫形支具、干骺端阻滞术及截骨矫形术。但在内科保守治疗未能良好控制佝偻病活动的情况下开展骨科干预，可能无法得到良好的疗效，手术时机及术式的选择，目前尚存在争议。

4. **随访**

(1) 临床评估：每 3 个月评估身高、生长速率、佝偻病的症状，测量髁间和/或踝间距离；>5~6 岁的患者每年 1 次的 6 分钟步行试验(6MWT)，这可能有助于量化 XLH 对骨骼和肌肉的功能影响；每年进行 2 次口腔检查。

(2) 生化检查：每 3 个月监测血磷、血钙、碱性磷酸酶，PTH、25-(OH)D_3 及尿钙/肌酐，指导药量调整。年龄越小以及青春发育期，可能需要增加监测频次。

(3) 影像学及肾脏 B 超：定期监测骨 X 线改变及骨龄，每年监测肾脏 B 超，注意肾脏钙质沉积。

5. **并发症**　低磷性佝偻病常见并发症是继发性甲旁亢和肾脏钙质沉积。成年期可出现身材矮小、骨痛、骨折、骨关节炎等骨病相关的并发症和功能障碍。发病 10 余年后，可能出现中重度感音神经性聋，表现为低频和高频听力受到影响。有些患者类似于梅尼埃病，出现耳鸣、眩晕伴低频听力丧失。

【遗传咨询】

XLH 为 X 连锁显性遗传方式，外显率 100%，约 50% 患者无家族史，为散发性病例(由 *PHEX* 基因新发 de novo 突变所致)。其遗传特点是：如果先证者是男性，与正常女性配对生下的子女，男孩全部正常，而女孩全部患病。如果先证者是女性，每次妊娠中，1/2 子女患病，1/2 子女正常。如果先证者是一个散发型病例(即携带 *PHEX* 基因新发 de novo 突变)，并且在其父母双方的白细胞 DNA 中都无法检测到致病性变异，则同胞患病的风险略高于一般人群，因为可能存在亲本生殖系嵌合体。

➤ 附：低磷性佝偻病的诊治流程图

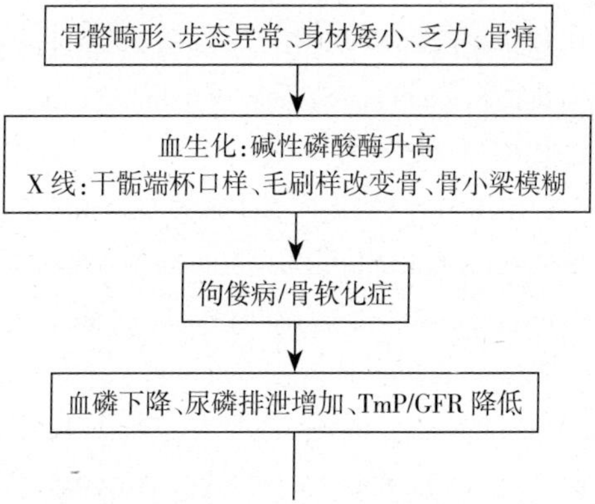

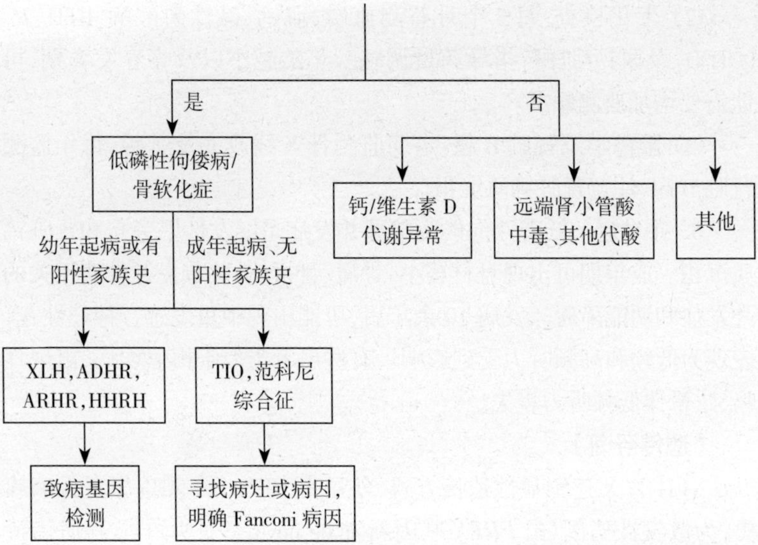

注:TmP 为肾小管最大磷酸盐重吸收率;GFR 为肾小球滤过率;XLH 为 X 连锁低磷性佝偻病;ADHR 为常染色体显性遗传性低磷血症性佝偻病;ARHR 为常染色体隐性低磷血症性佝偻病;HHRH 为遗传性低磷性佝偻病伴高钙尿症;TIO 为肿瘤性骨软化症。

(陈 颖 车若琛)

参考文献

[1] HAFFNER D,EMMA F,EASTWOOD DM,et al. Clinical practice recommendations for the diagnosis and management of X-linked hypophosphataemia.Nat Rev Nephrol,2019,15:435-455.

[2] ZHENG BX,W CL,CHEN Y. Functional characterization of PHEX gene variants in children with X-linked hypophosphatemic rickets shows no evidence of genotype-phenotype correlation. Journal of Bone and Mineral Research,2020,35(9):1718-1725.

[3] PAYNE RB. Renal tubular reabsorption of phosphate(TmP/GFR):indications and interpretation.Ann Clin Biochem,1998,35:201-206.

[4] 中华医学会内分泌学分会，中华医学会骨质疏松和骨矿盐疾病分会. 中国低血磷性佝偻病/骨软化症诊疗指南. 中华骨质疏松和骨矿盐疾病杂志，2022，15(2)：107-125.

[5] 中华医学会儿科学分会内分泌遗传代谢学组，中国罕见病联盟，《中华儿科杂志》编辑委员会. 儿童X-连锁低磷性佝偻病诊治与管理专家共识. 中华儿科杂志，2022，60(6)：501-506.

第十九节　糖原贮积症

【概述】

糖原贮积症(glycogen storage diseases，GSDs)是一组由于遗传性酶缺陷所导致的糖代谢障碍疾病。这类疾病的共同生化特征是糖原代谢异常，多数类型可见到糖原在肝脏、肌肉、肾脏等组织中的贮积量增加。

根据酶缺陷不同和糖原在体内沉积部位的不同，可分为至少15型。其中，Ⅰ、Ⅲ、Ⅳ、Ⅵ、Ⅸ型以肝脏病变为主，Ⅰ、Ⅲ和Ⅳ型的肝脏损害最为严重；Ⅱ、Ⅴ、Ⅶ型则以肌肉组织受损为主；低血糖症状主要见于0、Ⅰ、Ⅲ、Ⅵ、Ⅸ型。表3-19-1列出了各型的特征，除部分肝磷酸化酶激酶缺陷为X连锁隐性遗传外，其余都是常染色体隐性遗传病。临床上以Ⅰ型最为多见，本节叙述以该型为主。在国外，不同人种之间，GSDⅠ型总发病率约为1/100 000~1/20 000，Ⅰa型占80%；国内无准确的流行病学数据。

Ⅰ型糖原贮积症(Ⅰ型GSD)是由于肝、肾等组织中葡萄糖-6-磷酸酶系统活力缺陷所造成，是糖原贮积症中最为多见者。Ⅰ型GSD患儿则由于葡萄糖-6-磷酸酶系统的缺陷，6-磷酸葡萄糖不能进一步水解成葡萄糖。因此机体为维持血糖稳定出现一系列代谢紊乱：

1. 低血糖、高乳酸血症　糖原贮积症时机体在饥饿或应激时糖原分解障碍，出现低血糖；由低血糖刺激分泌的胰高糖素不仅不能提高血糖浓度，却使大量糖原分解所产生的部分6-磷酸葡萄糖进入糖酵解途径，生成大量的乳酸和丙酮酸，形成高乳酸血症，导致酸中毒。

表 3-19-1 糖原贮积症的分型、酶缺陷及主要临床表现

型号与病名	遗传方式	酶缺陷	主要累积组织	主要临床表现
0 型	常染色体隐性遗传	糖原合成酶	肝	酮症低血糖、智力落后
Ⅰa 型/von Gierke 病	常染色体隐性遗传	葡萄糖-6-磷酸酶	肝、肾	低血糖、矮身材、肝大
Ⅰb 型	常染色体隐性遗传	葡萄糖-6-磷酸移位酶	肝、肾	同Ⅰa 型，伴中性粒细胞减少和功能障碍
Ⅰc 型	常染色体隐性遗传	葡萄糖-6-磷酸移位酶	肝、肾	同Ⅰa 型
Ⅱ型/Pompe 病	常染色体隐性遗传	α-1,4-葡萄糖苷酶	心、肝、肌	心脏扩大、肌张力低、心肌病
Ⅲa 型/Cori 病	常染色体隐性遗传	脱支酶	肝、肌	低血糖、肝大、肌无力、生长迟缓
Ⅲb 型	常染色体隐性遗传	脱支酶	肝、肌	同Ⅲa 型的肝病症状，无肌累及症状
Ⅳ型/Anderson 病	常染色体隐性遗传	分支酶	肝	肝、脾大，进行性肝硬化
Ⅴ型/McArdle 病	常染色体隐性遗传	肌磷酸化酶	横纹肌	运动不耐受、肌痉挛、易疲劳
Ⅵ型/Hers 病	常染色体隐性遗传	肌磷酸化酶	肝	肝大、轻度低血糖、高血脂
Ⅶ型/Tarui 病	常染色体隐性遗传	肌磷酸果糖激酶	肌、红细胞	运动不耐受、肌痉挛、溶血性贫血、肌红蛋白尿
Ⅸa 型	X 连锁隐性遗传	磷酸化酶激酶	肝	肝大，偶见轻度低血糖，酮症性低血糖。并发症少见，病情多呈良性趋势

续表

型号与病名	遗传方式	酶缺陷	主要累积组织	主要临床表现
Ⅸb 型	常染色体隐性遗传	磷酸化酶激酶	肝脏，骨骼肌	青少年期出现肌痛，肌红蛋白尿，肝大，禁食后低血糖，轻度肌张力减低
Ⅸc 型	常染色体隐性遗传	磷酸化酶激酶	骨骼肌	为肝大，低血糖和转氨酶升高，后期可发展为肝硬化、肝衰竭
Ⅹ型	常染色体隐性遗传	磷酸甘油酸变位酶	骨骼肌	劳累性肌痉挛和肌红蛋白尿，肌痛，肌肉坏死，高血钙，痛风性关节炎，幼年期即可出现横纹肌溶解
Ⅺ 型	常染色体隐性遗传	乳酸脱氢酶	骨骼肌	乳酸酸中毒，运动不耐受
Ⅻ 型	常染色体隐性遗传	醛缩酶 A	肝、肾、小肠	重症肌无力和遗传性溶血性贫血，儿童早期出现严重肌红蛋白尿，伴有轻微智力障碍
ⅩⅢ型	常染色体隐性遗传	烯醇化酶	骨骼肌	运动后肌痛，肌痉挛，高血钙，前臂运动试验乳酸轻度升高
ⅩⅣ型	常染色体隐性遗传	葡萄糖磷酸变位酶 1	骨骼肌	先天性的肌无力，肌紧张，横纹肌溶解，运动不耐受，生长迟缓，内分泌异常，以及轻度的神经损
ⅩⅤ型	常染色体隐性遗传	糖原蛋白缺乏症	骨骼肌、心脏	近端肌肉无力，肌肉疼痛痉挛，伴肌红蛋白尿，部分患者累及心肌

同时，由于6-磷酸葡萄糖的累积，大部分1-磷酸葡萄糖又重新再合成糖原。而低血糖又不断导致组织蛋白分解，向肝脏输送葡萄糖异生原料。这些异常代谢都加速了肝糖原的合成，造成大量糖原在肝脏累积。

2. **脂肪代谢紊乱**　亢进的葡萄糖异生和糖酵解过程还生成了大量乙酰辅酶A，为脂肪酸和胆固醇的合成提供原料，同时还产生了合成脂肪酸和胆固醇所必需的还原型辅酶Ⅰ和还原型辅酶Ⅱ。此外，低血糖还使胰岛素水平降低，促进外周脂肪组织分解，使游离脂肪酸水平增高。这些代谢改变最终造成了甘油三酯和胆固醇等脂质合成旺盛，临床表现为高脂血症和肝脂肪变性。

3. **高尿酸**　由于患儿嘌呤合成代谢亢进所致：6-磷酸葡萄糖的累积促进了戊糖旁路代谢，生成过量的5-磷酸核酸，并进而合成磷酸核糖焦磷酸，再在谷氨酰胺磷酸核糖焦磷酸氨基转移酶作用下转化为1-氨基-5-磷酸核糖苷，从而促进嘌呤代谢并使其终末代谢产物尿酸增加。

【诊断】

1. **临床表现**　本型患儿临床表现轻重不一，重症在新生儿期即可出现严重低血糖、酸中毒、呼吸困难和肝大等症状，少数幼婴在重症低血糖时尚可伴发惊厥，但亦有血糖降至0.56mmol/L（10mg/dl）以下而无明显症状者，随着年龄的增长，低血糖发作次数可以减少；轻症病例则常在婴幼儿期因生长迟缓、腹部膨胀等而就诊。主要的临床表现有：

（1）生长发育落后：患儿身材矮小，骨龄落后，骨质疏松，但身体各部比例正常，智能正常。多有一张娃娃样双颊肥胖的脸，呈向心性肥胖，皮下脂肪堆积，可有脂肪泻。

（2）肝大：肝脏持续增大，不伴黄疸或脾增大，腹部因肝脏持续增大而显著膨隆。少数可有肝功能不全表现。

（3）饥饿性低血糖：多在空腹或饥饿状态下出现，血糖最低可至0.5mmol/L，临床表现为出汗、苍白，甚至抽搐、昏迷。

（4）其他：肌肉松弛，四肢伸侧皮下常有黄色瘤可见。由于血小板功能不良，患儿常有鼻出血等出血倾向。部分患儿还可出现肾脏肿大，一般不引起临床症状，肾功能一般正常，但严重患儿可并发肾病或肾功能异常。GS型患者还可有反复感染伴中性粒细胞减少、口腔溃疡、炎症性肠病、肛周溃疡、关节炎等。

2. 辅助检查

(1) 常规辅助检查：血生化可有低血糖、酮症酸中毒、高乳酸血症，血清丙酮酸、甘油三酯、胆固醇和尿酸等均增高。多数患儿肝功能正常。GSDⅠb型患者除以上改变外，还有反复或持续外周血白细胞和中性粒细胞减少。

(2) 糖代谢功能试验：不能开展基因检测时，可考虑行糖代谢功能试验。

1) 肾上腺素试验：皮下注射0.1%肾上腺素0.02ml/kg，0、10、30、60、90、120分钟测血糖和血乳酸。正常者血糖可升高1.5~2.8mmol/L；Ⅰ型GSD患儿血糖不升高，或升高甚微，低于正常幅度，而血乳酸明显增高。

2) 胰高血糖素试验：肌内注射胰高血糖素20~30μg/kg(最大量1mg)，于0、15、30、45、60、90、120分钟测血糖和乳酸。正常者血糖可升高1.5~2.8mmol/L；Ⅰ型GSD患儿血糖不升高或升幅低于正常。部分患儿乳酸水平增高。

3) 口服葡萄糖耐量试验：试验当日0时禁食，清晨口服葡萄糖2.5g/kg(最多50g)，每克加水2.5ml，3~5分钟服完，测0、30、60、90、120分钟的血糖和乳酸。大部分患儿糖耐量受损，乳酸峰值比基础值明显升高。

(3) 影像学检查：腹部超声/CT表现为肝脏体积增大、弥漫性病变或有脂肪肝样改变。可见单发或多发性肝腺瘤，为形态规则的低回声或中高回声，可伴有钙化灶。肾脏体积增大，可伴弥漫性病变、回声增强、皮髓质分界不清和肾或输尿管结石。

(4) 肝组织活检：肝活检组织做糖原定量和酶活性测定，患者糖原增多，特异性酶活性降低。因基因检测临床应用，肝组织活检不作为首选诊断方法。

(5) 基因诊断:采集外周血进行DNA分析有助于确诊和分型;家庭如需生育第二胎,可进行遗传咨询,行产前基因诊断。GSDⅠa型致病基因*G6PC*位于17q21,含5个外显子,至今已报道的G6PC突变达116种,中国人最常见突变是c.648G>T(56.3%~57%)和c.248G>A(12.1%~14%)。GSDⅠb型致病基因*SLC37A4*,位于11q23,含9个外显子。已报道的*SLC37A4*突变111种,中国人最常见的突变是c.572C>T和c.446G>A。

【鉴别诊断】

根据病史、体征和血生化检测可作出初步临床诊断。糖代谢功能试验可辅助诊断。发现*G6PC*或*SLC37A4*基因2个等位基因致病突变有确诊意义。主要与肝增大伴低血糖的疾病相鉴别。

1. **其他类型的糖原贮积症** 如表3-19-1所示,其他类型的糖原贮积症亦可伴有肝增大和低血糖,需基因检测或酶学分析以鉴别。

2. **氨基酸及有机酸代谢病** 如尿素循环障碍、酪氨酸血症等,在失代偿期或代谢危象时,肝脏明显增大、伴随低血糖。失代偿时尿有机酸和串联质谱可检测出特异性代谢产物,酶学分析和基因检测可鉴别。

3. **脂质代谢异常疾病** 如戈谢病、尼曼-皮克病等,由于大量脂质沉积于肝脏,引起肝脏增大,但一般空腹血糖正常,鉴别需酶学分析和基因检测。

【治疗】

本病治疗首先应使患儿维持正常的血糖水平,防止低血糖,纠正代谢紊乱、减少或延迟严重并发症。

1. **营养管理** 营养来源60%~70%为碳水化合物,10%~15%为蛋白质。限量进食含葡萄糖、蔗糖、乳糖和果糖的食物。

2. **血糖管理** 目标为餐前或空腹3~4小时血糖3.9~5.6mmol/L(70~100mg/dl)。生玉米淀粉:建议1岁左右开始添加,每次1.6~2.5g/kg,以1:2比例与凉白开水混合,1次/3~6小时。服用生玉米淀粉可减少低血糖发作。

3. **高脂血症** 首先要控制血糖平稳,婴幼儿建议选择以麦芽糊精为主要碳水化合物、不含乳糖、含中链甘油三酯(MCTs)的奶粉。不建议 10 岁以下的患者使用降脂药物。成年患者可用他汀类或贝特类降脂药物治疗。

4. **高尿酸血症** 血尿酸持续高于 600μmol/L 时,口服别嘌醇 10~15mg/(kg·d)。

5. **高乳酸血症** 婴幼儿选择无乳糖奶粉。年长儿口服碳酸氢钠 85~175mg/(kg·d)纠正慢性代谢性酸中毒。

6. **其他治疗** 肝腺瘤治疗方法包括随诊观察、手术切除、肝动脉栓塞、肝动脉化疗栓塞、射频消融和肝移植等。肾脏病变包括微量白蛋白尿、蛋白尿、高尿钙、血尿、肾小管和肾功能损害等。粒细胞减少者可用粒细胞刺激因子治疗与粒细胞缺陷相关的严重感染、骨关节炎和炎症性肠病等。如患者存在难以控制的低血糖或肝衰竭、肝腺瘤,可行肝移植,如合并肾衰竭可肝肾联合移植。

【遗传咨询】

绝大多数 GSD Ⅰ型患儿的父母为致病基因携带者。患儿的同胞有 25% 的概率患病,50% 的概率为致病基因携带者,25% 的概率为野生型。因此,应对患儿的同胞等家系成员进行致病基因筛查,发现患者,早期干预。成年患者在生育之前,需检测配偶相关致病基因携带情况,若配偶未携带致病变异,则后代患病风险较低。若配偶为携带者,则后代有 50% 概率为患儿,应进行产前诊断。

产前诊断的必要条件是家族中的先证者基因诊断明确。先证者母亲再次妊娠时,可选择自然妊娠或胚胎植入前诊断。自然妊娠者可在妊娠 10~14 周采集胎盘绒毛,或于妊娠 16~22 周通过羊膜腔穿刺获取羊水,分析胎儿细胞致病基因情况,了解胎儿是否携带与家族先证者一致的致病变异。若检测到 2 个与先证者相同的致病变异,提示胎儿为患儿。胚胎植入前诊断是在先证者基因诊断明确的基础上,父母再次生育时,对植入前胚胎进行致病基因分析,挑选正常的胚胎移植,避免再生育患病的子代。

➤ 附：糖原贮积症的诊治流程图

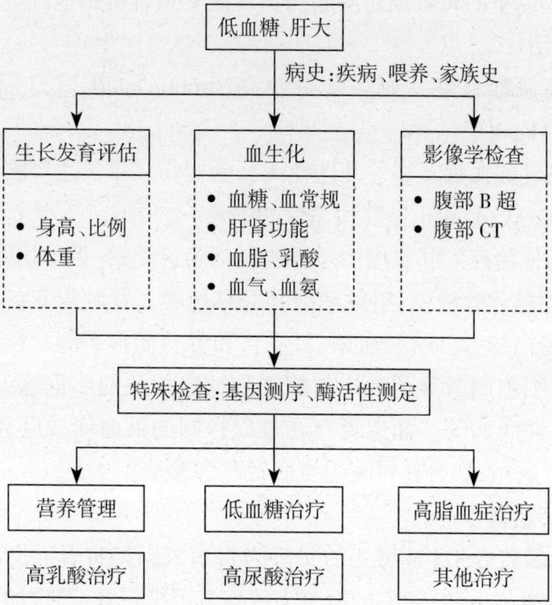

（应艳琴）

参考文献

[1] 中华人民共和国国家卫生健康委员会. 糖原贮积症（Ⅰ型和Ⅱ型）诊疗指南(2019).

[2] 曾召琼，易帆，谢小兵. 糖原贮积症研究进展. 检验医学与临床，2018，15(22)：3458-3461.

[3] KISHNANI PS，AUSTIN SL，ABDENUR JE，et al. Diagnosis and management of glycogen storage disease type Ⅰ：a practice guideline of the American College of Medical Genetics and Genomics. Genet Med，2014，16：e1.

[4] MOLARES-VILA A，CORBALÁN-RIVAS A，CARNERO-GREGORIO M，et al. Biomarkers in Glycogen Storage Diseases：An Update.Int J Mol Sci，2021，22：4381-4412.

第四章 X 染色体伴性遗传性罕见病

第一节 进行性肌营养不良

【概述】

进行性肌营养不良(progressive muscular dystrophy)是一组以骨骼肌进行性无力萎缩为主要表现的基因缺陷性疾病(常为肌细胞骨架或功能蛋白异常所致)。目前已发现的致病基因达数十种。

根据遗传方式和临床特点,进行性肌营养不良可以分为多种类型,主要包括:①抗肌萎缩蛋白病(dystrophinopathy):主要包含 Duchenne 型肌营养不良(Duchenne muscular dystrophy,DMD)和 Becker 型肌营养不良(Becker muscular dystrophy,BMD),是最常见的类型,发病率在全球各个国家和人种无明显差别,约每 3 500~5 000 活产男婴有 1 例发病;②肢带型肌营养不良(limb-girdle muscular dystrophy,LGMD),其发病率仅次于抗肌萎缩蛋白病,每 10 万人约有 20~70 人发病;③强直性肌营养不良(myotonia dystrophy,DM),患病率约 12/100 000;④面肩肱型肌营养不良(facioscapulohumeral muscular dystrophy),是一种常见临床类型,发病率约为 1/20 000;⑤远端型肌营养不良(distal muscular dystrophy);⑥先天性肌营养不良(congenital muscular dystrophies,CMD);⑦眼咽型肌营养不良(oculopharyngeal muscular dystrophy,OPMD);⑧埃默里-德赖弗斯肌营养不良(Emery-Dreifuss muscular dystrophy,EDMD)。

病因:不同类型基因突变导致抗肌萎缩蛋白、肌纤维细胞外基质蛋白、肌膜蛋白、核膜蛋白以及与蛋白相关的酶等出现缺陷所导致的肌营养不良。进行性肌营养不良类型众多,遗传方式分为 X 连锁隐性遗传、常染色体隐性遗传等。不同类型肌营养不良常见致病基因详见表4-1-1。

表4-1-1　不同类型肌营养不良常见致病基因

疾病	致病基因	遗传方式
Duchenne/Becker型肌营养不良	*DMD*	X连锁隐性遗传
面肩肱型肌营养不良1型	4q亚端粒区卫星串联(D4Z4)重复序列减少，导致双同源盒蛋白基因(*DUX4*)异常	常染色体显性遗传
面肩肱型肌营养不良2型	*SMCHD1*、*DNMT3B*、*LRIF1*	常染色体显性遗传
埃默里-德赖弗斯肌营养不良(EDMD)	*EMD*、*FHL1*、*LMNA*、*SYNE1*、*SYNE2*、*TMEM43*	X连锁隐性遗传、常染色体隐性/显性遗传
眼咽型肌营养不良	*PABPN1*	常染色体显性遗传
肢带型肌营养不良1型	*MYOT*、*CAV3*、*DNAJB6*、*DES*、*TNPO3*、*HNRNPDL*	常染色体显性遗传
肢带型肌营养不良2型	*CAPN3*、*DYSF*、*SGCC*、*SGCA*、*SGCB*、*SGCD*、*TCAP*、*TRIM32*、*TTN*、*ANO5*、*PLEC*、*TRAPPC11*、*TOR1AIP1*、*ALIMS2*、*BVES*、*POGLUT1*、*B4GAT1*	常染色体隐性遗传
先天性肌营养不良	*LAMA2*、*COL6A1*、*COL6A2*、*COL6A3*、*COL12A1*、*SELENON*、*ITGA7*、*CHKB*、*TRIP4*、*INPP5K*	常染色体隐性/显性遗传
强直性肌营养不良	*DMPK*、*ZNF9*	常染色体显性遗传

(1) 抗肌萎缩蛋白病(dystrophinopathy):是一组位于 Xp21.2 编码抗肌萎缩蛋白(dystrophin)的基因 *DMD* 突变引起的疾病。

(2) 肢带型肌营养不良(limb-girdle muscular dystrophy,LGMD):是由各种肌纤维细胞外基质蛋白、肌膜蛋白、核膜蛋白以及这些蛋白相关的酶出现缺陷所导致的一组肌营养不良,隐性遗传多于显性遗传。

(3) 埃默里-德赖弗斯肌营养不良(Emery-Dreifuss muscular dystrophy,EDMD):编码 emerin 蛋白基因(*EMD*,X 连锁)和 A 型核纤层蛋白基因(*LMNA*,常染色体显性或隐性遗传)突变使 emerin 或核纤层蛋白缺陷引起核膜易损及染色体异常。

(4) 面肩肱型肌营养不良(facioscapulohumeral muscular dystrophy):染色体 4q35 中多拷贝的 D4Z4 重复序列缺失或甲基化程度减低,导致位于该重复序列中的双同源盒蛋白基因(*DUX4*)表达异常而引起疾病,呈常染色体显性遗传,20 岁时外显率达 95%,30% 患者为新发突变。

(5) 远端型肌营养不良(distal muscular dystrophy):常染色体显性或隐性遗传,多数类型没有明确的基因定位。

(6) 先天性肌营养不良(congenital muscular dystrophies,CMD):不同原因引起抗肌萎缩相关糖蛋白(dystroglycan,DG)糖基化缺陷,可导致肌细胞与周围基质直接连接受损,引起疾病。

(7) 眼咽型肌营养不良(oculopharyngeal muscular dystrophy,OPMD):致病基因为 *PABPN1*,位于 14q11.2-q13,其编码区的 GCN(GCA、GCT、GCC 或 GCG)三核苷酸重复扩展导致核内丝状聚集,形成核内浓缩的散在斑点而致病。

(8) 强直性肌营养不良(myotonia dystrophy,DM):包括 DM1 型和 DM2 型。DM1 型为位于染色体 19q13.2 的 DM 激酶(myotonin protein,DMPK)基因非编码区 CTG 三核苷酸重复序列异常扩增所致。DM2 型为位于染色体 3q21.3 的锌指蛋白 9(zine finger protein 9,ZNF9)第一内含子 CCTG 核苷酸序列异常扩增所致。为常染色体显性遗传。

【诊断】

1. **临床表现**　进行性肌营养不良主要表现为骨骼肌进行性无力、萎缩，影响运动功能，最终致残，甚至致死。不同类型肌营养不良起病年龄、进展速度、肌群受累特点、累及器官各不相同。通常起病早的类型，进展快，致死率高。除骨骼肌外，平滑肌、心肌也常有受累，很多类型合并心肌病。有些类型还会累及中枢神经系统、骨骼关节、眼、耳、皮肤和生殖系统等。

(1) 抗肌萎缩蛋白病：临床表型中轻者包括无症状高肌酸激酶血症、肌痉挛伴肌红蛋白尿和孤立的股四头肌疾病。严重类型包括 DMD 和 DMD 相关性扩张型心肌病。①DMD：一般 5 岁前发病，表现为运动发育延迟，包括独坐和独站延迟，平均独走年龄在 18 个月(12~24 个月)。临床特点：a. 肌无力：自躯干和四肢近端开始缓慢进展，下肢重于上肢，四肢近端肌萎缩明显；容易跌倒，爬楼及蹲位站立困难，逐渐出现腰椎前突。b. 鸭步：因盆带肌无力而走路时向两侧摇摆。c.Gower 征阳性：由仰卧站立时由于髋伸肌和髂腰肌无力，患儿必须先转为俯卧位，然后屈膝关节及髋关节，同时用手支撑躯干呈俯跪位，接着以双手顺次支撑双足背、膝部等处，方能站立。d. 翼状肩：前锯肌和斜方肌无力而不能固定肩胛内缘，使肩胛游离呈翼状支于背部，当双臂前推时尤为明显。e. 腓肠肌假性肥大：见于 90% 以上患儿，触之坚硬，偶尔有腓肠肌疼痛。f. 关节挛缩：膝腱反射减弱或消失，逐渐出现跟腱、关节挛缩，多在 13 岁前发展至不能独立行走需依靠轮椅代步。g. 其他脏器损害：包括心肌、胃肠道、脑和骨骼；心脏病变在 10 余岁时开始出现，18 岁后均有心肌病，20% DMD 患儿因心脏损害而死亡，平均死亡年龄为 30~40 岁；胃动力障碍出现在早期，为调节机制紊乱和平滑肌受累所致，包括巨结肠、肠扭转、肠痉挛、吸收障碍等；脑内异型体 Dp140 缺失导致非进展性认知障碍；因活动减少可以导致骨密度减少和容易骨折。②BMD：发病较晚，一般 5 岁后发病，轻症者 30 岁后起病，60 岁时仍能行走。主要表现为四肢近端为主的肌无力，少数患者有腓肠肌肥大，个别患者仅出现股四头肌无力。部分患者出现心脏损害，出现窦性心动过速和各种类型的心电图异常，50%

患者死于心脏疾病，平均死亡年龄为45岁。③携带者：一般无症状，部分由于逃避X染色体失活，表达突变蛋白，个别肌纤维出现坏死，导致不同程度的肌酸激酶增加或肌无力。少数包含Xp21.2在内的X染色体的重组或缺失的女性可有典型DMD表现，如特纳综合征或X染色体单亲二倍体。DMD突变的女性携带者发生扩张型心肌病的风险较高。

（2）肢带型肌营养不良：发病年龄多在10~20岁，男女均可发病。主要累及盆带和肩带肌及四肢的近端肌肉，肌无力呈缓慢进展过程，伴随肌肉萎缩、肌肉肥大和关节挛缩。不同类型的LGMD预后不一样。多在病程20~30年内出现严重的无力和残疾。

（3）埃默里-德赖弗斯肌营养不良：起病年龄、病情严重程度、进展速度在不同家系以及同一家系的不同患者中均有所不同。多在10岁以前起病，病情进展缓慢，也可成年发病。临床主要表现为儿童早期出现肘关节、踝关节及颈伸肌挛缩，而后缓慢进展肌无力和萎缩，累及肱骨-腓骨肌或肩-腓骨肌，逐渐扩展至肩带和盆带肌；心脏易受累，通常在20岁后出现。

（4）面肩肱型肌营养不良：典型者20岁前发病，个别儿童期发病。病情严重程度个体差异很大，肌无力缓慢进展，20%患者最终需使用轮椅，但不影响寿命。主要累及面肌、肩胛肌、肱二头肌和肱三头肌，常出现吹哨、鼓腮困难、眼睑闭合不全、上肢上举困难、翼状肩胛、足下垂、腰椎过度前凸等。眼外肌和球部肌肉不受累。

（5）远端型肌营养不良：多成年期发病，Miyoshi型可在儿童期发病。主要表现为双手鱼际肌、前臂肌群萎缩和无力，或者双下肢远端肌群的萎缩和无力，不同类型出现的症状差异非常大。病情进展缓慢，迁延10余年以上。少数在疾病晚期累及近端肌肉，脑神经所支配的肌肉多不受累。

（6）先天性肌营养不良：是一组在出生时或生后数月内出现症状的肌营养不良。一般依据智力低下以及层粘连蛋白-α2染色分类。包括：①细胞外基质缺陷：层粘连蛋白-α2缺乏症（MDC1A）、CMD伴远端关节松弛症（ullrich congenital muscular dystrophy，UCMD）；②α抗肌萎缩相关糖蛋白病(Alpha-dystroglycanopathy)、肌-眼-脑病(muscle-eye-brain disease,MEB)、Walker-Warburg综合征(Walker-Warburg syndrome,WWS)、福山型先天性肌营养不良(Fukuyama congenital muscular dystrophy,FCMD)、先天性肌营养不良1C型(congenital muscular dystrophy 1C,MDC1C)、先天性肌营养不良1D型(congenital muscular dystrophy 1D,MDC1D);③CMD伴早期脊柱强直(congenital muscular dystrophy with early rigid spine,RSMD1)。

(7) 眼咽型肌营养不良:多在45岁以后发病,病变仅限于双上睑下垂及吞咽困难,多有阳性家族史。首发症状为上睑下垂和眼球运动障碍,双侧对称,后逐渐出现轻度面肌力弱,咬肌无力和萎缩,吞咽困难及构音不清。少数患者出现肩胛带和骨盆带肌肉轻度力弱和萎缩。

(8) 强直性肌营养不良:①强直性肌营养不良Ⅰ型(DM1):典型临床表现为肌强直、全身肌无力和肌萎缩,主要累及面和颈肌、四肢远端肌肉,也可累及四肢近端肌肉、呼吸肌,肌强直常常在寒冷状态下明显。还可累及中枢神经系统、内分泌系统、眼、骨骼、皮肤、呼吸器官、免疫和造血系统。②强直性肌营养不良Ⅱ型(DM2):常于30~40岁发病,临床表现为近端肌力减低(又称为近端型强直性肌营养不良,proximal myotonic myopathy,PROMM)、肌强直、白内障、脑功能异常、性腺功能减退、心脏功能紊乱。③软骨营养不良性肌强直(Schwartz-Jampel综合征):以持续性肌强直和骨骼发育不良为特征,其临床特点为颌面部肌肉强直导致面部表情缺乏、嘴和睑裂狭小以及小颌症、身材矮小和关节挛缩。依据发病时间和预后分为3个亚型:ⅠA型[经典施瓦茨-杨佩尔综合征(Schwartz-Jampel syndrome)]为3岁以内发病,伴随出现轻度的骨软骨发育不良;ⅠB型出生时即发病,伴较严重的骨软骨发育不良。Ⅱ型(Stuve-Wiedemann综合征)出生时即发病,主要表现为显著的长骨弯曲、呼吸困难和高热,多数于婴儿期死亡。

2. 辅助检查

(1) 血清肌酶谱:血清肌酸激酶(creatine kinase,CK)、乳酸脱氢酶呈不同程度升高，其中 DMD 和 BMD 患者血清 CK 和乳酸脱氢酶显著升高，大于正常值 10 倍以上，CK 升高水平与疾病严重程度无关。谷丙转氨酶、谷草转氨酶亦可增高。

(2) 肌电图：肌源性损害，神经传导完好，个别类型患者有神经源性损害。

(3) 肌肉活检：多数类型肌营养不良肌肉病理改变为非特异性肌营养不良改变，出现肌纤维肥大、萎缩、坏死和再生，随疾病进展，肌肉间质结缔组织增生，晚期间质被脂肪和结缔组织填充；OPMD 和 DM 类型可观察到肌纤维内核形态异常。免疫组化染色检测缺陷蛋白（如抗肌萎缩蛋白、emerin 蛋白缺失）。

(4) 基因检测：对于高度怀疑为 DMD 或 BMD 的患者，由于约 70% 患者为 *DMD* 基因单外显子或多外显子缺失或重复突变，所以可首选多重连接依赖性探针扩增（multiplex ligation dependent probe amplification，MLPA）或比较基因组杂交阵列方法检测，如果这两种方法检测阴性，再进一步行基因测序寻找 DMD 基因突变（包括无义或错义突变、小缺失或小重复或插入）。

(5) 肌肉 MRI：明确受累肌群分布特点，对部分肌营养不良的分类有诊断帮助。

【鉴别诊断】

1. 首选需与同样造成肌肉无力萎缩的遗传性或获得性运动神经元病、周围神经病相鉴别。肌电图检查帮助区分神经源性损害或肌源性损害，基因检测有助于鉴别各类遗传性神经肌肉疾病。

2. 需要与其他造成肌肉损害的疾病相鉴别，如多发性肌炎、免疫介导性坏死性肌病、皮肌炎、包涵体肌炎、代谢性肌病（线粒体肌病、脂质沉积性肌病和糖原累积性肌病等）、药物或毒物引起的肌肉损害等，临床特征（如进展情况、是否波动、有无家族史、有无特殊药物服用史等）、实验室检查（肌炎抗体、乳酸、血尿串联质谱、肌肉 MRI 等）和肌肉活检，对于肌肉病变原因鉴别具有重要意义。

【治疗】

大多数肌营养不良无特殊有效的治疗方法，治疗目的主要在于延缓疾病进展、延长寿命、改善生活质量，需要长期随访、多学科协作管理。

1. **药物治疗** 多数肌营养不良缺乏特效药物治疗。

(1) 针对DMD的药物治疗研究：①糖皮质激素治疗：采用糖皮质激素治疗可以延缓DMD疾病进展，可以延长患者独立行走时间2~5年甚至更长，延长患者生命和改善心肺功能。治疗前充分与家属沟通评估糖皮质激素治疗的获益及潜在风险，签署知情同意书，治疗前完成免疫接种。应在早期独立行走期开始服用泼尼松[0.75mg/(kg·d)]或地夫可特[0.9mg/(kg·d)]，若无不良反应或不良反应可耐受、控制，应继续使用以上剂量以获得最大受益。若不能耐受，可减少每日剂量的25%~33%，1个月后重新评估，若仍不能耐受再次减少每日剂量的25%，但不应低于最低有效剂量[0.3mg/(kg·d)]。使用糖皮质激素同期需补充钙剂、维生素D、钾等。②抑制肌肉生长抑制素(myostatin)：动物实验中发现肌肉生长抑制素丢失可以减轻DMD小鼠模型肌营养不良严重程度，因此肌肉生长抑制素可以作为一个DMD的治疗靶点。近期一种可结合肌肉生长抑制素的人皮下IgG1(Fc)-adnectin类融合物——Talditerceptlfa正在进行3期临床试验(NCT03039686)，为DMD治疗提供新希望。③Givinostat是一种组蛋白脱乙酰基酶抑制剂，可促进抗炎、抗纤维化和再生前基因的表达，现针对DMD患者正在进行3期随机、双盲、安慰剂对照研究(NCT02851797)。④Pamrevlumab是一种抗结缔组织生长因子的人单克隆抗体，能抗纤维化，目前正在进行DMD患者2期开放性研究(NCT02606136)。⑤CAP-1002含有一种心肌球来源细胞，可调节免疫系统、抑制纤维化、促进再生，目前正在进行2期随机、双盲、安慰剂对照研究(NCT03406780)。

(2) 其他药物治疗：有助于延缓呼吸肌、心肌病变的药物，如艾地苯醌、辅酶Q10等；促进肌肉增殖代谢的药物，如一水肌酸、左旋精氨酸、支链氨基酸等。

2. **康复治疗** 建议确诊后早期、规律开展康复治疗，延缓关节、跟腱挛缩，规范的康复治疗能够延缓疾病进展造成的功能障碍，维持更好的生活功能和姿态。

3. **外科矫形治疗** 对于出现的关节挛缩、脊柱侧弯，应行外科评估，以期维持运动能力、呼吸功能。

4. **支持治疗** 出现吞咽困难后，建议胃管或胃造瘘营养支持。出现呼吸肌无力，通气障碍后，建议呼吸机辅助呼吸。

5. **多学科联合诊治、随诊** 进行性肌营养不良发展过程中造成多器官受累，需要多科协作，包括神经内科、康复科、骨科、心内科、呼吸科、心胸外科、消化科、内分泌科、营养科、心理科等联合诊治。长期随访，随着疾病进展不断调整治疗方案。

6. **患者管理和宣教** 宣教“与疾病共存”理念，患者及家庭需对所患疾病有正确认识，学会自我管理，重视患者及家庭成员的心理健康。

7. **新兴治疗** 随着基因治疗的快速发展，Duchenne 型肌营养不良等类型已在开展基因治疗临床试验，主要包括：①调节 utrophin 蛋白表达：动物实验中发现过度表达 utrophin 蛋白能够阻止肌营养不良症状出现，过度表达 *GALGT2* 基因可以促进 utrophin 蛋白表达。临床试验（NCT 03333590）通过采用腺相关病毒（AAVrh74）将 *GALGT2* 基因导入 DMD 患者体内，目前正在疗效观察中。②外显子跳跃：目前针对外显子 51、53、45 跳跃治疗的多项研究中正在展开，其中 2016 年针对外显子 51 的药物 Eteplirsen 作为美国首个 DMD 药物获得了 FDA 的加速批准。③终止密码子通读：目前欧洲药品管理局已批准 PCT124 用于治疗 DMD；2018 年在中国区域已经启动 PCT124 治疗 BMD 无义突变的 3 期临床试验。④其他研究：多项外源性微小抗肌萎缩蛋白基因替代及基因修复治疗研究已开始进入实验室或临床研究阶段。

【遗传咨询】

有资质的遗传学专业人员进行，对先证者母亲再次妊娠后均应行产前诊断，建议妊娠 12 周取胎盘绒毛或 16 周取羊水进行基因检测。

附：进行性肌营养不良的诊断流程图

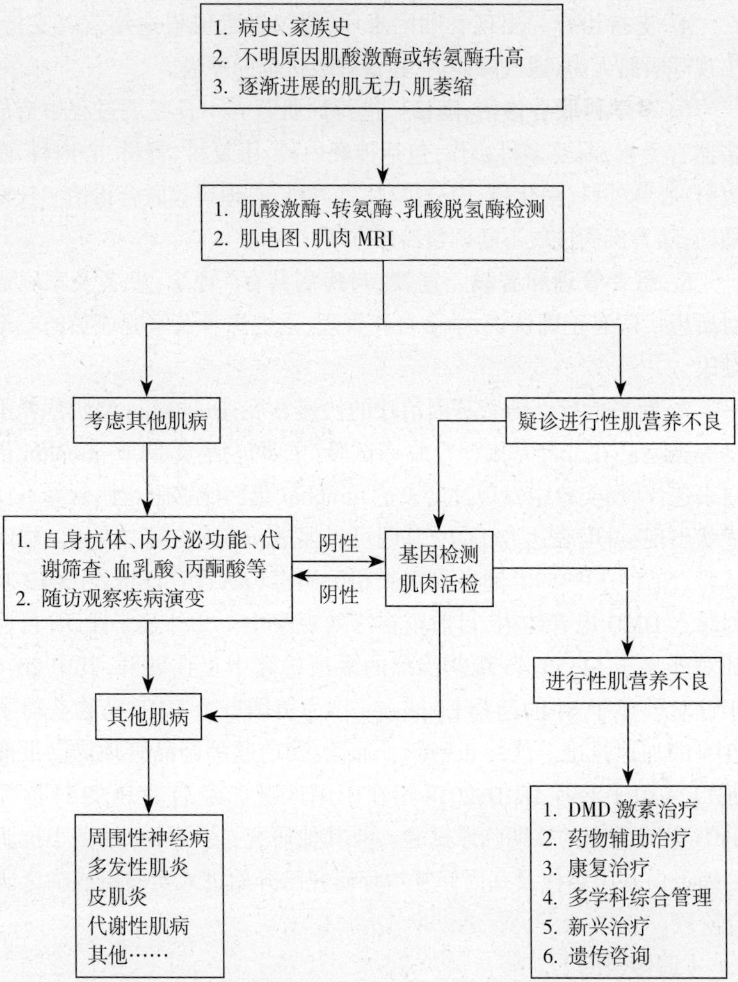

（宋晓洁　蒋　莉）

参考文献

[1] LAPELUSA A, KENTRIS M. Muscular Dystrophy. 2021 Jul 21//StatPearls [Internet]. Treasure Island (FL): StatPearls Publishing, 2021.

[2] DATTA N, GHOSH PS. Update on Muscular Dystrophies with Focus on Novel Treatments and Biomarkers. Curr Neurol Neurosci Rep, 2020, 20(6): 14.

[3] BIRNKRANT DJ, BUSHBY K, BANN CM, et al. Diagnosis and management of Duchenne muscular dystrophy, part 1: diagnosis, and neuromuscular, rehabilitation, endocrine, and gastrointestinal and nutritional management. Lancet Neurol, 2018, 17(3): 251-267.

[4] BIRNKRANT DJ, BUSHBY K, BANN CM, et al. Diagnosis and management of Duchenne muscular dystrophy, part 2: respiratory, cardiac, bone health, and orthopaedic management. Lancet Neurol, 2018, 17(4): 347-361.

[5] BIRNKRANT DJ, BUSHBY K, BANN CM, et al. Diagnosis and management of Duchenne muscular dystrophy, part 3: primary care, emergency management, psychosocial care, and transitions of care across the lifespan. Lancet Neurol, 2018, 17(5): 445-455.

第二节　雷特综合征

【概述】

雷特综合征(Rett syndrome, RTT)是一种严重影响儿童精神运动发育的神经遗传病，主要累及女性，是导致女性严重智力低下的主要原因之一。1966 年由奥地利儿科医生 Andreas Rett 首先描述，1988 年吴希如等首次报道了我国的病例。主要致病基因是定位于染色体 Xq28 的甲基化 CpG 结合蛋白 2(*MECP2*)基因突变。其发病率为活产女婴中 1/15 000~1/10 000，绝大多数为散发病例。

1999 年，Amir 等在家族性 RTT 患者中发现位于 Xq28 的甲基化 CpG 结合蛋白 2 基因(methyl-CpG-binding protein2, MECP2)突变，*MECP2* 基因含有 4 个外显子，基因突变多发生于外显子 3 和 4，其中

4 号外显子的突变最常见(90% 以上),绝大多数为新发突变,目前已报道近 600 种的 *MECP2* 基因突变类型与 RTT 相关,其中 8 个错义和无义突变占 RTT 突变的 70%(*R106W*、*R133C*、*T158M*、*R168X*、*R255X*、*R270X*、*R294X* 和 *R306C*)。在 90%~95% 典型 RTT 及 40%~50% 非典型 RTT 中可检测到 *MECP2* 基因突变。MECP2 通过特异性结合甲基化 DNA、募集蛋白质伴侣和复合物来修饰活性,从而发挥全局转录调节因子的作用。目前认为 MECP2 主要抑制基因转录,但在染色质重塑和 mRNA 剪接中也发挥作用。MECP2 的表达与出生后中枢神经系统的成熟和神经元分化、神经胶质细胞功能神经信号转导、生长因子信号转导、脂质代谢、氧化应激等相关,在中枢神经系统功能维持中发挥重要作用。

【诊断】

1. 临床表现　RTT 主要累及女性,约 10 000 例活产女婴中 1 例患病。患儿出生 6 个月内正常,6~18 个月起病,主要表现为语言倒退,手部失用及刻板样动作,有严重的精神运动发育停滞及倒退。经典 RTT 的主要诊断标准有 4 条:①部分或全部丧失已获得的有目的的手部技能;②部分或全部丧失已获得的语言能力;③步态异常:运动功能障碍(肌张力障碍)或运动功能完全丧失;④手刻板动作:如绞手、挤手、拍手、拍打、咬手、洗手、搓手等自动症表现。排除标准:①创伤所致的脑损伤(围产期或生后)、神经代谢性疾病、致神经系统病变的严重感染;②出生前 6 个月内精神运动发育显著异常。

不典型 RTT 支持标准:①清醒时呼吸异常;②清醒时磨牙;③睡眠模式紊乱;④肌张力异常;⑤周围血管舒缩障碍;⑥脊柱侧弯/后凸;⑦生长发育迟缓;⑧手足厥冷、细小;⑨不适宜的大笑/尖叫发作;⑩疼痛反应减低;⑪强烈的眼睛对视。其中有 3 种常见的变异型 RTT:①语言保留型:1~3 岁才出现发育倒退,有较长的平台稳定期。手技能倒退较轻,手使用功能保留较好。语言功能倒退后再获得,恢复使用单个词或短语,平均语言恢复年龄在 5 岁。轻度的智力障碍(IQ 可达 50),孤独症样行为常见,癫痫少见,自主神经功能紊乱少见,轻度脊柱侧弯/后凸,头围、身高、体重正常。遗传检测多有 *MECP2* 基因突变。②早发惊厥型：多于 5 月龄前出现惊厥发作，常见发作形式包括痉挛发作和肌阵挛癫痫，惊厥通常出现在发育倒退之前。遗传检测罕见有 *MECP2* 基因突变，*CDKL5* 基因突变常见。③先天性型：生后即显著发育异常，4 个月内出现显著小头围，5 个月内出现发育倒退，不能行走。缺乏典型的强烈眼睛对视，有自主神经功能紊乱症状及特异性运动异常如刻板的舌部运动及肢体抖动。遗传检测少有 *MECP2* 突变，*FOXG1* 基因突变常见。

2. **辅助检查** 具有典型和非典型临床表现的女童；生后不明原因出现进行性脑病、全面发育迟缓患儿；类似天使综合征（Angelman syndrome）样表现；类似脆性 X 综合征样表现的患儿行相应基因检测，家系全外显子检测为经济、快捷的选择方法。RTT 的主要致病基因位于染色体 Xq28 的甲基化 CpG 结合蛋白 2 基因（methyl-CpG-binding protein 2，MECP2），其中 99% 的 *MECP2* 突变都是新发突变。除了 MECP2 以外与 RTT 相关的基因还包括 *CDKL5* 和 *FOXG1*。

3. **诊断标准** 经典 RTT 的诊断具备上述临床表现中上述 4 条主要诊断标准同时满足排除标准。不典型 RTT 诊断需要具备上述 4 条主要诊断标准中 2 条及 11 条支持标准中 5 条及以上。基因检测 *MECP2* 检测出致病及可疑致病性变异为支持依据。

【鉴别诊断】

1. **天使综合征（Angelman syndrome）** 多于 1 岁以后出现典型表现：包括小头畸形、喂养困难、皮肤白皙、嘴大牙缝宽、双下肢腱反射亢进等，发育迟缓，行为独特包括频繁大声笑/微笑、明显的快乐举止、容易兴奋、往往伴有拍手和多动；运动或平衡障碍，通常是步态共济失调和/或肢体震颤，而非肌张力障碍；言语障碍，轻者用词困难，接受性语言能力和非口头沟通能力优于表达语言能力，但没有已获得的技能丧失的特点。另外，无论是否伴有癫痫发作，脑电图具有特征性（醒、睡各期前头部、后头部及广泛性 δ 及 θ 节律性阵发或连续发放，慢波在前后头部之间呈游走性，并夹杂棘波、棘慢波。前头部以 δ 活动为主，有时为三相波，棘慢波以后头部突出）。不同的发病机制患者采取的基因检测方法不同。疑似病例首先进行 DNA 甲基化分析，可选择进行甲基化特异性多重连接酶依赖性探针扩增法（MS-MLPA）或多重连接酶依赖性探针扩增（MLPA）检测，可以检测到 15q11-q13 区域片段的缺失、单亲二倍体、印记基因缺陷等。DNA 甲基化分析可明确约 80% 的天使综合征患者。如果 DNA 甲基化分析正常，可进行 *UBE3A* 基因检测或进行多基因 Panel 检测或考虑包括全外显子组测序、全基因组测序和线粒体测序在内的更全面的基因组检测。

2. **限于女性的癫痫伴智力低下（EFMR）** 是一种婴儿期至儿童早期起病、多种形式癫痫发作且具有明显热敏感性和丛集性发作特点，70% 患者合并认知、语言、运动全面落后，30% 合并孤独症样表现，且仅累及女性尤应注意鉴别。EFMR 具有特殊类型的 X 连锁遗传方式，通常典型的 X 连锁遗传方式的疾病表现为男性半合子突变受累，而女性杂合子突变携带者不受累。但 EFMR 则主要表现为女性杂合子受累，而男性携带者无发病。钙黏蛋白编码基因 19（*PCDH19*）是 EFMR 的主要致病基因，*PCDH19* 定位于 Xq22.1，编码隶属于钙黏附分子的蛋白质，在大脑中呈高度表达。仅限于女性发病存在“细胞干扰”假说，认为携带 *PCDH19* 基因突变的女性的 X 染色体随机失活，表现为不同细胞可能表达不同的 *PCDH19* 基因类型（野生型或突变型），钙黏蛋白合成障碍，从而导致细胞之间黏附等功能无法正常进行。男性表型正常，推测可能为位于 Y 染色体上原钙黏蛋白编码基因的协同基因部分功能补偿。

3. **脆性 X 综合征**　脆性 X 综合征是引起孤独症谱系障碍和遗传性智力障碍最常见的单基因疾病，可表现为不同程度的神经功能障碍和退化，是导致男性智力障碍最常见的原因，因此对于男性 RTT 尤应注意鉴别此症。脆性 X 综合征体格体征突出，常见的躯体特征为身高和体重超过正常儿，发育较快，前额突出，面形较长，面中部发育不全，大耳，鼻根宽，下颌大而前突，高腭弓，厚唇且下唇较突出，掌纹出现猿线；且青春期脆性 X 综合征男性患者的睾丸较正常人大。它是一种单基因遗传疾病，99% 由脆性 X 智力低下基因 1（fragile X mental retardation gene 1，*FMR1*）5′端非编码区的三核苷酸重复序列（CGG）n 过度扩增（即 n≥200），而约 1% 以下是由 *FMR1* 基因编码区的缺失和突变引起。其 5′端外显子上的非翻译区有一个三核苷酸串联重复序列(CGG)n,n 代表重复数。正常人群(CGG)n 中的 n 为 5~44,通常在传代过程中可保持稳定,且(CGG)n 上游约 250bp 处有一个 CpG 启动子岛。而脆性 X 综合征患者体内的(CGG)n 非常不稳定,n 可扩展到≥200,称为 FMR1 的全突变;此时,(CGG)n 过度扩增可致其上游 CpG 岛发生高甲基化,引起 FMR1 沉默致病。基因检测 Southern 印迹杂交结合聚合酶链反应(PCR)法能检测 *FMR1* 等位基因,包括正常、前突变、全突变,并能检测 FMR1 启动子的甲基化状态,但其局限性为耗时、费用较高、解读困难。目前新 PCR 技术的发展,即三引物 PCR 方法可精确检测。

4. **孤独症谱系障碍**　孤独症谱系障碍(autism spectrum disorder, ASD)简称孤独症,与自闭症同义,是一组以社交沟通障碍、兴趣或活动范围狭窄以及重复刻板行为为主要特征的神经发育性障碍。ASD 社交不足行为和部分刻板行为在婴幼儿早期即可出现,2 岁或 2 岁前早期诊断。常具有“五不”行为:不(少)看指对有意义的社交刺激的视觉注视缺乏或减少;不(少)应对父母的呼唤声、叫名反应不敏感;不(少)指即缺乏恰当的肢体动作,无法对感兴趣的东西提出请求;不(少)语指语言出现延迟,尽管语言发育延迟并非 ASD 诊断的必要条件,其他发育行为障碍也多表现有语言发育延迟,但对于语言发育延迟儿童务必考虑 ASD 可能;不当指不恰当的物品使用及相关的感知觉异常,如将小汽车排成一排,旋转物品并持续注视等,言语的不当也应该注意,表现为正常语言出现后难以听懂、重复、无意义以及语言的倒退。ASD 生物学基础尚未完全明确,缺乏生物学标志物。因此 ASD 是一个症状学疾病,临床上主要依赖医师对患儿特征行为观察和家长对行为的描述以及专业量表筛查进行诊断。

【治疗】

RTT 目前缺乏有效的根治手段,现阶段的治疗目标主要是改善临床症状,提高生活质量。治疗方面主要包括基因调控、药物和行为干预三方面。

1. **基因调控**　基因调控主要是作用于基因本身,大多数的

MECP2 突变抑制功能性蛋白产生，不产生部分功能蛋白或负性蛋白。构建病毒载体进行基因转染是方法之一，翻译直通诱导药物的小分子直接靶向 *MECP2* 突变、激活沉默的 X 染色体可以使细胞恢复内源性 *MECP2* 表达达到正常水平。另外对 *MECP2* 基因进行基因编辑也是 RTT 治疗研究方向。

2. **药物治疗**　针对 *MECP2* 下游靶点的药理学治疗可以用于改善神经信号转导和代谢。RTT 患者单胺类神经递质水平均低于正常，提示抗抑郁药物或可作为 RTT 的一个治疗手段。RTT 患者病理生理之一系脑源性神经营养因子降低，D-环丝氨酸和 D-丙氨酸类似物作为脑源性神经营养因子调节剂，具有抗菌作用和生物活性，部分改善脑干和纹状体的功能进而减轻 RTT 患者神经行为症状。其他还包括非选择性 N-甲基-D-天冬氨酸受体（NMDA 受体）拮抗剂氯胺酮适当剂量可逆转突变基因表达，改善感觉运动功能，改善生活质量，延长寿命。替非尼肽作为一种新型的胰岛素样生长因子-1 氨基末端三肽的合成类似物，旨在通过潜在地减少神经炎症和支持突触功能来治疗 Rett 综合征的核心症状，已于 2023 年 3 月获美国 FDA 批准用于治疗 2 岁及以上的儿童和成人雷特综合征。

3. **行为及刺激疗法**　具有孤独症表现的 RTT 患儿通过强化行为训练可以使此类患儿的神经反应性增快、增强，恢复其一定的语言识别能力和神经反应性。深部大脑刺激对许多运动控制障碍性疾病均有一定疗效。大脑穹窿深部电刺激（deep brain stimulation，DBS）后空间学习和记忆能力有所提高，同时还促进海马长时程增强和海马神经元增殖，从而改善 RTT 患者的认知功能障碍。

【遗传咨询】

RTT 的主要致病基因是 *MECP2*，呈 X 连锁遗传，绝大多数是新发突变，也可能遗传自生殖细胞嵌合突变的父亲或母亲。*MECP2* 突变的患儿其父母在再次怀孕前，应进行该基因的检查。如果父母未检出该突变，由于生殖细胞嵌合现象的存在，也无法完全排除下一代发病的可能性，因此建议产前诊断。

➤ 附:雷特综合征的诊治流程图

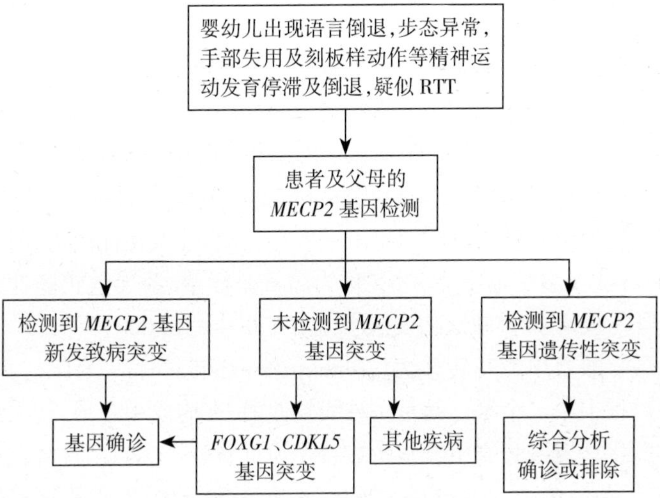

(刘晓军)

参考文献

[1] 关荣伟,李秋炎,傅松滨,等.Rett 综合征的临床实践指南[J]. 中华医学遗传学杂志,2020,37(3):308-312.

[2] SRIVASTAVA S,DESAI S,COHEN J,et al. Monogenic disorders that mimic the phenotype of Rett syndrome [J].Neurogenetics,2018,19(1):41-47.

[3] NEUL JL,BENKE TA,MARSH ED,et al. The array of clinical phenotypes of males with mutations in methyl-GpG binding protein 2 [J]. Am J Med Genet B Neuropsychiatr Genet,2019,180(1):55-67.

[4] PANAYOTIS N,EHINGER Y,FELIX MS,ROUX JC.State-of-the-art therapies for Rett syndrome [J]. Dev Med Child Neurol. 2023,65(2):162-170.

第三节 鸟氨酸氨甲酰基转移酶缺乏症

【概述】

鸟氨酸氨甲酰基转移酶缺乏症(ornithine transcarbamylase deficiency,OTCD)是尿素循环障碍疾病中最常见的一种遗传性代谢病,是由于编码鸟氨酸氨甲酰基转移酶(ornithine transcarbamylase,OTC)的基因突变导致肝脏鸟氨酸氨甲酰基转移酶缺乏,氨在体内蓄积,引起脑病、肝病及多脏器损害,故又称为高氨血症型,系X连锁隐性遗传病。既往报道OTC缺乏症发病率为1/77 000~1/14 000。

鸟氨酸氨甲酰基转移酶(ornithine transcarbamylase,OTC)为尿素循环过程中第二个酶。其是一种线粒体酶,在胞质中合成,转入线粒体后催化鸟氨酸和氨甲酰基磷酸转化为瓜氨酸。OTC活性降低或缺乏的结果:一方面是瓜氨酸合成障碍,尿素循环中断,使得尿素不能正常代谢,出现高血氨,从而引起血、尿中多种有机酸代谢异常和中枢神经系统功能障碍;另一方面是由于瓜氨酸合成障碍,大量的氨甲酰基磷酸进入胞质,增加了嘧啶的合成,抑制了乳清酸磷酸核糖转移酶活性,导致乳清酸在体内蓄积,尿中乳清酸排泄增多,尿苷和尿嘧啶等也可以在尿中被检出。而高血氨对神经系统有较大毒性,干扰脑细胞能量代谢,引起脑内兴奋性神经递质减少,抑制性神经递质增多,这是神经系统损伤的基础。

鸟氨酸氨甲酰基转移酶缺乏症(ornithine transcarbamylase deficiency,OTCD)属于X连锁隐性遗传病,OTC基因(*NM_00531.5*)定位于Xp11.4,全长68kb,包含10个外显子和9个内含子,编码354个氨基酸,主要在肝脏中表达,其次在十二指肠和小肠黏膜中表达。目前,国内外共发现OTC基因致病突变有530种。有研究报道:64.0%的突变类型为错义突变或无义突变,10.0%为剪接突变,13.2%为小片段缺失或插入突变,9.8%为大片段缺失或重复突变,1.3%为复杂突变,具有高度遗传异质性。

【诊断】

当先证者为男性时，具有以下临床和实验室结果和/或至少以下情况之一可以考虑本病：①分子遗传学检测 OTC 半合子致病变异；②别嘌呤醇刺激试验后，乳清酸分泌量明显增加；③肝脏中 OTC 酶活性降低。

当先证者为女性时，具有以下临床和实验室结果和/或至少以下情况之一可以考虑本病：①分子遗传学检测 OCT 杂合子致病变异；②别嘌呤醇刺激试验后，乳清酸排泄量明显增加。

1. **临床表现**　鸟氨酸氨甲酰基转移酶缺乏症患者可以在任何年龄阶段发病。依据起病年龄分为早发型和晚发型两种。

早发型主要发生在男性杂合子患儿，一般在新生儿期发病，临床表现为起病急，病情凶险，因血氨升高，使得大脑广泛性损害。出生时可无异常，生后数天即表现出易激惹、嗜睡、进食少或拒食、呼吸急促和昏睡、低体温等，可迅速发展为痉挛、昏迷和呼吸衰竭。如果不给予紧急处理，很快发展成遗传代谢性脑病，并常在刚出生的 1 周内死亡，幸存者也多遗留严重的智力损害。

晚发型主要发生在半合子的男性和杂合子的女性，可以在儿童期、青少年或成人期发病，临床症状相对轻，且表现多样。多表现为慢性神经系统损伤，可有神经或精神症状，如头痛、行为异常、谵妄、精神错乱等。患者可有反复呕吐、肝大、偏头痛、反复癫痫发作、生长发育迟缓、行为异常、瑞氏综合征等临床表现。尽管晚发型症状较轻，但是在疾病、应激、高蛋白饮食等环境因素应激下会诱发高氨血症的急性发作而威胁生命。

杂合子女性携带者多数终身无症状，少数发病，发病年龄及临床表现有个体差异性，既有早发型，也可表现为晚发型。

由于本病为 X 连锁隐性遗传，如新生男婴出现不明原因的嗜睡、拒乳、呼吸急促和突发死亡或所谓的败血症表现，应注意可能为 OTC 缺乏。值得注意的是，即使没有本病发病的家族史也不能排除本病的可能性。

2. **辅助检查**

(1) 血氨浓度检测：其浓度水平与临床表现密切相关，血氨 >100μmol/L 时，可表现为兴奋及行为异常；血氨 >200μmol/L 时，可表现为意识障碍、惊厥；血氨达到400μmol/L以上时，将出现昏迷、呼吸困难甚至死亡。高血氨持续时间可直接影响患儿的远期预后。晚发型患者及有症状的女性杂合子患者，在发作间期病情缓解时血氨可恢复正常。

(2) 尿有机酸检测：气相色谱质谱检测（GC/MS）尿乳清酸和尿嘧啶排出明显增加。

(3) 血氨基酸检测：血瓜氨酸水平降低，谷氨酸水平增高，也有部分患者血瓜氨酸水平正常。

(4) 肝功检测：可以出现转氨酶升高、胆红素异常。

(5) 肝细胞鸟氨酸氨甲酰基转移酶（OTC）的酶活性分析：鸟氨酸氨甲酰基转移酶（OTC）在肝组织和小肠粘膜中表达，通常男性患者或者女性发病者酶活性明显降低，可为正常人的5%~25%。

(6) 基因致病性变异分析：男性患者发现携带半合子致病性变异；女性患者携带一个致病性变异（与X染色体失活有关）的，即可确诊。

3. 诊断标准

(1) 临床诊断：OTCD依据典型临床特征、家族史和支持性实验室结果进行诊断，基因检测技术可以为本病的诊断提供明确依据。男童携带纯合子临床症状较重，预后较差；女童携带杂合子，临床表现一般较轻，发病较晚。

(2) 遗传学诊断：本病属于X连锁隐性遗传病，男性发病，可在男性患儿基因检测中发现携带半合子致病性变异；其父亲为正常者，而母亲为致病性变异的携带者。女性一般不发病而为致病性变异的携带者，但当受到生化、环境等因素影响时，女性杂合子也有发病，可能会有轻微的表现，症状较男性轻，发病也较迟，但有一定机率传递给下一代。只有当摄入过量蛋白质时，才会导致血氨明显提高，这时候才会出现明显的高氨血症的症状，可有高乳清酸尿症、低瓜氨酸血症和高鸟氨酸血症。

【鉴别诊断】

本病多数患者以肝脏及神经系统损害为主，生化检查会有血氨增高、有机酸异常，临床表现无明显特异性，应注意与消化系统疾病、脑炎或其他精神疾病以及其他引起高氨血症、有机酸异常的疾病相鉴别。详细的病史和实验室检查包括反复的血氨测定、血氨基酸、酰基肉碱及尿乳清酸、有机酸检测有助于鉴别。

1. **尿素循环障碍中其他疾病** 通常情况下,将体内含氮物质如蛋白质的分解代谢产物,从血液中清除,并转化为尿素,随尿液排出体外,需要尿素循环等一系列的生化步骤。尿素循环障碍是由于血液中缺乏了相关的酶,导致尿素在循环中无法被转化和代谢,氮以氨这种有毒物质的形式积累,无法从体内排除。尿素循环障碍可由一系列遗传性疾病导致,主要包括了N-乙酰谷氨酸合成酶(NAGS)缺乏、氨基甲酰磷酸合成酶Ⅰ(CPSⅠ)缺乏、精氨酸琥珀酸合成酶(ASS)缺乏(瓜氨酸血症Ⅰ型)、精氨酸裂解酶(ASL)缺乏、氨甲酰磷酸合成酶缺乏症及OTC缺乏等疾病。这些疾病临床症状相似,需要相互鉴别。

2. **脂肪酸氧化代谢病** 是脂肪酸氧化代谢障碍相关疾病的总称,属于常染色体隐性遗传病,是较为罕见的遗传代谢病,从新生儿至成人均可发病,主要表现为肝病、心肌病、肌肉疾病等。串联质谱检测血游离肉碱、酰基肉碱水平及基因检测是诊断此类疾病的重要方法。

3. **有机酸血症** 主要是由于体内有机酸代谢过程中酶的功能缺陷,导致体内有机酸及其旁路代谢产物蓄积,从而引起的一类疾病。多数为常染色体隐性遗传病。主要有:甲基丙二酸血症、丙酸血症、异戊酸血症、枫糖尿症、多种羟化酶缺乏症等。目前临床主要采用尿液气相色谱质谱有机酸分析方法以及串联质谱技术(tandem mass spectrometry,GC-MC)进行诊断。

4. **其他引起血氨增高的疾病** 如肝脏病变、瑞氏综合征(Reye syndrome,RS)、感染等导致的血氨增高,在诊查过程中需仔细甄别。

【治疗】

目前该病尚无特效治疗方法。主要治疗原则是控制蛋白质摄入,降低血氨产生,避免出现高氨血症,利用药物促进血氨代谢,减少神经系统损伤,同时保证患者发育所需营养物质。要做好监测、评估:如血氨、血浆氨基酸、肝功能、PT/PTT和纤维蛋白原、血清维生素D水平、铁蛋白、前白蛋白等营养状态水平以及心理学、神经心理学、临床遗传咨询等专家提供支持。

1. **抑制血氨产生**　严格控制蛋白质摄入；维持在最低生理需要量，限制蛋白质摄入量为 1~1.5g/（kg·d），新生儿可以选择特殊奶粉，儿童可少食肉类及豆制品等高蛋白质含量食物。

2. **促进氨排出**　静脉注射苯甲酸钠 100~250mg/（kg·d），每日最大剂量不超过 12g；或苯丁酸钠：体重≤20kg 时 100~250mg/（kg·d）、体重 >20kg 时 2~5.5g/m^2；每日最大剂量不超过 12g；补充精氨酸：体重≤20kg 时 100~200mg/（kg·d）、体重 >20kg 时 2~6g/m^2；每日最大剂量不超过 6g；用以改善尿素循环的整体功能，严重高氨血症患者，可通过血液滤过透析迅速降低患者血氨。

3. **纠正电解质紊乱，维持酸碱代谢平衡**　脱水、电解质紊乱等药物可诱发或加重高氨血症，治疗时应注意纠正内环境；同时需要注意，丙戊酸钠、大环内酯类抗生素、氟哌啶醇和皮质类固醇等可致血氨升高，应避免上述药物的使用。

4. **做好脑保护，减轻神经系统损伤**　对怀疑有脑损伤、惊厥可能的患者，应及时进行脑电图监测等评估，及时给予脑保护措施及抗惊厥治疗，脑低温治疗对于神经保护可能会有一定作用。

5. **保证能量供给**　给予高热量饮食，以淀粉、碳水化合物为主，如米、面食等，可减少机体蛋白质分解。保证大便通畅，减少肠道产氨，可适当给予抗生素，抑制肠道菌群繁殖。进食困难者可静脉给予营养液如中性脂肪（0.25g/kg 逐渐调整剂量）及氨基酸（0.25g/kg 逐渐调整剂量）等成分，根据患儿机体监测情况逐渐调整剂量配制静脉营养；还应注意保证微量元素、维生素和矿物质的摄入。但是当蛋白质摄入量太低时，分解代谢会导致慢性高氨血症，因此，患者完全限制蛋白质及氨基酸摄入时间不应超过 48 小时，一般不超过 24 小时，应注意监测血浆氨基酸浓度。

6. **基因疗法**　被认为是治疗 OTCD 的一种可能疗法。

7. **肝移植**　目前被认为是治疗这种疾病的有效方法。它能使 OTC 酶活性恢复至正常水平，提高生活质量，但是不能逆转已经发生的神经系统损伤。对于药物控制较好，饮食不需要严格控制者，不建议肝移植。

8. **预后的决定因素**　OTCD 可通过饮食、药物和肝移植治疗，多数患者可以得到良好的控制。其预后由高氨血症严重程度及持续时间、基因型、环境因素、早期诊断、积极治疗等多因素共同决定。

【遗传咨询】

本病属于 X 连锁隐性遗传病，母亲（女性）一般为致病性变异的携带者。当女性携带者与正常健康男性婚配，其子女中男孩患病风险为 50%，女孩有 50% 概率为致病基因携带者；当正常健康女性与患病男性婚配，则其子女中男孩全部表现正常，女孩为杂合子携带者。

➤ **附：鸟氨酸氨甲酰基转移酶缺乏症的诊治流程图**

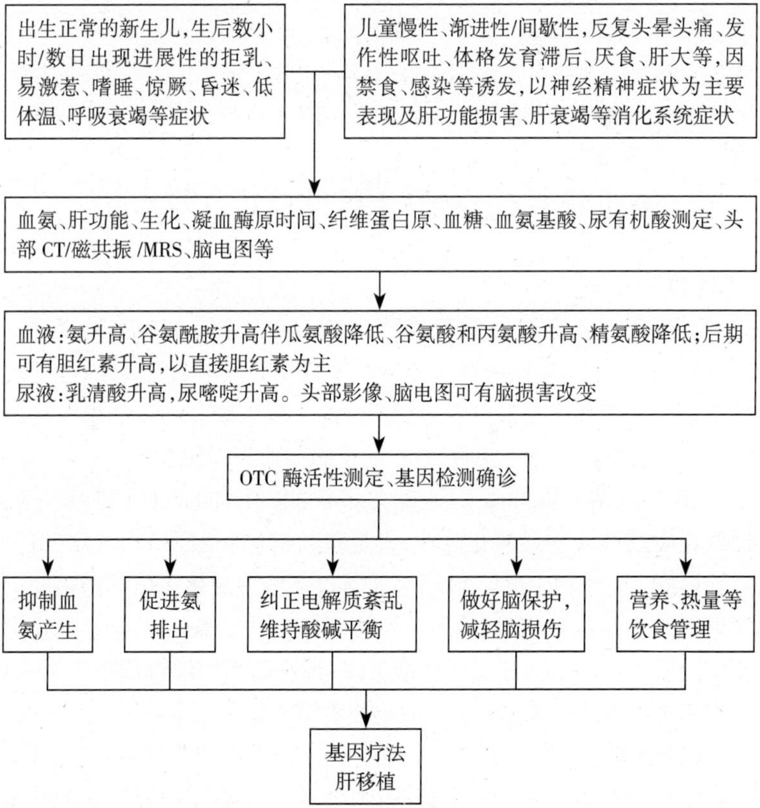

（黄艳智）

参考文献

[1] BATSHAW ML, TUCHMAN M, SUMMAR M, et al. A longitudinal study of urea cycle disorders [J]. Mol Genet Metab, 2014, 113(1-2): 127-130.

[2] CALDOVIC L, ABDIKARIM I, NARAIN S, et al. Genotype-phenotype correlations in ornithine transcarbamylase deficiency: a mutation update [J]. J Genet Genomics, 2015, 42(5): 181-194.

[3] BRAISSANT O. Current concepts in the pathogenesis of urea cycle disorders [J]. Mol Genet Metab, 2010, 100(Suppl 1): S3-S12.

[4] 王天有, 申昆玲, 沈颖, 等. 诸福棠实用儿科学 [M]. 9 版. 北京: 人民卫生出版社, 2022.

[5] 中国妇幼保健协会儿童疾病和保健分会遗传代谢学组. 鸟氨酸氨甲酰转移酶缺乏症诊治专家共识. 浙江大学学报(医学版), 2020, 49(5): 539-547.

第四节　X 连锁肾上腺脑白质营养不良

【概述】

X 连锁肾上腺脑白质营养不良(X-linked adrenoleukodystrophy, X-ALD)是一种 X 连锁隐性遗传病。儿童或青少年期起病，以进行性神经系统损害和肾上腺皮质功能不全为主要表现。95% 的患者是男性，5% 为女性杂合子。男性 ALD 的发病率约为 1/20 000。

ABCD1(ATP-binding Cassette, Sub-family D, Member1) 突变导致过氧化物酶体脂肪酸氧化障碍，大量极长链脂肪酸(VLCFA)沉积在大脑白质、肾上腺皮质等，VLCFA 在神经系统中聚集可破坏髓鞘的正常形成和髓鞘的稳定性，在肾上腺皮质细胞中聚集可引起肾上腺皮质细胞膜表面的 ACTH 受体功能下降，细胞内类固醇合成受抑制，引起中枢神经系统脱髓鞘和肾上腺皮质萎缩或发育不良。

【诊断】

X-ALD 的诊断依赖于临床表现、实验室检查以及影像学和基因突变分析。

1. 临床表现 X-ALD临床表现多样，在同一家系可有不同表型，同一患者不同时期表现也不同。根据发病年龄、受累部位及进展速度的不同，X-ALD分为7型：儿童脑型、青少年脑型、成人脑型、肾上腺脊髓神经病型（adrenomyeloneuropathy，AMN）、Addison型、无症状型和杂合子型。

（1）儿童脑型：最为常见，约占所有ALD患者的35%。多于4~8岁发病，初期表现为注意力不集中、记忆力减退、学习困难、步态不稳、行为异常等，逐渐出现视力和/或听力下降、构音障碍、共济失调、瘫痪、癫痫发作、痴呆等症状。发病1~2年后病情恶化，最终完全瘫痪，失明或耳聋、去大脑强直状态、中枢性呼吸衰竭、脑疝、感染等而死亡。多数在首次出现神经系统症状时已有肾上腺皮质功能受损。

（2）青少年脑型：约占所有ALD患者的4%~7%。一般10~21岁起病，视力受累是最常见的首发症状，临床表现类似于儿童脑型，但进展缓慢。

（3）成人脑型：约占所有ALD患者的2%~4%。发病年龄在21岁以后，颅内病变迅速进展，无脊髓受累表现。

（4）AMN型：约占ALD的27%。常于20~40岁发病，病损主要累及脊髓白质，周围神经受累较轻，不伴炎症性损伤。表现为进行性的下肢痉挛性瘫痪、括约肌和性功能障碍等，瘫痪进展缓慢，可伴有周围神经损害，有肾上腺皮质功能不全表现，并可见原发性性腺发育不全伴睾酮减低，可继发脑部损害而出现不同程度的认知和行为异常。AMN进展较慢，无多发性硬化的缓解和复发的特点。

（5）Addison型：约占ALD患者的10%~14%。发病年龄在2岁至成年期间，表现为原发肾上腺皮质功能不全，临床可见皮肤发黑、嗜盐、多汗、疲乏无力，经常呕吐、腹泻、晕厥等。

（6）无症状型：是指通过检查发现血VLCFA升高或*ABCD1*基因突变而没有临床症状的患者。

（7）杂合子型：女性杂合子中约20%~30%可有轻微的神经系统症状，多表现为类似AMN的痉挛性截瘫，但症状较轻，很少出现脑部症状、周围神经病及肾上腺皮质功能减退。

2. 辅助检查

(1) 内分泌功能检测：对于肾上腺皮质功能不全患者，血皮质醇下降，24 小时尿 17-羟类固醇和 17-酮类固醇排出减少；血浆促肾上腺皮质激素升高；促肾上腺皮质激素兴奋试验呈低反应或无反应。

(2) 血浆、皮肤成纤维细胞 VLCFA 测定：VLCFA 增高是目前诊断的主要生化指标，见于几乎所有男性患者及 85% 女性携带者。VLCFA 的升高水平与病情的严重程度无关。检测培养的羊膜细胞和绒毛膜细胞中 VLCFA，可作为产前诊断。

(3) 影像学表现：颅脑 MRI 具有特征性改变，MRI 的表现可以领先或与 ALD 症状同时出现，并随着病情的发展而发展。表现为对称性位于双侧顶枕区白质长 T_1 长 T_2 信号，周边呈指状，胼胝体压部早期累及，呈"蝶翼状"（图 4-4-1)，是 ALD 所特有的。ALD 的一个显著特点是病变由后向前进展，逐一累及枕、顶、颞、额叶；可累及脑干皮质脊髓束，皮质下 U 形纤维免于受累；增强扫描病灶周边强化（图 4-4-1)，提

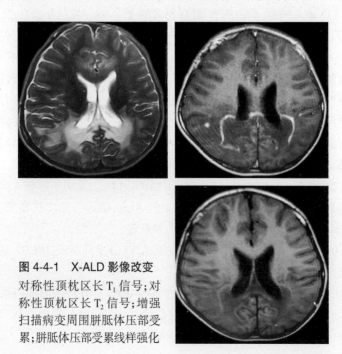

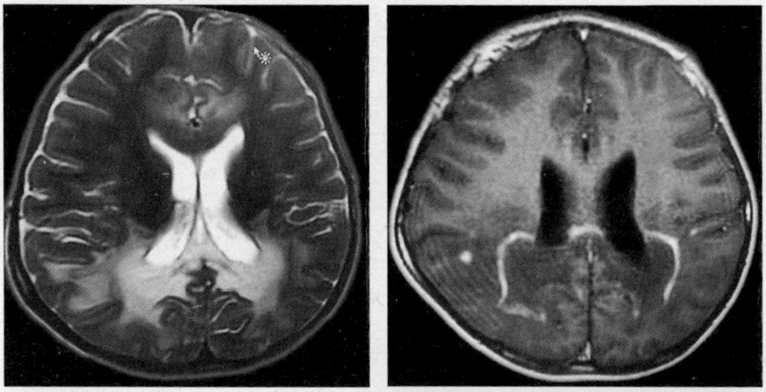

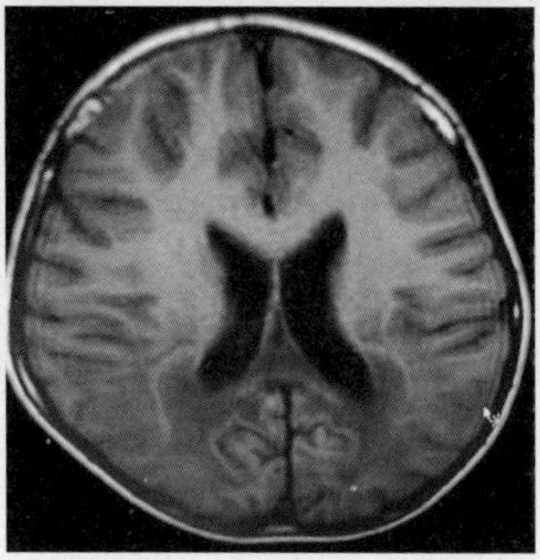

图 4-4-1 X-ALD 影像改变

对称性顶枕区长 T_1 信号；对称性顶枕区长 T_2 信号；增强扫描病变周围胼胝体压部受累；胼胝体压部受累线样强化

示处于活动期；晚期增强后无强化，多伴有脑萎缩。ALD 的不同阶段在头部 MRI 上表现不同，可借此作为治疗转归和判断预后的指标。

(4) 基因分析：X-ALD 患者均有 *ABCD1* 基因突变。目前已经报道的突变位点有 2 000 余种，错义突变是最常见的类型，其次是移码突变。X-ALD 患者在基因型、表型、临床特征之间缺乏明确相关性。基因诊断能为无症状者和女性杂合子携带者提供可靠的遗传咨询。

(5) 病理检查：脑组织、周围神经、肾上腺、直肠黏膜等处的病理检查发现细胞内含有板层状结构的胞质包涵体可确诊本病。

【鉴别诊断】

要与其他类型的脑白质病变及其他原因导致的肾上腺皮质功能不全相鉴别。

1. **异染性脑白质营养不良**（metachromatic leukodystrophy，MLD） 是一种常染色体隐性遗传性溶酶体贮积症。患儿有智力运动倒退、视力异常、共济失调、肌张力异常、癫痫发作等临床表现，与 X-ALD 表现类似，但 MLD 头颅 MRI 提示特征性脑白质病变：双侧侧脑室周围白质对称性损害，尤其半卵圆中心白质显著，T_2WI 可见“虎纹”或“豹斑征”，胼胝体受累。外周血白细胞芳香硫酸酯酶 A 或神经鞘脂激活蛋白 B 活性降低，基因分析 *ARSA* 基因突变有确诊价值。

2. **球形细胞脑白质营养不良** 是一种常染色体隐性遗传的神经鞘磷脂贮积症。患者有明显的运动智力倒退，MRI 显示脑白质弥漫性对称性 T_2 高信号，皮质脊髓束受损，半乳糖脑苷酯酶活性明显下降，*GALC* 基因突变可明确诊断。

3. **亚历山大病** 是一种常染色体显性遗传性白质脑部。患者表现为智力运动发育迟滞或倒退、癫痫发作等。颅脑 MRI 表现为以额叶为主的广泛性对称性的白质病变，脑室周围白质呈长 T_1、长 T_2 信号，T_2 脑室周围可见线样的低信号区，基底节、丘脑、脑干可受累。*GFAP* 基因突变有确诊价值。

4. **中枢神经系统脱髓鞘疾病** 是以中枢神经系统多灶性以及炎性脱髓鞘为主的一类自身免疫性疾病。其临床特征主要包括反复发作、多次缓解及复发。临床较为常见的中枢神经脱髓鞘疾病包括急性播散性脑脊髓炎、多发性硬化、视神经脊髓炎谱系疾病及 MOG 抗体相关疾病。AQP4-IgG 及 MOG-IgG 是重要的生物学标志物，对中枢神经系统脱髓鞘疾病进行诊断时，应结合病史、临床表现、神经学和影像学进行综合判断。

5. **其他原因导致的肾上腺皮质功能减退**　当患者表现为肾上腺皮质功能减退时，应考虑到多种病因导致的艾迪生病（Addison disease），包括结核或病毒感染、肿瘤、出血、药物和自身免疫性疾病等。

【治疗】

ALD 目前尚无特效治疗，多种方法正在探索之中。对诊断为 X-ALD 的患者应进行全面的临床评估，包括内分泌评估、神经学评估及脑部磁共振检查。ALD 的治疗目前主要有：

1. **饮食治疗**　限定饮食中 VLCFA 的摄入，同时进食 Lorenzo 油，以减少 VLCFA 的合成，使 C26∶C22 恢复正常。饮食治疗可改善部分患者的末梢神经传导速度，脂肪蓄积减少，但不能改变该病的进展过程，也不能提高患者的生活质量。无症状的 ALD 患者在服用 Lorenzo 油的同时限制脂肪摄入（脂肪摄入量以不超过总热量的 30%~34% 为宜），可以起到预防作用，对于有症状的患者则无明确疗效，因此饮食治疗用于无症状患者。

2. **药物治疗**

(1) 肾上腺皮质激素补充治疗：对伴有肾上腺皮质功能不全的患者，需给予皮质激素补充治疗，但不能改善神经系统症状，也不能阻止病变恶化。常用氢化可的松 10~15mg/(m^2·d)，分 2~3 次。如合并低血钠症，还需加用氟氢可的松。

(2) 其他药物治疗：4-苯丁酸、非诺贝特、他汀类药物、甲状腺素等药物可诱导 *ABCD1* 基因表达，但疗效不明。那他珠单抗阻断中枢神经系统单核细胞浸润可作为治疗脑性 ALD 的一种潜在策略，但法国的一项报道提示无任何益处。

3. **异基因造血干细胞移植**（allogenetic hematopoietic stem cell transplantation，allo-HSCT）　是治疗 ALD 的有效方法。Allo-HSCT

对儿童脑型的疗效是明确的，但是需要进行移植前评估，包括头颅 MRI 的神经放射方面脱髓鞘的评估和神经检查及言语行为的认知能力的评估。移植时机对于预后有决定性的作用，最佳时机是头颅 MRI 扫描的 Loes 评分 <10 分和无脑损伤临床表现。建议对于早期儿童脑型有临床表现者尽早移植，不推荐用于头颅 MRI 正常的无症状者、单纯性 AMN 型患者。

另外，移植后患儿还存在滞留期，指患儿即使达到供者 100% 完全嵌合，其疾病仍在进展，通常是 HSCT 6~24 个月，这是由于供体来源的细胞替代固定巨噬细胞或组织细胞和小神经胶质细胞比较慢的缘故。

4. **基因治疗**　由于异基因造血干细胞移植存在免疫排斥反应、移植物抗宿主病、移植相关死亡等副作用，且患者骨髓配型供体的获得也是难题之一，因此基因治疗被认为是 ALD 最有潜力的治疗手段。2021 年 7 月，Elivaldogene autotemcel 在欧盟获批上市，是目前第一个也是唯一一个获批用于治疗脑型 ALD 的一次性基因疗法。Elivaldogene autotemcel 是一种造血干细胞慢病毒体外基因疗法。疗法大致流程为：从患者体内取出自体造血干细胞，体外经搭载人 *ABCD1* 基因的慢病毒转导修饰后，回输给患者。用于治疗年龄在 18 岁以下，携带 *ABCD1* 基因突变、早期脑型肾上腺脑白质营养不良的患者。

5. **对症支持及康复治疗**　对出现癫痫、肢体活动障碍等症状的患者，可给予对症及康复治疗。

【遗传咨询】

X-ALD 属于 X 连锁隐性遗传，子代中男性患病率为 50%，对患者的兄弟姐妹应进行 VLCFA、影像及基因突变分析，可以检出无症状男性患者及女性携带者，争取治疗时机。母亲再次妊娠时，采取胎盘绒毛膜组织或羊水细胞进行极长链脂肪酸及 *ABCD1* 基因分析，可进行产前诊断，也可通过植入前基因诊断避免患儿出生。

在美国，ALD 的筛查已于 2016 年 2 月被列为推荐的通用筛查。目前至少有 17 个州和华盛顿特区均可进行，覆盖美国 59% 的新生儿。

在美国境外，荷兰已批准将 ALD 纳入新生儿筛查计划。目前我国尚未将本病列入常规的新生儿筛查病种。

➤ 附：X 连锁肾上腺脑白质营养不良的诊治流程图

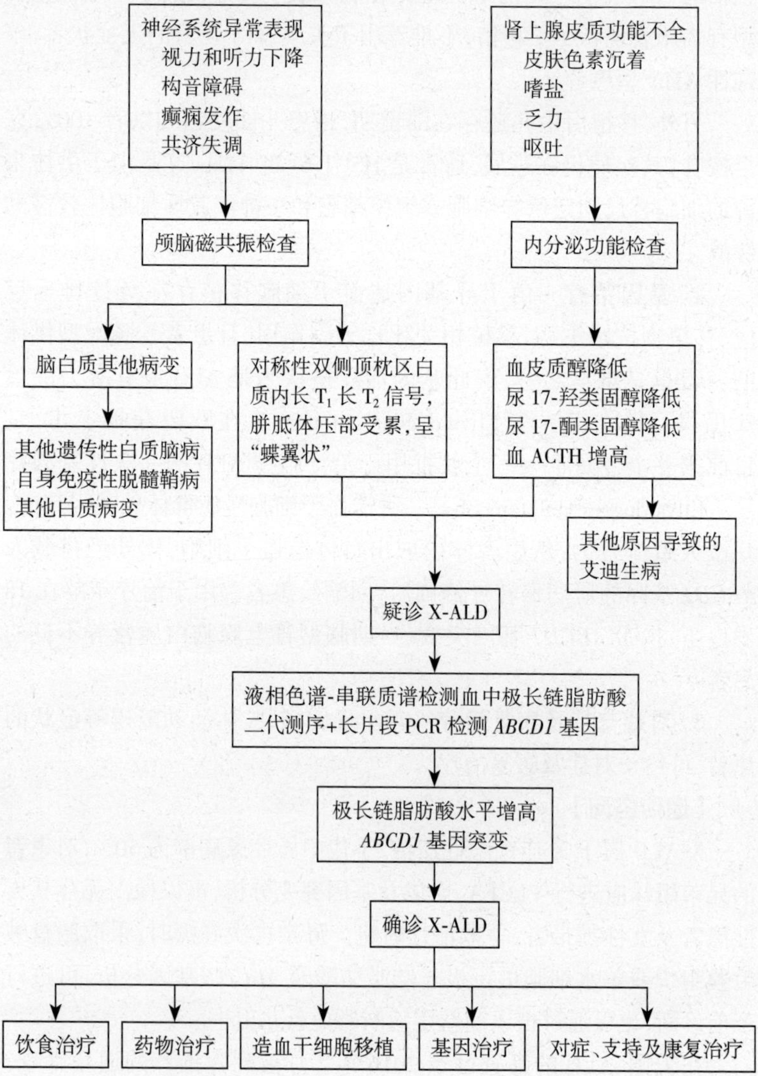

（胡瑞梅）

参考文献

[1] TURK BR, THEDA C, FATEMI A, et al. X-linked adrenoleukodystrophy: pathology, pathophysiology, diagnostic testing, newborn screening and therapies. Int J Dev Neurosci, 2020, 80(1): 52-72.

[2] KEMPER AR, BROSCO J, COMEAU AM, et al. Newborn screening for X-linked adrenoleukodystrophy: evidence summary and advisory committee recommendation. Genet Med, 2017, 19(1): 121-126.

[3] EICHLER F, DUNCAN C, MUSOLINO PL, et al. Hematopoietic stemcell gene therapy for cerebral adrenoleukodystrophy. N Engl J Med, 2017, 377(17): 1630-1638.

[4] MOSER A, JONES R, HUBBARD W, et al. Newborn screening for X-linked adrenoleukodystrophy. Int J Neonatal Screen, 2016, 2(4): 1-5.

[5] RAYMOND GV, AUBOURG P, PAKER A, et.al. Survival and functional outcomes in boys with cerebral adrenoleukodystrophy with and without hematopoietic stem cell transplantation. Bio Blood Marrow Transplant, 2019, 25(3): 538-548.

第五节　威斯科特-奥尔德里奇综合征

【概述】

威斯科特-奥尔德里奇综合征（Wiskott-Aldrich syndrome, WAS）（OMIM 301000），是由 *WAS* 基因突变导致的X连锁原发性免疫缺陷病，又称湿疹-血小板减少-免疫缺陷综合征。因最初描述为血小板减少症伴血小板体积减小、湿疹以及反复条件致病菌和化脓性感染的临床三联症而得名。临床表现为反复感染，出血倾向，某些自身免疫性疾病和淋巴瘤患病风险增加。国内尚无发病率统计，美国和加拿大有报道的 WAS 发病率在男性新生儿中约为 1/250 000。

WAS 基因位于 Xp11.22-p11.23，编码 WAS 蛋白（WASP）（图 4-5-1）。WASP 参与造血细胞中肌动蛋白细胞骨架的重组。随着 WASP 活

化，肌动蛋白细胞骨架的重组导致细胞极化（例如，极化肌动蛋白网促血小板凝血，促进吞噬细胞的吞噬作用，促进 T 或 B 细胞极化形成免疫突触）。WASP 缺陷会导致适应性和固有免疫功能失调、免疫监视异常、血小板稳态和功能异常以及中性粒细胞减少。“经典”WAS 和 X 连锁血小板减少症（X-linked thrombocytopenia，XLT）由功能缺失突变所致。X 连锁中性粒细胞减少症（X-linked neutropenia，XLN）由 *WAS*“活化”突变所致，会引起肌动蛋白极性增加，潜在的中性粒细胞减少，伴/不伴淋巴细胞减少，体外 T 细胞增殖低下，骨髓中骨髓增生异常的风险增加等。

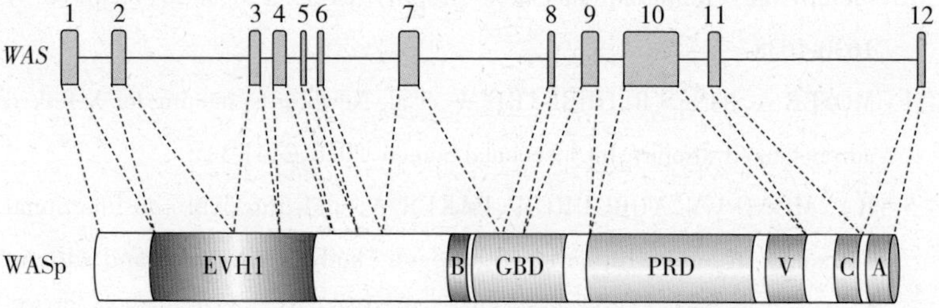

图 4-5-1　*WAS* 基因和 WAS 蛋白结构示意图

上部：*WAS* 基因包含 12 个外显子。底部：WAS 蛋白（WASp）及其功能结构域。虚线表示 WASp 由 *WAS* 基因每个外显子编码的部分。EVH1，Enables/Vasp 同源结构域 1；B，基本结构域；GBD，GTPase 结合域；PRD，富含脯氨酸结构域。

【诊断】

1. 临床表现

（1）出血：出生时存在血小板减少，这是诊断时最常见的表现。受影响的患者可能在出生后的最初几天出现瘀点和脐残端出血时间延长。其他表现可能包括紫癜、呕血、黑便、鼻出血、血尿以及口腔、胃肠道和颅内出血等危及生命的症状。部分婴儿可能会出现“严重难治性血小板减少症”，这可能是由于抗血小板自身抗体所致，这是一种与不良预后相关的并发症。

（2）免疫缺陷：免疫缺陷的严重程度在很大程度上取决于 *WAS* 基因突变的类型和由此产生的 WAS 蛋白表达。患者通常会出现多次反复感染，如中耳炎、鼻窦炎、肺炎、脑膜炎、败血症以及结肠炎。

(3) 湿疹：大约 1/2 的 WAS 患者在生后第一年会出现不同严重程度的湿疹，类似典型的特应性皮炎(图 4-5-2)。

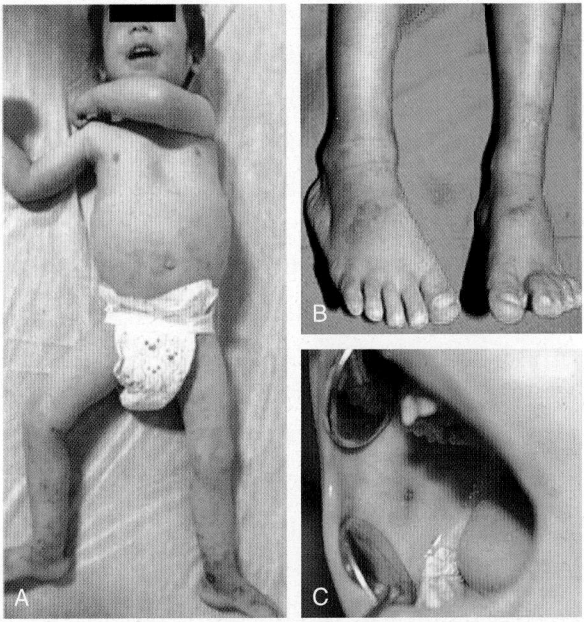

图 4-5-2　患儿湿疹及口腔颊黏膜表现

A. 弥漫性湿疹及瘀斑；B. 双下肢湿疹；C. 口腔颊黏膜瘀斑。

(4) 自身免疫表现：包括溶血性贫血、中性粒细胞减少症、小血管炎和大血管炎、炎症性肠病和肾脏疾病。在经典 WAS 和 XLT 患者中都观察到了广泛的自身抗体。

(5) 恶性肿瘤：可发生在儿童期，但最常见于经典 WAS 表型的青春期和年轻成年男性患者。B 细胞淋巴瘤[通常为 EB 病毒(Epstein-Barr virus，EBV)阳性]和白血病常见于经典 WAS 患者。

(6) 家族史：WAS 系 X 连锁隐性遗传，男性发病，女性携带，需注意询问家族中有无类似临床表型的男性。

2. **辅助检查**

(1) 血常规：血小板计数减少，血小板平均体积减小见于大部分患儿，有助于诊断。需注意中性粒细胞数量有无减少，嗜酸性粒细胞计数可增多。

(2) 自身抗体检测：抗血小板抗体为阴性，需注意自身抗体、Coombs 试验。

(3) 免疫功能评估：包括免疫球蛋白、淋巴细胞亚群、补体、中性粒细胞呼吸爆发功能，必要时完善淋巴细胞精细分型。

(4) WAS 蛋白检测：WASP 不表达支持诊断，需注意 WASP 表达也不能排除诊断（可表达突变的 WASP）。

(5) 针对感染部位和病原学检测：G 试验、GM 试验、T-spot、PPD 试验、EBV、CMV 抗体及 DNA、TORCH，有呼吸道感染时痰/肺泡灌洗液培养、涂片、呼吸道病毒、真菌。胸部 CT、浅表淋巴结及脏器 B 超（肝脾、双肾输尿管膀胱、后腹膜、腹腔淋巴结）、腹部增强 CT（疑有腹腔感染）、头颅 MR/CT。

(6) 如血小板重度减少，有活动性出血，需输注血制品时，完善定血型、交叉配血、肝炎筛查、梅毒 HIV 筛查。

(7) 骨髓穿刺。

(8) 基因检测：家系 WES 检测明确致病基因，完善配型为干细胞移植作准备。必要时进行体细胞突变及嵌合分析。

3. **诊断标准**　因 WAS 蛋白的表达差异可出现不同类型和严重程度不一的临床表现，目前已明确有 4 种临床表型，诊断评分标准见表 4-5-1。

(1) 典型 WAS：表现为典型的三联症，湿疹、血小板减少、反复感染。

(2) X 连锁血小板减少症（XLT）：仅表现为持续性血小板减少，预后较好。

(3) 间歇性 X 连锁血小板减少症（intermittent X-linked thrombocytopenia，IXLT）：间歇性血小板计数减少，血小板体积持续减小，出血症状极轻，无湿疹或感染征象。

表 4-5-1　WAS 诊断评分标准

	XLN	IXLT	XLT			典型 WAS	
评分	0	<1	1	2	3	4	5
血小板减少	–	(+)	+	+	+	+	+
血小板体积减小	–	+	+	+	+	+	+
湿疹	–	–	–	(+)	+	++	(+)/+/++
免疫缺陷	–	–	–/(+)	(+)	+	+	(+)/+
感染	–	–	–	(+)	+	+/++	(+)/+/++
自身免疫或肿瘤	–	–	–	–	–	–	+
先天性中性粒细胞减少	+	–	–	–	–	–	–

注：评分标准：–/(+)，无或轻度；–/+，间断血小板减少；(+)，轻度、短暂湿疹或轻度感染；+，血小板减少，持续可治疗的湿疹，需抗生素治疗和 IVIG 预防的反复感染；++，持续、难控制的湿疹，严重、危及生命的感染，WAS 或 XLT 合并自身免疫性疾病和/或恶性肿瘤时，评 5 分。临床表现评分数值越高，病情越重，预后越差。

(4) X 连锁中性粒细胞减少症(XLN)：主要表现为先天性中性粒细胞减少，NK 细胞、血小板数量及 IgA 水平持续减少或在正常低限，平均血小板体积正常，无 WAS 或 XLT 表现。

【鉴别诊断】

WAS 应与其他病因引起的湿疹、血小板减少、反复感染的疾病相鉴别。

1. 高 IgE 综合征　一种原发性免疫缺陷病，患儿血清 IgE 显著增高，反复皮肤脓肿、肺部感染及湿疹样皮炎。可呈常染色体显性遗传(如 *STAT3* 基因突变)、常染色体隐性遗传(如 *DOCK8* 基因突变)。可伴有嗜酸性粒细胞增多，血小板数量并不减少，血小板体积正常有助于鉴别，基因检测结果可协助诊断。

2. 重症联合免疫缺陷病　一类原发性免疫缺陷病，主要表现为细胞免疫和体液免疫缺陷。生后早期即可出现严重、反复、致命性感染。如患儿接受自胎盘转运的同种异体母体 T 淋巴细胞或来源于未经照射血制品中的 T 细胞，患儿可出现移植物抗宿主病表现，如皮疹、腹泻等。但一般血小板计数正常,血小板体积正常有助于鉴别,基因检测结果可协助诊断。

3. **免疫性血小板减少性紫癜** 表现为血小板减少,血小板寿命缩短,血小板自身抗体,骨髓中巨核细胞增多。但血小板体积正常或可能增大,不伴有湿疹、反复感染表现。

4. **特应性皮炎** 表现为慢性、间歇性、可急性发作的皮肤病变,伴瘙痒和皮损。大多数在婴儿期或幼儿期起病,通常有特应性家族史。可伴 IgE 水平升高,嗜酸性粒细胞增多,皮损可继发皮肤感染,但无血小板数量减少,不伴有其他脏器感染表现。

【治疗】

1. 临床治疗

(1) 应考虑食物过敏是导致湿疹加重的因素,给予饮食指导。

(2) 加强皮肤护理,保湿、避免感染。

(3) 抗感染治疗,针对感染的病原选择抗感染药物。

(4) 免疫支持:免疫球蛋白治疗对反复感染的患者有效,IVIG 400~600mg/(kg·月)支持治疗。

(5) 对症治疗:如有活动性出血,如颅内出血、胃肠道出血等,可输注照射血小板及红细胞悬液。如果进行造血干细胞移植应使用照射血制品以避免移植物抗宿主病,及巨细胞病毒阴性血制品。

(6) 造血干细胞移植治疗:为有效根治性手段,可用于治疗经典 WAS 表型患者。5 岁之内采用匹配同胞供者或匹配不相关供者移植的预后改善。

2. **随访** WAS 最常见的死亡原因为重症感染、活动性出血、颅内出血,随访内容见表 4-5-2。

表 4-5-2 WAS 患儿随访内容

问题	评估项目
生长发育	监测生长指标
喂养	测量生长指标 评估湿疹、大便情况

续表

问题	评估项目
皮肤黏膜	监测有无出血点、瘀点瘀斑，湿疹护理
消化道	监测大便次数、性状，有无便血、黑便
呼吸	监测呼吸道症状、体征，随访胸部 X 线片或胸部 CT
血液	监测血常规，注意出血倾向、有无活动性出血

【遗传咨询】

WAS 基因位于 X 染色体上，如果基因检测提示突变来源于母亲，生育患病男性的风险是 50%，生育携带者女性的风险是 50%。因此，携带者女性生育建议产前诊断或采用第三代试管婴儿技术。如果 WAS 患儿母亲未检测到突变，也不能排除生殖细胞嵌合的可能，仍建议行产前诊断。

➤ 附：威斯科特-奥尔德里奇综合征（WAS）的诊治流程图

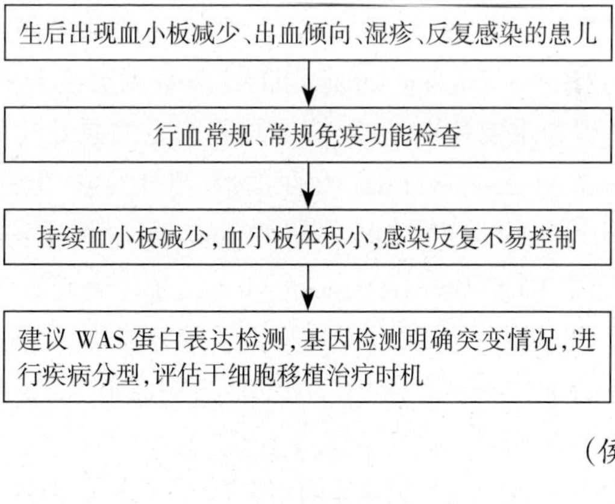

（侯　佳）

参考文献

[1] SANTOSH A，BANTHIYA K，DESHMUKH CT，et al. Dental management of a child with Wiskott Aldrich syndrome prior to bone marrow transplant：A case report[J]. Spec Care Dentist，2020，40(2)：206-210.

[2] BURROUGHS LM, PETROVIC A, BRAZAUSKAS R, et al. Excellent outcomes following hematopoietic cell transplantation for Wiskott-Aldrich syndrome: a PIDTC report[J]. Blood, 2020, 135(23): 2094-2105.
[3] RIVERS E, WORTH A, THRASHER AJ, et al. How I manage patients with Wiskott Aldrich syndrome[J]. Br J Haematol, 2019, 185(4): 647-655.
[4] CANDOTTI F. Clinical Manifestations and Pathophysiological Mechanisms of the Wiskott-Aldrich Syndrome[J]. J Clin Immunol, 2018, 38(1): 13-27.
[5] BURROUGHS LM, PETROVIC A, BRAZAUSKAS R, et al. Excellent outcomes following hematopoietic cell transplantation for Wiskott-Aldrich syndrome: a PIDTC report[J]. Blood, 2020, 135(23): 2094-2105.

第六节　X 连锁无丙种球蛋白血症

【概述】

X 连锁无丙种球蛋白血症(X-linked agammaglobulinemia, XLA)(OMIM: 300755),以位于 X 染色体(Xq21.3-Xq22)长臂上的 Bruton 酪氨酸激酶(Bruton tyrosine kinase, BTK)单基因突变导致的 B 淋巴细胞成熟障碍为主要特点,属于抗体缺陷为主的原发性免疫缺陷病(primary immunodeficiency, PID),女性携带,男性发病,但约 30%~50% 的 XLA 患儿可无家族史。1952 年由 Bruton 最早报道该病,1993 年 Vetrie 等证明了 BTK(Brutons tyrosine kinase)基因突变是导致 XLA 的病因。该病不同地区及人种的发病率报道差异较大,美国报道的发病率约活产儿的 1/37.9 万,西班牙为 1/200 万~1/100 万,我国暂无相关数据。

BTK 基因为 XLA 的致病基因,位于染色体 Xq21.3-Xq22,全长 37.5kb,所编码的蛋白属于酪氨酸激酶家族,编码 659 个氨基酸蛋白,发生在 BTK 基因任何位点的突变均可能导致其编码的蛋白功能缺陷,阻断前 B 细胞向成熟 B 细胞的分化发育,B 淋巴细胞不能增殖并分化成次级淋巴器官(如扁桃体、淋巴结、脾脏)中产生抗体的浆细胞,从而导致患者外周血成熟 B 淋巴细胞数量显著减少或缺乏,血清

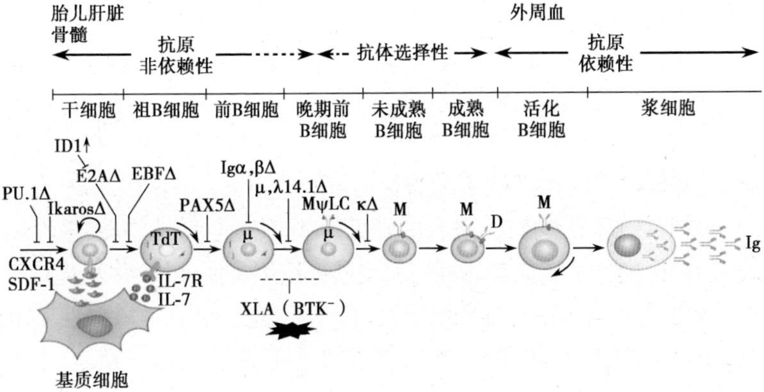

图 4-6-1　淋巴细胞分化发育图示

免疫球蛋白水平明显低下。目前已发现数百种不同的突变方式导致XLA,包括错义、移码、缺失、插入、过早终止密码子和点突变等。

【诊断】

XLA 患儿发病年龄相对较早,随着来自母体抗体的消失,大多数在生后 6 个月-2 岁左右发病,也有报道一些病例到成年甚至更晚发病。临床上常表现为反复细菌感染或重症细菌感染,各系统均可受累,以荚膜细菌感染最为常见(如肺炎链球菌、流感嗜血杆菌、金黄色葡萄球菌、脑膜炎球菌)。实验室检查血清免疫球蛋白 IgG、IgM、IgA 水平全面降低,外周血 $CD19^+$B 淋巴细胞计数显著降低,BTK 基因检测可确诊该病。

常见临床表现及体征

呼吸系统:最常见,约 94.25% 患儿会出现呼吸道感染,主要表现为临床症状重、治疗可缓解、好转后易反复或造成脏器功能损害的特点。常见病原菌包括流感嗜血杆菌、肺炎链球菌、金黄色葡萄球菌和假单胞菌属细菌等,同时对支原体的易感性也高。

消化系统:比较常见,约 35% 的患儿会出现消化系统症状。常表现为腹泻,多为迁延性腹泻、慢性腹泻,其次为腹痛、胃食管反流和胃肠炎。常见病原包括蓝氏贾第鞭毛虫、沙门菌、空肠弯曲菌、隐孢子虫和肠道病毒。尽管 XLA 患儿对病毒感染的反应过程正常,但仍然可以因肠道病毒感染引起肠炎。

中枢神经系统：脑膜脑炎多发生在重症感染的 XLA 患儿中，目前病原体较少被报道，如肠道病毒性脑炎、细菌性脑膜炎或自身免疫疾病性脑炎。患儿接种脊髓灰质炎疫苗后可引发疫苗相关性脊髓灰质炎，也有报道发生吉兰-巴雷综合征的可能。

其他：中耳炎是 XLA 患者的常见症状，其他包括结膜炎、慢性鼻窦炎、泌尿生殖系统炎症、关节炎、皮肤软组织炎症，以及并发营养不良、贫血、粒细胞减少、血小板减少、自身免疫性疾病（类风湿性关节炎、皮肌炎、炎症性肠病等）、生长激素缺乏症、甲状腺激素紊乱、直肠乙状结肠癌的发病率增加。

体格检查：常可见免疫器官发育不良的表现，如腺样体、扁桃体较小、浅表淋巴结不能触及，以及可见身材矮小、营养落后、骨龄滞后、青春期延迟等。

实验室检查

血清免疫球蛋白水平测定：包括血清 IgG、IgM 和 IgA 测定，其水平明显下降，血清 IgG 浓度一般 <200mg/dl（2g/L），少数病例也可达 200~300mg/dl（2~3g/L），IgM 和 IgA 的血清浓度通常微量，<200mg/dl（0.2g/L）。

外周血 $CD19^+$B 淋巴细胞数量测定：$CD19^+$B 淋巴细胞计数明显下降，一般 <2%。

疫苗体液应答检测：患儿在接种蛋白或多糖抗原疫苗（如接种肺炎球菌肺炎或白喉-破伤风疫苗等）3~4 周后抗体滴度几乎检测不到或仅有轻微增加。

外周血单核细胞 BTK 蛋白表达检测：表现 BTK 蛋白或 mRNA 表达水平低或缺失，如检测结果无异常，需进一步行基因检测排外常染色体隐性无球蛋白血症等。

基因检测：包括单基因检测、多基因检测和更全面的外显子组测序和基因组测序，目前有报道的 BTK 基因突变为常见错义突变和移码突变。

临床诊断要点　包括病史、临床表现、外周血免疫球蛋白水平和

$CD19^+B$ 淋巴数量，确诊依靠 BTK 基因检测。但仅发现 BTK 基因突变不构成诊断，需结合病史及其他检查结果。目前可依据 1999 年泛美免疫缺陷工作组和欧洲过敏与临床免疫学学会制定的标准（表 4-6-1）。

表 4-6-1　泛美免疫缺陷工作组和欧洲过敏与临床免疫学学会制定的 XLA 实验室诊断标准

诊断级别	实验室指标
明确诊断	男性患儿 $CD19^+$ B 淋巴细胞计数 <0.02，并符合以下至少 1 项： （1）BTK 基因突变； （2）检测中性粒细胞或单核细胞发现缺乏 BTK mRNA； （3）单核细胞或血小板缺乏 BTK 蛋白； （4）母系的表兄、舅舅或侄子 $CD19^+$ B 淋巴细胞计数 <2%
疑似诊断	男性患儿 $CD19^+$ B 淋巴细胞计数 <0.02，并符合以下全部标准： （1）出生 5 年内表现为反复细菌感染； （2）血清 IgG、IgM 和 IgA 水平低于相应年龄正常值 2 个标准差； （3）缺乏同族血凝素和/或对疫苗应答反应差； （4）排除其他可致使低丙种球蛋白血症的原因
可能诊断	男性患儿 $CD19^+$ B 淋巴细胞计数 <2%，排除其他可致使低丙种球蛋白血症的原因，并符合以下至少 1 项： （1）出生 5 年内表现为反复细菌感染； （2）血清 IgG、IgM 和 IgA 水平低于相应年龄正常值 2 个标准差； （3）缺乏同族血凝素

【鉴别诊断】

绝大多数患儿因为早期反复感染、严重低丙种球蛋白血症、B 淋巴细胞水平显著降低而怀疑 XLA，都能通过 BTK 基因测定明确诊断，但仍需与以下疾病相鉴别：

常染色体无球蛋白血症　约 10% 的无球蛋白血症是由常染色体基因突变造成，男女均可发病，其临床表型与 XLA 类似，但无

BTK 基因异常，其基因突变包括 mu 重链（UGHN）、γ5（IGLL1）、Igα（CD79A）、Igβ（CD79B）BLNK。这些基因编码的野生型蛋白与 BTK 合作，在 B 细胞成熟过程中促进骨髓中 B 细胞前体细胞向 B 细胞前体细胞的转变。流式细胞仪检测 BTK 蛋白的表达，及基因测序可协助诊断。

常见可变免疫缺陷病（common variable immunodeficiency，CVID）其临床表现类似 XLA，男女均可发病，但 CVID 发病年龄常较晚，平均发病年龄 25 岁，平均诊断年龄 29 岁，同时其外周血中 B 细胞数正常，可与之鉴别。

婴儿暂时性低球蛋白血症（transient hypoglobulinemia in infants，THI）婴儿期生理性低丙种球蛋白血症程度的加重和持续时间的延长，其特征为血清免疫球蛋白 IgG 为主的 Ig 水平降低。患儿常并发感染性疾病和过敏性疾病，临床表现并无特异性，一般于生后 18~30 个月自然恢复正常。

严重联合免疫缺陷病（severe combined immunodeficiency，SCID）是一组由于基因突变引起的 T 淋巴细胞和 B 淋巴细胞发育及功能障碍的先天性免疫缺陷性疾病，对所有病原体易感，主要表现为严重反复的致死性感染，预后差，基因检测可协助诊断。

X 连锁淋巴增殖性疾病（X-linked lymphoproliferative disease，X-LP）X 连锁隐性联合免疫缺陷性疾病，其特征为对 EB 病毒感染不能产生有效的免疫应答，XLP 男性患儿往往出现失控性的淋巴组织和细胞增生。相关致病基因为 SH2D1A。约 30% 的 XLP 患儿可出现继发于 EBV 感染后的丙种球蛋白异常，常表现为血清 IgG 水平降低，部分可出现 IgM 或 IgA 增高，基因型分析、EB 病毒感染后的 EBNA 抗体检测，接触噬菌体 ΦX174 后 Ig 同型转换情况等可协助诊断。

X 连锁高 IgM 综合征（X-linked hyper IgM syndrome，XHIM）其发病机制主要为免疫球蛋白类别转换（class switch recombination，CSR）障碍伴或不伴体细胞高频突变（somatic hyper mutation，SHM）缺陷。主要特点为反复感染，伴血清 IgG、IgA 水平降低，IgM 水平正常或升高。现已明确与 HIGM 发病相关的致病基因包括 CD40L、AID、CD40、UNG、NEMO 和 IκBα 基因。患儿 IgM 水平正常或升高可与 XLA 鉴别，基因检测结果可协助诊断。

【治疗】

XLA 目前尚无治愈方法，主要手段为替代治疗及预防和治疗感染，早期诊断和治疗是降低 XLA 患者发病率和死亡率的关键。只要早期诊断并给予合理的 IgG 替代治疗和相对积极的抗感染治疗，大部分都能生存到成年，生活质量良好。

常规给予静脉注射丙种球蛋白（intravenous immunoglobulin，IVIG）替代治疗，400~600mg/kg，每 3~4 周 1 次，早期规范使用 IVIG 是预防感染的关键，以患儿血清 IgG 保持在 6~8g/L 为宜，但仍需考虑个体化原则，依据感染严重程度调整剂量。治疗过程中，应每 3 个月监测 1 次 IgG 水平，以保证血清 IgG 最佳浓度。

不推荐常规抗生素预防感染，合并感染时需抗感染治疗控制感染灶。

避免接种含有活细菌或病毒的疫苗，例如脊髓灰质炎（口服脊髓灰质炎疫苗，口服脊髓灰质炎疫苗）、麻疹/腮腺炎/风疹（MMR）、水痘（Varivax）、卡介苗、黄热病和轮状病毒（Rota-Teq）。

积极关注患儿的并发症及社会、心理、教育问题，改善患儿预后及远期生活质量。

干细胞移植在我国也被证明是有效治疗方法之一，但目前尚缺乏大量临床研究。

【遗传咨询】

XLA 系 X 染色体隐性遗传病，女性携带，男性发病。如果母亲是 BTK 致病变异杂合子，则在每次妊娠中有 50% 的概率传播 BTK 致病变异，遗传了致病变异的男性将发病，遗传致病变异的女性将成为携带者，男性先证者的所有女儿将继承 BTK 致病变异并成为携带者。但文献报道大约 30%~50% 的 XLA 患儿无家族史。产前检查及遗传咨询仍非常必要，及时进行羊水 BTK 基因检测和植入前基因检测，可避免 XLA 患儿的出生。

➤ 附:X连锁无丙种球蛋白血症的诊治流程图

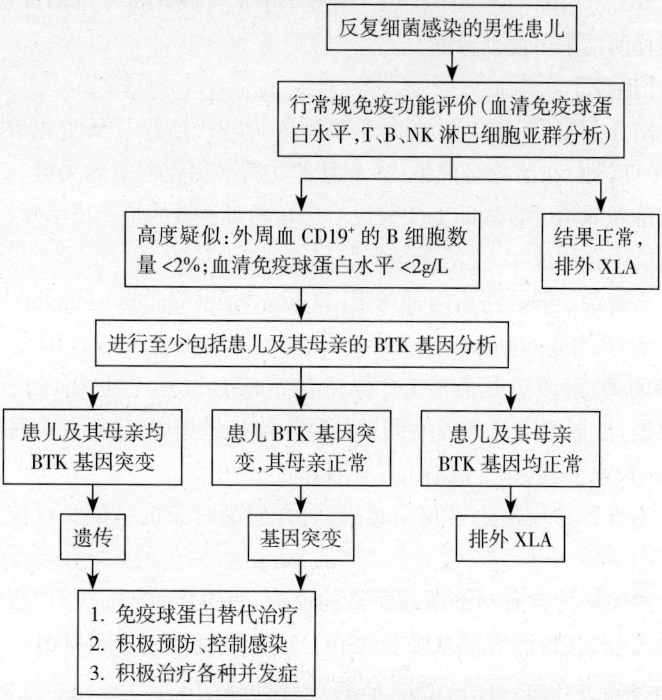

(刘晓梅 王艳春 焦 凤)

参考文献

[1] SMITH CIE, BERGLÖF A.X-Linked Agammaglobulinemia. 2001 Apr 5, GeneReviews®[Internet]. Updated: August 4, 2016.

[2] ALEXANDRA EL, FARAN A. X-linked Agammaglobulinemi.Indian J Pediatr, 2016, 83(4): 331-337.

[3] ZEINAB AES, IRINA A, JUAN CA, et al. X-linked agammaglobulinemia (XLA): Phenotype, diagnosis, and therapeutic challenges around the world. World Allergy Organ J, 2019, 12(3): 100018.

[4] 中华医学会儿科学分会免疫学组,《中华儿科杂志》编辑委员会.原发性免疫缺陷病抗感染治疗与预防专家共识[J].中华儿科杂志,2017,55(4): 248-255.

第五章 线粒体病

第一节 线粒体脑肌病伴高乳酸血症和卒中样发作

【概述】

线粒体脑肌病伴高乳酸血症和卒中样发作(mitochondrial myopathy, encephalopathy, lactic acidosis, and stroke-like episodes, MELAS)是一种由线粒体基因(mtDNA)或核基因(nDNA)突变导致的,以卒中样发作为特征性表现的线粒体能量代谢异常性疾病,造成多系统、多器官损害。绝大多数患者在2~40岁之间出现症状和体征,常伴有反复头痛伴呕吐、癫痫发作、偏身感觉障碍或偏瘫、高乳酸血症、智力倒退、痴呆、人格改变、精神行为异常、身材矮小,视听障碍、周围神经病变、多毛、肌肉无力和运动不耐受等临床表现,影像学可见反复出现不符合单一血管支配的可逆性皮质、皮质下病灶,部位多变,多位于后头部。肌肉活检可见破碎红纤维。线粒体基因 *MT-TL1* 中 m.3243A>G 变异是最常见的致病性 mtDNA 点突变,国外报道该位点变异所致 MELAS 的患病率为(0.2~3.5)/100 000,日本报道18岁以下患病率0.5/100 000,我国尚无流行病学资料。

MELAS 的主要病因包括:

1. 编码线粒体 $tRNA^{Leu}$(UUR)的 *MT-TL1* 基因中的 m.3243A>G 致病性变异约占80%左右,此外,*MT-TL1* 中的致病变异 m.3271T>C 和 m.3252A>G,以及 *MT-ND5* 基因中的 m.13513G>A 等许多变异也可致病。这些突变削弱了 tRNA 反密码子第一个碱基处的牛磺酸修饰,导致蛋白质合成受损。

2. **MELAS 发病机制** 尚不完全清楚，有多种相互作用机制解释，包括线粒体能量产生受损、线粒体血管病、神经元过度兴奋、神经元-星形胶质细胞解偶联和一氧化氮（NO）缺乏。MELAS 相关变异通常会导致线粒体翻译受损、线粒体蛋白质合成减少、电子传递链（ETC）复合物的合成减少，进而导致线粒体能量产生受损。功能失调的线粒体无法产生足够的能量来满足各种器官尤其是那些具有高能量需求的器官，包括神经系统、骨骼肌和心肌、肾脏、肝脏和内分泌系统等，从而导致多器官功能障碍。能量缺乏也会刺激线粒体增殖，由于平滑肌和小血管内皮细胞中的线粒体增殖引起的血管病导致微血管系统的血液灌注受损，从而导致许多临床表现，尤其是卒中样发作的发生。此外，MELAS 中，作为 NO 前体的精氨酸和瓜氨酸明显减少会导致 NO 缺乏，而 NO 缺乏会导致各种器官微血管系统的血液灌注受损，从而导致一系列临床症状的发生。

【诊断】

1. **临床表现** 复杂多样，具有高能量需求的器官，包括神经系统、骨骼肌和心肌、肾脏、肝脏和内分泌系统均可受累，以中枢神经系统和骨骼肌受累为主。

（1）神经系统表现：

1）卒中样发作：此表现是 MELAS 突出临床表现，以反复发作性头痛（伴或不伴呕吐）、癫痫发作、偏身感觉障碍或偏瘫常见，还可以出现部分可逆性失语、偏盲或皮质盲、肢体无力、精神状态改变，最终导致进行性神经功能缺陷。

2）进行性智力倒退和/或痴呆症：会影响智力、语言、感知、注意力和记忆功能。

3）癫痫：可作为卒中样发作的表现或独立发生，甚至可能诱发卒中样发作。可表现为局灶性和全面性发作；癫痫出现时神经影像学检查可正常或异常，包括卒中样病变、白质病变、皮质萎缩和胼胝体发育不全或发育不全等。

4）偏头痛：反复发作的严重搏动性头痛伴有频繁呕吐的偏头痛是 MELAS 患者的典型症状，可诱发卒中样发作。在类似卒中的发作期间，这些头痛发作通常更严重。

5）感音性耳聋：这类听力障碍通常是轻微的、隐匿性进展的，并且通常是早期临床表现。

6）周围神经病变：表现为慢性进行性、感觉运动和远端多发性神经病变。神经传导研究显示单纯轴索损伤或脱髓鞘病变与轴索损伤同时出现。

7）精神运动发育情况：早期的精神运动发育可正常，也有发育迟缓，疾病可进展，出现精神运动发育迟滞或倒退。

8）精神疾病：可出现抑郁症、双相情感障碍、焦虑症、精神病和人格改变等。

（2）肌肉病：临床上表现为肌无力和运动不耐受，易疲劳。

（3）心肌病：表现为扩张型和肥厚型心肌病，还可表现为心肌传导功能异常，包括 Wolff-Parkinson-White 综合征。

（4）胃肠道表现：反复或周期性呕吐常见。还可出现腹泻、便秘、胃动力障碍、假性肠梗阻、复发性胰腺炎、儿童常见生长迟缓和消瘦等。

（5）内分泌系统异常：糖尿病、甲状腺功能减退症、低促性腺激素性性腺功能减退症和甲状旁腺功能减退症、身材矮小（儿童常见）等。

（6）肾脏病：可出现范科尼近端肾小管病、蛋白尿和局灶节段性肾小球硬化等。

（7）皮肤表现：可出现白斑、弥漫性红斑伴网状色素沉着和多毛症（儿童常见）等。

（8）其他：可出现肺动脉高压、慢性贫血等。

2. 辅助检查

（1）头颅影像学：在卒中样发作期间，受累区域头颅磁共振（MRI）显示不对称的 T_2 高信号区域，T_1 呈低或等信号，但不符合经典脑血管供血的区域（因此称为“卒中样”）。通常累及颞叶、顶叶和枕叶的皮质区域或皮质下白质，以大脑后部更多见，见图 5-1-1。DWI 显示表观弥散系数（apparent diffusion coefficient，ADC）增加，高信号，与缺血性卒中的 ADC 降低相反，见图 5-1-1B。FLAIR 呈高信号，见图 5-1-1C。

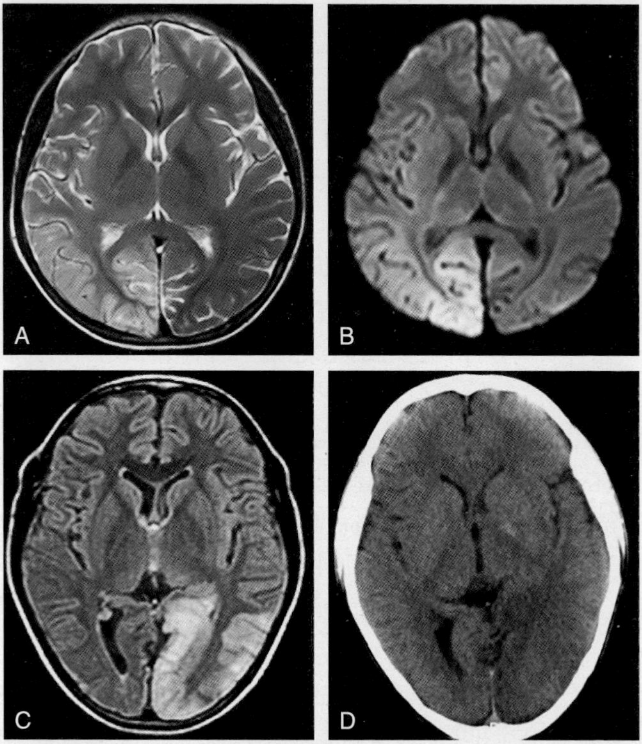

图 5-1-1　A 和 B 为 11 岁女孩，C 和 D 为 12 岁男孩

本图片由重庆医科大学附属儿童医院神经内科蒋莉教授提供。

在反复的卒中样发作病程中，病变部位常常是变化的，在出现症状后的几周内可缓慢扩大，恢复期病变可以完全消失，严重者可以出现萎缩。头部 CT 可见基底节钙化，见图 5-1-1D。磁共振波谱（magnetic resonance spectroscopy，MRS）提示 N-乙酰天冬氨酸峰降低和乳酸峰增高。磁共振血管造影（magnetic resonance angiography，MRA）及数字减影血管造影（digital subtraction angiography，DSA）未见血管异常。

（2）生化检测：血液和脑脊液中的乳酸增高（静息空腹状态下≥2mmol/L 或 180mg/L），少数可正常。乳酸血症不是 MELAS 综合征的特异性症状，它还可以发生在其他线粒体疾病、代谢疾病和全身性疾病中。脑脊液(cerebrospinal fluid,CSF)蛋白轻度升高,但很少超过1 000mg/L。患者血清肌酸激酶正常或增高,肌酸激酶/乳酸脱氢酶比例倒置。肌肉组织的线粒体呼吸链复合物Ⅰ和/或复合物Ⅳ活性下降。

(3) 神经电生理:针极肌电图在少数患者出现肌源性损害或神经源性损害;神经传导速度显示少数患者有感觉或感觉运动神经轴索性损害性病变。电测听和脑干听觉诱发电位显示多数患者存在听力受损,以高频损害为主。脑电图多为背景非特异性慢波或棘波、棘慢波等。

(4) 基因检测:*MT-TL1*、*MT-ND5* 变异较多见。可以先筛热点突变,如mtDNA3243A>G、13513G>A、3271T>C 及3252A>G 等变异位点,或者进行 mtDNA 全长测序,同时可行全外显子检测明确是否存在核基因突变。通常可以在患有典型 MELAS 的个体的白细胞的 mtDNA 中检测到致病变异;少数患者行基因检测仍阴性,这是由于 mtDNA 疾病中"异质性"的出现会导致突变 mtDNA 的组织分布发生变化。因此,在来自白细胞的 mtDNA 中可能无法检测到致病性变异,而只能在其他组织中如口腔黏膜、培养的皮肤成纤维细胞、毛囊、尿沉渣或骨骼肌中检测到。

(5) 肌肉活检:基因检测未发现致病变异者或为明确是否存在肌肉病时需要做该检查。骨骼肌活检冷冻切片的典型病理改变是改良 Gomori 三色染色(modified Gomori trichrome stain,MGT)可见破碎红纤维(ragged red fibers,RRF),电镜下可见肌纤维内或小血管内皮细胞/平滑肌细胞内异常线粒体增多或聚集,线粒体内可见类结晶包涵体,结晶样包涵体呈"停车场"样排列是 MELAS 综合征的典型改变。研究报道 80%~100% 的 MELAS 综合征患者肌肉活检病理可以看到 RRF。个别患者亦可能并无明显肌肉病理改变。由于异常线粒体的堆积需要时间,所以儿童 RRF 的阳性率低。

3. 诊断标准目前有 3 种诊断标准,应用较多的为如下 2 种:

(1) 日本 MELAS 标准:具有至少两个 A 类和两个 B 类标准。

1) A 类标准:①头痛伴有呕吐;②癫痫发作;③偏瘫;④皮质盲;⑤神经影像学上的急性局灶性病变(见头颅影像学)。

2）B 类标准：①高血浆或脑脊液（CSF）乳酸；②肌肉活检的线粒体异常；③MELAS 相关的致病性变异。

(2) 我国 MELAS 诊断标准：

1）A 核心证据：①有卒中样发作（包括头痛伴或不伴呕吐、癫痫发作、偏盲或皮质盲、失语、偏身感觉障碍或偏瘫）；②颅脑影像学显示局限于皮质和/或皮质下、不符合单一血管支配的病灶，随访复查病灶可完全或部分可逆。

2）B 支持证据：①以下临床表现至少满足 1 条：认知/精神障碍、癫痫发作、感觉神经性耳聋、糖尿病、身材矮小、毛发异常、运动不耐受、胃肠功能障碍、心肌病/心脏传导异常、肾病等；②血/脑脊液乳酸显著增高或磁共振波谱成像显示病灶/脑脊液乳酸峰；③≥2 次卒中样发作；④家系成员临床表现为 1 种或多种 B（支持证据）下第 1 项，且符合母系遗传。

3）C 确诊证据：①骨骼肌活体组织检查病理发现线粒体异常的证据：即 MGT 染色发现 RFF>2%，和/或 SDH 染色发现琥珀酸脱氢酶活性异常肌纤维和/或琥珀酸脱氢酶深染的小血管，或电镜发现异常线粒体；②基因检测检出明确的 MELAS 相关的 mtDNA 或 nDNA 致病突变。

诊断标准有以下 4 个层次：

① 确诊 MELAS：A（至少 1 项）+C（至少 1 项）。

② 很可能 MELAS：A（至少 1 项）+B（至少 2 项）。

③ 可能 MELAS：A（至少 1 项）+B（至少 1 项）。

④ 疑诊 MELAS：A（2 项均符合）。

此外，除了适当的特定检查外，母亲患有疑似线粒体功能障碍的问题（身材矮小、偏头痛、听力损失、糖尿病等）可以提示诊断。

【鉴别诊断】

1. 容易导致年轻人卒中的其他原因　病毒性脑炎、自身免疫性脑炎、有机酸氨基酸及脂类代谢异常疾病、遗传性脑白质病、可逆性后部脑病综合征、心源性脑栓塞、颈动脉或脊椎疾病、镰状细胞病（间歇性血管闭塞事件和慢性溶血性贫血）、脑小血管炎、大脑皮质静脉血栓形成、烟雾病、复杂性偏头痛（如家族性偏瘫性偏头痛）及其他类型的线粒体病等。

2. **MELAS 样表型**　由于核基因 *MRM2*、*FASTKD2*、*POLG* 等缺陷导致。

【治疗】

目前仍没有特效的治疗药物和措施，对症治疗能够一定程度上改善临床症状，延缓病情进展，但治疗效果因临床表现、呼吸链酶缺陷种类及基因突变类型而异。基因治疗也在不断发展中，是未来治疗线粒体病的方向。

1. **综合管理**　避免饥饿、精神刺激、过度劳累、熬夜、感染导致能量消耗增加。在消化功能异常、腹泻或感冒不能正常进食时需及时静脉补充能量。在非饥饿状态进行轻至中量的有氧锻炼可以增加肌肉力量。发生糖尿病的患者需要及时加用降糖药物（如磺脲类，但要避免用二甲双胍）和胰岛素，耳聋的患者及时植入人工耳蜗或佩戴助听器可以改善听力。其他如上睑下垂、心肌病、心脏传导缺陷、肾病和偏头痛（避免使用曲普坦类药物）给予对症治疗。

2. **基础药物治疗**　鸡尾酒疗法，口服多种改善线粒体能量代谢的药物，包括核黄素、肌酸（儿童每天 100mg/kg，成人 2~5g/d）、左旋肉碱（儿童每天 100mg/kg，成人 3g/d）、辅酶 Q10（儿童每天 5~10mg/kg，成人 200~400mg/d）、艾地苯醌（10mg/kg）、维生素 E、硫辛酸、维生素 C、谷胱甘肽、天冬氨酸、维生素 B_1、亚叶酸、牛磺酸、L-精氨酸等。

3. **主要症状的处理**

(1) 卒中样发作：NO 具有扩张血管的作用，在卒中样发作期间存在 NO 缺乏，这会损害动脉扩张，导致脑缺血。而 L-精氨酸是 NO 的前体，所以应用 L-精氨酸会导致血管舒张，治疗卒中样发作。在急性卒中样发作期间，建议在症状出现后 3 小时内静脉注射 L-精氨酸的儿童 500mg/kg 或成人 $10g/m^2$，静脉注射精氨酸在 24 小时内连续输注，可维持滴注 3~7 天后改为口服。一旦 MELAS 患者首次出现卒中样发作，应预防性给予精氨酸以降低复发性卒中样发作的风险，推荐每天剂量为 150~300mg/kg，分 3 次口服，并将血浆精氨酸浓度维持在

168mmol/L 以上。此外，高剂量牛磺酸 9~12g/d，可补充修饰线粒体 $tRNA^{Leu}$（UUR）牛磺酸的缺乏并抑制卒中样发作的复发。

(2) 癫痫发作：首选左乙拉西坦、拉莫三嗪和苯二氮䓬类药物，避免用丙戊酸钠，早发癫痫者常为难治性，生酮饮食可能有效。对有明显呼吸肌受累的患者尽量避免使用苯二氮䓬类药物。

4. 预防由于发热性疾病可能引发急性加重，因此 MELAS 患者应接种标准的儿童疫苗、流感疫苗和肺炎球菌疫苗。此外，MELAS 患者应避免使用氨基糖苷类抗生素、利奈唑胺、香烟和酒精、丙戊酸、二甲双胍、二氯乙酸盐、异环磷酰胺、卡铂、拉米夫定、替比夫定和齐多夫定、干扰素、卡维地洛、布比卡因、阿替卡因、吩噻嗪、阿司匹林、七氟醚、抑制内源性辅酶 Q 合成的他汀类药物、四环素、胺碘酮、苯巴比妥、氯霉素、阿霉素、利奈唑胺等。

5. 随访应定期随访受影响的个体及其有风险的亲属，以监测疾病进展和新症状的出现，多学科联合管理，建议每年进行眼科、听力学、心电图、超声心动图、尿液分析和空腹血糖水平监测等。

【遗传咨询】

MELAS 的女性患者应在怀孕前接受遗传咨询。当 MELAS 的基因变异位于核 DNA 时，遵从孟德尔遗传规律，其遗传咨询同其他单基因病相同。

当 MELAS 的基因变异位于 mtDNA 时，遵从母系遗传规律。男性患者的后代正常。具有 mtDNA 致病性变异的女性的所有后代都将遗传该变异。先证者的母亲通常具有 mtDNA 致病性变异，有或无症状。一些致病性变异可能无法从母亲血液白细胞的 mtDNA 中检测到，而是在其他组织中检测到，例如口腔黏膜、培养的皮肤成纤维细胞、毛囊、尿沉渣或骨骼肌等，也有可能是新发变异。

如果在母亲体内检测到 mtDNA 致病性变异，则可以进行产前诊断和植入前基因检测。由于取样的胚胎和胎儿组织（即羊水细胞和绒毛膜绒毛）中的突变负荷可能并不对应所有胎儿组织的突变负荷，并且产前取样的组织中的突变负荷可能会在子宫内或出生后发生变化，随机有丝分裂分离，从产前研究中预测表型是不确定的。目前可以通过植入前诊断挑选未见突变或突变比例很低的胚胎植入；对于母亲携带率较高或纯质性突变者，可以通过供卵的方式进行生育或线粒体移植（mitochondrial donation）的体外生殖方式防止突变的线粒体遗传到下一代。线粒体移植是将携带 mtDNA 突变的卵细胞或受精卵的细胞核，移植到去除细胞核的捐赠卵细胞内，从而保留了来自双亲的细胞核遗传物质，而突变的线粒体基因被去除。但是这种方法还存在一定的伦理学限制，需要不断完善。

➤ 附：线粒体脑肌病伴高乳酸血症和卒中样发作的诊断流程图

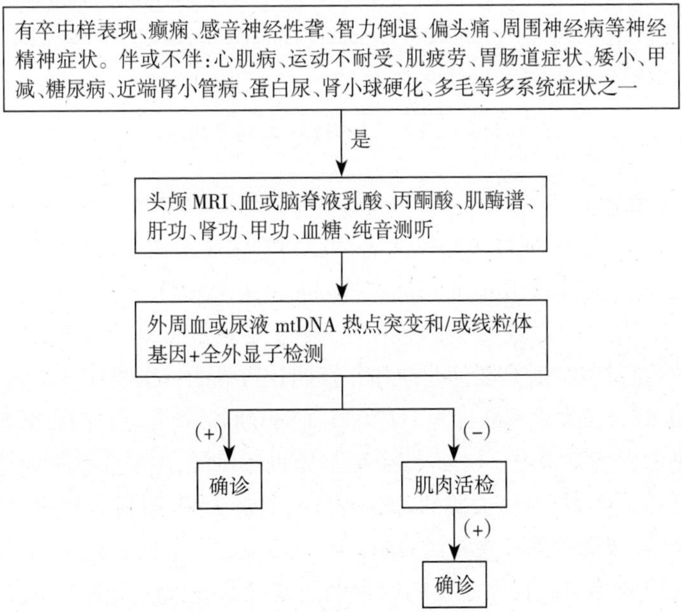

（李晓华）

参考文献

[1] YATSUGA S, POVALKO N, NISHIOKA J, et al. MELAS: a nationwide prospective cohort study of 96 patients in Japan [J]. Biochim Biophys Acta, 2012, 1820(5): 619-624.

[2] HIRANO M, RICCI E, KOENIGSBERGER MR, et al. Melas: an original case and clinical criteria for diagnosis [J]. Neuromuscul Disord, 1992; 2(2): 125-35.
[3] 北京医学会罕见病分会, 北京医学会神经内科分会神经肌肉病学组, 中国线粒体病协作组. 中国线粒体脑肌病伴高乳酸血症和卒中样发作的诊治专家共识[J]. 中华神经科杂志, 2020, 53(3): 171-178.
[4] TETSUKA S, OGAWA T, HASHIMOTO R, et al. Clinical features, pathogenesis, and management of stroke-like episodes due to MELAS [J]. Metab Brain Dis, 2021, 36(8): 2181-2193.
[5] CRAVEN L, ALSTON CL, TAYLOR RW, et al. Recent advances in mitochondrial disease [J]. Annu Rev Genomics Hum Genet, 2017, 18: 257-275.

第二节　Leigh 综合征

【概述】

Leigh 综合征(Leigh syndrome, LS)又称亚急性坏死性脑脊髓病(subacute necrotizing encephalomyelopathy, SNEM),是一种由线粒体 DNA(mtDNA)或核 DNA(nDNA)突变导致的破坏性很大的神经系统退行性疾病,是婴幼儿期和儿童期较常见的一组线粒体综合征。Leigh 综合征发生率估计为 1/77 000~1/34 000 活产儿。目前我国尚无明确的发病率报道。Leigh 综合征临床表现多样,主要为精神运动发育迟滞或倒退、肌张力障碍、癫痫发作、共济失调、眼科异常(包括眼肌麻痹、眼球震颤和视神经萎缩)等。Leigh 综合征预后欠佳,常由感染或应激等引起代谢激变的因素诱发或症状进行性加重,大约 50% 在 3 岁前夭折,常见的死因为呼吸衰竭或心力衰竭。

Leigh 综合征呈线粒体遗传(又称母系遗传,由线粒体 DNA 突变引起,约 20%)、常染色体隐性遗传、常染色体显性遗传、X 连锁遗传(后三种为核 DNA 突变引起,遵循孟德尔遗传规律,约 80%,其中常染色体隐性遗传最为常见),此外,尚有少数为线粒体 DNA 拷贝丢失所致。Leigh 综合征病因复杂,主要是由于异常突变的核基因或线粒体基因造成线粒体呼吸链 5 种酶复合物(Ⅰ、Ⅱ、Ⅲ、Ⅳ和Ⅴ)缺陷、丙酮酸羧化酶或丙酮酸脱氢酶复合物缺陷、辅助因子（硫辛酸、辅酶 Q10）合成障碍等所致，由此导致两侧大脑基底节区、脑干、小脑和/或脊髓等部位对称性局灶性坏死，并引起相应的临床表现。

【诊断】

1. **临床表现** 根据能量代谢障碍程度与受累器官的不同，Leigh 综合征可导致不同的临床表型。儿童 Leigh 综合征按起病年龄可分为新生儿型、经典婴儿型及少年型。

（1）新生儿型：最初多表现为吸吮、吞咽障碍及呼吸困难，随后逐渐出现脑干功能失调（异常眼球运动、面肌无力等）及严重运动发育落后，常早期死亡。

（2）经典婴儿型：此型最常见，多在 2 岁以前起病，发病前的精神运动发育多正常，起病后常进展迅速，临床表现为进行性加重的精神运动发育迟滞或倒退（如已经习得的技能丧失），喂养及吞咽困难，反复呕吐，体重增长慢，表情淡漠、反应迟钝，肌阵挛或惊厥发作，肢体乏力，共济失调，眼科异常（包括眼肌麻痹、眼睑下垂、眼球震颤和视神经萎缩），呼吸节律改变或其他脑神经征的脑干症状等，此脑干症状为 Leigh 综合征的特征之一，严重者呼吸困难、呼吸衰竭等。起病后往往呈发作性进展，进行性恶化，最终结局多为死亡（多数于 3 岁前死亡），最常见的死因为呼吸衰竭或心力衰竭。

（3）少年型：常在儿童期隐匿起病，生命早期一般生长发育正常，可因发热、疲劳、饥饿、手术等应激诱发发病，逐渐出现痉挛性截瘫、共济失调、运动不耐受、眼震、斜视、视觉受损以及锥体外系症状如帕金森样表现，身高和体重常低于正常。少年型症状可进展缓慢，稳定多年，亦可急剧恶化进展为呼吸困难或多脏器衰竭。该型常常经过一段较长时间的静止期后，在 10 余岁时突然出现急性或亚急性恶化，迅速进展至昏迷及严重呼吸抑制，最终死亡。此外，Leigh 综合征还可以有神经系统以外的病变，包括心脏、肝脏、胃肠道和肾小管功能障碍等。

2. **辅助检查**

（1）一般生化检查：多数 Leigh 综合征病例血、尿和脑脊液中乳酸、丙酮酸明显增高，以脑脊液乳酸、丙酮酸的增高更为显著。血气分析可见代谢性酸中毒，阴离子间隙增大。部分患儿还伴随血氨增高、血丙氨酸增高、低血糖、心肌酶谱异常、肉碱缺乏等。

（2）神经影像学检查：Leigh 综合征的神经影像学表现具有一定的特征性，是该疾病诊断的重要依据。在头颅 CT 和 MRI 特征性所见为对称性或大致对称性的双侧基底节区（包括尾状核、壳核、苍白球等）、丘脑、脑干等灰质核团损伤为主的异常信号，部分病例可累及小脑、大脑白质区或脊髓等（图 5-2-1），也可出现局部或广泛脑萎缩病变。头颅 MRI 常常表现为 T_1 加权像（T_1WI）呈低信号、T_2 加权像（T_2WI）呈高信号、Flair 像（T_2FLAIR）呈高信号，增强扫描病灶未见强化。T_2FLAIR 像病变信号多不均匀，高信号内可见斑片状及点状低信号，结合 Leigh 综合征主要病理改变为细胞局灶性变性坏死、脱髓鞘、胶质细胞和血管增生性改变；病灶内高信号代表脑水肿、脱髓鞘、胶质增生改变，而其内部 T_2FLAIR 斑片状低信号，则提示病灶内的不完全坏死。与常规 T_1WI 和 T_2WI 相比，T_2FLAR 像能够更好地反映病变边界及病灶内部病理改变。Leigh 综合征是一组因线粒体功能异常，继而引起细胞能量代谢过程障碍，因为灰质核团神经细胞的代谢活动较白质神经纤维要强，所以灰质更易于受累，尤其是深部灰质，也就有了一定的神经影像学特征性表现。

头颅 MRI 弥散加权像（diffusion weighted imaging，DWI）病变多数可见弥散受限，且 DWI 上病变信号可不均匀，高信号弥散受限病变内见点片状低信号无弥散受限区。DWI 信号特点亦是由病变的不同病理时期决定的，急性期时线粒体功能急剧受损，细胞 ATP 生成明显减少，水分子弥散受限明显；若细胞未发生不可逆性损伤，DWI 可随时间逐渐恢复至正常；当病变发生明显的细胞坏死及胶质增生，水分子弥散将增加，DWI 可表现为低信号；DWI 的信号变化可提示病变的演变过程及细胞受损程度。当 Leigh 综合征的病变处于急性期的线粒体功能障碍时，头颅 MRI 波谱（MRS）可出现乳酸（Lac）峰增高，但近 50% 的 Leigh 综合征患者未见明显乳酸峰，且该乳酸峰不具有特异性（缺血、感染、炎症及肿瘤也可引起乳酸增高）。因此，当头颅 MRI 出现

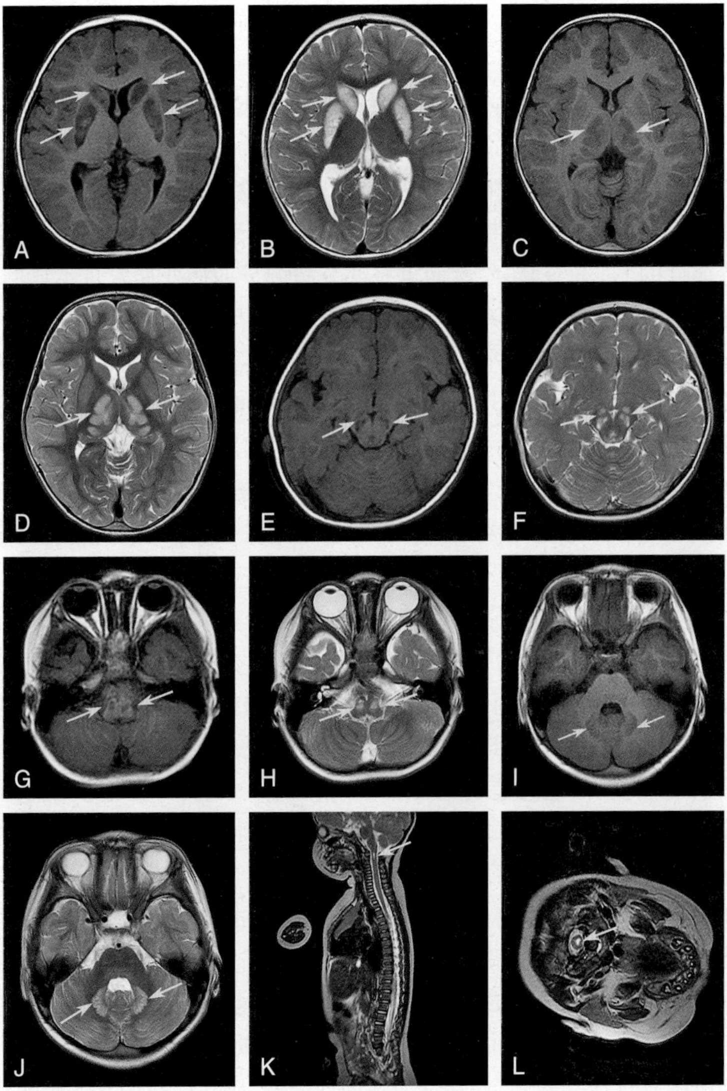

图 5-2-1　Leigh 综合征头颅 MR 影像图（黄色箭头对应病灶）

图 A（T_1WI）、B（T_2WI）为双侧豆状核、尾状核头部对称性病灶。图 C（T_1WI）、D（T_2WI）为双侧丘脑对称性病灶。图 E（T_1WI）、图 F（T_2WI）、图 G（T_1WI）、图 H（T_2WI）为双侧脑干对称性病灶。图 I（T_1WI）、图 J（T_2WI）为双侧小脑齿状核对称性病灶。图 K（T_2WI）、L（T_2WI）为脊髓病灶。

典型病变部位时，头颅MRI波谱显示乳酸峰增高对Leigh综合征具有重要的诊断价值。

（3）基因检测：Leigh综合征临床症状及实验室检查缺乏特异性，早期诊断多为死亡后的病理尸检，逐渐发展为依靠组织活检，如检验肌肉组织中相关酶活性，但病理活检为有创检查，且不同组织中酶随机失活也为临床诊断带来了挑战。神经影像学检查有助于早期识别特征性的Leigh综合征，然而也有部分病例早期病变局限且不典型，延误了诊断及治疗。随着基因诊断技术的发展，Leigh综合征的诊断也逐渐变得清晰。全外显子基因测序（whole-exome sequencing，WES）或全线粒体基因组测序为高异质性的线粒体疾病带来了极大的帮助，也为疾病基因谱的完善起到了重要的作用。Leigh综合征临床表现多样，单纯依靠临床表现和一般实验室检查很难准确诊断，目前诊断该病的金标准是基因诊断。目前已知的与Leigh综合征发病机制相关的基因见表5-2-1。

（4）其他辅助检查：

1）神经电生理检查：①肌电图（electromyography，EMG）：有利于神经源性损害（包括周围神经病和神经-肌肉接头病）和肌源性损害的诊断及其鉴别，Leigh综合征损害常常累及多个系统，肌电图上可呈肌源性损害，也可有神经源性损害或两者兼有；部分病例肌电图检查也可以正常。②脑干听觉诱发电位（brainstem auditory evoked potentials，BAEP）：评估脑干受损较为敏感的客观指标，凡是累及听通道的任何病变或损伤都会影响BAEP，Leigh综合征损害常常累及脑干结构，BAEP对其中脑干损害具有一定判断作用。③脑电图（electroencephalogram，EEG）：在癫痫的诊断、脑功能情况的评估等方面具有重要临床意义，Leigh综合征患者可因脑部受累情况不同，出现脑电图背景活动异常、局灶性或弥漫性慢波、局灶性或全导的癫痫样放电等，也有部分病例脑电图未见明显异常。

2）肌肉或皮肤活检：Leigh综合征肌肉活检应同时进行光镜组织化学染色检查、电镜检查、氧化磷酸化酶学检测、线粒体DNA常见突变及其变异比例检测等，如肌肉组织可见到肌膜下线粒体堆积及

表 5-2-1 目前已知的与 Leigh 综合征发病机制相关的基因

缺陷位置	线粒体基因	核基因
复合体Ⅰ	*MTND1*,*MTND2*,*MTND3*,*MTND4*,*MTND5*,*MTND6*	*ACAD9*,*FOXRED1*,*C17ORF89*,*C20ORF7*,*C8ORF38*,*NDUFA1*,*NDUFA2*,*NDUFA9*,*NDUFA10*,*NDUFA12*,*NDUFAF2*,*NDUFAF3*,*NDUFAF4*,*NDUFAF5*,*NDUFAF6*,*NDUFAF8*,*NDUFB8*,*NDUFS1*,*NDUFS2*,*NDUFS3*,*NDUFS4*,*NDUFS6*,*NDUFS7*,*NDUFS8*,*NDUFV1*,*NDUFV2*,*NUBPL*,*TIMMDC1*
复合体Ⅱ		*SDHA*,*SDHAF1*,*PDSS2*
复合体Ⅲ		*BCS1L*,*CYC1*,*LYRM7*,*TTC19*,*UQCC2*,*UQCC3*,*UQCRQ*
复合体Ⅳ	*MTCO3*	*COX10*,*COX15*,*COX8A*,*ETHE1*,*LRPPRC*,*NDUFA4*,*PET100*,*PET117*,*SCO1*,*SCO2*,*SQOR*,*SURF1*,*TACO1*
复合体Ⅴ	*MT-ATP6*	*ATP5MD*
丙酮酸脱氢酶复合体		*DLAT*,*DLD*,*LIAS*,*LIPT1*,*PDHA1*,*PDHB*,*PDHX*,*SLC19A3*,*SLC25A19*,*TPK1*
氧化磷酸化复合体(系统)		*AIFM1*,*C12orf65*,*ECHS1*,*HIBCH*,*SERAC1*
生物素酶		*BTD*
NAD(P)HX		*NAXE*
硫胺素		*SLC19A3*,*SLC25A19*,*TPK1*
硫辛酸		*BOLA3*,*LIAS*,*LIPT1*
氨基酸		*ECHS1*,*HIBCH*

续表

缺陷位置	线粒体基因	核基因
辅酶 Q10		*COQ9*,*PDSS2*
线粒体 DNA 的稳定		*FBXL4*,*MPV17*,*POLG*,*POLG2*,*PNPT1*,*SLC25A4*,*SUCLA2*,*SUCLG1*,*TWNK*
线粒体 DNA 的翻译	*MTTI*,*MTTK*,*MTTL1*,*MT-TL2*,*MTTV*,*MTTW*	*C12orf65*,*EARS2*,*FARS2*,*GFM1*,*GFM2*,*GTPBP3*,*IARS2*,*LRPPRC*,*MRPS34*,*MRPS39*(*PTCD3*),*MTFMT*,*MTRFR*,*NARS2*,*PNPT1*,*TACO1*,*TRMU*,*TSFM*
线粒体的动态变化		*DNM1L*,*MFF*,*MFN2*,*RRM2B*,*SLC25A46*,*VPS13D*
线粒体跨膜物质运输		*SLC25A19*
线粒体膜上的磷酸二酯酶		*SERAC1*
线粒体硫双加氧酶		*ETHE1*
线粒体上 AAA 低聚物 +/– ATP 酶		*CLPB*,*SPG7*
RNA 进入线粒体		*PNPT1*
RNA 特异性腺苷脱氨酶		*ADAR*,*RNASEH1*
核转位系统		*RANBP2*
核孔复合物		*NUP62*
锰运输		*SLC39A8*

线粒体形态改变；电镜下可显示出散在的线粒体改变、线粒体体积增大、形状怪异及嵴排列紊乱等。肌肉活检结果是非特异性的，其破碎红纤维（ragged-red fiber，RRF）较少见到，虽然破碎红纤维及其他特异性改变少见，但肌肉或皮肤活检常可明确 Leigh 综合征生化缺陷。Leigh 综合征与遗传异质、骨骼肌细胞内线粒体的生化代谢异常有关，有 50% 的相关患者检出一个或多个呼吸链复合体（包括复合体Ⅰ、Ⅱ、Ⅳ、Ⅴ）的活性缺陷，有时复合体Ⅰ缺陷的患者，复合体Ⅰ的活性会明显减少其他复合体的活性也许会完全正常；部分 Leigh 综合征也许是由丙酮酸脱氢酶缺陷引起的，这些患者丙酮酸脱氢酶活性明显低于正常水平。线粒体呼吸链酶学分析的酶复合物活性测定有助于缩小目标基因范围，可以为进一步的基因分析确定方向。但肌肉或皮肤活检系有创检查，有些酶活性的测定多在培养的皮肤成纤维细胞中完成，培养周期长且易受环境影响，使其应用起来较为局限化，有时临床表现及酶活性相关性较差，条件允许的情况下，建议直接行基因检测，无需做不必要的病理学检查。

3. 诊断标准

（1）诊断依据：Leigh 综合征早期缺乏特异性的临床表现，其诊断主要依据临床表现、神经影像学特征和基因检测等。Leigh 综合征主要诊断依据有：

1）临床表现方面：进行性神经系统疾病伴随精神运动发育迟滞或倒退；双侧基底节区、脑干、小脑等部位受累的症状及体征等。

2）生化检查方面：多数病例血、尿、脑脊液中乳酸、丙酮酸明显增高，以脑脊液乳酸、丙酮酸的增高更为显著。

3）神经影像学检查方面：头颅 CT 和 MRI 上对称性或大致对称性的双侧基底节区（包括尾状核、壳核、苍白球等）、丘脑、脑干等部位异常信号，部分病例可累及小脑、大脑白质区或脊髓等；头颅 MRI 常常表现为 T_1 加权像呈低信号、T_2 加权像和 Flair 像呈高信号，增强扫描病灶未见强化。

4）组织活检及酶学分析方面：肌肉活检可见到肌膜下线粒体堆积、线粒体形态改变或形状怪异及嵴排列紊乱等；线粒体呼吸链酶复合物活性测定提示相关酶活性缺陷或活性明显低于正常水平。

5）分子遗传学诊断方面：线粒体基因和核基因检测发现致病突变，此为该疾病诊断的金标准，也是最终确诊依据。

（2）诊断标准：目前 Leigh 综合征尚无公认的诊断标准，Rahman 等（1996 年）提出了 Leigh 综合征诊断标准：

1）进行性神经系统疾病伴随运动及智力发育迟缓。

2）脑干和/或基底神经节疾病的症状及体征。

3）血液和/或脑脊液中乳酸浓度增高。

4）符合下述一项或多项标准：①神经放射学检查显示 Leigh 综合征的疾病特点；②典型的神经病理学改变：位于基底神经节、丘脑、脑干、齿状核及视神经的多灶性对称性坏死性病变，在组织学上，病变呈海绵状外观，伴脱髓鞘、胶质细胞增生及血管增生，患者可出现神经元丢失，但相对较少；③患儿同胞身上出现类似典型的神经病理学表现。

Baertling 等（2014 年）提出了类似的诊断标准，以便确诊乳酸结果正常或偏低的 Leigh 综合征：

1）神经退行性疾病伴随线粒体功能紊乱所引起的各种症状。

2）遗传性基因缺陷所引发的线粒体功能紊乱。

3）影像学检查显示双侧中枢神经系统病变。

【鉴别诊断】

1. 围产期缺氧综合征　该病可以出现精神运动发育落后，伴有双侧基底节区及丘脑的损害，但该病为非进展性脑功能障碍；常常有围产期缺氧史；血、尿、脑脊液中乳酸、丙酮酸无明显增高；线粒体基因和核基因检测没有发现致病突变。

2. 胆红素脑病（过去称核黄症）　该病指游离胆红素通过血脑屏障，沉积于基底节区、丘脑、小脑、延脑、大脑皮质或脊髓等部位，抑制脑组织对氧的利用，导致脑损伤，造成 Leigh 综合征类似的临床表现，但该病为非进展性脑功能障碍；常常有高胆红素血症；血、尿、脑脊液中乳酸、丙酮酸无明显增高；线粒体基因和核基因检测没有致病突变。

3. **韦尼克脑病**(Wernicke encephalopathy)　由于维生素 B_1(又称硫胺素)缺乏所致,其病理及影像学改变与 Leigh 综合征类似,多发生于慢性胃肠疾患或手术后的患者,常伴有维生素 B_1 缺乏的其他表现,精神症状明显,可累及乳头体、丘脑、基底节及壳核,补充维生素 B_1 可以显著改善临床表现。

4. **有机酸代谢异常**　如甲基丙二酸血症、丙酸血症、戊二酸血症等,在代谢性酸中毒进展的同时,发生呕吐、嗜睡、肌弛缓、呼吸障碍、惊厥等症状,预后欠佳。在婴幼儿未死亡者,可有精神、体格发育的迟缓,主要原因是有机酸代谢异常所致,遗传代谢病筛查时,血、尿及脑脊液的有机酸分析可以鉴别。

5. **肝豆状核变性**(hepatolenticular degeneration,HLD)　又称为威尔逊病(Wilson disease,WD),是一种常染色体隐性遗传的铜代谢障碍性疾病,其致病基因 *ATP7B* 突变,使铜离子在体内蓄积,并沉积在肝、脑、肾、角膜等部位,引起进行性加重的肝硬化、锥体外系症状、精神症状、肾损害及角膜色素环(K-F 环)等。神经影像学检查上,头颅 CT 可显示双侧豆状核对称性低密度影;头颅 MRI 表现为豆状核(尤其壳核)、尾状核、中脑和脑桥、丘脑、小脑及额叶皮质 T_1 加权像低信号和 T_2 加权像高信号,或壳核和尾状核在 T_2 加权像显示高低混杂信号等。与 Leigh 综合征鉴别上,本病通常发病年龄相对较大(多见于儿童和青少年期)、血清铜蓝蛋白降低、不同程度的肝功能异常、角膜 K-F 环阳性和 *ATP7B* 基因突变等。

6. **生物素硫胺素反应性基底节病**　本病由于 *SLC19A3* 基因突变所致,症状和 Leigh 综合征类似,病灶可累及对称性的尾状核和壳核,补充生物素、硫胺素治疗可显著改善症状和影像学改变。基因检测发现相应致病突变为该疾病诊断的金标准。

【治疗】

目前 Leigh 综合征尚无有效治疗方法,主要是改善临床症状、对症处理、提高生活质量。治疗原则主要是补充线粒体氧化呼吸链中的相关辅酶,有助于改善线粒体功能及神经系统症状,如采用"鸡尾酒"疗法,包括辅酶 Q10、左旋肉碱、硫辛酸、肌酐、生物素、维生素 B_1(又称硫胺素)、维生素 B_2(又称核黄素)等疗法。生酮饮食治疗可能有效,尤其是对丙酮酸脱氢酶复合体缺陷的患儿。如果患者合并心、肾、肝等合并症,应针对合并症进行治疗。Leigh 综合征预后较差,虽经积极的药物支持治疗,患儿病情仍可进展,精神运动发育倒退,惊厥难以控制,脑萎缩进行性加重,多在婴幼儿或儿童期死亡。

尽管 Leigh 综合征尚无根治手段,但基于基因的治疗策略将为 Leigh 综合征患儿带来希望。最近有学者设计了一段针对线粒体 DNA 突变 tRNAlys m.8344A>G 和 ND5m.13513G>A 的 motiTALENs 基因片段,通过实验发现,在后续的基因转录中,其可修复目标位置缺陷导致的线粒体 DNA 突变,使线粒体氧化磷酸化功能恢复,这为 Leigh 综合征的基因治疗开辟了新的思路。

【遗传咨询】

根据不同的遗传模式(包括核基因遗传和线粒体基因遗传)进行相应的遗传咨询:

1. **线粒体基因(mtDNA)变异的遗传咨询**　其遗传咨询很困难,变异和正常的线粒体 DNA 在一个患者体内共存,异常线粒体 DNA 所占比例(突变负荷)超过阈值可以引起临床症状,一些线粒体 DNA 变异的突变负荷和临床表现有较稳定的相关性可以进行遗传咨询,如对于 m.8993T>G 和 m.8993T>C 这两种致病突变而言,如果先证者母亲的血液中检测不到线粒体 DNA 突变,那么先证者的同胞遗传足量突变线粒体 DNA 以诱发症状的风险较低(总体看来低于 10%)。除了 m.8993T>G 和 m.8993T>C 突变以外,在母亲血中检测不到的突变负荷可在其他组织中检出,包括卵母细胞,因此,先证者同胞出现疾病症状的风险取决于线粒体 DNA 致病突变的组织分布及其突变负荷。由于该病为母系遗传性疾病,存在阈值效应,母亲传递给子代突变的线粒体 DNA 水平影响其发病风险,当血液中线粒体 DNA 突变阈值达到 60% 时,可能出现表型,加上线粒体 DNA 有高突变率的特点,目前对未发病异质性突变携带者的遗传咨询和产前诊断比较困难。若母亲存在继续生育的意愿,可行的稳妥办法是受精卵胞质置换技术,不过存在伦理问题,需要相关部门批准。

2. **核基因变异的遗传咨询** 可根据相应基因突变的遗传方式，如常染色体隐性遗传或 X 连锁遗传进行遗传咨询。

➤ 附：Leigh 综合征的诊治流程图

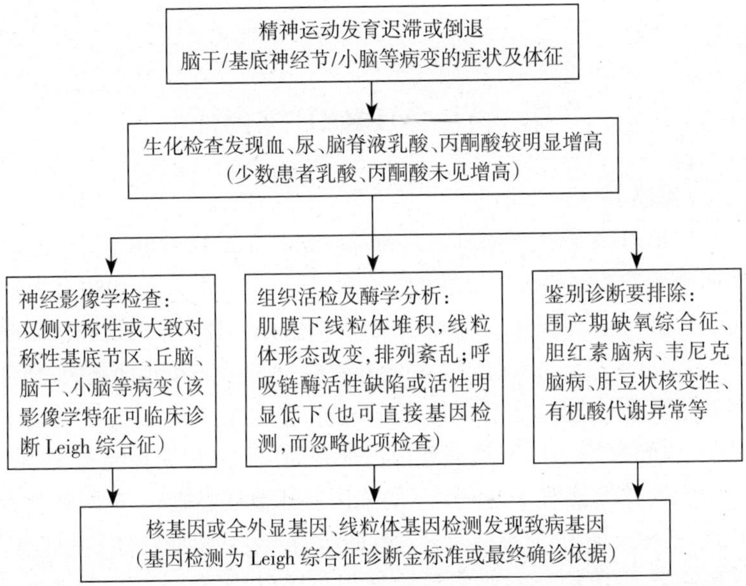

（汤继宏）

参考文献

[1] SCHUBERT MB, VILARINHO L. Molecular basis of leigh syndrome: A current look [J]. Orphanet J Rare Dis, 2020, 15(1): 31-45.

[2] ROUZIER C, CHAUSSENOT A, FRAGAKI K, et al. NDUFS6 related leigh syndrome: A case report and review of the literature [J]. J Hum Genet, 2019, 64(7): 637-645.

[3] PORTA F, SIRI B, CHIESA N, et al. SLC25A19 deficiency and bilateral striatal necrosis with polyneuropathy: A new case and review of the literature [J]. J Pediatr Endocr Met, 2021, 34(2): 261-266.

[4] CHEN L, CUI Y, JIANG D, et al. Management of leigh syndrome: Current status and new insights [J]. Clin Genet, 2018, 93(6): 1131-1140.
[5] LEE JS, YOO T, LEE M, et al. Genetic heterogeneity in leigh syndrome: Highlighting treatable and novel genetic causes [J]. Clin Genet, 2020, 97(4): 586-594.

第三节　MERRF 综合征

【概述】

MERRF 综合征(myoclonic epilepsy with ragged red fibers, MERRF)即肌阵挛性癫痫伴破碎红纤维综合征,Fukuhara 等人在 1980 年首次对 MERRF 综合征进行了详细的临床描述,是一种罕见的线粒体脑肌病、多为母系遗传。具有较大临床异质性,儿童及青少年期起病,全身多系统受累,典型临床特征是肌阵挛、癫痫、共济失调及肌病(运动不耐受,肌无力等),此外,还表现为精神衰退、肌病、周围神经病、痴呆、听力和视神经萎缩。比较少见的临床特征包括心肌病、视网膜色素变性、锥体束征、眼肌麻痹及多发性脂肪瘤。发病早期发育多为正常。诊断基于临床特征和肌肉活检发现破碎红纤维(ragged red fibers, RRF)以及 mtDMA 基因检测。目前尚无特效的治疗方法,多学科综合治疗和个体化诊疗可改善患者整体预后。

MERRF 发病机制尚不明确,有研究结果提示氧化磷酸化障碍为其致病机制之一。约 90% 病例与 *MT-TK* 基因突变有关。基因与表型相关性的研究结果表明 *MT-TK* 基因致病性变异可作为 MERRF 的确诊依据,*MT-TL1* 和 *POLG* 基因致病性变异可作为诊断的有力证据。MERRF 基因突变的母亲传递风险取决于母亲突变 mtDNA 的比例。MERRF 的发病,取决于发生突变的线粒体在野生型线粒体中的相对比例以及线粒体功能障碍导致组织器官的阈值。mtDNA 的突变会损害线粒体制造蛋白质、使用氧气和产生能量的能力。这些突变尤其会影响具有高能量需求的器官和组织,例如大脑和肌肉。

【诊断】

诊断主要依靠临床症状、肌肉活检和mtDMA基因检测。同时需要与进行性肌阵挛性癫痫、其他线粒体脑疾病以及其他原因引起的肌阵挛、共济失调性疾病相鉴别。

1. 临床表现 常起病于儿童及青少年时期，发病早期发育多为正常，逐渐相继出现症状和累及全身多系统。典型临床特征是肌阵挛、癫痫、共济失调及肌病。

(1) 肌阵挛：肌阵挛是MERRF区别于其他线粒体综合征的主要临床特征之一，可见于59%~100%的MERRF患儿。通常是光刺激下发作，并因运动和刺激而加重。肌阵挛间断出现也可持续存在，发作类型全面或局灶性。肌阵挛可起源于皮层及皮层下结构，多数为小脑起源，与共济失调的关系密切，尤其是与*MT-TK*基因*A8344G*突变相关。

(2) 癫痫：癫痫是MERRF患儿的主要表现之一，可出现多种发作形式，如强直阵挛、典型失神、失张力、肌阵挛-失张力、肌阵挛失神等，可以是局灶性也可以是全面性发作，全面性癫痫发作更为常见，亦有癫痫持续状态的报道。

(3) 共济失调：小脑性共济失调是诊断MERRF综合征的重要临床特征，病程早期较少出现，随着疾病进展逐渐出现，因此成年人多见，在整个病程发展过程中约占83%的患者出现小脑共济失调。2016年德国34例*A8344G*突变患者中，存在共济失调者占70%。2008年有学者观察到3例MERRF患者存在严重运动障碍，影像学改变却轻微，提示临床与影像学并不平行。

(4) 肌病：肌病常表现为运动耐力下降，运动不耐受，肌无力，呼吸肌及心肌可受累，少数有肌痛。儿童病例休息时出现的自发肌痛可能为本病的首发症状。2015年德国学者总结15例*A8344G*突变病例，其中运动不耐受及肌无力者占67%，眼外肌受累者占27%，呼吸肌受累者占67%，面部无力者占40%，心肌受累者占47%。

(5) 其他症状及体征：脂肪瘤尽管发生率不高，但为MERRF综合征特有的临床表现之一，单发或双侧多发，以颈部多发对称性多见，若多发性脂肪瘤并存神经系统症状者需警惕本征。MERRF综合征累及多系统多脏器，部分患者合并神经性耳聋、视神经萎缩、语言障碍、智力降低，晚期可出现精神异常等。

(6) 临床表型异质性：研究发现，家系内相同基因突变的不同个体，存在显著的临床差异，曾有 *G8363A* 突变位点的女婴表型为 Leigh 综合征，其母亲携带相同突变位点，临床表型为 MERRF。起病早期，患者的临床表现可以不典型，部分症状或体征可不出现。*T8356C* 位点的突变患者可出现卒中样发作，与 MELAS 的症状重叠；*G8363A* 位点的突变患者可累及心肌导致心肌病。MELAS、MERRF 综合征的早期临床表征并不典型，有时同一患者两种疾病表型可以合并存在，形成所谓 MERRF/MELAS 重叠综合征（MERRF/MELA Soverlap syndrome），如 mtDNA *A3243G*、*T8356C* 和 *G12147A* 突变均可以引起 MERRF/MELAS 重叠综合征，给常规临床诊断带来诸多困难。通常 MERRF 叠加其他表型的病例（MERRF+），包括 MERRF/MELAS 重叠综合征、MERRF/KSS 重叠综合征、MERRF/Leigh 重叠综合征、MERRF/进行性眼外肌麻痹重叠综合征及 MERRF/NARP 重叠综合征等。出现表型重叠的患 MERRF+ 者可携带致病基因的一个突变，或者两个不同致病基因突变位点，或者一个致病基因的两个不同突变。

MERRF 系全身多系统受累，其主要受累系统及临床表现见表 5-3-1。

表 5-3-1 MERRF 综合征主要受累系统及临床表现

受累系统	临床表现
中枢神经系统	肌阵挛，癫痫，小脑共济失调，偏头痛，认知障碍，精神异常，卒中样表现
神经肌肉系统	肌病，运动不耐受，运动诱发/休息时肌痛，呼吸肌无力，多发性神经病
眼	上睑下垂、眼外肌麻痹、视神经萎缩、射速视网膜病变
听觉系统	神经性耳聋
心血管系统	心律失常、心肌病
消化系统	胃肠动力障碍、呕吐、吞咽困难
内分泌系统	糖尿病、甲状腺功能减退、身材矮小
脂肪	脂肪瘤病

2. 辅助检查

(1) 生化检查:血清和脑脊液乳酸升高是诊断 MERRF 的重要指标,运动后乳酸水平更高,无论是有症状者还是无症状者均具有这些特征。在无症状的 MERFF 患者家族成员中也可以出现高乳酸血症。血乳酸最小运动量试验:约 80% 的患者运动后 10 分钟血乳酸和丙酮酸仍不能恢复正常,为阳性。骨骼肌受累时血清肌酸激酶可不同程度地升高。

(2) 影像学检查:脑影像学表现无特异性,可见非特异性的大脑、小脑萎缩和脑室系统扩大等,起病早期多为灰质病变,晚期则多见白质受累。多有脑萎缩样表现,病程早期累及下橄榄核、小脑齿状核、红核、脑桥及灰质。可见双侧壳核坏死、丘脑脱髓鞘、导水管周围灰质高信号及 MELAS 样皮层肿胀坏死改变等,脑 CT 基底节钙化较常见,磁共振波谱分析 N-乙酰天冬氨酸(N-acetyl-L-aspartic acid,NAA)及乳酸波谱,有助于对病灶的性质进行鉴别诊断。乳酸峰提示线粒体氧化磷酸化功能障碍。部分患者的小脑 NAA 降低或 NAA/Cr 比例降低,提示神经元缺失或功能障碍。

(3) 电生理检查:MERRF 患儿脑电图无明显特异性,背景活动减慢,全脑弥漫性慢波,发作间期全导不规则棘波或棘慢综合波,多见于枕区。发作期脑电图可见全导棘波、多棘波,也可无锁时关系,睁眼癫痫活动被抑制。脑电图局灶性异常的报道少于 MELAS 综合征及 Leigh 综合征患者。肌电图检查无特异性表现,可出现骨骼肌的肌源性或神经源性损害。多数患者肌电图为肌源性损害,少数为神经源性损害或两者皆有。肌电图具体表现与病情的严重程度相关,可作为病情评估指标之一。

(4) 基因检测:分子遗传学检查发现致病基因是诊断线粒体病的可靠依据,并为疾病分类提供依据。基因与表型相关性的研究结果表明 MT-TK 基因致病性变异可作为 MERRF 的确诊依据,*MT-TL1* 和 *POLG* 基因致病性变异可作为诊断的有力证据。90% 病例与 *MT-TK* 基因突变有关,其中约 80% 的 MERRF 患者与负责编码赖氨酸 tRNA 的 *MT-TK* 基因 A8344G 点突变相关,约 10% 由 *MT-TK* 基因其他点突变(T8356C,G8363A,G8361A)所致。另外有5%的病例与*MT-TL1*、*MT-TF*、*MTTI*等基因有关,还有少数MERRF病例与核基因*POLG*突变相关。临床诊断MERRF的患者,可依次进行mtDNA *A8344G*位点分析、mtDNA二代测序及*POLG*基因分析的分子学诊断策略。

(5) 肌肉病理:肌肉活检是诊断MERRF的重要手段之一。肌肉病理在病初可仅表现为肌纤维肌膜下线粒体聚集现象,随着病程进展92%以上的患者出现特征性RRF。在改良的Gomori三色法(modified Gomori trichrome,MGT)、还原性辅酶1四唑氮还原酶染色(NADH-tetrazolium reducase,NADH-TR)、琥珀酸脱氢酶染色(succinate dehydrogenase,SDH)、细胞色素C氧化酶(cytochrome oxidase,CoX)染色中分别显示RRF、肌纤维膜下深染、血管呈现较强反应、Cox染色活性降低或缺失。SDH较改良MGT染色更加突显RRF,呈现破碎蓝纤维。SDH染色可见强反应性血管现象的特征,研究显示发生率仅8%,*A8344G*突变患者达50%,提示基因型的相关性。

(6) 呼吸链酶活性测定:酶活性测定受取材、运输和检测实验技术未普及等因素限制,目前临床尚未推广使用。

【鉴别诊断】

MERRF综合征的肌阵挛在临床上需要与引起肌阵挛的其他疾病进行鉴别。进行性肌阵挛癫痫是一组以渐进性肌阵挛、认知障碍、共济失调为特征的复杂综合征,包括神经元蜡样脂褐质沉积症、MERRF综合征、Lafora病、Unverricht-Lundborg病(波罗的海肌阵挛)、樱桃红斑肌阵挛综合征/涎酸病(Sialidosis)等,临床表现相似,CT、MRI表现都以脑萎缩为主,需要进行鉴别。

1. **Unverricht-Lundborg综合征**　属常染色体隐性遗传,6~18岁起病,病情进展迅速,平均病程2~10年,首发症状为肌阵挛性抽动,意识清醒时出现自发性动作性肌阵挛,不规则,不同步,对光刺激等敏感,可合并强直-阵挛发作,小脑性共济失调,构音障碍和痴呆等。可通过基因检测进行鉴别。

2. **Lafora小体病**　属常染色体隐性遗传病。好发于儿童晚期和青春期。最早属于家族性肌阵挛性癫痫。患者脑电图呈弥漫性慢波及局灶或多灶性棘波放电等。根据尸检资料发现患者大脑皮质丘脑、黑质、苍白球及齿状核等部位的神经细胞胞质内,含有嗜碱性包涵体(Lafora 小体),开始对该病有了新的认识。可通过基因检测进行鉴别。

3. **神经元蜡样脂褐质沉积症(neuronal ceroid lipofuscinosis,NCL)** 多为常染色体隐性遗传。是一种进行性神经系统变性病。其临床特点为进行性痴呆、难治性癫痫发作和视力丧失。以神经元中广泛沉积具有黄色自发荧光的脂褐素为主要特征,细胞气球样肿胀。影像学示脑萎缩、大脑皮质及视网膜的神经细胞脱失。不同亚型的病变分布、程度和超微结构有差异。

4. **唾液酸贮积症** 又称樱桃红斑肌阵挛,为常染色体隐性遗传。发病年龄 8~15 岁,主要特点是自发性肌阵挛、全身性癫痫发作、进行性视力损害、共济失调和眼底有特征性樱桃红斑。通常肌阵挛比较严重,常发生在面部,对刺激不敏感,睡眠时仍可持续。其他症状有手、足烧灼样疼痛和晶状体浑浊等,一般智力损害较轻。主要是由于体内缺乏唾液酸酶,导致低聚糖在体内细胞中贮积所致。

5. **MELAS 综合征** 又称线粒体脑病伴乳酸中毒及脑卒中样发作,是最常见的母系遗传线粒体病。临床特点:复发性休克、肌病、肌阵挛、共济失调、智力低下和耳聋。少数患者出现反复呕吐、周期性的偏头痛、眼外肌无力或麻痹、糖尿病,从而使眼的水平运动受限(进行性眼外肌麻痹,PEO),并出现眼睑下垂、肌无力、身材矮小等。

6. **Kearns-Sayre 综合征(Kearns-Sayre syndrome,KSS)** 通常表现为三联症:慢性进行性眼外肌麻痹、视网膜色素变性、心脏传导异常。①慢性进行性眼外肌麻痹表现为眼部肌肉的渐进性无力及眼球运动障碍,可伴延髓症状,脑病(急性期乳酸酸中毒)、小脑性共济失调、双侧面肌无力、肌张力障碍、构音障碍、吞咽困难、癫痫、神经性耳聋、认知功能障碍、肌肉无力(近端重于远端)或运动不耐受;②视网膜色素变性主要表现在夜视力下降,夜盲和可能会发展成白内障;③心脏疾病发生在 57% 的 KSS 患者,主要包括心脏传导阻滞、心动过缓、晕厥、心悸、充血心力衰竭、心肌病或心搏骤停。

【治疗】

MERRF 综合征类似于其他线粒体病，缺乏特异性治疗方法。多学科综合、个体化管理，对症、康复治疗以及“鸡尾酒疗法”，可以改善患者症状，提高生活质量。

1. **生活管理** 避免疲劳、寒冷、饥饿、感染应激等诱发因素。养成良好的生活习惯，保证充足的睡眠，保持精神放松，避免熬夜或情绪波动。高乳酸患者需要低碳水化合物饮食的足够热量摄入。保持房间安静、整洁、通风良好。

2. **改善呼吸链酶功能** 即“鸡尾酒疗法”，其中辅酶 Q10、艾地苯醌、左卡尼丁、B 族维生素类、维生素 E、细胞色素 C、肌酸等联合使用，是目前线粒体病的主要治疗方法。能够改善临床症状、延缓病情进展、提高生活质量。

3. **抗癫痫发作治疗** 控制癫痫发作是提高生活质量的重要环节之一。原则上按照发作类型选用抗癫痫发作药物（ASMs），但也有其特殊性。MERRF 综合征患儿全面强直阵挛发作多能被控制，肌阵挛发作则多数为药物难治性。丙戊酸钠是细胞色素 P450 酶系统抑制剂，具有线粒体毒性，可能加重肌阵挛及其他癫痫发作，需谨慎选择。可选用氯硝西泮、左乙拉西坦、托吡酯、唑尼沙胺等控制肌阵挛发作，其中左乙拉西坦最为常用，氯硝西泮多作为联合用药。具有线粒体毒性的药物避免使用，包括线粒体毒性 ASMs（如丙戊酸钠、苯巴比妥、卡马西平、苯妥英钠）和可能会增加肌阵挛频率的 ASMs（如丙戊酸钠、卡马西平、苯妥英钠、拉莫三嗪、奥卡西平、噻加宾、加巴喷丁、普瑞巴林和氨己烯酸）。癫痫持续状态一旦出现需要迅速进行治疗，首选苯二氮䓬类药物，其次可选左乙拉西坦。迷走神经刺激术、深部脑刺激术等神经调控及生酮饮食可作为非药物治疗手段。

4. **对症治疗** 听力障碍者可植入人工耳蜗，心脏传导阻滞者可安装起搏器，预激综合征者行射频消融术，眼睑下垂者可做整形手术。

5. **避免药物** 除了上述提到的避免使用的抗癫痫药物外，其他降低线粒体功能或导致能量代谢异常的药物也应避免使用，例如：双胍类降糖药、氯霉素、多柔比星、干扰素、卡维地洛、丁哌卡因、磷酰胺、卡铂、齐夫多定、阿司匹林、七氟醚、抑制素类药物等。避免使用对线粒体有不良影响的药物和毒素也很重要，例如氨基糖苷类抗生素、利奈唑胺、香烟和酒精。

6. **宣传与心理指导**　首先，教育家长充分了解 MERRF 综合征的缓慢进展性和多系统受累性，作好长期管理的心理准备。其次，了解 MERRF 综合征无特效治疗方法，多学科综合治疗和个体化诊疗可改善患儿的整体预后，积极配合治疗，避免使用具有线粒体毒性的药物。再次，了解 MERRF 综合征的致残性与死亡的风险等，患儿往往承受巨大的心理压力、恐惧、悲观、智力下降、性格退缩、社会障碍等，需要做好患儿的心理疏导。家长应加强与患儿的沟通，关心患儿生活，让患儿感受到家庭的关爱，鼓励患儿参与力所能及的集体活动，使患儿恢复对生活的信心，缓解忧虑情绪，积极配合治疗。

7. **随访与预后**　MERRF 综合征是一种慢性病，进展缓慢。即使在同一个家庭中，不同的个体也会出现具有不同表型和不同年龄的症状，因此，很难确定确切的预后，但通常情况下，预后很差。MERRF 患者及其无症状高危亲属应定期随访（例如，最初每 6~12 个月 1 次），以监测疾病和出现新症状。建议每年进行一次神经学、眼科、心脏病学和内分泌学评估，以筛查并发症。

【遗传咨询】

MERRF 综合征由 mtDNA 致病变异引起，有明显的母系遗传特点。先证者的父亲没有 mtDNA 致病变异的风险。先证者的母亲通常有 mtDNA 致病变异，伴或不伴有症状。带有 mtDNA 致病变异的男性不能将致病变异遗传给他的任何后代。携带 mtDNA 致病变异（无论是有症状的还是无症状的）的女性会将致病变异传递给她所有的后代。如果在母体中检测到 mtDNA 致病变异，则可以进行 MERRF 的产前检测和着床前基因检测。但是，由于取样的胚胎和胎儿组织（即羊膜细胞和绒毛膜绒毛）中的突变负荷可能与胎儿组织的突变负荷不一致，同时，因为抽样组织的突变量会在产前改变或出生后由于有丝分裂而发生改变，因此，对产前表型的预测是不太可能的。

附：MERRF 综合征的诊治流程图

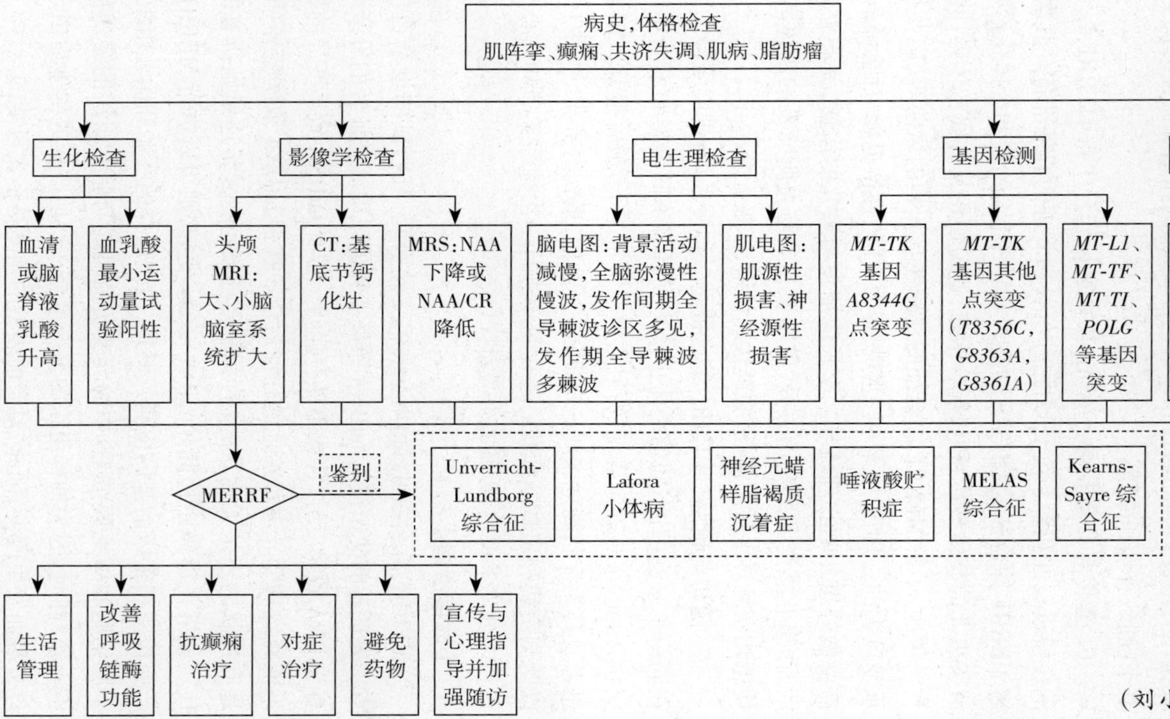

（刘小红）

参考文献

[1] SCHUBERT MB, VILARINHO L. Molecular basis of leigh syndrome: A current look [J]. Orphanet J Rare Dis, 2020, 15(1): 31-45.

[2] ROUZIER C, CHAUSSENOT A, FRAGAKI K, et al. NDUFS6 related leigh syndrome: A case report and review of the literature [J]. J Hum Genet, 2019, 64(7): 637-645.

[3] PORTA F, SIRI B, CHIESA N, et al. SLC25A19 deficiency and bilateral striatal necrosis with polyneuropathy: A new case and review of the literature [J]. J Pediatr Endocr Met, 2021, 34(2): 261-266.

[4] CHEN L, CUI Y, JIANG D, et al. Management of leigh syndrome: Current status and new insights [J]. Clin Genet, 2018, 93(6): 1131-1140.

[5] LEE JS, YOO T, LEE M, et al. Genetic heterogeneity in leigh syndrome: Highlighting treatable and novel genetic causes [J]. Clin Genet, 2020, 97(4): 586-594.

第六章　印记基因病

第一节　普拉德-威利综合征

【概述】

普拉德-威利综合征(Prader-Willi syndrome, PWS; OMIM: 176270)是一种早期以肌张力减低和喂养困难,幼儿期后以肥胖、性发育不良和智力发育迟缓为主要临床特征的基因(组)印记遗传病。国外报道的发病率约为 1/35 000~1/15 000,国内尚无相关数据。

PWS 是一种父源 15q11.2-q13 缺失或功能缺陷所致的罕见印记遗传病。该区域母系印记(沉默),因此父源 15q11.2-q13.1 缺失或失效,会导致该区域印记基因(图 6-1-1)不表达,引起一系列表现。按照遗传变异主要分为 3 型:①缺失型:父源 15q11.2-q13.1 缺失,仅有母源 15q11.2-q13.1 拷贝,约占 70%。依据断裂点不同,可分为 4 种亚型。②母源单亲二倍体(material uniparental disomy, mUPD):患者 15q11.2-q13.1 区域有两个拷贝,但均为母源,约占 25%;根据两条母源染色体的来源,可分为异源 mUPD 和同源 mUPD。③印记中心(imprint center, IC)缺陷(IC deficiency, ID):包括调控 15q11.2-q13.1 区带基因的 IC 缺失(IC deletion)或表突变(epimutation),所占比例 <5%。另外,SNORD 等关键基因突变(常需要测序发现)、母源 15 号染色体罗伯逊易位(Robertsonian translocation)等也是导致该疾病的原因之一。

曾把该区域的母系印记 *Megel2* 基因异常(图 6-1-1)归入关键基因突变的 PWS,后来描述为普拉德-威利样综合征(Prader-Willi like syndrome),现将其独立命名为 Schaaf-Yang 综合征(Schaaf-Yang syndrome, SYS)。

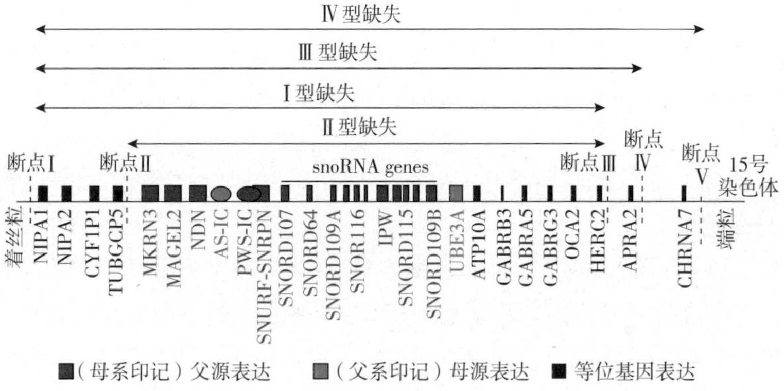

图 6-1-1　普拉德-威利综合征关键区域相关基因

其中红色表示母系印记基因，绿色表示父系印记基因，黑色表示等位基因表达。

【诊断】

甲基化分析是目前最佳遗传学检测方法，但无论甲基化 PCR（MS-PCR）还是甲基化多重连接探针扩增技术（MS-MLPA）只能检测特定区域的甲基化水平，需要临床医师首先要考虑到 PWS 这个疾病，因此，对 PWS 临床特点的认识非常重要。

1. **临床表现和体征**　不同遗传分型和亚型虽有差异存在可能，但总体临床表现差异不大。

(1) 特殊面容：双额径窄、面颊丰满、杏仁眼、外眼角上斜、上唇薄、嘴角向下，部分有颌小畸形（图 6-1-2A 和 B）。

(2) 不同年龄期特征变化：孕期胎动少、臀位多、剖宫产率高；出生后常有肌张力低下、哭声弱及喂养困难，同时有发育迟缓；患儿往往 1~2 岁肌张力低下可有好转，但开始呈现不可控制的食欲，出现肥胖，体脂堆积如“袋”，呈矮胖体型（图 6-1-2C），并成为突出问题，影响患者寿命。在青春期前或青春期即出现肥胖相关的黑棘皮病、妊娠纹、代谢综合征和下肢溃疡（图 6-1-2D）。

(3) 神经和心理行为问题：轻或中度神经发育延迟或学习障碍，平均智商约 70 分，运动和语言发育落后比较明显，部分可严重神经发育延迟；多有易怒、强迫行为、好争辩、对抗、程序化行为、语言重复、偷窃和撒谎等行为问题；痛阈高，常有自损皮肤现象（图 6-1-2E）。

（4）骨骼系统：部分患者有髋关节发育不良（多为轻度），且 30% 患者会出现脊柱侧弯（后突较少）。身材偏矮，幼儿期可骨龄落后，但即便性发育不良的 PWS 患者，到"青春期"年龄时，骨龄往往加快，终身高偏矮。

（5）性发育：隐睾、小阴茎（图 6-1-2F）或阴唇发育不良等比例高。到"青春期"年龄时，大部分患儿有低促性腺激素性腺发育不良，性器官发育落后或不发育。但青春期年龄时肾上腺功能基本正常，甚至部

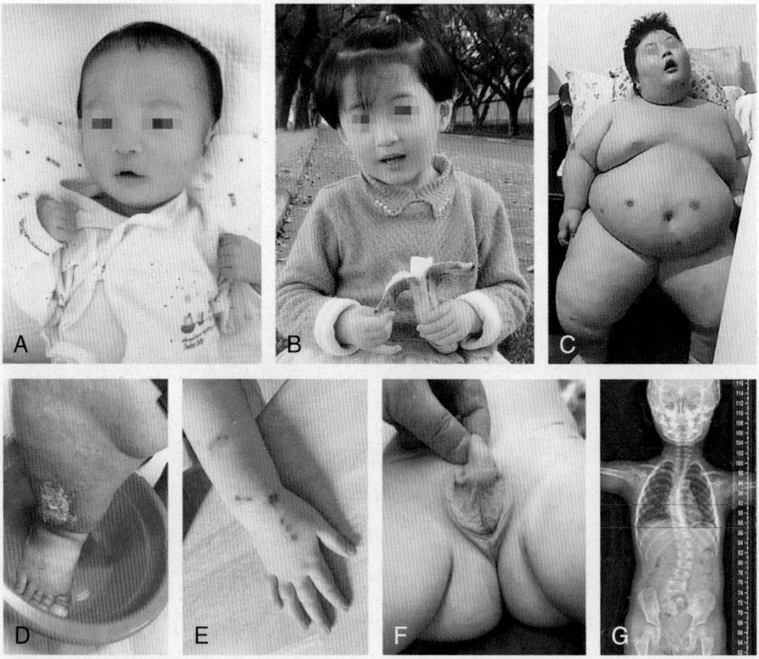

图 6-1-2　PWS 临床特点

A、B. 特殊面容，包括双额径窄、面颊丰满、杏仁眼、外眼角上斜、上唇薄、嘴角向下、颌小畸形，并肤色偏白；C. 严重肥胖体型，脂肪堆积如袋状、张口呼吸；D. 严重肥胖患者下肢皮肤溃疡；E. 皮肤白，并有自损皮肤现象；F. 双侧隐睾、小阴茎；G. 脊柱侧弯。

分患者因肾上腺皮质功能早现出现阴毛早现(性早熟)。

(6) 呼吸紊乱:新生儿和婴幼儿期常有中枢性呼吸暂停,肥胖后易发生梗阻性呼吸障碍,在重组人生长激素(recombinant human growth hormone,rhGH)干预前和随访中需要监测。

(7) 其他:婴儿期体温不稳定,肤色偏白、毛发较黄,唾液黏稠(嘴角可结痂),小手小足、上肢尺侧腕部缺乏弧度,部分有斜视等。

2. **辅助检查**　针对PWS多系统和多脏器损害,以及可能并发症,进行辅助检查:

(1) 肥胖和代谢综合征:对于肥胖患者,应进行糖代谢生化指标、血压、心血管病变影像学等检测。

(2) 性发育:男孩隐睾和青春期性发育迟缓都需要进行睾丸、子宫和卵巢等影像学检测,以及促性腺激素和性激素水平检测。

(3) 骨骼系统:应用超声或X线观察髋关节发育不良;约30%患者会有脊柱畸形,尤其侧弯,脊柱X线片定期检查非常必要(图6-1-2G)。

(4) 神经心理:智力和心理行为学评估,有助于后续康复、家庭护理和管理;部分有抽搐发作的需要脑电图和颅脑影像学检测。

(5) 睡眠紊乱:睡眠呼吸监测有助于发现早期中枢性呼吸暂停,以及肥胖后梗阻呼吸睡眠障碍。

(6) 神经肌肉:肌电图是正常的,可以鉴别可致肌张力低下的其他神经肌肉疾病。

3. **临床诊断**　1993年Holm等发表了PWS临床诊断标准,包括8条主要标准(每条记1分)、11项次要标准(每条记0.5分)和8条支持依据(不计分);其中0~3岁诊断要求≥5分(其中主要标准>4分),>3岁要求≥8分(其中主要标准>5分)。2001年Gunay-Aygun等建议将原主要标准中最后2条删除(即食欲亢进和15q11-q13缺失),主要标准保留6条(表6-1-1)。

4. **遗传学诊断**　15q11.2-q13区带甲基化检测(如MS-PCR和MS-MLPA)可以确诊99%以上PWS(除极少数关键基因突变患者外),其中MS-MLPA即能分析甲基化异常,还能分析拷贝数,因此,能明确是否属于缺失型以及可能亚型。染色体芯片(chromosomal microarray

表 6-1-1　PWS 临床诊断标准

	主要诊断标准	次要诊断标准	支持证据
1	新生儿和婴儿中枢性肌张力低下，随年龄增加渐改善	妊娠期胎动少，婴儿期无生气或哭声弱小，随年龄渐改善	痛域高
2	婴儿期出现喂养困难	特征性行为问题(易怒、强迫行为、好争辩、对抗、程序化行为、语言重复、偷窃和撒谎，>5 点)	不易出现呕吐
3	12 个月 ~6 岁期间，体重迅速增加(>2SD)	眼睛内斜视、近视	婴儿期体温不稳定，年长儿及成年人体温敏感性改变
4	婴儿期特征性面容(长颅、窄脸、杏仁眼、小嘴、薄上唇、口角向下，>3 点)	6 岁时身材仍矮小(无遗传背景及 GH 干预)	肾上腺皮质功能早现
5	性腺功能减退，生殖器官发育不良(下丘脑性)	与同龄儿相比小手($<P_{25}$)或小脚($<P_{10}$)	脊柱侧弯或后凸
6	6 岁前整体发育延迟，6 岁后轻/中度神经发育延迟或学习障碍	上肢尺侧腕部缺乏弧度	骨质疏松
7		睡眠紊乱/睡眠呼吸暂停	智力拼图游戏中显示超常机能
8		唾液黏稠	神经肌肉检查正常
9		语言清晰度欠佳	
10		色素减退(与家族其他成员比，皮肤头发颜色浅)	
11		有自损皮肤现象	

analysis，CMA)、荧光原位杂交技术(fluorescence in situ hybridization，FISH)、单核苷酸多态性(single nucleotide polymorphism，SNP)或微卫星连锁、基因测序等方法检出率均不及甲基化检测(表 6-1-2)，但可能有助于进一步鉴别不同遗传类型。极少数关键基因突变患者(<1%)需要测序分析才能诊断，因此对于临床表现非常可疑，但甲基化检测阴性的患者，可进行测序以排除关键基因突变患者。以往认为测序只能发现 <1% 关键基因突变患者，随着测序分析能力提升，基本能发现缺失型 PWS(见表 6-1-2)。微滴式数字 PCR 不仅能检测微缺失，还能用于检测基因表达，已有检测 PWS 嵌合体的报道。

表 6-1-2 不同检测方法能检测 PWS 患者变异类型和比例

检测方法	可检出的变异类型	检出率
MS-PCR；MS-MLPA	缺失型；mUPD；表突变	>99%
FISH	缺失型	65%~75%
CMA	缺失型	65%~75%
CMA-SNP	缺失型；部分同源 mUPD	70%~80%
DNA 测序	缺失型，部分同源 mUPD，IC 缺失，关键基因突变	70%~80%

注：FISH，荧光原位杂交；CMA，染色体芯片分析；SNP，单核苷酸多态性；UPD，单亲二倍体。

对高危患儿(临床拟诊和诊断)进行 PWS/AS 关键区域甲基化检测以确诊，有条件可以进一步通过 FISH、连锁等分型。分型虽然对于治疗差异不大，但对于遗传咨询的意义重大。遗传学诊断流程见附图。

由于缺乏特异性生化指标，甲基化检测方法也与应用广泛的 NGS 不一样，目前国内还没有开展 PWS 新生儿筛查，产前诊断也不常规检测。国内有探索利用滤纸片干血斑微量血进行甲基化或高分辨溶解曲线等，以用于 PWS 早期筛查可能。

【鉴别诊断】

PWS 早期肌张力低下，需要与其他会导致“松软儿”的疾病鉴别；婴儿期后主要与其他有肥胖表型的疾病鉴别：

1. **脊髓性肌萎缩症**　由脊髓的前角细胞和低位脑干的运动核退化引起的新生儿神经肌肉性疾病。临床上以低张力和无力为特征，通常在1岁前死于呼吸衰竭。

2. **强直性肌营养不良**　由三核苷酸（DM1）或四核苷酸（DM2）重复引起的常染色体显性遗传性多系统性疾病。其表型主要包括骨骼肌无力、肌强直、肌痛、心脏传导异常、呼吸功能障碍和性腺功能减退。

3. **瘦素缺乏症**　由编码瘦素（leptin，LEP）的基因突变引起，多数患者血清瘦素水平降低，极少数表现为高瘦素水平。有贪食、早发性重度肥胖（出生体重正常）、下丘脑性性腺功能低下。部分患者有 $CD4^{+}T$ 细胞和幼稚 T 细胞减少、$CD8^{+}T$ 细胞和 B 细胞增加、T 细胞反应性低下，导致反复耳部、呼吸道感染等；无早期喂养困难。

4. **Laurence-Moon 综合征**　由于 *PNPLA6* 基因突变所致的常染色体隐性遗传病，除也有肥胖、智力低下、性腺发育不良外，常伴共济失调、痉挛性截瘫和眼球震颤，但无早期喂养困难。

5. **Bardet-Biedl 综合征**　是一组编码纤毛蛋白的相关基因变异引起常染色体隐性遗传病。常有智力低下（多轻至中度）、肥胖、中枢性性腺发育不良。但其肥胖常婴儿期即发生，同时伴有多指/趾、视网膜色素变性、肾脏异常。

6. **Alström 综合征**　是由 *ALMS1* 基因变异引起染色体隐性遗传病，主要累及纤毛蛋白。也可以有婴儿期肥胖、2型糖尿病合并低胰岛素血症、身材矮小、男性性腺功能减退等。但其同时有先天性进行性视力减退（视锥细胞和视杆细胞退行性变）、心肌病、进行性感音神经性聋、肝肾变性等表现。

7. **Cohen 综合征**　是由 *COH1/VPS13B* 基因变异引起的一种常染色体隐性遗传病，其临床特征包括低出生体重、智力低下、体格发育迟缓、肌张力低下、癫痫发作、儿童中期向心性肥胖、青春期延迟、间歇性先天性中性粒细胞减少等。此外，还可有高鼻梁、睑裂下移、杏仁眼、上颌发育不全、人中短、张口样、轻度小颌畸形、上门齿凸起、高窄腭等面部畸形，以及小头畸形、小脑发育不全、大胼胝体、进行性视网膜病变和视神经萎缩、关节过伸、轻度腰椎前凸、胸椎侧凸、手/脚窄和通贯掌等特点。

【治疗】

至今尚无治愈 PWS 的方法，主要还是针对不同临床表现进行对症治疗和康复治疗，以维持合理营养摄入、改善生长发育、矫正发育行为、提高生存质量、延长寿命。

1. **家庭宣教**　在确诊之际，需要对父母心理指导，及时调整心态；然后仔细与父母宣教疾病知识，作为一种遗传病，需要终身随访和干预管理，需要家长和社会多方参与管理，养成良好生活方式和性格。

2. 根据不同年龄段患儿临床表现差异，关注不同重点：1 岁内主要解决喂养困难问题，可采用大孔眼的奶瓶以少量多次的方式喂养以解决营养摄入不足的问题，必要时采用短期鼻饲。1 岁后发育延迟成为主要问题，包括运动、语言发育落后，可早期适当锻炼、康复治疗，以改善认知、发育落后及语言问题。2~3 岁后关注肥胖（摄食）相关的行为问题、睡眠紊乱问题。严格饮食控制和加强运动，将体重控制在正常范围。同时注意一些良好习惯的培养，矫正行为异常。

3. **rhGH 治疗**　目前认为 rhGH 不仅对体型（身高、体重）、体脂等有好处，早期治疗可能对精神行为也有一定益处。目前没有非常明确的 rhGH 开始治疗年龄，但比较一致认为在确诊后就应考虑 rhGH 治疗，一定在肥胖发生前治疗（建议 3 月龄开始治疗，也有 1 个月内即开始）；治疗前不必行 GH 刺激试验，但需注意严重肥胖、不可控制的糖尿病、严重阻塞性睡眠呼吸暂停、活动性肿瘤以及精神疾病等情况。婴幼儿起始剂量为每天 0.05U/kg，大龄儿童可以大量一点，然后每 3~6 个月根据临床反应和类胰岛素生长因子-1（IGF-1）水平可逐渐调整到每天 0.1~0.2U/kg。rhGH 治疗患儿 IGF-1 水平应低于健康同龄人正常范围的上限（<+2*SD*）。定期随访生长发育情况、糖代谢指标、IGF-1、甲状腺功能等，鉴于婴儿期 rhGH 治疗有转氨酶上升情况，婴幼儿还需定期评估肝功能，之后还要定期观测脊柱和骨龄等情况。

4. **性器官畸形干预**　女性阴唇发育异常常无需干预；6 月龄内男孩低位隐睾可以考虑用双氢睾酮、人绒毛膜促性腺激素或促性腺激素释放激素（GnRH）促进睾丸下降；高位隐睾或药物处理无效的低位隐睾需要手术矫正，一般要求2岁之前手术，越来越多医疗中心将手术时间提前到1岁左右。错过手术时机的患者，可能需要萎缩睾丸切除术，防治恶变。

5. **青春期性发育不良干预**　青春期性发育不良者可以性激素(雌激素和睾酮)替代治疗，让患者出现较明显的第二性征、男女体型，增加骨骼钙化，提高患儿自信心。然而，由于PWS有神经行为问题，后代出现PWS或AS概率大，多不建议生育，也不太建议女性患者做人工周期。

6. **肥胖和相关并发症防治**　从小建立合理饮食、运动等良好生活方式，完全可以预防肥胖的发生(见图6-1-2B)。对于已经发生肥胖、高血糖等并发症患者，可以给予胰岛素增敏剂(如二甲双胍)、GLP-1受体激动剂等，甚至胰岛素进行治疗。

7. **心理行为矫治**　对于皮肤损害、强迫及刻板行为等，除了可在青春期通过控制治疗、精神治疗、联合精神用药改善之外，还有报道小剂量利培酮亦可改善。

8. **康复治疗**　通过医疗机构和家庭，针对运动、语言等发育落后，自闭、多动、强迫等问题，进行适当康复训练，提高日常生活活动能力等。

9. **其他外科治疗**　气道梗阻者需要观察有无打鼾及呼吸暂停，防止呼吸道阻塞窒息死亡，必要时行扁桃体和腺样体切除术。脊柱侧弯可以支架等矫正，严重者(>45°)可能需要手术治疗矫正，尚无证据显示rhGH治疗会加剧脊柱侧弯。

10. 国外也有一些控制食欲、改善心理行为的药物研究，部分已在临床试验阶段。在病因治疗方面，已有在做关键基因定位的去甲基化探索研究。

【遗传咨询】

PWS父母再生育风险总体不高(<1%)，但父母有易位、IC缺失、生殖细胞嵌合体和关键基因突变，则再发概率很高，甚至高达50%以上，因此，尽可能筛出上述情况，降低再生育时再发风险。如果父母有易位，一般不建议再生育；如果父母有IC缺失、生殖细胞嵌合体和关

键基因突变，则可以考虑辅助生殖技术，进行移植前诊断。

缺失型、罗伯逊易位和关键基因突变的 PWS 患者，后代异常的可能性非常高，加上 PWS 本身有智力和行为异常，以及性发育不良可能，多不建议生育。其中男性缺失型 PWS，其 50% 后代还是 PWS；女性缺失型 PWS，其 50% 后代是 AS。男性 IC 和 SNROD116 突变 PWS，其 50% 后代还是 PWS；女性 IC 和 SNROD116 突变 PWS，50% 后代还是 IC 和 SNROD116 突变携带者。女性罗伯逊易位 PWS，其后代很可能 PWS（mUPD）；男性罗伯逊易位 PWS，其后代很可能 AS（pUPD）。UPD 和表突变，如果精子、卵子和受精卵的去甲基化和甲基化修饰正常，后代基本正常。

➢ 附：Prader-Willi 综合征的遗传学诊断流程图

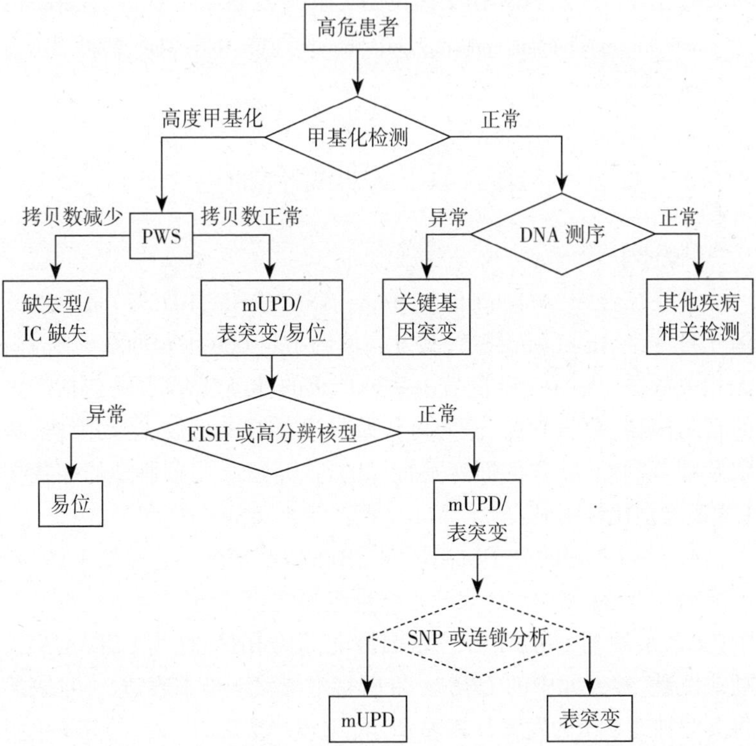

（邹朝春）

参考文献

[1] BUTLER MG, MILLER JL, FORSTER JL. Prader-Willi Syndrom—clinical genetics, diagnosis and treatment approaches: an update. Curr Pediatr Rev, 2019, 15(4): 207-244.

[2] GUNAY-AYGUN M, SCHWARTZ S, HEEGER S, et al. The changing purpose of Prader-Willi syndrome clinical diagnostic criteria and proposed revised criteria. Pediatrics, 2001, 108(5): E92.

[3] YANG-LI D, FEI-HONG L, HUI-WEN Z, et al. Recommendations for the diagnosis and management of childhood Prader-Willi syndrome in China. Orphanet J Rare Dis, 2022, 17(1): 221.

[4] MIAN-LING Z, YUN-QI C, CHAO-CHUN Z. Prader-Willi syndrome: molecular mechanism and epigenetic therapy. Curr Gene Ther, 2020, 20(1): 36-43.

第二节 天使综合征

【概述】

天使综合征(Angelman syndrome, AS)(OMIM: 105830)最早由英国儿科医生 Angelman 报道,其发病率约 1/24 000~1/12 000。国内尚无相关数据。临床上伴随着一系列严重的神经发育问题,包括严重的智力障碍、语言缺失、癫痫发作及异常的脑电发放、运动障碍、睡眠及喂养问题、特殊的面容及特异的行为特征,比较典型的症状在 1 岁后才会比较明显。

AS 通过不同的分子机制影响 UBE3A(泛素蛋白连接酶 E3A)基因缺陷,*UBE3A* 基因广泛表达于全身组织,但在中枢神经系统神经元中,父系来源的 *UBE3A* 等位基因被非编码 RNA(称为 UBE3A-ATS)顺式沉默,神经元中的 *UBE3A* 蛋白完全依赖于母本表达,一旦缺乏将会对神经系统的发育及其正常功能造成严重影响。AS 的分子机制包括:①15q11.2-q13 区带母源性缺失(Ⅰa,父母染色体正常;Ⅰb,父母染色体存在平衡易位)；②15q11.2-q13 区带父源单亲二倍体(Ⅱa，父母染色体正常；Ⅱb，父亲染色体存在平衡易位)；③15q11.2-q13 区带存在印记中心缺陷(Ⅲa，印记中心缺失；Ⅲb，印记中心甲基化异常)；④UBE3A 基因突变(Ⅳ)；⑤分子诊断未确诊(Ⅴ)。

【诊断】

1. 临床表现

(1) 典型面容：AS 患儿表现为特殊面容(图 6-2-1)，在缺失型患儿尤为显著，主要表现为小头畸形，后头部扁平，枕沟，伸舌及舌头突出，斜视及外斜视，嘴巴较宽，牙齿间隙较大，流涎，与家族成员相比，AS 患儿的头发、皮肤和眼睛颜色较浅，尤其是缺失型的患儿，而点突变、单亲二倍体及印记缺陷的患儿特殊面容则相对不明显。

(2) 特征的行为：包括频繁的大笑和微笑，明显的快乐行为和兴奋性，经常有拍手的动作，大笑有时和对环境的反应，但更多时候是

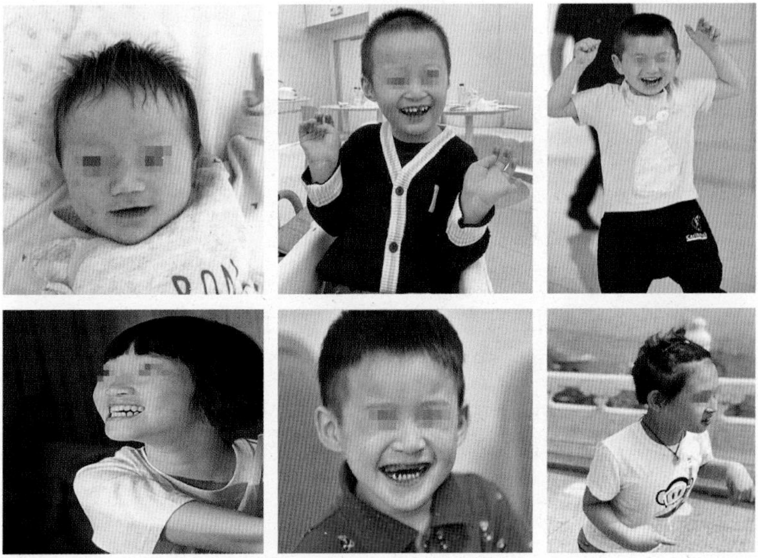

图 6-2-1　AS 综合征患儿临床特征：爱笑、皮肤及头发颜色浅，斜视、牙齿稀疏、走路时步态宽，胳膊上抬

对非特定事件的反应，注意力集中的时间非常短暂且多动。年长的患儿经常会出现攻击性和自残行为，包括掐、抓、咬、扇和打，可能和患儿语言沟通障碍有关。AS综合征患儿生活中表现为热情的社交行为，会有些特殊行为，比如对水和有褶皱的物品如某些纸和塑料的迷恋，以及异常的食物相关行为，这种行为一般会持续到成年期。

(3) 神经系统：①严重的发育迟缓，但没有明显的发育倒退。发育迟缓在婴儿早期可不显著，发育状况随年龄增长与正常儿童差距逐渐变大，缺失型患儿各能区发育更为落后。②AS 患儿的语言障碍显著，仅能够使用很少或者不能使用字词；接受性语言以及非语言性的沟通能力略强于表达性语言；其中非缺失型患儿语言能力相对好。③运动障碍：AS 的运动障碍包括运动延迟、共济失调步态、激动-拮抗肌群共激活、震颤及肌张力异常。随着年龄增加，震颤的严重程度增加，成年患儿报道会出现一定的帕金森症状；④癫痫：通常在 3 岁之前开始发作。随着年龄增长癫痫严重程度会减弱，但是会持续整个成年期，常见的发作形式包括不典型失神、强直-阵挛发作、失张力及肌阵挛发作，其中部分患儿会发展肌阵挛性癫痫状态，在年长患儿中，皮层下起源的非癫痫性肌阵挛发作的发生率升高。AS 患儿的脑电图呈现为异常脑电波，但临床上可不一定伴随癫痫发作。

(4) 睡眠障碍：睡眠障碍是 AS 患儿的一个重要特征，睡眠觉醒周期异常，睡眠需求减少是 AS 患儿的主要睡眠问题。而有研究显示 AS 患儿的睡眠问题还有多种，包括睡眠总时间减少、睡眠潜伏期长、睡眠结构破坏、夜间频繁觉醒、快速眼动期减少以及腿部不宁运动，抗癫痫发作药物（anti-seizure medication，ASM）的使用会影响睡眠，但尚未清楚是药物使用与睡眠严重性对睡眠影响的先后关系。对于 AS 患儿来说，睡眠问题在四种基因型中均存在，随着年龄增加有一定好转趋势。

(5) 消化系统：婴儿期存在喂养困难，主要表现为吸吮力弱、吃奶时间长、吸吮不协调，容易呛咳和吐奶，国外报道约 10%~15% 需要胃造口管或鼻胃管喂养，在国内调查中需要胃管喂养的很少，患儿中胃食管反流的发生率较高,临床主要表现为呕吐、体重不增,拒绝进食或进食后不适,甚至持续到成年,需要及时处理。部分患儿有无明显诱因出现呕吐现象,间断或者周期性干呕,可能的诱因包括药物相关、情绪及焦虑行为问题。部分患儿存在食欲过盛,尤其是在单亲二倍体患儿,便秘问题的发生率也相对较高。

(6) 骨骼系统:脊柱侧弯多发生在青春期,随着年龄的增长,脊柱侧弯更为常见。据报道大约 10%~20% 的儿童会出现脊柱侧弯。至少 30%~50% 的成年 AS 有脊柱侧弯,典型的是胸椎侧弯。脊柱侧弯可一定程度限制活动能力,需使用支撑治疗以防止病情恶化。对于严重脊柱侧弯的个体,手术矫正可能是必要的。

(7) 眼科:常见的眼科问题主要包括:斜视的发生率为 40%~50%,散光是最常见的屈光不正。圆锥角膜可以发生,可能继发于持续的眼睛摩擦或抠眼行为或其他原因。其他眼部表现包括近视、远视的发生。

(8) 内分泌:AS 患儿的青春期发育通常是正常的。青春期的激素变化会影响行为和癫痫,需要关注。在男性患儿中,隐睾的发生率较高,需要定期随访。

2. 实验室检查

(1) 基因检测:临床上怀疑 AS 的患儿进一步进行基因确诊,首选进行 15q11.2-q13 区带基化特异性 PCR 或甲基化特异性多重连接依赖性探针扩增法(methylation-specific multiples ligation-dependent probe amplification,MS-MLPA),可以检测到约 80% 的基因缺失、单亲二倍体及印记缺陷,进行初步分型,如 MS-MLPA 提示非缺失型 AS,应进一步对单亲二倍体及印记缺陷进行再分析;如果甲基化分析为阴性,可进一步选择包括 *UBE3A* 基因在内的二代测序基因包进行测序分析,可同时将其鉴别诊断的基因纳入其中(注意检测 *UBE3A* 基因是否存在小片段缺失和重复)。通过全基因组芯片分析或者 FISH 原位杂技技术发现 15q11.2-13 片段存在缺失,需要进一步确定其缺失的片段是否来源于母系。

(2) 临床表型多学科评估:根据 AS 临床表型谱,进行临床症状综合评估。根据 AS 临床表型谱，进行临床症状综合评估：针对其神经发育进行头颅影像学、脑电图、神经发育评估、睡眠情况评估，其中 AS 患儿脑电图显示特征性的改变，有助于诊断和鉴别诊断，脑电图表现为醒、睡各期前头部、后头部及广泛性 δ 及 θ 节律性阵发或连续发放，慢波在前后头部之间呈游走性，并夹杂棘波、棘慢波。前头部以 δ 活动为主，有时为三相波，棘慢波以后头部突出；消化科进行营养状态及喂养评估；眼科进行眼底、视力及斜视评估；口腔科评估牙齿发育情况，并龋齿预防及治疗；康复科进行运动评估并制订康复计划；骨科进行脊柱侧弯的评估；同时对可能存在的并发异常，如隐睾、疝气、先天性心脏病等进行评估。

【鉴别诊断】

天使综合征患儿早期的临床表现没有特异性，需要与其他类型的癫痫、线粒体脑病、脑性瘫痪等鉴别，此外其他类型的临床综合征，可能由染色体微缺失和重复导致，如 Phelan-McDermid 综合征（染色体 22q13.3 缺失 OMIM：#606232）、MBD5 综合征（染色体 2q23.1 缺失，OMIM：#156200）、KANSL1 缺失综合征（染色体 7q21.31 缺失，OMIM：#610443）等，一些单基因疾病如 Pitt-Hopkins 综合征（TCF4，OMIM：#610954）、Christianson 综合征（SLC9A6，OMIM：#300243）、Mowat-Wilson 综合征（ZEB2，OMIM：#235730）、Kleefstra 综合征（EHMT1，OMIM：#610253）、雷特综合征（MECP2，OMIM：#312750）等，也可有天使综合征类似的临床表现，可以通过分子诊断进行鉴别，此外对于一些天使综合征在婴幼儿期临床表现不典型，使用 CMA 发现存在 15q11.2-q13 片段基因缺失，需要进一步进行甲基化检测与普拉德-威利综合征（OMIM：#176270）鉴别。AS 患儿的脑电图显示特征性的改变有助于诊断和鉴别诊断，脑电图表现为醒、睡各期前头部、后头部及广泛性 δ 及 θ 节律性阵发或连续发放，慢波在前后头部之间呈游走性，并夹杂棘波、棘慢波。前头部以 δ 活动为主，有时为三相波，棘慢波以后头部突出（图 6-2-2）。

【治疗】

1. **多学科团队参与及评估随访计划** 临床的管理领域包括：神

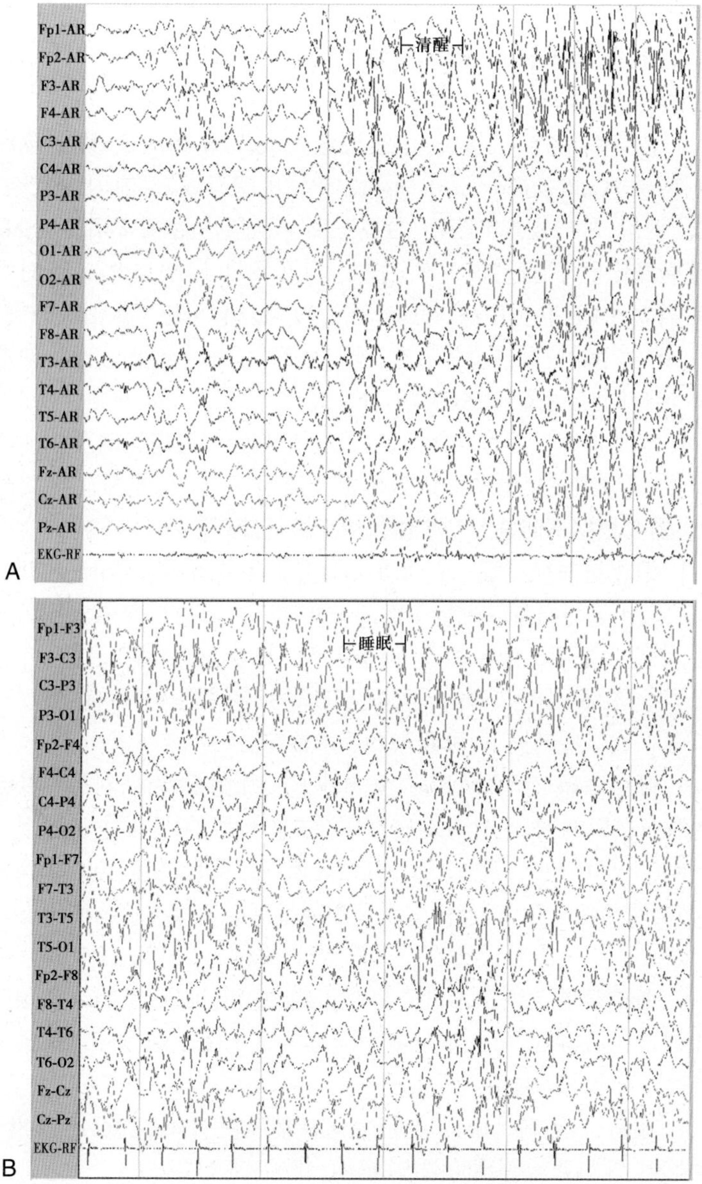

图 6-2-2　AS 特征性脑电表现

A. 前头部游走性慢波；B. 前头部和后头部慢波夹杂棘波

经发育、睡眠障碍、误吸风险、胃食管反流病、牙科保健、视力障碍、肥胖、脊柱侧弯，运动障碍、沟通困难、行为异常和焦虑，制订多学科团队评估及随访计划。

2. **抗癫痫治疗**　根据发作类型选药，通常单药起始，许多抗癫痫发作药物(anti-seizure medication，ASM)可能有效，目前丙戊酸钠、左乙拉西坦、苯二氮䓬类药物、拉莫三嗪、托吡酯是目前常用的ASM。AS癫痫发作很难通过ASM完全控制，且在发热、睡眠减少、疲劳时发作，常需要ASMs联合用药。低GI饮食/生酮饮食可用于难治性癫痫，此外，AS发生非惊厥持续状态时，苯二氮䓬类药物控制率较高。使用ASMs治疗同时，注意观察药物不良反应。

3. **康复训练**　通过肢体运动疗法、作业治疗提高运动及生活能力，语言训练则多集中在非语言辅助交流系统(卡片，电子辅助交流系统)，需要根据不同基因型个体化治疗康复计划。

4. **消化道对症处理**　新生儿和婴儿期主要解决喂养困难问题，可采用大孔眼的奶瓶以少量多次的方式喂养以解决营养摄入不足的问题，必要时采用短期鼻饲管，预防吸入性肺炎。胃食管反流患儿常出现体重增加不佳和呕吐，常规的药物治疗通常有效(即直立位、运动药物)。在某些情况下，可能需要手术治疗。

5. **睡眠障碍**　睡眠障碍是AS患儿的一个重要特征，对患儿及家庭生活质量影响大，同时对癫痫发作存在不良影响，需要进行睡眠日记、量表及PSG评估，及时干预，可白天增加运动量，积极控制癫痫发作；必要时药物干预，睡前褪黑素及小剂量苯二氮䓬类药物使用有一定疗效。

6. **骨骼异常**　注意不良姿势及正确的康复训练，控制体重预防脊柱侧弯；骨科评估后严重可使用支具或手术矫正；此外，跟腱紧张可以通过矫形支架或手术矫正。

7. **眼科、口腔科**　眼科定期随访，评估斜视手术；注意口腔卫生、窝沟封闭、牙齿涂氟等预防龋齿，定期口腔护理及随访。

8. **可能的基因修正治疗**　①使用重组腺相关病毒作为载体将外源性*UBE3A*基因直接注射至海马体中，介导UBE3A蛋白的脑内表达；②通过拓扑异构酶抑制剂、Cas9 介导的基因修饰及反义寡核苷酸可对 UBE3A-ATS 的合成进行靶向干扰，从而诱导父本 *UBE3A* 基因的表达。

9. **家庭宣教及支持**　在确诊之际，需要对父母心理指导，及时调整心态；然后仔细与父母宣教疾病知识，可介绍病友组织（"天使综合征之家"），加强父母交流。至今尚无治愈 AS 的方法，缺乏特异性治疗方法，主要还是针对不同临床表现进行对症治疗和康复治疗。

【遗传咨询】

不同的分子机制有不同的遗传模式，而遗传咨询需要根据不同的分子分型进行。

1. **家庭成员的遗传咨询**　对于天使综合征患儿，其基因型为缺失型，其父母进行染色体分析排查是否存在染色体平衡易位，95% 的缺失为新发突变，其母亲不携带此突变，其同胞的再发风险 <1%，但如果父母存在染色体平衡易位，则其同胞的再发风险可能达到 50%。对于比较少见的父亲存在平衡异位的父源性单亲二倍体（Ⅱb），如果其父亲存在 15∶15 染色体罗伯逊异位，其同胞再发风险可达 100%。印记中心缺失（Ⅲa）的天使综合征患儿，如其母亲存在印记中心缺失，其同胞再发风险可达 50%。*UBE3A* 基因突变（Ⅳ）的天使综合征先证者，如其母亲存在 *UBE3A* 基因突变，其同胞再发风险可达 50%。此外，还有部分临床诊断的天使综合征分子机制未知，则风险未知。

2. **产前诊断**　对于所有分子机制明确的天使综合征（Ⅰa、Ⅰb、Ⅱa、Ⅱb、Ⅲa、Ⅲb、Ⅳ）先证者，建议父母再生育时进行遗传咨询和产前诊断。而对于携带 *UBE3A* 突变和印记中心缺失的母亲可选择采取胚胎移植前基因检测技术（pre-implantation genetic diagnosis，PGD）。

附：天使综合征（AS）的基因诊断流程图

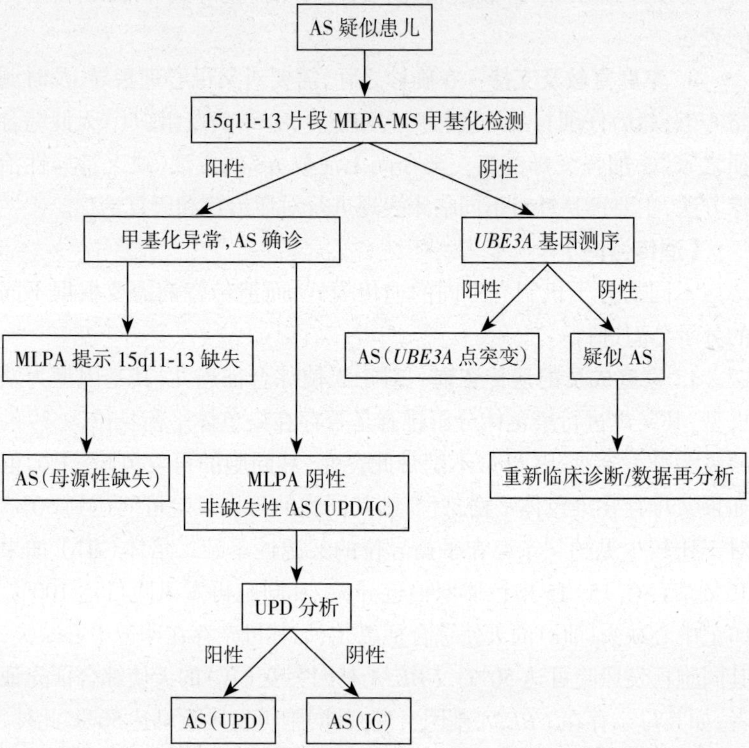

（王　艺）

参考文献

[1] MERTZ LG, CHRISTENSEN R, VOGEL I, et al. Angelman syndrome in Denmark. birth incidence, genetic findings, and age at diagnosis [J]. Am J Med Genet A, 2013, 161A(9): 2197-2203.

[2] MARANGA C, FERNANDES TG, BEKMAN E, et al. Angelman syndrome: a journey through the brain [J]. FEBS J, 2020, 287(11): 2154-2175.

[3] MADAAN M, MENDEZ MD. Angelman Syndrome [M/OL]. Treasure Island (FL): StatPearls, 2023 [2023-02-25].

[4] DUIS J, NESPECA M, SUMMERS J, et al. A multidisciplinary approach and consensus statement to establish standards of care for Angelman syndrome[J]. Mol Genet Genomic Med, 2022, 10(3): e1843.
[5] Emerging gene and small molecule therapies for the neurodevelopmental disorder Angelman syndrome [J]. Neurotherapeutics, 2021, 18(3): 1535-1547.

第三节　Silver-Russell 综合征

【概述】

Silver-Russell 综合征(Silver-Russell syndrome, SRS, OMIM 180860)也叫 Russell-Silver 综合征(Russell-Silver syndrome, RSS),是一种以胎儿生长受限以及出生后身材矮小、特殊面容等为主要表现的临床和遗传异质性疾病。SRS 是表观遗传病的典型代表,通常无家族史。最早是 1953 年及 1954 年分别由 Silver 和 Russell 报告的。主要病因是染色体 11p15 区域 *H19/IGF2* 基因簇印记控制区 1(imprinting control region 1, ICR1)低甲基化,以及第 7 号染色体母源单亲二倍体(uniparental disomy, UPD)。其在西方国家的发生率为 1/100 000~1/3 000。由于本病临床表现差异很大,其诊断准确性常取决于临床医生的经验。由于骨骼不对称随年龄增长逐渐减轻以及成人 SRS 患者面部特征不典型使得临床诊断更困难,导致部分临床特征不明显的患者被漏诊,故分子生物学诊断很重要。

病因:到目前为止,大约 50%~70% 的 SRS 病例能找到明确的分子病因。最主要的印记缺陷是染色体 11p15 H19/IGF2 基因簇 ICR1 低甲基化(loss of methylation, LOM)约占 38%~62%。7 号染色体母源单亲二倍体(maternal UPD of chromosome 7, mUPD7)约占 7%~10%,其他还有拷贝数变异、*CDKN1C*、*IGF2*、*GRB10*、*MEST*、*PLAG1* 和 *HMGA2* 等基因变异,以及 mUPD16、mUPD20 和染色体结构微观改变等。此外,极少数的 SRS 患者有多种基因簇的甲基化缺陷(multilocus methylation defects, MLMD),以及体细胞嵌合体的报道(图 6-3-1~图 6-3-3)。

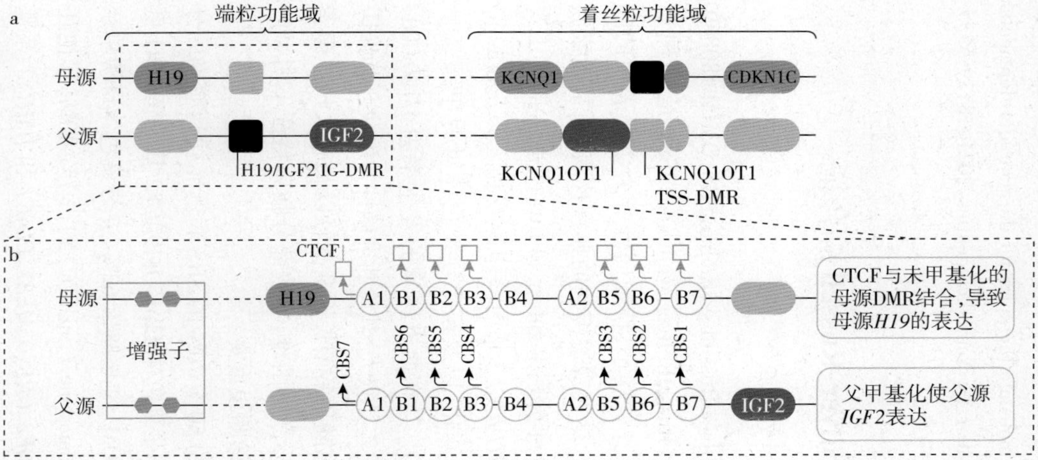

图 6-3-1　正常的染色体 11p15 印记区

a 表示 11p15 区域，显示着丝粒域和端粒域。蓝色椭圆形表示父系表达基因（生长启动子 *IGF2* 和长链非编码 RNA *KCNQ1OT1*）。蓝绿色椭圆形表示母系表达基因（生长抑制剂 *CDKN1C*、离子通道 *KCNQ1* 和非编码 RNA *H19*）。方形表示差异甲基化区域（DMRs）。深蓝色方形表示差异性甲基化区域（differential methylation region，DMR）的甲基化。草绿色方形表示 DMR 未甲基化。b 表示 H19/IGF2 IG-DMR（基因间的结构差异性甲基化区域）。该 DMR 包含短的重复序列块，并含有锌指蛋白 CTCF 的 7 个结合位点（蓝绿色空心方块）。H19 和 IGF2 之间共享 H19 远端多个增强子元素（蓝绿色六边形），并且能够增加增强子的表达。CTCF 与未甲基化的母源 DMR 结合，阻断了 H19 下游 IGF2 启动子和增强子之间的相互作用，从而导致母源 *H19* 的表达。相反，父亲等位基因上 ICR1 的甲基化阻止 CTCF 结合，从而使 *IGF2* 启动子和远端增强子之间相互作用，从而使父亲 *IGF2* 表达。蓝绿色箭头表示未甲基化的 CTCF 结合位点。黑色箭头表示 甲基化CTCF结合位点。

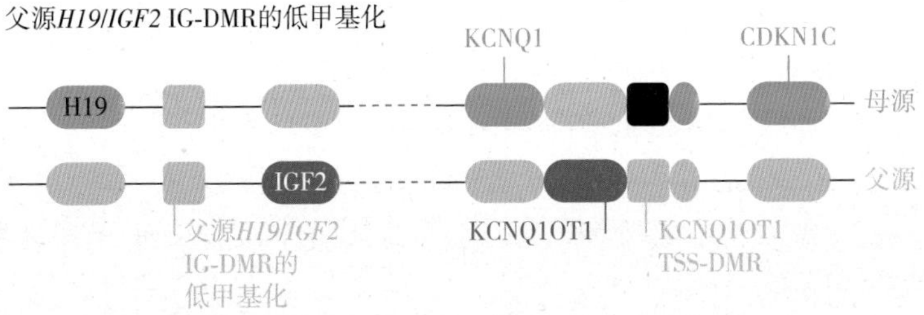

图 6-3-2 Silver - Russell 综合征的 11p15 印记区低甲基化

H19/IGF2 IG-DMR 的低甲基化导致父源 *IGF2* 表达减少，母源 *H19* 表达增加，导致生长受限

【诊断】

1. **临床表现** SRS 以严重的宫内及生后生长发育受限为主要表现，同时有严重矮小、极低体重指数（body mass index，BMI）、特殊面容（三角脸、前额突出、小下颌、相对大头畸形），以及肢体、颅面部不对称等表现。其他可存在第五小指内向侧弯、并指、脊柱侧弯、肘部畸形等骨骼异常。一些患者还可存在喂养困难、胃食管反流、低血糖、运动及认知障碍等。男孩患者可有生殖系统异常，如隐睾、腹股沟疝及尿道下裂。成人 SRS 患者报道较少。SRS 患者成年后一部分临床特征变得模糊，且由于大部分 SRS 患者不规律随访，目前缺少成年期的相关资料。

2. **辅助检查**

(1) IGF1 和 IFGBP3：SRS 患儿身材矮小，因此需要检测 IGF1 和 IFGBP3 水平。文献报道分子病因为 11p15LOM 的 SRS 儿童比 mUPD7 的 SRS 儿童具有更高的 IGF1 和 IGFBP3 水平。

(2) 监测血糖：SRS 儿童，消瘦比矮小更为明显。婴幼儿期的喂养困难，可能会增加了空腹低血糖的风险，故需要监测血糖。

(3) 部分 SRS 患儿有胃食管反流、结构性胃肠道病变，必要时可行腹部超声、食管 pH 测定协助诊断。

(4) 性激素：部分 SRS 患儿可发生性早熟，青春期需要监测性激素。

(5) 脊柱正侧位X线片:SRS患儿常有脊柱侧弯,故需要摄脊柱正侧位X线片。

(6) 骨龄:SRS患儿身材矮小,需要做骨龄检测进一步协助诊断。文献报道SRS患者其身高落后较骨龄落后更明显。

(7) 智力测试:部分SRS患儿会有认知、语言发育障碍,宜早期发现进行干预。

(8) 甲基化特异性多重链接探针扩增技术(MS/MLPA)可以同时检测11p15区域的甲基化水平和该区域的拷贝数变异(copy number variation,CNV),且经济实用(见图6-3-3)。由于染色体11p15区域H19/IGF2基因簇ICR1低甲基化为SRS的主要病因,因此对临床怀疑SRS的患儿进行MS/MLPA检测是首选。

(9) 必要时全外显子或全基因组测序分析协助明确分子生物学病因。

3. **诊断标准** 由于本综合征临床表现多样,目前有多种临床诊断标准。

(1) 经典的Price诊断标准:满足以下5条中的3条即可诊断:①出生体重低于平均数-2*SD*;②身高位于同年龄、同性别正常健康儿童体格生长量表的第3百分位线以下;③典型的颅面畸形;④肢体不对称;⑤先天性指侧弯。本诊断标准仅包括了患者的少数典型主要特征,易将不典型病例漏诊。

(2) 常用的Netchine诊断标准:必备条件:小于胎龄儿,再满足以下5条中的3条即可诊断:①前额突出(3岁以前);②相对大头畸形;③生后生长受限;④肢体不对称;⑤喂养困难和/或BMI<-2*SDS*。该标准将SRS患者局限于小于胎龄儿患者中,使得筛选人群范围受到了局限,且将颅面畸形局限于前额突出及相对大头畸形,缺少三角脸、小下颌等更常见的特征。

(3) Bartholdi标准评分法:①出生时指标:体重<第10百分位,1分;身长<第10百分位,1分;头颅相对偏大,1分。②生后成长状况:无追赶性生长,身高<第3百分位,1分;正常头围,枕额径在第3~97百分位之间,1分;认知发育正常,1分。③不对称性:面部/躯干/四肢,

3分。④面部特征：三角形脸，1分；前额突出/方颅，1分；其他如小下颌、薄嘴唇、口角下垂、前囟闭合延迟，1分。⑤其他特征：小指侧弯，1分；生殖器异常（如隐睾、尿道下裂），1分；其他如指节缩短，并指，腹股沟疝，色素改变如咖啡牛奶斑，1分。按5大类特征出现频率计分（最高积分15分），≥8分诊断为SRS。该标准根据临床评分系统将临床表现和体征进行量化，尤其是对大龄儿童的准确诊断有其优势。但是，因为患儿及家属常无法准确地提供患儿出生头围和身长，而且对于婴幼儿无法以该标准来判断其认知功能，随着年龄的增长面部特征减轻，同时该标准缺少喂养困难这个重要的临床表现，提示其存在一定的局限性。不同的诊断标准各有优劣，亦有一定的一致性，因此联合各诊断标准进行综合的评定能进一步地提高诊断的准确性。

(4) 2017年Wakeling等首次提出了Netchine-Harbison clinical scoring system（NH-CSS）评分系统，可用于SRS的临床诊断，即使对于临床数据不完善的患者同样适用，目前国际共识建议使用该标准。包括：①胎儿生长受限：出生时身高或体重≤同胎龄新生儿身高或体重的$-2SD$。②出生后生长发育迟缓：2岁身高≤同年龄平均身高的$-2SD$。③出生时相对大头：出生时头围的标准差/出生时身高和/或体重标准差≥1.5。④前额突出。⑤身体不对称：腿长差异≥0.5cm或手臂不对称；或腿长差异≤0.5cm同时合并其他两个部位的不对称，包括面部不对称。⑥喂养困难和/或低BMI。满足诊断标准中的4条及以上，同时分子学检测阳性可确诊SRS，满足诊断标准中的4条及以上（其中必须包括相对大头和前额突出）可临床诊断SRS，不支持临床SRS而分子学检测阳性的为分子学诊断SRS。

【鉴别诊断】

SRS需要与3M综合征、Bloom综合征等疾病鉴别。这些疾病都表现为矮小，以及有特异性临床体征，可以通过分子诊断鉴别。

1. 3M综合征（OMIM 273750） 主要临床表现为严重宫内和出生后生长迟缓，面部畸形，管状骨细长，脊椎骨椎体较高，不伴有智力异常和其他脏器损害。致病基因包括*CUL7*、*OBSL1*和*CCDC8*。其面部特征亦为三角脸，前额突出，与SRS相似。但患儿鼻头圆厚，鼻梁低平，鼻孔朝上，长人中。基因检测及临床特征可以与SRS相鉴别。

2. **Bloom综合征** 又名侏儒-面部毛细血管扩张综合征，于1954年由Bloom首先报道。本病为常染色体隐性遗传。由*RECQL3*（*BLM*）基因突变引起。目前已证实由于DNA连接酶Ⅰ的异常，引起姐妹染色体交换率增加、染色体断裂点增加，从而导致肿瘤易感性增加，易产生白血病、淋巴瘤或其他肿瘤、支气管扩张、慢性肺疾病、免疫球蛋白缺失（IgA、IgG、IgM）等。主要临床表现为宫内及生后生长迟缓，小头畸形，舟状头，颧骨发育不良，耳朵突出，上侧门牙缺如，并指，多指，第5小指弯曲，隐睾，光敏和面部毛细血管扩张性红斑，可呈蝶形分布。皮损常在接触日光后发生，有时红斑呈水肿性，甚至出现水疱、糜烂，而愈后留下色素脱失斑。基因检测及临床特征可以与SRS相鉴别。

【治疗】

SRS儿童及其家庭从出生到成年都面临着挑战。建议由儿科内分泌学家、临床遗传学家和遗传咨询师、胃肠病学家、营养学家、颅面小组、整形外科医生、神经科医生、言语和语言治疗师以及心理学家等多学科专家共同组成团队（multidisciplinary team，MDT）进行干预随访。

1. **低血糖** 小婴幼儿因喂养困难及胃食管反流，可引起低血糖。避免禁食时间过长，监测血糖、尿酮水平。在SRS患者中最重要的是充足喂养、营养支持预防低血糖。可进食且营养充足的儿童，应避免经鼻胃管或胃造口管肠内喂养。如有手术，术前早期静脉注射葡萄糖，以避免酮尿和低血糖。SRS患儿糖原储存和糖异生能力有限，故不建议用胰高血糖素纠正低血糖。

2. **身材矮小** 美国和欧盟已批准生长激素治疗以改善身体成分、促进精神运动发育、促进食欲，降低低血糖的风险，并促进身高增长。可以2~4岁开始治疗。GH治疗期间需要监测IGF1和IGFBP3水平。

3. 部分SRS儿童有肾上腺能初现、性早熟和胰岛素抵抗，儿童期要监测骨龄。对于有胰岛素抵抗的儿童，需要做2小时口服葡萄糖耐量试验评估胰岛素敏感性。

4. **语言、运动、心理障碍**　早期发现，早期干预、早期进行康复。监测 SRS 学龄儿童是否有学习困难、认知发育迟缓、心理社会适应性差等表现，以便进行适当的干预。监测 mUPD7 患儿是否有语言或运动障碍和/或孤独症谱系障碍的迹象。

5. **身体畸形**　与 SRS 相关的骨科问题包括肢体或身体不对称、脊柱侧弯、髋关节发育不良和第五小指弯曲。针对肢体不对称需骨科评估是否进行干预手术。

6. **其他**　牙列萌出后，请口腔颌面部或正畸医生会诊，鼓励早期矫正干预。评估筛查有无阻塞性睡眠呼吸障碍。

【遗传咨询】

SRS 的复发风险和致病变异类型相关：一般情况下，SRS 是由于新发（de novo）表观遗传突变（父源 11p15 ICR1 H19/ IGF2 区域甲基化缺失）或母源 upd(7)（核型正常）所致，此时再发风险低。少数情况下，SRS 是由于 7 号染色体或 11 号染色体的拷贝数变异所致，或 *CDKN1C*、*IGF2*、*PLAG2*、*HMGA2* 等基因的基因内变异所致，此时的再发风险可能高达 50%。后代的发病风险和先证者的性别及致病基因相关。

➤ 附：Silver-Russell 综合征的诊断流程图

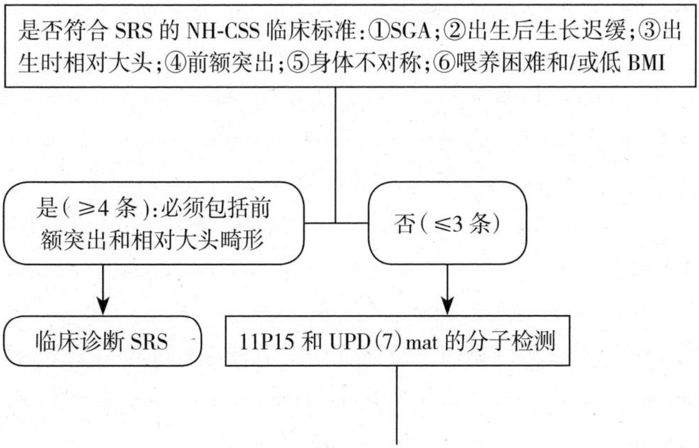

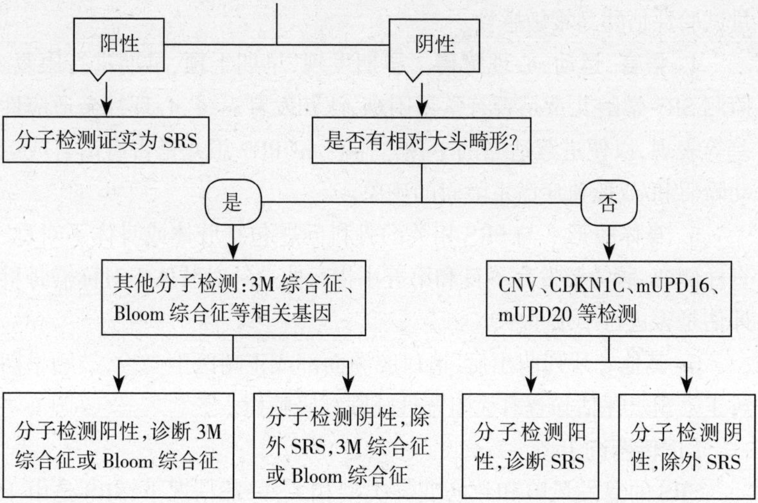

（郭潇雅　吴　迪）

参考文献

[1] LOKULO-SODIPE O,BALLARD L,CHILD J,et al. Phenotype of genetically confirmed Silver-Russell syndrome beyond childhood. J Med Genet,2020,57(10):683-691.

[2] LOKULO-SODIPE O,GIABICANI E,CANTON AP M,et al. Height and body mass index in molecularly confirmed Silver-Russell syndrome and the long-term effects of growth hormone treatment. Clin Endocrinol(Oxf),2022,97(3):284-292.

[3] GAUDET MV,ALLAIN EP,GALLANT LM,et al. A 132bp deletion affecting the KCNQ1OT1 gene associated with Silver-Russell syndrome clinical phenotype. J Med Genet,2023,60(2):134-136.

[4] FUKE T,NAKAMURA A,INOUE T,et al. Role of Imprinting Disorders in Short Children Born SGA and Silver-Russell Syndrome Spectrum. J Clin Endocrinol Metab,2021,106(3):802-813.

[5] HARA-ISONO K,MATSUBARA K,FUKE T,et al. Genome-wide methylation analysis in Silver-Russell syndrome,Temple syndrome,and Prader-Willi syndrome.Clin Epigenetics,2020,12:159.

第七章　基因动态突变遗传性罕见病

第一节　遗传性脊髓小脑共济失调

【概述】

遗传性共济失调（hereditary ataxia，HA）是以小脑性共济失调为主要临床特征的一组神经遗传性疾病，本病属于罕见病，推测患病率为（1~10）/10 万左右，我国目前尚缺乏中国人群的确切统计学数据。由于本病多在成年后起病，症状随年龄增长而缓慢进行性加重，致残率高，且具有高度的临床表型异质性，因此，正确识别、早期诊断、尽早干预非常重要。

HA 根据遗传方式可分为常染色体显性遗传性共济失调（autosomal dominant cerebellar ataxia，ADCA）、常染色体隐性遗传性共济失调（autosomal recessive cerebellar ataxia，ARCA）、X 连锁性共济失调及线粒体相关性共济失调。脊髓小脑性共济失调（spinocerebellar ataxia，SCA）是 ADCA 最常见的类型，也是国内外学者研究最为广泛和深入的疾病。自 1993 年首个 SCA 致病基因被定位以来，截至目前为止，SCA 已经有 48 种亚型，命名为 SCA1-48，其中 37 种亚型的致病基因已被克隆。根据致病基因突变形式不同，SCA 又分为动态突变和非动态突变 2 种亚型。前者包括 SCA1、2、3、6、7、8、10、1、17 和 DRPLA 等。由于动态突变型 SCA 具有遗传早现的特点，部分 SCA 患者在儿童期可以发病，因此，儿科医生了解和掌握 SCA 相关知识十分必要。

SCA 是基因动态突变导致的常染色体显性遗传性共济失调，迄今为止，SCA 发生确切机制尚不清楚。致病机制与多聚谷氨酰胺蛋白积聚引起神经细胞损害以及 CAG 三核苷酸重复转录产生 RNA 的毒性作用有关;很多患者同时存在多个脑区损害表现,提示小脑、脊髓、大脑皮质或锥体外系都有受累,推测基因突变是SCA发生的主要原因,微环境和局部的生化代谢异常等在不同临床表型发生中也发挥一定作用,某些外界刺激因素,如过度劳累、情绪波动及体内激素稳态的失衡也可能起到诱发或加重病情的作用,但确切发病机制还需进一步研究探索其发病机制。

根据基因突变的形式不同,致病原因也不同,SCAs主要分为两类。

1. **短核苷酸串联重复序列扩增异常突变形式(基因动态突变)** 自从SCA1被首次发现,随后陆续有多种SCAs被发现,虽然基因突变形式相同,但致病基因不同,发病机制也不尽相同。其中,SCA1、SCA2、SCA3、SCA6、SCA7、SCA17等是由于在致病基因的编码区发生扩增异常突变,进而导致蛋白质结构上的聚谷氨酰胺(ployQ)聚集而使蛋白获得毒性功能。SCA8、SCA10、SCA31、SCA36、SCA37等是由于在致病基因的内含子区发生扩增异常突变,进而导致基因的非AUG翻译异常,产生多种RAN肽聚集体或毒性RNA等,如SCA8的致病基因*ATXN8OS*非编码的CAG/CTG动态突变会产生聚丝氨酸、聚谷氨酰胺和聚丙氨酸多肽,而后两者在体内累积并形成毒性聚集体,进一步引起临床疾病。

2. **传统基因突变形式** 除了基因动态突变形式,还有相当一部分SCAs是由于致病基因发生点突变、微小插入/缺失、外显子拷贝数异常及基因整体拷贝数异常所导致的,如SCA5、SCA13、SCA14、SCA15、SCA16、SCA19、SCA22、SCA28等亚型。根据公共版本的人类基因突变数据库(HGMD)显示,SCA5关联的*SPTBN2*致病基因目前已报道有15个点突变或微小插入/缺失突变。

【诊断】

1. **临床表现** 遗传性脊髓小脑共济失调(SCA)是最常见的神经系统遗传变性病之一,约占成人神经系统遗传性疾病的10%~14%左右。三大典型临床特征为阳性家族遗传史、小脑性共济失调及小脑和脊髓的病理损害。除小脑性共济失调外,部分患者还有其他神经系统表现,如认知障碍、癫痫、运动障碍、脑神经损害等。本病还可伴有其他非神经系统表型,如内分泌系统异常、骨骼畸形等。SCAs具有遗传异质性,各亚型临床表现极为相似又各有特征,即使是同一家族成员临床表现各不相同,存在遗传早现现象。SCAs发病年龄主要以成年中期最常见,婴幼儿及老年期少见。SCA1、SCA2、SCA3、SCA5、SCA12一般起病年龄10岁左右;SCA7、SCA13、SCA25婴儿期即可发病。当家族中有类似患者,患儿出现共济失调同时伴发育迟缓、震颤及感觉性周围神经病时应注意本病。目前国内对SCAs的认识有限,且其临床特征复杂,与其他疾病表型有重叠,导致临床易漏诊或误诊,且后续的治疗及预防措施及遗传咨询水平都较低。常见临床表现如下:

(1) 小脑性共济失调:小脑性共济失调是本病主要突出表现或唯一表现,眼球震颤、语音及语调改变,部分伴有言语含糊不清。

(2) 锥体束:运动功能障碍、腱反射亢进或减弱、癫痫发作、肌阵挛、精神行为异常。

(3) 锥体外系:震颤、动作迟缓、肌张力障碍、舞蹈征表现、类亨廷顿病表现。

(4) 周围神经:感觉神经、轴索及运动神经损害表现,有时累及多个周围神经。

(5) 发育迟缓:患儿多身材矮小、认知功能下降、严重智能障碍少见。

(6) 其他:脑干功能异常、眼睑下垂、眼球运动异常、黄斑变性导致视力下降、耳鸣、耳聋等听力异常、位置觉和振动觉减退、睡眠障碍(包括不宁腿综合征、快速眼动睡眠行为障碍、日间过度睡眠、失眠和睡眠呼吸暂停)。随着分子生物诊断技术不断发展,SCA临床分型逐渐增多,虽然临床表现复杂各异,但临床上也有其一定特点,见表7-1-1。

表7-1-1　不同类型SCA临床特征总汇

临床特征	SCA类型
伴有周围神经病	1、2、3、4、18、25、38、43、46
锥体外系受累	1、3、7、8、10、14、15、17、35、40、43
肌张力障碍	3、14、17、20、35
肌阵挛	7

续表

临床特征	SCA 类型
帕金森	2、3、10、14、17、19/22、21
震颤	12、15、27
舞蹈	17、27、DRPLA
认知功能障碍	2、8、13、17、19/22、21、36、44、DRPLA
精神障碍	2、17
眼外肌麻痹	2、3、28、40
视觉障碍	7
面肌/舌肌颤动	36
鱼鳞状斑块	34
癫痫发作	10、19/22、ATN1
发作性睡病	DNMT1
听力丧失	31、36、DNMT1

注:不同基因突变具有一些其临床特征表现,但由于致病基因种类繁多,篇幅所限,仅列出常见共性临床表现。

2. **辅助检查**

(1) 脑脊液检查:慢性、缓慢进展、反复发作的小脑共济失调的脑脊液检查大多正常,合并急性感染时除外。

(2) 血生化检查:尤其注意感染性、代谢性、免疫性病因的排查。

(3) 神经电生理检查:视觉、听觉诱发电位、眼震电图、肌电图、体感诱发电位。脑干听觉诱发电位可异常。神经传导检查可见远端感觉神经传导波幅下降,呈轴索性周围神经病改变,并进行性加重。

(4) 神经影像学检查:头 MRI、MRA、MRV 及其增强扫描可以帮助 SCAs 与其他病因进行鉴别。典型 SCAs 的影像学改变:CT 和 MRI 等影像学检查可见小脑、脑干及脊髓等部位程度不一的萎缩,部分患者也可显示小脑、脑干及脊髓等部位体积未见明显缩小,但需动态随访。MRS(脑磁共振波谱)、SPECT 及 PET 可以帮助了解小脑、脑干、脊髓及基底节等部位的血流量、葡萄糖代谢率和氧利用率等,同时用于鉴别线粒体病和遗传代谢性疾病。

(5) 基因诊断：如果诊断 SCA 的临床证据明确，则应启动分子遗传学检测，基因诊断是确诊和分型的金标准。①已知家族中特定的 SCA 基因型、临床表型高度提示某一种 SCA 或某一种 SCA 的地区流行率较高，进行有针对性的单一基因检测。②通过不同临床表现与体征组合选择常见的系统 SCA 基因检测动态基因突变位点的靶向测序；但由于 Sanger 通量低、耗时长，限制了临床广泛应用。③近年来，生物技术发展迅速，全外显子测序不能检测到重复突变；全基因组测序已经开始应用于临床诊断，但目前全基因组测序还不能作为常规检测手段应用于常规临床诊断。

3. **诊断标准**　在对一个进行性共济失调患者进行 SCA 诊断之前，应通过详细的病史询问、体格检查、实验室检查等除外获得性的病因，因 SCA 的临床症状有很大的重叠性及异质性，故确诊主要依靠基因检测。SCA 的诊断依据如下：①以进行性共济失调为主要临床表现，并除外获得性病因导致的共济失调；②上一代有类似疾病的病史；③SCA 基因检测呈阳性。

【鉴别诊断】

1. **炎性脱髓鞘**　脑炎累及幕下小脑时可出现急性小脑共济失调表现，多以共济失调为主要表现，通常急性或亚急性起病，常呈单一病程，偶有复发病程。头 MRI 可见脑白质脱髓鞘改变，有助于与脊髓小脑性共济失调相鉴别。

2. **Friedreich 共济失调**　又称少年脊髓型共济失调，通常为常染色体隐性遗传。通常起病年龄 5~18 岁；起病缓慢，逐渐出现步态不稳、笨拙、易摔倒；白天症状轻，夜晚症状重。大多数患者伴有心脏改变，少数出现视神经萎缩、视网膜色素变性、眼睑下垂、眼外肌麻痹。

3. **共济失调-毛细血管扩张症**　是累及神经、血管、皮肤、单核巨噬细胞系统、内分泌的原发性免疫缺陷病，为较少见的常染色体隐性遗传病。患病率为 1/400 000~1/10 000。临床主要表现为婴幼儿期发病的进行性小脑性共济失调，眼球结膜和面部皮肤的毛细血管扩张，反复发作的鼻旁窦炎和肺部感染。

4. **腓骨肌萎缩症型共济失调［鲁西-莱维综合征（Roussy-Lévy**

syndrome)］呈常染色体显性遗传,在儿童期和青少年期发病,病程缓慢进展。主要表现为站立不稳、蹒跚步态、双下肢肌无力、膝踝反减弱或消失、腓骨肌萎缩、手活动不灵活及无力伴手震颤,振动觉损害,伴有弓形足及脊柱侧弯。缺乏典型的小脑征及眼球震颤。

【治疗】

目前临床上还没有治疗 SCA 有效的治疗方法,治疗上主要是对症支持疗法治疗。治疗原则是减轻症状,缓解病情进展,维持日常生活能力,因此,SCA 的治疗是涉及多学科的综合治疗,每种 SCA 都需要特定的治疗与干预方案。近年来,随着对 SCA 病理生理机制研究的不断深入,临床发现了反义寡核苷酸(ASO)、小干扰 RNA(small interfering RNA,siRNA)等、干细胞移植新的治疗靶点,但均未进入临床试验。但目前一些非常有前景的治疗以及正在进行临床试验中,期待尽早用于临床。

1. **一般对症支持治疗** ①物理治疗:疾病早期即可进行物理治疗,目的是维持正常功能(肢体平衡、协调、正常姿势)的策略和防止跌倒;②康复治疗:当患者日常活动越来越困难时,推荐专业治疗师的介入,保证患者维持机体功能目标和职业需求的实现;③语言及言语治疗:根据病情通过声学仪器、指引及重复性练习,或利用视觉及听觉辅助等方法给予治疗。

2. **药物治疗** 目前还没有药物被批准用于 SCA 的常规治疗。有研究显示伐尼克兰能改善部分患者的小脑障碍指标,丙戊酸、碳酸锂等也取得了一定治疗效果,但还需要更大规模的临床研究以确定其有效性。SCA 非共济失调症状的治疗参考专科相应的对症治疗。

3. **多学科联合诊治** 对于慢性进展性疾病,需要多学科联合诊治。包括神经科、康复科、营养科、遗传咨询、心理医学科等。

【遗传咨询】

本类疾病的预防重点在于遗传咨询,产前诊断或胚胎植入前诊断是目前有效控制发病的最佳方法。在异常咨询过程中要注意符合伦理、尊重法律、符合社会文明与心理需求,实行多学科合作,在充分知情交代后自愿的情况下对患者的后代或家人进行基因检测,患者或症状前患者在生育时可进行产前诊断。但是，由于遗传规律的复杂性，在 SCA 中存在不完全外显、不外显等现象，部分类型还存在过长异常扩增不外显，而且作为三核苷酸动态突变疾病，由于疾病的严重度、起病年龄的极度可变性，以及存在代间遗传早现、患病亲代的性别影响，导致 SCA 遗传咨询困难而复杂。

➤ 附：遗传性脊髓小脑共济失调的诊断流程图

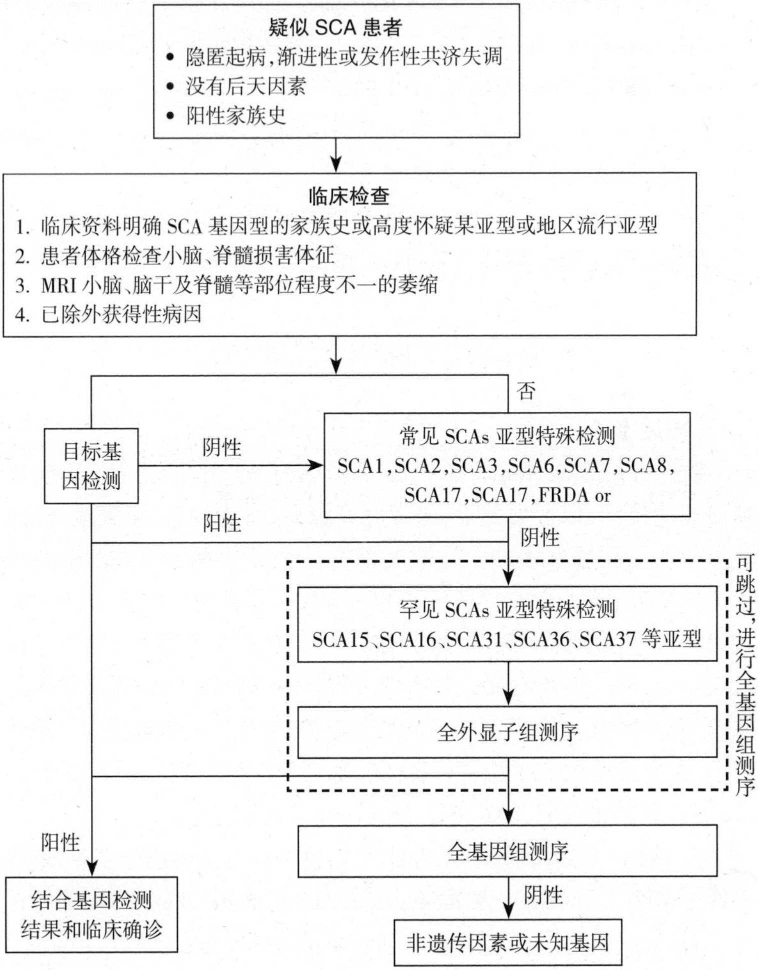

（王　华）

参考文献

[1] DE SILVA R,GREENFIELD J,COOK A,et al. Guidelines on the diagnosis and management of the progressive ataxias. Orphanet J Rare Dis,2019,14(1):51.

[2] SULLIVAN R,YAU WY,O'CONNOR E,et al. Spinocerebellar ataxia:an update. Journal of Neurology,2019,266:533-544.

[3] ASHIZAWA T,ÖZ G,PAULSON HL. Spinocerebellar ataxias:prospects and challenges for therapy development. Nat Rev Neurol,2018,14(10):590-605.

[4] BILDIRICI Y,KOCAAGA A,YIMENICIOGLU S. Clinical,neuroimaging and genetic findings in children with hereditary ataxia:single center study. Mol Biol Rep,2023,50(2):1367-1373.

[5] GALATOLO D,DE MICHELE G,SILVESTRI G,et al. NGS in Hereditary Ataxia:When Rare Becomes Frequent. Int J Mol Sci,2021,22(16):8490.

第二节 脆性 X 综合征

【概述】

脆性 X 综合征(fragile X syndrome,FXS),是一种不完全外显 X 连锁显性遗传病,以智力低下、语言发育障碍、行为异常、孤独症、颅面畸形等为主要临床表现。脆性 X 综合征全突变在一般人群中的流行率推测为:男性发病率为 1/9 000~1/4 000,女性发病率为 1/11 000~1/8 000,国内报道总的发病率约为 0.37‰~0.92‰。由于外显率受性别影响较大,男性患者约 80% 智力低下,是导致男性智力障碍最常见的原因,而女性为 30%,且具有家族聚集趋势,后代发病率也很高。研究显示,大约 90% 的 FXS 患者可表现出孤独症谱系障碍(autistic spectrum disorder,ASD)的症状,FXS 也是 ASD 的最常见原因之一。

1. **病因** 绝大多数小儿脆性 X 染色体综合征是由于脆性 X 智力低下基因 1 号(fragile X mental retardation gene 1,FMR1)外显子 5′端非编码区(CGG)n 三核苷酸序列重复扩增的动态突变,以及异常甲基化所致,极少数患儿是由于 *FMR1* 基因点突变或缺失突变所致。

2. **发病机制**　FXS是由位于Xq27.3的FMR1的5′非翻译区遗传不稳定的CGG三核苷酸重复序列异常扩增(99%)或基因发生点突变或缺失突变(1%),以及相邻CpG岛的异常甲基化,使其编码的脆性X智力低下蛋白(fragile X mental retardation protein,FMRP)低表达甚至不表达,继而导致严重的智力低下等临床综合征。根据CGG扩增程度可将其突变分为以下3种类型:①前突变:当CGG拷贝数扩增至55~200时,CpG岛无甲基化,但FMRP表达低下。此情况多见于男女携带者,此时携带者表型虽然正常,但在传递过程中可能出现进一步扩增,导致后代拷贝重复数大大增加,导致异常表型出现,但智力水平基本正常。部分携带者可表现为脆性X震颤/共济失调综合征(fragile X-associated tremor/ataxia syndrome,FXTAS)或原发性卵巢功能不全(fragile X-related primary ovarian insufficiency,FXPOI)。②全突变:当CGG拷贝数>200时,CpG岛完全甲基化或高度甲基化,且FMRP表达降低或缺失。此时全部男性表现为异常脆性X综合征,女性由于存在X染色体失活的影响而表型复杂,约1/2的女性携带者表现为智力低下,但程度不一。③嵌合型:属于一种中间类型,约占基因突变类型的15%~20%。这些嵌合包括:①"重复数长短嵌合",即同时存在全突变和前突变;②甲基化嵌合,即全突变中存在程度不等的甲基化。重复次数与表型的关系见表7-2-1。

表7-2-1　脆性X综合征CGG重复和相关表型

CGG重复拷贝数	分组	男性表型	女性表型
6~39	正常	正常	正常
40~54	灰色区	正常	正常
55~200	前突变	正常/震颤共济失调/认知障碍	正常/卵巢功能早衰
>200	全突变	智力障碍	不同/有差异

导致FXS患者出现分子、病理和临床症状所有变化的起源是功能性脆性X智力障碍蛋白FMRP的丧失。FMRP是FMRI的翻译产物,

与调节神经发育的特异基因表达和神经元突触可塑性有关。FMR1在全突变时扩增的CGG重复序列和CpG岛的高度甲基化而抑制FMR1转录,使其不能产生FMRP,FMRP的缺失引起FXS。女性因仍有一条正常X染色体,其FMR1可产生FMRP,故无或仅有轻度异常。

【诊断】

基因检测是诊断FXS的金标准。目前可采用的检测方法是在细胞和分子水平上对疑似FXS的患者进行诊断和出生前筛查,临床表现提供重要的诊断依据(图7-2-1)。

1. **临床表现** FXS的临床表现不典型,根据CGG重复数不同,临床表现具有多样化,且不同年龄和性别的FXS患者临床表现也不同。主要包括智力低下、行为问题、孤独症谱系障碍、大睾丸和特殊身体特征等。

(1) 智力低下:80%以上男性患者可表现中重度以上智力低下,IQ在35~50之间,女性表型与男性不同,因为她们具有未受影响的X染色体,女性患者多表现为轻中度智力低下,大约30%的智商低于70(智力障碍),30%的智商在临界范围(70~79)和30%的智商在正常范围(80以上)。大多数患者在3岁时即可被发现,且随着年龄增长有加重趋势,伴学习困难。

(2) 行为异常:行为异常表现包括眼神接触不良、过度害羞、普遍焦虑、拍手、咬手、狂躁、攻击性、触觉防御;注意力缺陷、多动、冲动、对感官刺激的过度唤醒和孤独症谱系障碍等。

(3) 语言障碍:语言障碍为本病常见症状,部分患者可出现学说话年龄延迟、表达能力差或病理性模仿、重复言语、词汇缺乏等,常出现自言自语现象。

(4) 特殊身体特征:本病患者常表现出特殊面容,主要包括面颊狭长、前额、下颌突出、鼻梁宽、高腭弓、嘴大唇厚、大耳、耳外翻、招风耳、单耳轮等。还可能出现不同程度的结缔组织改变,它们的存在与包括弹性蛋白在内的细胞外基质基本成分的FMRP失调有关。相关表现包括柔软的天鹅绒样皮肤、关节过度伸展,特别是手指、双关节拇指、扁平足内旋、二尖瓣脱垂、主动脉根部扩张和偶尔的脊柱侧弯等。

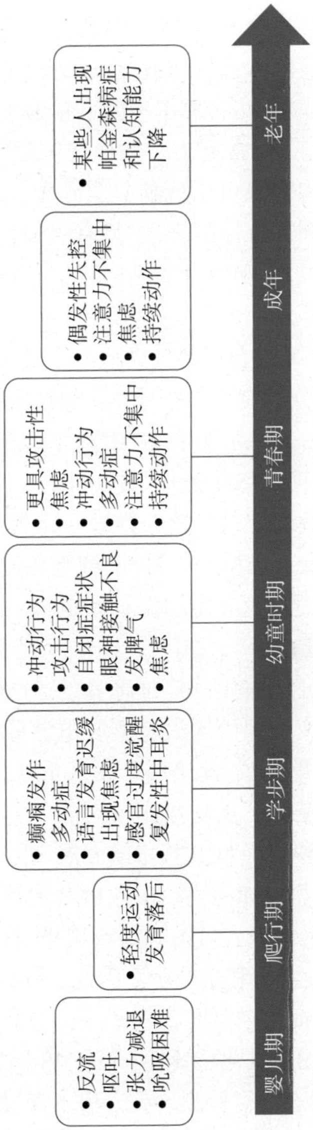

图 7-2-1　FXS 的临床表型

(5) 睾丸增大:巨睾多发生在青春期,男性患者青春期后多数有睾丸增大,可达30~50ml,少数在青春期前可表现巨睾,阴囊增厚。

(6) 其他合并症:癫痫发作、肥胖、中耳炎等:癫痫发生率约为33.3%。主要表现为强直阵挛性发作或复杂部分性发作,多发生在儿童或青少年期,成年后症状消失,发作一般不频繁。癫痫发作和EEG异常多在睡眠期出现。EEG常见为一侧或两侧颞叶的中、高波幅棘波,临床无癫痫发作的患者也可出现脑电图异常。10%的FXS男孩表现出类似普拉德-威利综合征的表现,具有强迫性/强迫行为、青春期延迟、小生殖器、食欲过盛和饭后缺乏饱腹感导致严重肥胖。其他如复发性中耳炎、斜视等。

2. **辅助检查**　脆性X综合征的辅助检测主要包括分子遗传学检查和细胞遗传学检查。分子检测方法对该病的检出率较高,是目前使用较为广泛的检测方法,如三引物PCR、甲基化特异性PCR、Southern基因组印迹和长链PCR等。细胞遗传学检查即脆性X染色体检测技术,可以对X染色体脆性部位的结构变异进行检测,但其敏感性和特异性均较低,故临床不做首选检查。另外,细胞免疫化学方法和影像学检查也能对疾病严重程度有一定的提示作用。

(1) 分子遗传学检查:

1) PCR技术:选用合适的引物,对患者的*FMR1*基因片段进行PCR扩增,扩增产物经变性聚丙烯酰胺凝胶电泳分离后直接观察结果,可准确判断CGG的重复数,此法用于发现重复数<100次的前突变的检测较为敏感,但是对于重复数比较大的前突变和全突变则检测能力不佳。这促使一种新的PCR技术的发展,即三引物PCR方法,其通过应用三条引物进行PCR扩增,并将PCR的产物通过毛细管电泳法进行片段分析,除男性患者可准确检测出重复数及AGG嵌入数外,还可准确判断女性纯合子和杂合子。因此,三引物PCR已成为临床初步诊断脆性X综合征的金标准。

2) 甲基化分析:使用甲基化特异性PCR(MS-PCR)可对*FMR1*基因上游CpG岛甲基化状态进行检测。该方法不仅可以确定甲基化状态,还可以确定最多250次重复的*FMR1*等位基因大小。该方法与三引物PCR法联合应用可进一步提升该病的检出率。

3）DNA 印迹技术：动态突变和大片段的缺失突变会造成 *FMR1* 基因片段长度的显著改变，因此可用 Southern 印迹技术进行检测，Southern 印迹技术敏感、准确，是经典的检测方法，但技术繁杂，不适用于普通群体或高危群体的筛选，也无法精确测定 CGG 的重复数。针对 *FMR1* 基因不同的突变类型可选用不同的限制性内切酶和探针来进行相关检测。

（2）细胞遗传学检查：

1）脆性 X 染色体检查：脆性 X 染色体的检查对于了解脆性部位的表达频率及脆性部位处染色体的结构非常重要。但本方法的检出率较低，由于在 X 染色体上还存在别的与智力低下无关的脆性部位，所以即使检出脆性 X 位点的存在也不能确诊为 FXS 患者或携带者。因此该检查只能作为初筛试验，不能用作确诊的工具。

2）荧光原位杂交技术检查：对于疑为 *FMR1* 基因大片段缺失的病例可作荧光原位杂交（fluorescence *in situ* hybridization，FISH）检测，以荧光标记的探针，对经过秋水仙素等处理，处于中期分裂象的细胞染色体进行原位杂交，正常染色体有荧光显示，而相应部位有缺失的染色体则无荧光显示。

（3）细胞免疫化学检查：由于在脆性 X 综合征的病例中 FMRP 存在不表达或异常表达，因此用抗 FMRP 单克隆抗体作免疫组化或免疫荧光技术可以检测该蛋白质的存在，采用羊水中的胎儿脱落细胞观察是否存在 FMRP 作为诊断脆性 X 综合征产前诊断的指标。

（4）影像学检查：常规做阴囊彩超、心电图、脑电图等检查，可发现大睾丸、脑电图异常波形等。其中头部结构 MRI 研究表明：FXS 患者存在区域体积改变，如尾状核和侧脑室增大、小脑蚓部减少，尾状核和小脑蚓部的改变早在 1 岁时就可出现，并持续到成年；灰质体积也有适度的改变，颞叶和额叶适度减少，顶叶适度增加，杏仁核体积减小和海马体积增大等。以及白质体积改变，包括中隔穹窿的白质体积增加、脑干-海马束和扣带回胼胝体束体积增加、小脑白质减少等。

3. **诊断标准** 典型病例根据智力低下、巨睾症、大耳、特殊面容等临床表现不难作出临床诊断，但应进行分子遗传学检测以确诊。新生儿或症状不典型者更需进行染色体核型分析确诊。

【鉴别诊断】

由于 FXS 的早期临床特征不典型，需要与 Sotos 综合征、普拉德-威利综合征、克兰费尔特综合征等进行鉴别。

1. Sotos 综合征　又称儿童巨脑综合征，是一种常染色体显性遗传性疾病，主要临床表现是在婴幼儿及学龄儿童时期，骨骼发育生长过快，头颅巨大，智力发育迟滞的一种综合征。常表现为智力低下、巨头畸形、行为问题和癫痫等。

2. 普拉德-威利综合征　普拉德-威利综合征（PWS）又称肌张力低下-智能障碍-性腺发育滞后-肥胖综合征、普拉德-威利综合征，是一种罕见的遗传性疾病。普拉德-威利综合征是由于印记基因功能缺陷所致：染色体 15q11.2-q13 区域缺失、平衡易位或该区域内相关基因突变等致病。主要变现为严重肌张力低下、喂养困难、外生殖器发育不良，婴幼儿期后食欲亢进、肥胖、学习障碍及脾气暴躁。

3. 克兰费尔特综合征　又称为先天性睾丸发育不全、曲细精管发育不全或原发小睾丸症，是男性不育中最常见的染色体异常，主要临床表现为智力低下（20%）和生殖器异常。

4. 呆小症（先天性甲状腺低功）　是一种先天性甲状腺功能低下或发生障碍所引起的病症。表现为表情呆滞、头大、前囟大、囟门闭合较晚、出牙延迟、牙小而稀，有黏液性水肿、鼻梁低、眼距宽、眼裂小、眼睑肿、唇厚、舌大且厚、常伸出口外、流涎、毛发枯黄而稀疏、皮肤粗糙发干等。由于生长发育迟缓故动作笨拙，智力低下。

5. 黏多糖综合征　为黏多糖代谢障碍的一组遗传病。具有丑陋面容，头颅大而呈舟形，前额和两侧颞部突出、颞部发际边缘低、发密粗而直、浓眉、眼距宽、鼻梁低、鼻孔大略上翻、唇厚、张口、舌体大常伸出口外、齿楔形而间距大、下颌小、颈短，角膜浑浊从而影响视力，智力低下呈渐进性。

6. 其他　如快乐木偶和雷特综合征，因其共同表现为智力低下、语言障碍和孤独症样行为需鉴别。

【治疗】

由于本病是 X 染色体遗传性疾病，至今临床上仍无有效的治疗措施，临床管理主要侧重于共病行为和精神问题的对症治疗。尽管目前针对 FXS 发病机制的药物已被研发和逐步进入临床研究，但疗效还尚待明确。

1. **智力/行为干预** 对全突变脆性 X 染色体的男孩采取的干预措施应针对各种认知、交流和行为损害，可以采用结构化学习环境和行为管理措施提高患者认知水平、治疗多动和刻板行为等。视觉文字提示和重复的逐字阅读方法有助于患者加工新的、程序性信息和视觉-运动协调。计算机学习对促进视觉学习和注意力方面有帮助。采用渐进学习法能很好地帮助他们学习日常生活技能，逐渐掌握日常生活能力。社会技能训练也可产生同样治疗效果。而脆性 X 染色体女性患者的教育需要根据认知损害的程度和类型选择不同的训练方法。

2. **语言训练** 语言训练对患者非常重要，尽可能早期采取语音和语言康复训练等方法，争取达到语言的最佳发展。生长发育正常但有学习困难的女性患者需要适当的针对非言语性学习障碍的特殊教育服务，她们也可以从社会技能训练中获益。

3. **靶向治疗** 临床及实验研究表明，部分药物可用于脆性 X 综合征的靶向治疗，主要包括：新型抗抑郁药物（舍曲林），一种选择性 5-羟色胺再摄取抑制剂，可用于治疗低至 4 岁伴有焦虑症状的 FXS 患儿，文献报道其在改善 FXS 患儿焦虑、异常行为或情绪症状等有效率超过 50%；苯二氮䓬类药物也可用于治疗伴随严重焦虑的 FXS 患儿，代表药物有地西泮、劳拉西泮、阿普唑仑、艾司唑仑等；新型抗精神病药，5-羟色胺和多巴胺受体拮抗剂（利培酮等）、多受体作用药（奥氮平等）、多巴胺受体部分激动剂（阿立哌唑等）等，可针对性治疗注意力不集中、焦虑、情绪不稳、攻击和异常社会适应等缺陷，其有效率可达 70% 左右。哌甲酯（MPH）系列（利他林）或右旋安非他命，可在一定程度上改善注意缺陷与多动障碍，但需要注意在应用该兴奋剂治疗时，部分患儿可能会出现情绪不稳、易怒、攻击行为加重等导致治疗中断。托莫西丁是一种选择性去甲肾上腺素再摄取抑制剂，可用于改善注意力，但该药物可引起 FXS 患儿易激惹和攻击行为，一旦出现应立即停药。另外，某些抗癫痫药物如丙戊酸钠、卡马西平和拉莫三嗪等可应用于临床合并癫痫发作的 FXS 患儿，同时也具有情绪稳定剂或抗躁狂的作用。如患儿伴有睡眠障碍，除必要的睡眠行为管理外，也可以考虑应用褪黑素改善睡眠。

4. 此外，最新的临床和基础研究表明，二甲双胍除应用于糖尿病的治疗外，也可以改善 FXS 小鼠动物模型社交缺陷、重复行为、大睾丸、异常树突棘形态及突触传递的抑制作用，同时，在 2017 年获得的二甲双胍治疗 FXS 的首个临床数据研究表明，其在改善患儿易怒、社交回避和攻击行为等方面获得积极的变化，目前该药物还在进一步研究中，有望成为新的靶向治疗的药物。另外，大麻二酚、阿坎酸、米诺环素等均在动物实验和临床研究中被证实可改善 FXS 的认知、行为障碍，有望成为 FXS 有效的新靶向治疗药物。

5. **基因治疗**　近年来飞速发展的基因编辑技术 CRISPR/Cas9 被认为是治疗 FXS 最有前景的方法之一，如何靶向逆转沉默的 *FMR1* 基因是治疗 FXS 的热点和难点。

【遗传咨询】

脆性 X 综合征属于 X 连锁显性遗传病，也是常见的单基因遗传病。家系分析时，与本病相关的非经典孟德尔遗传方式包括动态突变、基因组印迹和遗传早现，需要特别注意本病前突变的遗传方式。当母亲为前突变或全突变携带者时，所有子代男性患者和大多数女性患者的突变全部来源于母亲。携带前突变的女性每次怀孕都有 50% 的机会将突变遗传给下一代，只是等位基因突变扩展到全突变取决于母亲前突变的重复数和 AGG 中断的数量。表型正常的男性将前突变遗传给女儿时，重复数一般不变或减少。如果携带前突变男性的女儿被检出全突变，这极有可能是由男性前突变个体的性腺细胞嵌合导致。迄今为止，还没有任何关于前突变的男性或女性后代突变为 *FMR1* 等位基因全突变的报道。

此外，女性 *FMR1* 基因前突变携带者发生 *FMR1* 相关卵巢功能早衰及脆性 X 综合征相关的震颤/共济失调综合征的风险更高，而男性 *FMR1* 基因前突变携带者发生 FXTAS 的风险增高。

由于本病尚无有效治疗方法，产前诊断是目前预防本病的主要手段，因此，对于高危人群进行筛查及早期诊断有助于减少子代患病的概率。高危人群主要包括有脆性 X 综合征阳性家族史、不明原因的智力低下、卵巢功能早衰的女性、偶见癫痫、震颤以及共济失调、抑郁或精神病症状的女性等。针对此类人群可以对来源于羊膜腔穿刺术和绒毛膜绒毛取样中获得的细胞进行产前诊断，以早期发现避免此类疾病发生。

附：脆性 X 综合征的诊断流程图

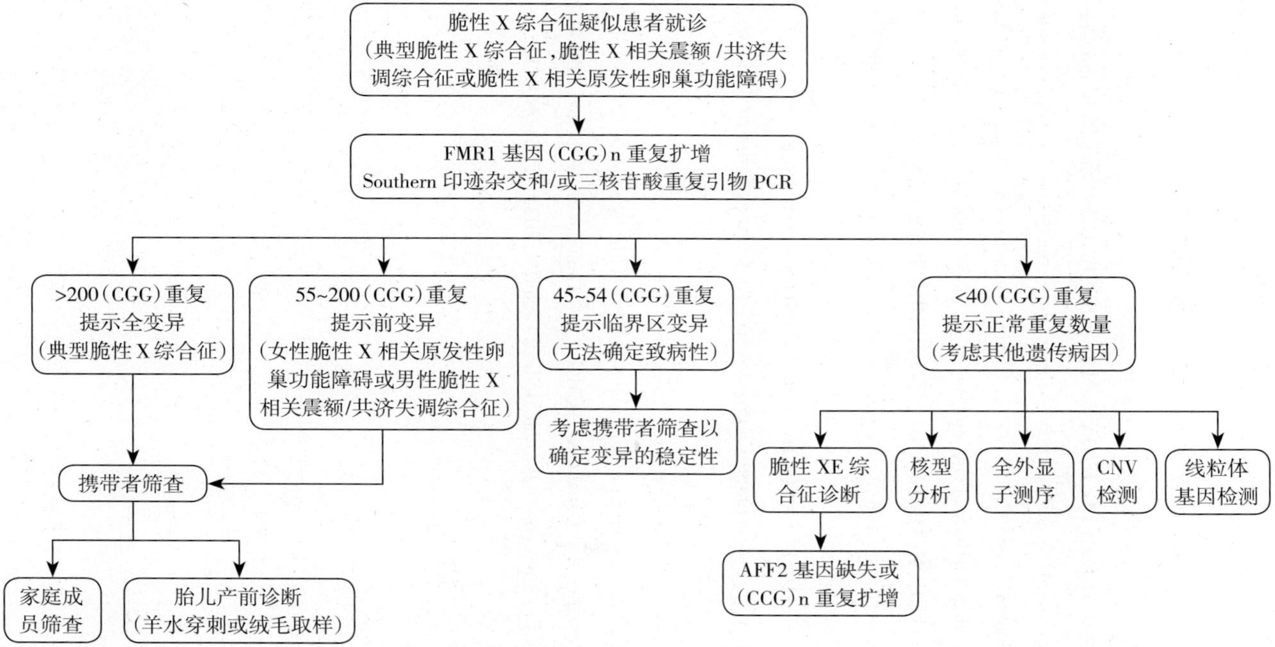
脆性 X 综合征疑似患者就诊
（典型脆性 X 综合征，脆性 X 相关震颤 / 共济失调综合征或脆性 X 相关原发性卵巢功能障碍）
FMR1 基因（CGG）n 重复扩增
Southern 印迹杂交和/或三核苷酸重复引物 PCR
>200（CGG）重复
提示全变异
（典型脆性 X 综合征）
55~200（CGG）重复
提示前变异
（女性脆性 X 相关原发性卵巢功能障碍或男性脆性 X 相关震颤/共济失调综合征）
45~54（CGG）重复
提示临界区变异
（无法确定致病性）
<40（CGG）重复
提示正常重复数量
（考虑其他遗传病因）
携带者筛查
考虑携带者筛查以确定变异的稳定性
脆性 XE 综合征诊断
核型分析
全外显子测序
CNV 检测
线粒体基因检测
家庭成员筛查
胎儿产前诊断
（羊水穿刺或绒毛取样）
AFF2 基因缺失或（CCG）n 重复扩增

（姚宝珍）

参考文献

[1] 吴英,阮焱,闫慧慧.脆性X综合征的发病机制及诊治研究进展[J].医学综述,2018,24(18):3664-3668.

[2] MONAGHAN KG,LYON E,SPECTOR EB. ACMG Standards and Guidelines for fragile X testing:a revision to the disease-specific supplements to the Standards and Guidelines for Clinical Genetics Laboratories of the American College of Medical Genetics and Genomics. Genet Med,2013,15(7):575-586.

[3] SALCEDO-ARELLANO MJ,DUFOUR B,MCLENNAN Y,et al. Fragile X syndrome and associated disorders:Clinical aspects and pathology [J]. Neurobiology of Disease,2020,136:104740.

[4] PROTIC D,SALCEDO-ARELLANO MJ,DY JB,et al. New Targeted Treatments in Fragile X Syndrome [J]. Current Pediatric Reviews,2019,15(4):251-258.

[5] Spector E,Behlmann A,Kronquist K,et al. Laboratory testing for fragile X,2021 revision:a technical standard of the American College of Medical Genetics and Genomics (ACMG). [J]. Genetics in Medicine:Official Journal of the American College of Medical Genetics,2021,23(5):799-812

第八章 嵌合体相关罕见病

第一节 嵌合体相关 *PCDH19* 簇集性癫痫

【概述】

原钙黏蛋白 19(Protocadherin 19,*PCDH19*)基因变异于 2008 年首次在限于女性的癫痫伴智力低下(epilepsy and mental retardation limited to females)的家系中被发现,该大家系中仅有女性患有癫痫伴或不伴智力障碍,而男性无癫痫或智力障碍表现。2009 年,Depienne 等首次在 1 例男性 SCN1A 变异阴性的 Dravet 综合征患儿中,检测出 *PCDH19* 嵌合变异,并提出"细胞干扰"机制。之后国际上陆续有报道男性 *PCDH19* 嵌合变异导致的癫痫病例。女性 *PCDH19* 嵌合变异病例更是鲜有报道。*PCDH19*-CE 具有特殊的 X 连锁遗传方式,即女性杂合子发病,少数男性嵌合体和女性嵌合体也可发病,而男性半合子不患病。由于少数患儿可无智力障碍,男性嵌合体也可发病,2015 年后文献报道该病多采用"*PCDH19* 基因相关癫痫"。癫痫常在 1 岁内起病(主要是在 3 岁以内),典型的特征是通常由发热诱发的簇集性发作。2022 年国际抗癫痫联盟(International League Against Epilepsy, ILAE)将该病正式命名为"*PCDH19* 簇集性癫痫(*PCDH19* clustering epilepsy,*PCDH19*-CE)",并归类为新生儿和婴儿期起病的病因特异性癫痫综合征。目前,*PCDH19*-CE 是前十位常见的儿童单基因遗传性癫痫之一。国内外已报道 400 余例女性患者,近 40 例男性嵌合体患者。关于发病率的数据有限,但一项研究报告了估计发病率为 1/42 000 活产儿。

【诊断】

1. 临床表现

(1) 性别：绝大多数为女性发病，男性嵌合体少见。

(2) 癫痫发病年龄：多在婴幼儿期起病，平均发病年龄为 10 月龄（女性范围为 1.5~60 月龄，男性范围为 5~96 月龄）。

(3) 癫痫发作类型：常以局灶性知觉受损发作起病，表现为双上肢强直伸展，头及眼偏斜，脸色苍白，恐惧表情。据报道半数患者在局灶性发作时伴有情感症状，表现为恐惧尖叫。其次，常见的癫痫发作类型为全面强直阵挛发作、强直发作，阵挛发作、不典型失神发作、肌阵挛发作相对较少，失张力发作更为少见。

(4) 簇集性发作特点：表现为成群出现的短暂癫痫发作，通常单次发作持续不超过 1 分钟，1 天内多达 10 余次至上百次，在数天内反复发作，间隔数月后再次出现成群发作。

(5) 热敏感特点：多数患儿有热敏感特点，即发热时易诱发或癫痫发作加重。

(6) 早期癫痫病程常为药物难治性癫痫，10 岁后癫痫发作频率下降，至少 1/4 的患者在青春期到成年中期癫痫发作能够缓解。

(7) 大约 60%~75% 的患者有智力障碍。大约 60% 的女性患儿和 80% 的男性嵌合体患儿共患有精神症状，孤独症样表现最为常见，其他精神症状包括注意缺陷多动障碍、焦虑症、强迫症和对立挑衅症等。男性嵌合体患儿具有与女性患儿相似的临床表型。

2. 辅助检查

(1) 脑电图（EEG）：背景活动减慢，发作间期可见少量的局灶性棘波和慢波，其频率在簇集性发作期会增加。随着年龄的增长，背景活动可能会正常。少数患者有光阵发性反应、广泛性棘慢波暴发。发作期脑电图记录到的发作通常起源于颞区，也可见顶枕、额区或中央区起源的发作。

(2) 头颅磁共振成像（MRI）：通常正常，有个案报道局灶性皮质发育不良（focal cortical dysplasia，FCD）。

(3) 基因检测：基因检测发现 *PCDH19* 致病性变异。*PCDH19* 基因位于 Xq22 上，但本病为一种特殊的 X 连锁遗传模式。根据“细胞干扰”假说，只有女性杂合子、嵌合体和男性嵌合体患病，半合子男性为无症状携带者。*PCDH19* 变异来源可为新生变异或遗传性变异(包括父母一方为嵌合体变异)。*PCDH19* 致病性变异虽最初在 EFMR 家系中被发现，但当前研究表明 *PCDH19*-CE 以散发病例为主，新生变异多见。散发病例通常由新生变异引起。在家族性病例中，*PCDH19* 变异可通过无症状的父亲传递或从受影响的母亲遗传。

3. **诊断标准**　根据 2022 年 ILAE 癫痫综合征分类和定义，*PCDH19*-CE 的诊断标准如下：①癫痫发作起病年龄：女孩 1.5~60 月龄，男孩 5~96 月龄；②癫痫发作类型：局灶性发作(典型表现有恐惧、尖叫)、强直阵挛发作；③具有簇集性发作特点，12 小时内发作≥3 次；④可有热敏感特点；⑤*PCDH19* 致病性变异；⑥药物难治性癫痫，智力障碍。

【鉴别诊断】

PCDH19-CE 要与热性惊厥、Dravet 综合征、*SMC1A* 基因变异导致的发育性癫痫性脑病鉴别。

1. **热性惊厥**　典型热性惊厥多在生后 6 个月 ~5 岁前发病，生后 18 个月为高峰发病年龄，多表现为全面强直阵挛发作，持续时间 <5 分钟，一次热程中多发作 1 次。*PCDH19*-CE 发病时间与热性惊厥重叠，但生后 10 个月为高峰发病年龄，早期多表现为复杂热性惊厥的特点，即可表现为局灶性发作，发作持续时间短，一次热程中反复发作。

2. **Dravet 综合征**　Dravet 综合征是一种难治性癫痫综合征，主要由 *SCN1A* 基因致病性变异所致。临床特点为 1 岁以内常以发热诱发的半侧或全面性阵挛发作起病，1 岁后出现多种形式的无热发作，包括肌阵挛发作、不典型失神和局灶性发作等；发作具有热敏感的特点；病程中易出现癫痫持续状态；通常为药物难治性癫痫发作；1 岁以内智力运动发育正常，以后逐渐出现精神运动发育迟缓或倒退。*PCDH19*-CE 与 Dravet 综合征表型有重叠，主要在婴儿期起病，并由发热诱发，可有多种发作类型，起病后发育迟缓。但 *PCDH19*-CE 起病年龄相对较晚，特征表现为簇集性发作，而不是长时间的局灶性阵挛(半侧阵挛)发作，且肌阵挛发作、癫痫持续状态、光敏感相对少见，远期癫痫发作预后相对较 Dravet 综合征好。另外，*PCDH19*-CE 呈一种

X 连锁的遗传模式，主要影响女性，而男性半合子不受累。

3. ***SMC1A*** **基因变异导致的发育性癫痫性脑病**（developmental and epileptic encephalopathy，DEE）　*PCDH19* 基因变异导致的癫痫伴有发育障碍也可称为 DEE 9 型，*PCDH19*-CE 表型与 DEE 有重叠。*SMC1A* 基因变异可导致发育性癫痫性脑病 85 型，临床表型特点类似于 *PCDH19*-CE，可出现长时间簇集性的多灶性、局灶性或全面性发作，有时持续数天，且对抗癫痫发作药物耐药。但该病没有热敏感特点，且常有严重的发育性脑病和轻微的体表畸形。还可通过基因检测鉴别两者。

【治疗】

1. *PCDH19* 癫痫患儿通常最初是药物难治性的，需要联合使用多种药物治疗。目前多药联合治疗方案多源自于医师的个人经验，并按照癫痫发作类型选择。一项针对 *PCDH19*-CE 患者的抗癫痫药物疗效的回顾性研究显示，最有效药物为氯巴占和溴化钾，其次为氯硝西泮、丙戊酸、苯巴比妥、司替戊醇、托吡酯、左乙拉西坦和拉莫三嗪。在国内报道的 *PCDH19*-CE 患儿中，丙戊酸有效率最高，其次为左乙拉西坦、氯硝西泮、托吡酯、拉莫三嗪和氯巴占。奥卡西平和卡马西平有效率较低，且可能加重发作，故该病不推荐首选该药物。目前加奈索酮正处于三期临床试验阶段，其疗效尚待确定。生酮饮食对部分患儿有效。迷走神经刺激术在个别患者中被报道有效。有个案报道 *PCDH19*-CE 患儿头颅 MRI 提示局灶性皮质发育不良，行外科手术治疗后发作减少。与离子通道功能和突触传递相关的基因（包括 *SCN1A*、*STXBP1*、*CNTNAP2*）致病性变异导致的难治性癫痫采用切除性手术治疗效果差，被认为是癫痫外科切除性治疗的相对禁忌证。*PCDH19*-CE 为遗传因素导致，若发现患儿有 FCD 病灶，应仔细评估局灶性发作起源部位能否用 FCD 病灶解释，若不能解释不建议手术。

2. 患儿在簇集性发作期，发作常密集且迁延，调整或添加抗癫痫药物治疗短时间内难以停止发作。在癫痫簇集性发作的急性管理中，院前使用苯二氮䓬类急救药物有助于避免进展为癫痫持续状态，并减少急诊室就诊次数。院前急救苯二氮䓬类药物包括地西泮直肠凝胶、地西泮鼻喷剂、咪达唑仑鼻喷剂和咪达唑仑口颊黏膜，但除咪达唑仑口颊黏膜溶液外的其他剂型尚未在内地上市。当发作时间较长、频率较高，院内急救可按照“癫痫持续状态”处理。有研究报道持续静脉泵入小剂量咪达唑仑有效控制正在进行的簇集性发作。另外有报道患儿在发热时口服糖皮质激素[泼尼松龙 1~1.5mg/(kg·d)，疗程 3 天]可预防发作，在簇集性发作时使用静脉输注糖皮质激素[甲泼尼龙 10~30mg/(kg·d)，疗程 1~3 天]可以迅速缓解症状和缩短发作病程。

3. *PCDH19*-CE 早期难治，但随着年龄增长发作有减少趋势，平均 10 岁后发作频率显著减少，部分病例至青少年期和成年期后发作可缓解。Chemaly 等在回顾了 13 例女性 *PCDH19*-CE 患儿的电临床表型后，提出 3 个 *PCDH19*-CE 病程阶段，即：①健康女孩于生后 2 年内出现无热的簇集性发作；②2~10 岁发热期间的簇集性发作；③10 岁后癫痫发作频率较低，行为障碍更为突出。2018 年一项多中心研究报道，61 例 *PCDH19*-CE 患儿末次随访年龄为 1.9~42.1 岁（中位年龄 12 岁），末次随访时 21.3% 的患儿间隔数周至数月发作，78.7% 的患儿每年发作，其中 19.7% 的患儿 2 年以上无发作。2019 年国内一项研究随访的 60 例 *PCDH19* -CE 患者中（末次随访年龄 1~22 岁），28% 的患者 2 年以上无发作，10% 的患儿每 1~2 年簇集性发作 1 次，62% 的患儿每周至数月仍有发作。2020 年一项在多个国家进行的问卷调查研究结果显示，有 16 例（16/101，15.8%）*PCDH19*-CE 患者发作缓解≥10 年，在 11~38 岁时发作缓解，其中 5 例已停药。

4. 通常大部分 *PCDH19*-CE 患儿 2 岁后发育迟缓较显著。青春期后，大多数患者有自发的癫痫发作频率降低，最致残的是智力障碍和行为障碍。Kolc 等回顾了 195 例先前发表的 *PCDH19*-CE 患者，其中 28% 的患者智力正常，5% 的患者智力边缘，27%、22% 和 17% 的患者分别有轻度、中度和重度智力障碍，并发现癫痫起病年龄≤1 岁与 >1 岁的患者相比有着更严重的智力障碍。少部分患儿出现走路不稳，个别患儿可出现蹲伏步态。孤独症谱系障碍是 *PCDH19*-CE 常见的共患病。较早的癫痫发作起病年龄和频繁的癫痫发作预示着更严重的孤独症谱系障碍。其他精神行为症状包括注意缺陷多动障碍、焦虑症、强迫症和对立挑衅症等。Vlaskamp 等报道 13%（8/60）的患者在 11~28 岁（平均 21 岁）时出现精神障碍，并提出精神分裂症为

PCDH19-CE 患者的晚发特征。该病合并神经精神疾病发生率较高，这突显出对 *PCDH19*-CE 相关的精神症状进行全面和标准化评估的重要性，早期康复治疗可能会改善预后。

【遗传咨询】

PCDH19-CE 由编码原钙黏蛋白 19 的 *PCDH19* 基因致病性变异所致，是迄今已知唯一具有特殊 X 连锁遗传方式的遗传性癫痫。“细胞干扰”机制是被广泛认可的关键致病机制。“细胞干扰”机制是指表达野生型 *PCDH19* 和变异型 *PCDH19* 的细胞群同时存在，干扰了正常的细胞间信号转导，从而致病。这种情况发生在 X 染色体随机失活的女性身上，或发生在早期发育过程中发生体细胞变异并成为嵌合体的男性身上。相比之下，男性半合子体内仅有一种变异型细胞群，由于没有细胞干扰，因此无症状。

➤ **附：嵌合体相关 *PCDH19* 簇集性癫痫的诊治流程图**

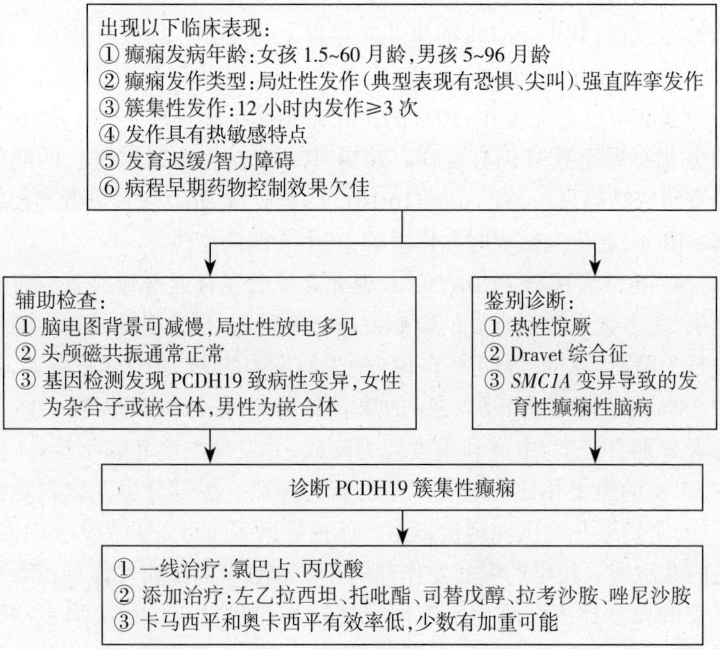

出现以下临床表现：
① 癫痫发病年龄：女孩 1.5~60 月龄，男孩 5~96 月龄
② 癫痫发作类型：局灶性发作（典型表现有恐惧、尖叫）、强直阵挛发作
③ 簇集性发作：12 小时内发作≥3 次
④ 发作具有热敏感特点
⑤ 发育迟缓/智力障碍
⑥ 病程早期药物控制效果欠佳
辅助检查：
① 脑电图背景可减慢，局灶性放电多见
② 头颅磁共振通常正常
③ 基因检测发现 PCDH19 致病性变异，女性为杂合子或嵌合体，男性为嵌合体
鉴别诊断：
① 热性惊厥
② Dravet 综合征
③ SMC1A 变异导致的发育性癫痫性脑病
诊断 PCDH19 簇集性癫痫
① 一线治疗：氯巴占、丙戊酸
② 添加治疗：左乙拉西坦、托吡酯、司替戊醇、拉考沙胺、唑尼沙胺
③ 卡马西平和奥卡西平有效率低，少数有加重可能

（张月华）

参考文献

[1] KOLC KL, MØLLER RS, SADLEIR LG, et al. PCDH19 Pathogenic Variants in Males: Expanding the Phenotypic Spectrum [J]. Adv Exp Med Biol, 2020, 1298: 177-187.

[2] LIU A, YANG X, YANG X, et al. Mosaicism and incomplete penetrance of PCDH19 mutations [J]. J Med Genet, 2019, 56(2): 81-88.

[3] SMITH L, SINGHAL N, EL ACHKAR CM, et al. PCDH19-related epilepsy is associated with a broad neurodevelopmental spectrum [J]. Epilepsia, 2018, 59(3): 679-689.

[4] ZUBERI SM, WIRRELL E, YOZAWITZ E, et al. ILAE classification and definition of epilepsy syndromes with onset in neonates and infants: Position statement by the ILAE Task Force on Nosology and Definitions [J]. Epilepsia, 2022, 63(6): 1349-1397.

[5] DELL'ISOLA GB, MENCARONI E, FATTORUSSO A, et al. Expanding the genetic and clinical characteristics of Protocadherin 19 gene mutations [J]. BMC Med Genomics, 2022, 15(1): 181.

第二节 斯德奇-韦伯综合征

【概述】

斯德奇-韦伯综合征（Sturge-Weber syndrome，SWS）（PHOMIM：185300#），又称为脑面血管瘤病/脑三叉神经血管瘤综合征，是一种以面部、脉络膜和软脑膜血管瘤为特征的神经皮肤综合征，神经系统表现包括失张力、强直或肌阵挛癫痫发作。它是继神经纤维瘤病和结节性硬化症之后第三常见的神经皮肤综合征。发病率尚不清楚，估计活婴中 1/(20 000~50 000)，无明显性别和种族差异。

SWS 因胎儿期静脉发育异常导致脑、皮肤和眼部的血管畸形，具体病因尚不完全清楚，目前研究认为与 *GNAQ*（MIM：600998#）基因突变有关，其定位于 9q21.2（GRCh38：9：77716096-78031810），共 7 个外显子，编码359个氨基酸。翻译生成一种鸟嘌呤核苷酸结合蛋白，与血小板活化和聚集有关，参与调节血管的生长。目前研究发现*GNAQ*基因突变并非家族遗传，而是体细胞突变，其发生在受孕后胚胎早期发育过程中。当细胞继续生长和分裂时，其衍生的细胞，特别是大脑、眼睛和皮肤中参与血管形成的某些细胞发生突变，而身体的其他细胞不会。这种体细胞嵌合突变可解释为什么血管异常生长发生在身体的某些特定部位，而不是其他部位。

【诊断】

1. 临床表现 SWS临床表现常以先天性面部“葡萄酒色”血管瘤（port-wine birthmark，PWB）、癫痫发作、软脑膜血管瘤、青光眼等为特征。但临床进程是高度可变的，症状和严重程度因人而异，通常会随着时间的推移而恶化。比如葡萄酒色斑是新生儿期即出现，颜色从深红色到浅粉色不等，通常在脸的一侧（图8-2-1）。软脑膜血管瘤最常累及枕叶和后顶叶，在2岁时因大脑和脊髓组织内血管生长异常（即软脊髓/脑膜血管瘤），导致脑血流减少，进而导致脑卒中、癫痫、头痛和肌肉无力发作。有时可因静脉压增高导致软脑膜血管瘤病下方缺血，导致钙化和皮质层状坏死。75%~85%的SWS可表现顽固性癫痫发作，智力低下，反复脑卒中样发作，多在2岁以内开始起病。眼压

表8-2-1 SWS临床表型和发生率

临床表型	发生概率
颜面毛细血管瘤/PWB、癫痫发作	80%~99%
注意力缺陷多动障碍、青光眼、反射亢进、智力障碍 视神经萎缩、斜视、卒中发作	30%~79%
脉络膜形态异常/视网膜血管形态异常、小脑扁桃体下疝、孤独症行为、结膜毛细血管扩张，角膜营养不良、牙龈增生、听力异常、偏盲、脑内钙化、脑皮层萎缩、吞咽困难、虹膜异色症、脑积水、骨质增生、虹膜疣/猫眼、大头畸形、神经语言障碍、肺栓塞、视网膜脱落、静脉血栓形成、内脏血管瘤	5%~29%

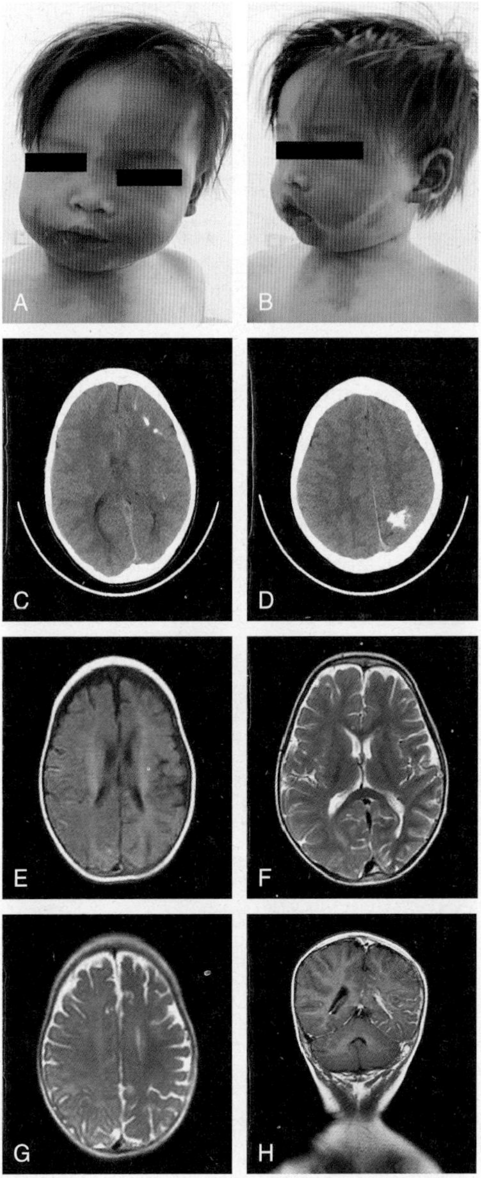

图 8-2-1　患儿 5 岁，发作性右侧肢体抽搐 3 年

A，B. 颜面 PWB；C，D. 头 CT；E. T_1W；F，G. T_2W；H. TiFlair 增强像。

增高(青光眼)可在出生时、儿童期或成人期出现,60%左右在1岁以内发生。根据孤儿病数据库登记研究最为常见临床表现为毛细血管瘤和癫痫发作;其次以青光眼、ADHD、视神经萎缩、卒中发作较为多见,部分SWS患者可合并发育和智力障碍(图8-2-1)。

2. **辅助检查**　影像学检查是SWS确诊的关键手段。SWS影像征象可分为直接征象和间接征象。直接征象指软脑膜血管瘤或血管畸形;间接征象包括:白质不对称、脉络丛不对称/扩大、沿脑回走行皮层钙化、皮层萎缩、蛛网膜下腔增宽、胶质增生等(见图8-2-1)。

SWS根据临床表现和影像征象可分为3种亚型:Ⅰ型,同时有颜面部和软脑膜血管瘤,可伴有青光眼,即经典型SWS;Ⅱ型,仅见颜面部血管瘤而无中枢神经系统受累,可有青光眼;Ⅲ型,孤立性软脑膜-脑部血管瘤,一般不伴有青光眼。

3. **诊断标准**　SWS诊断依赖于临床表现和影像学检查,至今尚无公认的诊断标准,有学者认为满足以下条件者诊断:

(1) 面部葡萄酒色血管瘤,常沿三叉神经第Ⅰ、Ⅱ支范围分布。

(2) 头颅CT显示颅内脑回样钙化或MRI增强显示有软脑膜血管瘤。

(3) 神经系统症状常有癫痫发作、肢体偏瘫以及智力低下等。

(4) 眼部可有青光眼等异常改变。

【鉴别诊断】

主要与脑膜脑炎、软脑膜肿瘤浸润、脑内动静脉畸形(arteriovenous malformation,AVM)及结节性硬化(tuberous sclerosis,TSC)等病变鉴别。

1. **脑膜脑炎**　MRI也表现为脑回样强化,临床多有发热、头痛、癫痫等症状。对于存在癫痫症状、无面部血管瘤SWS患儿,需密切结合实验室及影像检查。

2. **肿瘤脑膜浸润强化**　一般有原发恶性肿瘤病史,软脑膜或蛛网膜下腔弥漫性或局限性,线样或结节样非均匀性增厚、强化。

3. AVM　钙化范围较小,多为点状、斑片状钙化,有反复出血,MRA、CTA、DSA可直接显示畸形血管巢、供血动脉及引流静脉。

4. TSC　多位于双侧脑室旁、室管膜下或皮层内有特征性的结节状钙化，临床表现为典型三联症（皮脂腺瘤、癫痫发作和智力低下）。

【治疗】

1. SWS 尚无特殊的针对性治疗，主要以对症治疗为主。包括：控制癫痫发作的药物、治疗青光眼的药物以及降低脑卒中风险。

2. SWS 的癫痫发作常为抗癫痫药物难治性癫痫，必要时可以进行手术治疗，手术方式包括致痫灶切除、大脑半球离断、胼胝体切开、低功率的软脑膜电凝、神经调控等。有文献报道大脑半球离断术癫痫缓解率 Engel Ⅰ级达 90%。

3. 青光眼（眼压力增加）可以用滴眼液治疗，如噻吗洛尔和拉坦前列素，可以减少眼内液体的产生，其次手术也是一种选择。

4. PWB 儿童多数可选脉冲染料激光治疗。

【遗传咨询】

由于 GNAQ 变异是体细胞嵌合体变异，并非遗传性疾病，遗传咨询时应注意体细胞嵌合突变的组织异质性。另外，早期抗癫痫药物和小剂量阿司匹林预防治疗可能降低癫痫发作频率，改善认知结果，因此，咨询应强调临床早期真的价值和意义。对有先天性 PWB 新生儿或婴儿可参考流程进行管理，可有效提高 SWS 临床前期诊断。

➤ 附：斯德奇-韦伯综合征的诊断流程图

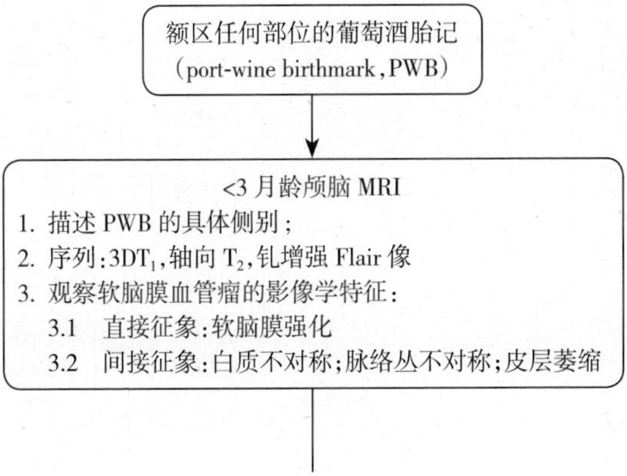

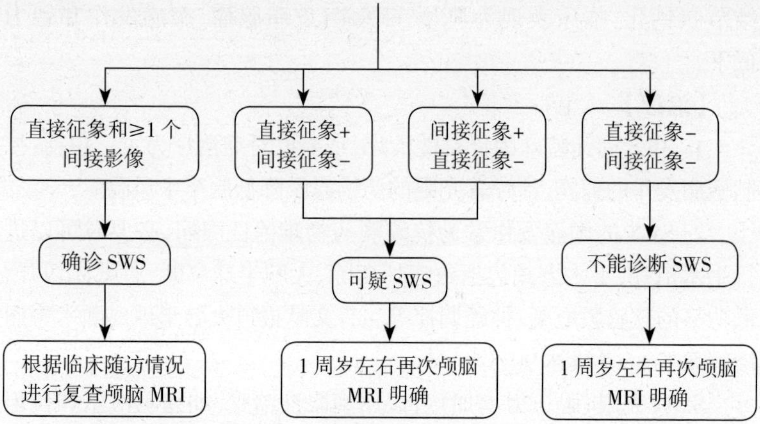

➢ 附:斯德奇-韦伯综合征的治疗流程图

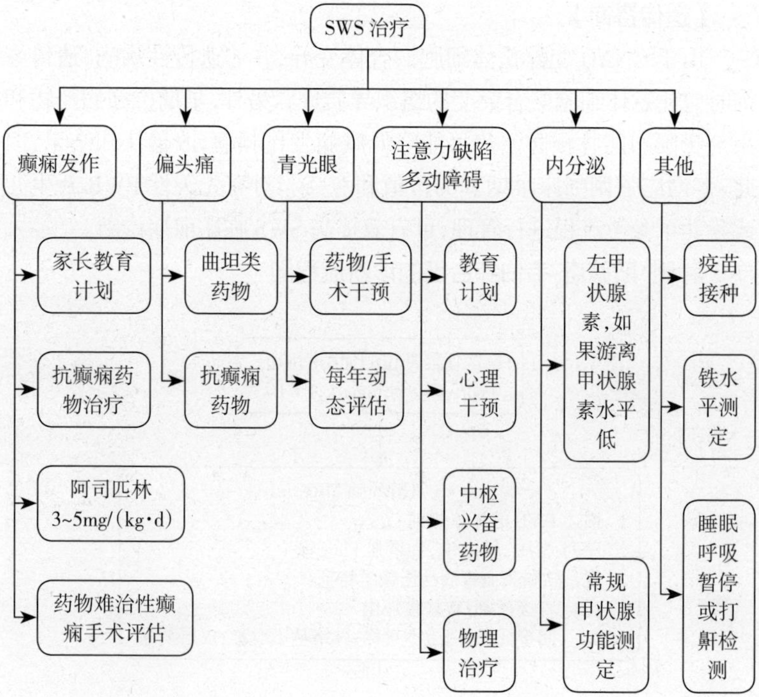

（虞雄鹰）

参考文献

[1] SINGH AK,KEENAGHAN M. Sturge-Weber Syndrome//StatPearls. Treasure Island(FL):StatPearls Publishing; May 7,2021.

[2] SHIRLEY MD,TANG H,GALLIONE CJ,et al. Sturge-Weber syndrome and port-wine stains caused by somatic mutation in GNAQ [J]. N Engl J Med, 2013,368(21):1971-1979.

[3] 张玉珍,尹秋凤,蔡静,等. 儿童 Sturge-Weber 综合征影像学诊断[J]. 中国临床医学影像杂志,2020,31(03):154-158.

[4] 许新科,谢艳平,李军亮,等. 儿童 Sturge-Weber 综合征继发癫痫的外科治疗[J]. 中华小儿外科杂志,2020(02):140-144.

[5] BAR C,PEDESPAN JM,BOCCARA O,et al. Early magnetic resonance imaging to detect presymptomatic leptomeningeal angioma in children with suspected Sturge-Weber syndrome [J]. Dev Med Child Neurol,2020,62(2):227-233.